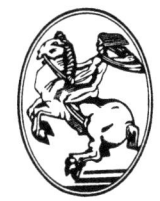

F. Ruzicka

Elektronenmikroskopische Hämatologie

mit Beiträgen von
A. Georgii und J. Thiele, D. Huhn,
E. Morgenstern, H. E. Schaefer

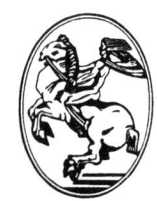

Springer-Verlag
Wien New York

Mit 125 Abbildungen

Das Werk ist urheberrechtlich geschützt.
Die dadurch begründeten Rechte, insbesondere die der Übersetzung,
des Nachdruckes, der Entnahme von Abbildungen, der Funksendung, der Wiedergabe
auf photomechanischem oder ähnlichem Wege
und der Speicherung in Datenverarbeitungsanlagen,
bleiben, auch bei nur auszugsweiser Verwertung, vorbehalten.

© 1976 by Springer-Verlag/Wien
Softcover reprint of the hardcover 1st edition 1976

Library of Congress Cataloging in Publication Data. Ruzicka, Ferdinand, 1941—. Elektronenmikroskopische Hämatologie. Includes bibliographies and index. 1. Blood—Diseases—Diagnosis. 2. Blood—Corpuscles and platelets. 3. Ultrastructure (Biology). 4. Electron microscopy. I. Title. RB45.R89. 616.1'5'0758. 76-25549.

ISBN-13: 978-3-7091-8459-2   e-ISBN-13: 978-3-7091-8458-5
DOI: 10.1007/978-3-7091-8458-5

Dem Andenken meines Vaters
Ferdinand Ruzicka
gewidmet

Vorwort

Zielsetzung dieses Buches ist es, die Möglichkeiten einer modernen elektronenmikroskopischen Untersuchung von hämatologischen Erkrankungen zu zeigen, wobei die Zellen der einzelnen Krankheitsbilder nicht nur mit den herkömmlichen Methoden der Ultradünnschnittechnik allein, sondern auch mit einer Oberflächenuntersuchung im Rasterelektronenmikroskop und der weitestgehend artefaktfreien Darstellung durch die Gefrierätztechnik untersucht wurden.

Um in diese neuen Methoden in Zusammenhang mit der Bearbeitung von Blutzellen, Knochenmarkszellen und von Lymphknoten einzuführen, wurde der Abschnitt über Methoden besonders ausführlich gehalten.

Ein kurzes Kapitel über die Mikromorphologie von Zellen soll eine Einführung in den feinstrukturellen Aufbau einer Zelle geben. Besonders wurde der Abschnitt über Chromosomen-Chromatin behandelt, da es sich dabei um die Strukturen handelt, die bei einer malignen Zelltransformation mit Sicherheit direkt oder indirekt beteiligt sind.

Die einzelnen Kapitel wurden je nach ihrer Aktualität verschieden umfangreich abgehandelt. Das Kapitel über Erythropoese wurde kurz gehalten, da es gerade hier ausführliche Darstellungen auf dem neuesten Stand gibt.

Bei den Beiträgen handelt es sich jeweils um die Zusammenfassung der Ergebnisse von Spezialisten auf den entsprechenden Gebieten der elektronenmikroskopischen Hämatologie. Den Autoren dieser Beiträge bin ich zu besonderem Dank verpflichtet, im einzelnen Herrn Priv.-Doz. Dr. D. Huhn, München, für seine Beiträge „Lymphozytopoese" und „Verschiedene Krankheitsbilder mit ineffektiver Erythropoese" sowie verschiedene zusätzliche Abbildungen, Herrn Prof. Dr. A. Georgii und Herrn Dr. J. Thiele, Hannover, für ihren Beitrag „Chronische Myelosen", Herrn Prof. Dr. E. Morgenstern, Homburg, für seinen Beitrag „Feinstruktur der Thrombozytopoese und ihre Störungen" und Herrn Prof. Dr. H. E. Schaefer, Köln, für seinen Beitrag „Morbus Hodgkin".

Mein Material stammt zum Großteil aus meiner früheren Arbeitsstätte, dem Ludwig-Boltzmann-Institut für Leukämieforschung und Hämatologie (Leiter: Prof. Dr. A. Stacher) bzw. der I. Medizinischen Abteilung des Hanusch-Krankenhauses in Wien (Vorstand: Prof. Dr. H. Fleischhacker). Für die Überlassung zur Publikation habe ich zu danken.

Der Firma Reichert, Wien, danke ich dafür, daß ich Oberflächenaufnahmen von Zellen mit ihrem Rasterelektronenmikroskop „Cwikscan" ausführen durfte.

Die Arbeit wurde mit Mitteln der Krebsforschungsspende des verstorbenen Herrn Bundespräsidenten Dr. h. c. FRANZ JONAS durchgeführt.

Mein besonderer Dank gilt dem Bundesministerium für Wissenschaft und Forschung für einen Druckkostenbeitrag.

Wien, im Herbst 1976   F. RUZICKA

Inhaltsverzeichnis

Die Autoren dieses Buches XIII

Einleitung 1

1. **Methoden** 3
   1.1. Hilfsmittel 3
       1.1.1. Mikroskop 3
       1.1.2. Präparationsgeräte 5
           1.1.2.1. Ultramikrotom 5
           1.1.2.2. Kryoultramikrotom 6
           1.1.2.3. Kritischer-Punkt-Trocknungsapparat 6
           1.1.2.4. Vakuumbedampfungsanlagen 6
           1.1.2.5. Geräte zur Gefriertrocknung und Gefriersubstitution 7
           1.1.2.6. Geräte zur Gefrierätzung 7
           1.1.2.7. Geräte zur Ionenätzung und Kathodenzerstäubung 7
       1.1.3. Photographie 8
       1.1.4. Objektträger 9
           1.1.4.1. Transmissionsmikroskopie 9
           1.1.4.2. Rasterelektronenmikroskopie 9
   1.2. Objektpräparation 9
       1.2.1. Materialgewinnung 9
           1.2.1.1. Peripheres Blut 9
           1.2.1.2. Knochenmark 10
           1.2.1.3. Lymphknoten 10
           1.2.1.4. Zellauftrennung 10
       1.2.2. Fixierung 12
           1.2.2.1. Chemische Fixierung 12
           1.2.2.2. Physikalische Fixierung 12
       1.2.3. Herstellung von Dünnschnitten 13
           1.2.3.1. Dehydration 13
           1.2.3.2. Einbettung 14
           1.2.3.3. Ultramikrotomie 14
           1.2.3.4. Kryoultramikrotomie 15
           1.2.3.5. Kontrastierung, Ultrahistochemie 15
       1.2.4. Totalpräparation 17
           1.2.4.1. Kritische-Punkt-Trocknung 17
           1.2.4.2. Gefriertrocknung, Gefriersubstitution 21
           1.2.4.3. Abzugverfahren (Zellen und Chromosomen) 22
           1.2.4.4. Aufbringen leitfähiger Schichten 22
               1.2.4.4.1. Bedampfung 22
               1.2.4.4.2. Schichten aus Kathodenzerstäubung 23

1.2.5. Oberflächenbehandlung 23
    1.2.5.1. Gefrierätzung 23
    1.2.5.2. Ionenätzung 24

1.3. Analyseverfahren 25

    1.3.1. Röntgenmikroanalyse 25
    1.3.2. Autoradiographie 29
    1.3.3. Immunferritin- und Immunperoxidasetechnik 31
    1.3.4. Quantitative Elektronenmikroskopie 31

1.4. Verfahren zur Funktionsprüfung von Blutzellen im Elektronenmikroskop 34

    1.4.1. Thrombozytenausbreitungstest 34
    1.4.2. Rosettentest 35

Literatur 37

2. Die Zelle und ihre Ultrastruktur 44

2.1. Zellorganellen und deren Funktion 44

    2.1.1. Membranen und Membransysteme 44

        2.1.1.1. Zellmembran 44
        2.1.1.2. Kernmembran 45
        2.1.1.3. Endoplasmatisches Retikulum (ER) 46
        2.1.1.4. Golgi-Apparat 46
        2.1.1.5. Mitochondrien 47
        2.1.1.6. Granula (Vakuolen) 50

    2.1.2. Kern 51

        2.1.2.1. Chromosomen, Chromatin 51
        2.1.2.2. Nukleolus 55

    2.1.3. Ribosomen und Polyribosomen 56
    2.1.4. Fibrilläre Strukturen, Mikrotubuli (Spindelfasern) 56
    2.1.5. Das Zentriol 57

Literatur 57

3. Das hämopoetische System 60

3.1. Einleitung 60

3.2. Produktionsstätten von Blutzellen 62

    3.2.1. Knochenmark 62
    3.2.2. Lymphknoten 71

Literatur 76

4. Erythropoese 79

4.1. Entwicklungsstufen bis zum Erythrozyten 79

4.2. Pathologische Veränderungen der Erythrozyten 84

    4.2.1. Einleitung 84
    4.2.2. Sichelzellanämie 87
    4.2.3. Heinzkörperanämie 87

Literatur 88

    4.2.4. Verschiedene Krankheitsbilder mit ineffektiver Erythropoese. Von D. HUHN 88

        4.2.4.1. Di-Guglielmo-Syndrom (akute erythrämische Myelose, akute Erythroleukämie) 88
        4.2.4.2. Sideroblastische (sideroachrestische) Anämie 91
        4.2.4.3. Dyserythropoetische Anämie 94

Literatur 99

5. **Myelopoese (Granulozyten, Monozyten)** 101

   5.1. Entwicklungsstufen bis zum Granulozyten 101

   5.1.1. Neutrophile Granulozyten 105
   5.1.2. Eosinophile Granulozyten 108
   5.1.3. Basophile Granulozyten 111

   5.2. Monozyten 112
   5.3. Funktionen 114

   5.3.1. Chemotaxis 114
   5.3.2. Opsonierung und Membranadhäsion 114
   5.3.3. Phagozytose 115
   5.3.4. Degranulierung und Abtötung der Keime 115

   5.4. Pathologische Veränderungen 115

   5.4.1. Akute Leukosen der myeloischen Reihe 115
   5.4.1.1. Peroxidasetyp (POX-Typ) 115
   5.4.1.1.1. Riederzellen 116
   5.4.1.1.2. Feinstruktur und Organellenreichtum der leukämischen Zellpopulation sind vom Differenzierungsgrad abhängig 117
   5.4.1.1.3. Eosinophilenleukämie 118
   5.4.1.2. POX-Esterase-Typ 120
   5.4.1.3. Esterase-Typ 120
   5.4.1.4. Chromosomenanalyse bei akuten myeloischen Leukämien 121

Literatur 126

   5.5. Chronische myeloische Leukämie. Von A. Georgii und J. Thiele 129

   Einleitung 129

   Technische Literatur 130

   5.5.1. Chronische Myelose (CML, reinzellige Myelose) 130
   5.5.2. Chronische megakaryozytäre-granulozytäre Myelose (CMGM, mischzellige Myelose) 136
   5.5.3. Chronische Myelose mit Vermehrung von Megakaryozyten (intermediärer Typ) 146
   5.5.4. Chronische myelo-monozytäre Myelose (CMMM, mischzellige Myelose) 147
   5.5.5. Blastenschub bei reinzelligen und mischzelligen chronisch-myeloischen Leukämien 148
   5.5.6. Chromosomenanalyse 154

Literatur 158

6. **Feinstruktur der Thrombozytopoese und ihre Störungen.** Von E. Morgenstern 164

   6.1. Die Megakaryozyten und ihre Vorstufen 164

   6.1.1. Die Stammzellen 164
   6.1.2. Die unreifen Megakaryozyten (Megakaryoblast und Promegakaryozyt) 164
   6.1.3. Die reifen Megakaryozyten 169
   a) Granuläre Megakaryozyten 169
   b) Die plättchenbildenden Megakaryozyten 169
   c) Freisetzung der Plättchen 174

   6.2. Die zirkulierenden Plättchen 177
   6.3. Die Plättchenfunktionen 182
   6.4. Pathologie der Thrombopoese 185

   6.4.1. Thrombopenien 185
   6.4.2. Thrombopathien 186
   6.4.3. Thrombozytosen bzw. Thrombozythämien 188

Literatur 191

7. **Lymphozytopoese.** Von D. HUHN   197

   7.1. Entwicklung zum Lymphozyten   197
      7.1.1. Einleitung   197
      7.1.2. Ursprung des Lymphozyten; Knochenmark   197
      7.1.3. Ursprung des Lymphozyten; Thymus   198
   7.2. Lymphozyten-Funktion   199
      7.2.1. Periphere lymphatische Organe; Lymphknoten   199
      7.2.2. Periphere lymphatische Organe; Milz   200
      7.2.3. Ductus-thoracicus-Lymphozyten   201
      7.2.4. Blut-Lymphozyten   201
      7.2.5. T-Lymphozyt   202
      7.2.6. B-Lymphozyt   206
      7.2.7. Mischformen von B- und T-Lymphozyten   208
          a) „Fehlende" Markereigenschaften einer Lymphozytengruppe   208
          b) Gemischte B- und T-Zell-Eigenschaften einer Lymphozytengruppe   208
      7.2.8. Zytochemie   208
      7.2.9. Pinozytose   209
      7.2.10. Antikörperbildung   210
      7.2.11. In-vitro-Transformation   211

Literatur   211

   7.3. Pathologische Veränderungen   215
      7.3.1. Die Lymphogranulomatose im elektronenmikroskopischen Bild.
          Von H. E. SCHAEFER   215

Literatur   228

      7.3.2. Nicht-Hodgkin-Lymphome   229
          7.3.2.1. Geringgradige Malignität   230
              7.3.2.1.1. Lymphozytisch   230
                  a) Chronisch lymphatische Leukämie (CLL)   230
                  b) Haarzelleukämie   232
                  c) Sézary-Syndrom und Mycosis fungoides   236
              7.3.2.1.2. Lymphoplasmozytoides (immunozytisches) Lymphom   238
              7.3.2.1.3. Zentrozytisches malignes Lymphom   240
              7.3.2.1.4. Zentroblastisch/zentrozytisches malignes Lymphom   240
          7.3.2.2. Maligne Lymphome hohen Malignitätsgrades   240
              7.3.2.2.1. Zentroblastisches malignes Lymphom   240
              7.3.2.2.2. Lymphoblastisches malignes Lymphom   241
                  a) Burkitt-Typ   241
                  b) Saurer Phosphatasetyp   241
              7.3.2.2.3. Immunoblastisches malignes Lymphom   242

Literatur   243

Sachverzeichnis   247

Die Autoren dieses Buches

Ruzicka, Universitätsdozent Dr. phil. Ferdinand, Histologisch-Embryologisches Institut der Universität Wien, Österreich.

Georgii, Professor Dr. med. Axel, Pathologisches Institut der Medizinischen Hochschule Hannover, Bundesrepublik Deutschland.

Huhn, Privatdozent Dr. med. Dieter, Institut für Hämatologie der Gesellschaft für Strahlen- und Umweltforschung mbH München, Bundesrepublik Deutschland.

Morgenstern, Professor Dr. med. Eberhard, Theoretische Medizin, Fachrichtung 3.5, Medizinische Biologie, Universität des Saarlandes, Homburg, Bundesrepublik Deutschland.

Schaefer, Professor Dr. med. Hans-Eckart, Pathologisches Institut der Universität Köln, Abteilung für Feinstrukturelle Pathologie, Köln, Bundesrepublik Deutschland.

Thiele, Privatdozent Dr. med. Jürgen, Pathologisches Institut der Medizinischen Hochschule Hannover, Bundesrepublik Deutschland.

Einleitung

Die elektronenmikroskopische Untersuchung von Blutzellen ist in den letzten Jahren in der Klinik als Ergänzung bei der Diagnosestellung, aber auch bei der Überprüfung der Wirkung von zytostatischen Substanzen immer mehr in den Vordergrund gerückt. Es wurde eine Fülle von Techniken entwickelt. Sowohl für das Transmissions- wie für das Rasterelektronenmikroskop existieren zahlreiche Methoden, die eine Interpretation erschweren können, da über diese Techniken und deren Möglichkeiten beim Einsatz in der Hämatologie oft zuwenig bekannt ist.

Die ersten Methoden zur Darstellung von Blutzellen im Elektronenmikroskop waren Hüllabdrücke und die Spreitung von Zellen, meist mit nachfolgender Bedampfung. HIGASHI et al. (1950), JÜRGENS und BRAUNSTEINER (1950), BESSIS (1951), TANNO (1951) und andere untersuchten diverse Blutzellen. Schon zu diesem Zeitpunkt entwickelte ANDERSON (1950) die Methode der Kritischen-Punkt-Trocknung. Es gelang damit, ganze Zellen artefaktfrei darzustellen.

Nach Konstruktion eines geeigneten Ultramikrotoms (unter anderen SITTE, 1955) gelang es, auch das Innere von Zellen genau zu untersuchen. Einen der ersten Atlanten über Blutzellen an Hand von Ultradünnschnitten veröffentlichten LOW und FREEMAN (1958). Eine Weiterentwicklung der Methode gelang nach Einführung der Kryoultramikrotomie. MORGENSTERN (1972) hat Methoden zur Untersuchung von Blutzellen angegeben. Parallel dazu wurde eine weitere weitgehend artefaktfreie Technik von MOOR (1961, 1966) zur technischen Perfektion entwickelt, die sogenannte Gefrierätzung, die von STEERE (1957) als erstem eingeführt worden war. Mit dieser Methode gelang es, wesentliche neue Aussagen über Zellmembranen zu machen. Besonders eingehend wurden Erythrozyten untersucht, daneben gewinnt diese Technik auch Bedeutung bei der Untersuchung der Membranen anderer Blutzellen.

Als das Rasterelektronenmikroskop soweit vervollkommnet war, daß ein Auflösungsvermögen von etwa 50 Å erreicht werden konnte, wurde dieses Gerät auch für die Untersuchung von Blutzellen interessant. Techniken zur artefaktfreien Totalpräparation von Zellen, wie Kritische-Punkt-Trocknung, Gefriertrocknung, Gefriersubstitution, aber auch Gefrierätzung ermöglichten neue Befunde über Blutzellen. Zunächst wurden unter anderem von BESSIS und Mitarbeitern Erythrozyten und deren pathologische Formen, später auch andere Blutzellen und deren Funktionen untersucht. Besonders interessierte diese Autoren die Adhäsion, Aggregation, Spreitung und Phagozytose von Zellen.

Neben diesen Methoden wurde es möglich, mit ultrahistochemischen Reaktionen weitere Aussagen über normale und pathologische Blutzellen zu machen. Analog dem Löfflerschen Schema wurden bei akuten Leukosen diese Techniken eingesetzt (z. B. HUHN, 1969) und es gelang, eine wesentliche Verfeinerung der Aussagen zu erreichen. Erinnert sei an die Arbeit von GLICK (1974), dessen Resultate zeigten, daß Elektronenmikroskopie und Zytochemie die Genauigkeit bei der Differentialdiagnose der akuten Leukosen erhöhen, und ferner, daß besonders Monozytenleukämien wesentlich öfter gefunden werden, wenn beide Methoden parallel zur Diagnose benützt werden.

Die elektronenmikroskopische Autoradiographie ermöglichte Aussagen über die RNA- und DNA-Syntheseaktivität von Blutzellen zu machen. Sie wurde bei der Untersuchung der Immunglobulinverteilung neben der Immunferritin- und Immunperoxidasetechnik eingesetzt.

Mittels der quantitativen Elektronenmikroskopie gelangen Trockengewichtsbestimmungen von Blutzellen und ihrer Organellen (z. B. BAHR, 1962; ZEITLER, 1967).

Ebenso war eine genaue Feststellung der Zahl der Organellen in Lymphozyten während der Immunantwort möglich. In jüngster Zeit gewinnt die Röntgenmikroanalyse bei der Untersuchung von Blutzellen an Bedeutung. Mit dieser Technik ist eine weitgehend zerstörungsfreie Elementanalyse von Zellen möglich. Ferner können histochemische Reaktionsprodukte von anderen elektronendichten Strukturen unterschieden und damit Fehlinterpretationen verhindert werden. Eine ebenfalls erst jüngst benützte Methode zur Untersuchung normaler und pathologischer Blutzellen wurde von FRISCH et al., 1974; SPECTOR et al., 1974 angegeben. Diese Autoren benützten die sogenannte Ionenätzung. Es gelang mit dieser Methode Unterschiede im Ätzgrad verschiedener Blutzellen im Rasterelektronenmikroskop zur Darstellung zu bringen.

1. Methoden

1.1. Hilfsmittel

1.1.1. Mikroskop

Busch fand 1926, daß ein rotationssymmetrisches Feld auf Elektronen, die parallel zu seiner Achse laufen, fokussierend wirkt. Von Knoll, Ruska, v. Borries, Brüche, Mahl, Boersch u. a. wurden dann die ersten elektrischen und magnetischen Elektronenmikroskope entwickelt. Sie wurden analog Projektions-/Lichtmikroskopen konstruiert.

Es soll ganz kurz auf die Prinzipien im Aufbau von Durchstrahlungs- und Rastergeräten eingegangen werden. Zur genaueren Information sei auf die entsprechenden Fachbücher (z. B. Reimer, Elektronenmikroskopische Untersuchungs- und Präparationsmethoden, Berlin-Heidelberg-New York: Springer, 1967; Ohnsorge, J., und R. Holm, Rasterelektronenmikroskopie, Stuttgart: Georg Thieme, 1973) verwiesen.

Üblicherweise wird eine Haarnadelkathode aus Wolframdraht zur Elektronenerzeugung verwendet. Um die Kathode wird eine Raumladungswolke von Elektronen gebildet, die mittels einer Hilfselektrode, des sogenannten „Wehneltzylinders", in der Nähe der Kathode gehalten wird. Es werden damit Emissionsschwankungen verhindert. Weiters bewirkt der Wehneltzylinder eine stabile Regelung des Strahlstromes. In Richtung Anode wird der Elektronenstrahl je nach Spannung beschleunigt. Es gibt Geräte, die Beschleunigungsspannungen bis zu mehreren MeV besitzen. Üblicherweise werden für biologische Untersuchungen Geräte bis 100 keV benützt. Je größer die Beschleunigungsspannung, desto kleiner wird die Wellenlänge. Unter Berücksichtigung der relativistischen Massenzunahme berechnet sich die Geschwindigkeit mit

$$v = c \sqrt{1 - \left(\frac{1}{1 + \frac{\varepsilon U_0}{m_0 c^2}}\right)^2}$$

c = Lichtgeschwindigkeit $3{,}0 \cdot 10^{10}$ cm/sec
U_0 = Beschleunigungsspannung
ε = Elementarladung

Nach der de Broglieschen Beziehung $\lambda = \dfrac{h}{mv}$

λ = Wellenlänge
h = Plancksches Wirkungsquantum
m = Masse
v = Geschwindigkeit

oder unter Berücksichtigung der relativistischen Massenzunahme
$[m = m_0 (1 - v^2/c^2)^{-1/2}]$

$$\lambda = \dfrac{h}{\sqrt{2\varepsilon\, m_0\, U_0 \left(1 + \dfrac{\varepsilon\, U_0}{2 m_0 r^2}\right)}}$$

ist es leicht möglich, die Wellenlänge zu berechnen. Ein weiterer wesentlicher Bestandteil des Beleuchtungssystems ist der Kondensor. Er dient der Fokussierung des Elektronenstrahles auf das Objekt und damit der Bestrahlung eines möglichst kleinen Objektbereiches, um eine größtmögliche Helligkeit zu gewährleisten. Hochleistungsgeräte sind meist mit zwei Kondensorlinsen ausgestattet. Der Kondensor ist gegenüber der Kathode und dem Objekt ausrichtbar, d. h. es ist eine Kippung der Kathode und des Kondensors vorhanden.

Der Kondensor muß so ausgelegt sein, daß eine Fokussierung bis zu einem μm erreicht wird, da bei 100 000facher Vergrößerung nur noch ein Objektbereich von 1 μm eingesehen werden kann und die beleuchtete Fläche nicht größer sein soll als der beobachtbare Bereich.

Das Abbildungssystem besteht meist aus zwei bis drei Linsen, dem Objektiv, einer Zwischenlinse und dem Projektiv. Um den axialen Astigmatismus zu kompensieren, sind die Objektive mit einem Stigmator ausgerüstet. Die Objektiv-Apertur ist durch Blenden mit 10—100 μm Durchmesser, die sich in der hinteren Brennebene des Objektives befinden, gegeben. Da bei Verkleinerung des Durchmessers der Blende gestreute Elektronen zurückgehalten werden, und es dadurch zur Kontrastierung kommt, spricht man auch von der Kontrastblende. Diese Blenden sind aus widerstandsfähigem Material (Ta, Mo, Pt) gefertigt und zentrierbar. Das vom Abbildungssystem erzeugte Bild wird auf einem Leuchtschirm oder einer Fotoemulsion aufgefangen.

Der Physiker MAX KNOLL entwickelte 1935 als erster die Prinzipien des Rasterelektronenmikroskopes. MANFRED VON ARDENNE konstruierte drei Jahre später, 1938, das erste Rasterelektronenmikroskop für Durchstrahlung. 1950 entwickelten C. W. OATLEY, V. E. COSLETT, A. D. G. STEWART ein Rasterelektronenmikroskop zur Oberflächenabbildung. CREWE baute 1970 ein Durchstrahlungsrasterelektronenmikroskop mit Feldemissionskathode und mit einem Auflösungsvermögen von besser als 5 Å.

Die aus der Kathode austretenden zur Anode beschleunigten Elektronen werden mittels elektromagnetischer Linsen je nach Strahlstromstärke (10^{-12}—10^{-9} A) auf der Probe zu einem Strahl von 50—200 Å fokussiert. Dieser Strahl wird in einem Raster über die Probe geführt. Der sogenannte

Schreibstrahl rastert synchron dazu eine Bildröhre ab. Das Signal der Probe wird von einem Detektor aufgenommen. Dieses Signal wird verstärkt und zur Modulation des Schreibstrahles benützt. Die Rastergeschwindigkeit ist variabel von Sekunden bis Minuten einzustellen. Bei Fernsehfrequenz erhält man ein stehendes Bild auf dem Monitor. Im allgemeinen läuft der Schreibstrahl in der Bildröhre des Rasterelektronenmikroskopes, wegen des ungünstigen Signal-Rausch-Verhältnisses, wesentlich langsamer als in einem Fernsehgerät. Die Vergrößerung des Rasterelektronenmikroskopes ergibt sich aus dem Verhältnis Leuchtschirmfläche zu abgetasteter Objektfläche.

Das Auflösungsvermögen des menschlichen Auges beträgt etwa 0,2 mm, das eines Rasterelektronenmikroskopes etwa 50 Å; daraus ergibt sich eine förderliche Vergrößerung von 40 000fach.

Ein Vorzug des Rasterelektronenmikroskopes ist auch seine große Tiefenschärfe, z. B. bei 1000facher Vergrößerung 50 μm. Sie ist als Folge des großen Arbeitsabstandes von 10—400 mm zwischen Probe und Polschuh und der kleinen Apertur des Primärstrahls von etwa 10^{-2}—10^{-3} rad etwa 300mal größer als beim Lichtmikroskop.

Beim Auftreffen des Primärstrahles auf der Probe ergeben sich aus der Wechselwirkung zwischen Elektronen und Objektmaterie verschiedene Effekte. Neben Sekundär- und Rückstreuelektronen werden Röntgenstrahlen, Auger-Elektronen frei und Kathodoluminiszenz angeregt. Mit entsprechenden Detektoren können sie zur Bilderzeugung benützt werden.

Am häufigsten wird das Sekundärelektronenbild benützt. Durch Stoßprozesse setzen Primärelektronen Sekundärelektronen frei. Der Reliefkontrast entsteht dadurch, daß an Objektspitzen eine größere Wahrscheinlichkeit für Elektronenfreisetzung besteht als an glatten, ebenen Flächen und daß in Einbuchtungen des Objekts mehr Elektronen absorbiert werden als an spitzen Teilen. Es spielt auch die Lage des Objektteils zum Kollektor eine entsprechende Rolle, von ihm zugewandten Teilen werden mehr Elektronen in den Detektor gelangen. Weiters werden schwere Elemente mehr Sekundärelektronen erzeugen als leichte und negativ aufgeladene Objektteile mehr Sekundärelektronen als positiv aufgeladene Teile. Außerdem wird nie die tatsächliche Objektoberfläche, sondern die Summe der Informationen bis zu einer bestimmten Objekttiefe, abhängig von der Beschleunigungsspannung, abgebildet.

Ferner gibt es Rasterzusätze bei Transmissionselektronenmikroskopen und umgekehrt. Diese Lösungen sind aber nicht in allen Fällen benützbar, z. B. bei einem Rasterzusatz zu einem Transmissionselektronenmikroskop können nur kleine Proben verwendet werden im Gegensatz zu einem als Rastermikroskop konzipierten Gerät.

1.1.2. Präparationsgeräte

1.1.2.1. Ultramikrotom

Ein Mikrotom zur Herstellung von Schnitten für das Elektronenmikroskop sollte Schnittdicken von 100—1000 Å ermöglichen. Daneben sollte es für lichtmikroskopische Kontrollzwecke Semidünnschnitte mit einer Stärke von

0,5—2 μm liefern. In der Regel wird ein thermischer mit einem mechanischen Vorschub kombiniert. Der mechanische Vorschub wird für Semidünnschnitte benützt.

Den ersten thermischen Vorschub konstruierte HILLIER (1951). Rotierende Mikrotome mit thermischem Vorschub wurden von SJÖSTRAND (1953), FERNÁNDEZ-MORÁN (1953, 1956), HUXLEY (1954), SITTE (1955), v. BORRIES und HUPPERTZ (1958) konstruiert und weiterentwickelt.

Das Reichert-Mikrotom nach SITTE (1964) wird durch eine Kurbelwelle angetrieben, der Mikrotomarm ist kugelgelagert. Das Präparat wird seitlich am Messer vorbeigeführt. Der thermische Vorschub wird durch Ausdehnung eines Blockes erreicht, der durch eine Glühlampe erwärmt wird.

1.1.2.2. Kryoultramikrotom

Es werden zwei Wege bei der Geräteherstellung beschritten. BERNHARD und NANCY, 1964, stellten das komplette Ultramikrotom in eine Tiefkühltruhe. Ebenso geht APPLETON, 1968, vor. In diesen Geräten wird bei etwa — 80 °C gearbeitet, Messer und Objekt besitzen keine unabhängige Regelung der Temperatur.

Der zweite Weg sind Zusatzeinrichtungen zum Normalmikrotom. Als Beispiel sei die Zusatzeinrichtung FC 2 der Fa. Reichert (WERNER et al., 1973) beschrieben. Es gibt analoge Einrichtungen von LKB und Sorvall. Bei der Gefriereinrichtung FC 2 werden ein eigener Präparatkopf und eine Kühlkammer benützt. Gekühlt wird mit kaltem Stickstoffgas. Objekt- und Messerhalter können zwischen + 40 und — 160 °C unabhängig voneinander mit einer Genauigkeit von ± 0,2 °C gekühlt werden. Eine Heizung sorgt für eine eventuell rasche Erwärmung. In Kontaktflüssigkeiten kann unter kontrollierten Bedingungen eingefroren werden.

Messer und Flüssigkeitsspiegel sind von außen justierbar. Getrimmt wird mit einer links vom Messer angebrachten Stahlklinge.

Mit dieser Anlage sind auch Trockenschnitte nach CHRISTENSEN (1971) möglich.

1.1.2.3. Kritischer-Punkt-Trocknungsapparat

Der erste Kritische-Punkt-Trocknungsapparat wurde von ANDERSON (1950) entwickelt. Er besteht aus zwei Ventilen, einer Druckkammer und einem Manometer. Aus einem Vorratsgefäß gelangt über ein Reduzierventil flüssiges CO_2 in die Probekammer. Das zweite Ventil dient zum langsamen Ablassen von CO_2. Nach der Probenkammer ist das Manometer angeschlossen. Diese erste Ausführung wurde von diversen Firmen weiter verbessert; es wurden u. a. ein Sichtfenster und ein Thermometer eingebaut.

1.1.2.4. Vakuumbedampfungsanlagen

Vakuumbedampfungsanlagen bestehen aus einem Rezipienten, der ein nicht zu kleines Volumen haben soll, damit während der Bedampfung das Vakuum nicht zusammenbricht. Ferner aus einer Vakuumanlage, mit Vorpumpe und Diffusionspumpe mit möglichst hoher Saugleistung, um den Enddruck und die Auspumpzeit möglichst klein zu halten, sowie einem Heiztransformator mit etwa 1,5 kW, um auch eine Kohlebedampfung zu ermöglichen. Wichtig ist es, daß simultan mehrere Bedampfungen möglich sind und letztlich, daß eine gute Zugänglichkeit zu allen Teilen besteht. Eine Schichtdickenkontrolle sollte ebenfalls vorhanden sein (z. B. Schwingquarz). Als Vorpumpe werden Rotationspumpen und als Diffusionspumpen Öldiffusionspumpen verwendet. Günstig wirkt sich eine Kühlfalle mit flüssiger Luftfüllung aus. Die Vakuummessung erfolgt im Bereich bis 10^{-3} Torr mit Thermoelementröhren, bei Hochvakuum mit einer Penning-Röhre.

1.1.2.5. Geräte zur Gefriertrocknung und Gefriersubstitution

Spezielle Anordnungen zur Gefriertrocknung wurden zuerst von GLICK und MALMSTROM, 1952, gebaut. Ähnliche Geräte entwickelten auch GRUNBAUM und WELLINGS (1960); HANZON und HERMODSSON (1960) sowie SJÖSTRAND und BAKER (1958). Diese Anlagen bestehen im wesentlichen aus einem Kühlaggregat, einer eingebauten Heizung und dem evakuierbaren Probenraum mit Kühlfalle, gefüllt mit flüssiger Luft.

Die Gefriersubstitution besitzt gegenüber der Gefriertrocknung den Vorteil, daß das Objekt nur in Kältebäder kommt. Die ersten Anwendungen für die Elektronenmikroskopie führten FERNÁNDEZ-MORÁN (1960) und BULLIVANT (1960) durch. REBHUN (1961), REBHUN und GAGNÉ (1962) und andere modifizierten die Methode.

1.1.2.6. Geräte zur Gefrierätzung

Als erster hat MOOR (1961) in Zusammenarbeit mit der Fa. Balzers AG ein technisch brauchbares Gerät entwickelt. Im Prinzip besteht dieses Gerät aus einem Hochvakuumpumpstand mit eingebautem Gefriermikrotom und einer Bedampfungsanlage.

Es gibt bereits zahlreiche Modifikationen dieser ersten Konzeption. Einige davon wenden nur eine Bruchtechnik an und können damit die korrespondierenden Bruchflächen erhalten (u. a. SLEYTR, 1970).

1.1.2.7. Geräte zur Ionenätzung und Kathodenzerstäubung

In einem evakuierbaren Rezipienten (etwa 10^{-5} bis 10^{-6} Torr Restgasdruck) werden aus einer Ionenquelle positive Ionen durch geeignete elektrische Felder extrahiert, beschleunigt und gebündelt. Solche Anlagen wurden von PAULUS und REVERCHON (1961), BARBER (1970) und HEUER et al. (1971) entwickelt.

Eine weitere Möglichkeit wurde von BACH (1970) angegeben. Es werden dabei neben der Fokussierung des Ionenstrahls auch ein Ionenparallelstrahl hergestellt. BACH benützte eine Diffusionspumpe mit 600 l/sec, um einen Restgasdruck von etwa 5×10^{-6} Torr zu erreichen. Er betreibt die Anlage mit

5,6 keV Ar$^+$-Ionen. Bei einem Ionenparallelstrahl wird eine Ionendichte von 100 µA/cm² erreicht.

Weitere Modifikationen wurden von WEHNER (1954) sowie WEHNER und HAJICEK (1971) angegeben.

Wird ein Metall als Kathode benützt, werden Ionen auftreffen und Metallatome herausschlagen, die sich auf einem Präparat niederschlagen.

Die ersten Apparate wurden von HELWIG und KÖNIG (1950) und KNOCH und KÖNIG (1956) angegeben.

1.1.3. Photographie

Notwendig ist eine Dunkelkammer mit der Möglichkeit der Negativ-Positiv-Entwicklung. Für Spezialzwecke, wie Anwendung der Äquitensitentechnik, ist auch eine Farbausarbeitung erforderlich.

Die Verarbeitungsvorschriften der Photoemulsionen sind den Gebrauchsanweisungen der Firmen zu entnehmen. Auf die theoretischen Grundlagen der photographischen Schichten soll kurz eingegangen werden, es sei auf die ausführlichen Arbeiten von FRIESER et al. (1958, 1959) hingewiesen.

Der wesentliche Unterschied zwischen Lichtquanten und Elektronen beim Durchlaufen eines Silberhalogenidkornes besteht darin, daß einerseits mehrere Lichtquanten zur Belichtung notwendig sind, andererseits nur ein einziges Elektron dazu erforderlich ist. Es gibt also für Elektronen keinen Schwellwert bei der Belichtung.

Schwärzung ist definiert als der dekadische Logarithmus des Verhältnisses aus durchgelassener Lichtintensität I_0 einer unbelichteten Stelle zur belichteten Stelle I, also $S = \log_{10} \dfrac{I_0}{I}$

Die höchste mögliche Schwärzung S_{max}, bei Entwicklung aller Körner, ergibt $S = S_{max} (1 - e^{-cq})$ (Poisson-Verteilung). Die pro Flächeneinheit einfallende Ladungsmenge ist
$q = j \cdot t = \varepsilon n$ [Coul/cm²]
j = Strahlstromdichte A/cm²
t = Belichtungszeit
n = Zahl der mit Ladung ε pro cm² auf die Photoemulsion treffenden Elektronen.

Für kleine und mittlere Schwärzungen ist diese Gesetzmäßigkeit gut erfüllt. Im praktisch verwendeten Bereich ist der Schwarzschildexponent gleich eins, d. h. es ist die gleiche Schwärzung erreichbar, wenn einerseits mit niedriger Strahlstromdichte lange Zeit oder wenn umgekehrt mit hoher Stromstrahldichte kurze Zeit bestrahlt wird. Für $S \leq 0,6$ bis 1 ist die Schwärzung S proportional der Ladungsmenge q oder $S = c S_{max} q = Eq$.
E = Empfindlichkeit.

Die Empfindlichkeitskurve des menschlichen Auges ist logarithmisch. Meist wird daher S gegen den $\log q$ aufgetragen. Es ergibt sich dann ein linearer

Teil mit einer Steigung γ. Hohe γ-Werte bedeuten eine kontrastreiche Wiedergabe. Bei Elektronenbestrahlung ergibt sich eine Begrenzung der maximalen γ-Werte bei $\gamma_{max} = 2{,}3\,S$.

Daraus resultiert, daß eine Kontraststeigerung in der Elektronenmikroskopie nur im Positiv möglich ist und nicht durch Wahl eines harten Negativfilmes.

Das Auflösungsvermögen der photographischen Schicht ist abhängig von der Körnigkeit und der Diffusionshofbildung. Bei Elektronenbestrahlung ist der Diffusionshof nur von der mittleren Massendicke der Photoschicht abhängig. Wenn ein Elektron in die Photoemulsion eindringt, sensibilisiert es zwischen 10 und 60 benachbarte Körner. Daher erscheint eine elektronenbestrahlte Emulsion grobkörniger als eine mit Lichtquanten belichtete gleiche Schicht.

1.1.4. Objektträger

1.1.4.1. Transmissionsmikroskopie

Als Objektträger werden teils Blenden aus Pt-Au-, Pt-Ir-Legierungen, Mo und Ta, teils Netzchen aus Pt, Cu, Ni benützt.

Am häufigsten werden Netzchen mit quadratischen Maschen von etwa 0,1 mm genommen. Die Netze sind auf einer Seite infolge des elektrolytischen Herstellverfahrens rauh. Für Spezialzwecke werden elektrolytisch vernickelte Cu-Netzchen verwendet, die nur von konzentrierter Salpetersäure angegriffen werden.

Seltener werden Blenden benützt. Es sind in der Regel Scheibchen von 2—5 mm Durchmesser, je nach Mikroskop, und 0,5—1 mm Dicke. Meist sind mehrere Bohrlöcher vorhanden. Für spezielle Aufgaben gibt es auch Schlitzblenden. Der Vorteil der Blenden liegt in der mehrmaligen Verwendbarkeit.

1.1.4.2. Rasterelektronenmikroskopie

Je nach Mikroskoptype werden verschiedene Objektträger in Zylinderform, mit Ansätzen zum Einklemmen, aus Messing, Aluminium, für Röntgenmikroanalyse auch aus Kohlenstoff angefertigt; ihre Durchmesser schwanken zwischen 1, 2 und mehr Zentimetern.

1.2. Objektpräparation

1.2.1. Materialgewinnung

1.2.1.1. Peripheres Blut

Nach KEIBL (1969) soll die Blutabnahme in nüchternem Zustand des Patienten durchgeführt werden. Der Einstich soll nach Hautdesinfektion mit einer sterilen Nadel mit möglichst großem Lumen erfolgen. Die Stauung soll nicht zu stark sein und nur kurzfristig angelegt werden. Das Blut soll einer möglichst großen Vene entnommen werden, damit ein schneller, freier Fluß gewährleistet ist. Um eine Blutgerinnung zu verhindern, soll Heparin zugesetzt werden. Es besteht auch die Möglichkeit, 3,8prozentiges Natriumzitrat zuzusetzen. Dabei genügt 1 ml Natriumzitrat für 9 ml Blut (DEUTSCH, 1969).

1.2.1.2. Knochenmark

Bei der Knochenmarkpunktion werden das Sternum in der Höhe des 2. oder 3. Zwischenrippenraumes, das Manubrium sterni, in der Mittellinie oder der hintere Beckenkamm an der Spina iliaca posterior als Entnahmestellen benützt. Das Sternum enthält eine größere Zahl hämopoetischer Zellen als der Beckenkamm (BOLL, 1973). Als Vorbereitung ist eine Prämedikation mit einem Phenothiazin bei Verlaufskontrollen zweckmäßig. Es soll eine Hautdesinfektion durchgeführt werden.

Nach Infiltration der Cutis, Subcutis und Subperiostal mit 2,5 ml 1prozentigem Xylocain® und einer zweiminütigen Einwirkzeit, kann punktiert werden. Als Nadel wird im allgemeinen die Sternalpunktionsnadel nach Klima-Rosegger verwendet. Der Einstich erfolgt bis auf den Knochen, dann wird die Arretierung auf 0,5—0,7 cm eingestellt und die Corticalis durchstoßen. Dann wird der Mandrin entfernt. Es wird eine 10 ml Injektionsspritze, in die etwa 1 ml Luft aspiriert wurde und in der sich Heparin befindet, aufgesetzt. Durch kurzes und ruckartiges Ziehen sollen möglichst zusammenhängende Gewebspartien gewonnen werden. Nach Punktion soll durch kräftigen Druck und Verschieben der Gewebspartien um die Punktionsstelle eine Nachblutung zu Stehen gebracht werden.

1.2.1.3. Lymphknoten

Es besteht die Möglichkeit einer Probeexzision zur histologischen Untersuchung oder einer Punktion. Die Probeexzision wird chirurgisch durchgeführt. Bei Punktionen soll nach Hautdesinfektion die Haut und subkutanes Gewebe anästhesiert werden. Der Lymphknoten wird mit der Hand fixiert, und mit einer kurzen, dicken Nadel mit Spritze wird in den Lymphknoten gestochen (WITTE und SCHRICKER, 1966) und kräftig gezogen. Es wird mit dieser Methode nur wenig Material gewonnen, etwa 1—2 Tropfen Gewebebrei.

1.2.1.4. Zellauftrennung

Es gibt verschiedene Wege zur Auftrennung von Blutzellen. Die am meisten benützten Methoden basieren auf Sedimentation in Flüssigkeiten. Die Sedimentation eines kugelförmigen Partikels in einem flüssigen Medium hängt einerseits von der Partikelgröße und seiner relativen Dichte, andererseits von der Viskosität und der relativen Dichte der Flüssigkeit ab. Das Stokessche Gesetz ermöglicht eine Berechnung $K = 6 \pi \eta\, rv$ (K = Kraft, η = Viskosität, r = Radius des Partikels, v = Geschwindigkeit) der Sedimentationsgeschwindigkeit. Im Schwerkraftfeld von 1 g ergibt sich eine konstante Kraft von $4/3\, \pi\, r^3\, (\varrho - \varrho_0)\, g$. ($\varrho$ = relative Dichte des Teilchens, ϱ_0 = relative Dichte der Flüssigkeit, r = Radius des Teilchens, g = Erdbeschleunigung). Eingesetzt in das Stokessche Gesetz ergibt sich eine Sedimentationsgeschwindigkeit von

$$v = \frac{2r^2(\rho - \rho_0)g}{9\eta}.$$

Bei Zentrifugation wird die Zentrifugalkraft statt der Erdbeschleunigung eingesetzt.

Nach Einführung eines Reibungsverhältnisses (DE DUVE, BERTHET und BEAUFAY, 1959) kann auch bei nicht kugelförmigen Objekten, wie Blutzellen, die Sedimentationsgeschwindigkeit berechnet werden.

$\theta = f_1/f$ (f_1 = Reibungskoeffizient der Zelle, $f = 6\pi\eta r$ Reibungskoeffizient eines kugelförmigen Teilchens mit gleichem Volumen wie das einer Zelle). Da aber der Reibungskoeffizient von Zellen nur als Durchschnittswert anzugeben ist, ist eine exakte Berechnung nicht möglich. Trotzdem ist es möglich, aus der Formel wichtige Anhaltspunkte zu erhalten. Wie aus der Gleichung zu ersehen ist, hängt die Sedimentationsgeschwindigkeit vom Radius und der relativen Dichte der Zelle ab. Erythrozyten sind kleiner, haben aber eine größere relative Dichte als Lymphozyten. Nach REZNIKOFF, 1923, beträgt ihre durchschnittliche relative Dichte 1,093. Die durchschnittliche relative Dichte der Lymphozyten beträgt 1,080 (VALLEE, HUGHES und GIBSON, 1947).

Bei Sedimentation von Blutzellen können zwei Prinzipien benützt werden. Die Sedimentation dauert so lange, bis keine Zelle mehr sedimentiert, d. h., die Zellen werden auf Grund ihrer differenten relativen Dichten getrennt oder es wird die Sedimentation gestoppt, dann wird auf Grund der Sedimentationsrate getrennt.

Es ist aber nicht möglich, eine komplette Auftrennung der verschiedenen Blutzellen nach ihren relativen Dichten durchzuführen. Dazu ist es notwendig, Faktoren einzuführen, die selektiv die Sedimentation verändern. Wenn Zellen aneinander haften und Klumpen bilden, wird durch Radiusvergrößerung die Sedimentationsgeschwindigkeit vergrößert. Wird die Osmolarität des Mediums vergrößert, verlieren die Zellen Wasser und ihre relative Dichte nimmt zu, der Radius nimmt zwar ab, das ist aber von geringer Bedeutung, es wird ebenfalls die Sedimentationsgeschwindigkeit vergrößert.

Zur Sedimentation der Erythrozyten wird der erste Weg, der der Klumpenbildung, benützt. Durch Zusatz von z. B. Dextran (SHOOG und BECK, 1956) oder Ficoll (RICHTER, 1963) kommt es zu einer Klumpenbildung der Erythrozyten und damit zur Sedimentation.

Es gibt eine Vielzahl von Möglichkeiten, Leukozyten vom übrigen Blut zu trennen. Die meisten basieren auf Schwerkraft- und Zentrifugalkrafttechniken (BÖYUM, 1968), teils mit selektiver Zerstörung der Erythrozyten. Neben diesen Methoden wird auch die Adhäsion von Zellen an verschiedene Oberflächen (z. B. Glas) zur selektiven Trennung von Blutzellen benützt.

Auch das verschiedene Verhalten von Blutzellen im elektrischen Feld kann zu einer Auftrennung von Zellen herangezogen werden.

1.2.2. Fixierung

1.2.2.1. Chemische Fixierung

Die Fixierung dient zur Stabilisierung von Proteinen, Lipiden und Nukleinsäuren. Die gebräuchlichsten Fixiermittel sind Aldehyde, Osmiumtetroxid und Permanganat.

Es soll hier nur kurz auf die Wirkung der einzelnen Fixiermittel eingegangen werden, zur genaueren Information sei auf die Literatur verwiesen (PLATTNER, 1973; REIMER, 1967).

SABATINI et al. (1962, 1963, 1964) haben Aldehyde als elektronenmikroskopische Fixierungsflüssigkeiten eingesetzt. Meist wird Glutaraldehyd benützt. Aldehyde wirken auf Proteine vernetzend. RICHARDS und KNOWLES (1968) vermuten eine Kondensation von Glutaraldehyd mit darauffolgender Brückenbildung über mehrere Kohlenstoffatome zwischen den Aminogruppen der vernetzten Proteine. Eine Vernetzung erfolgt besonders bei Proteinen mit hohem Lysin- und Arginingehalt und über freie Guanidyl- und Aminogruppen.

Von LENARD und SINGER (1968) durchgeführte Rotationsdispersionsmessungen zeigen die schonende Wirkung von Aldehyden. Ähnliches fanden QUIOCHO und RICHARDS (1964) auf Grund von Röntgenbeugungsuntersuchungen an Carboxypeptidase-A-Kristallen.

Osmiumtetroxid wird meist als Nachfixans eingesetzt. Seine Wirkung ist vielfältig, teils kommt es zur Ausbildung von Estern an Doppelbindungen ungesättigter Fettsäuren (CRIEGEE, 1936, 1938; CRIEGEE et al., 1942; RIEMERSMA, 1968). Nach der Esterbildung polykondensieren ungesättigte Fettsäuren (PORTER und KALLMANN, 1953). Eine weitere Wirkung von Osmiumtetroxid liegt darin, daß es zur Vernetzung und einer Stabilisierung von Proteinen kommt (BAHR, 1954; HAKE, 1965). Auf Kohlehydrate und Nukleinsäuren wurden keine Reaktionen festgestellt.

LITMAN und BARRNETT (1969) diskutierten den Einbau von Osmiumtetroxid in seiner VIII-wertigen Form in polare Gruppen der Lipoide und in Proteine und leiten daraus die fixierende Wirkung ab.

Infolge Osmiumtetroxid kommt es weiters zur Gelbildung. Die Zugabe zweiwertiger Ionen fördert die Bildung eines stabilen Gels, z. B. bei Darstellung von Mikrotubuli (ROTH et al., 1963).

Permanganat-Ionen werden meist in der Form des Kaliumpermanganates benützt. Der Wirkungsmechanismus ist vielfältig. Es kommt zur Veresterung von Fettsäuren, Proteine dürften nicht vernetzt werden (RIEMERSMA, 1966), da nach Permanganatfixierung eine leichtere Hydrolysierbarkeit besteht (HAKE, 1965). Die Wirkungsweise auf Nukleinsäuren ist erst teilweise abgeklärt, teils kommt es zu einem Verlust, teilweise bleibt Kern-DNS erhalten (AMELUNXEN und THEMAN, 1960; JANSEN und MOLENAAR, 1961).

1.2.2.2. Physikalische Fixierung

Für spezielle Aufgaben, z. B. Röntgenmikroanalyse, müssen Fixierungen benützt werden, die zu keiner oder nur geringfügiger Änderung der Struktur führen. Eine solche Methode ist die Gefrierfixation. Zunächst sollen die allgemeinen Grundlagen des Gefrierprozesses besprochen werden. Der wichtigste Schritt zur Vermeidung von Eiskristallen, die Zellstrukturen zerstören, ist eine rasche Abkühlung.

Es können auch bei langsamer Abkühlung Zellen am Leben erhalten werden, nur kommt es dabei zur Verlagerung und Schrumpfung von Strukturen. Die Kristallisation beginnt zunächst zwischen den Zellen, durch osmotischen Druck wird den Zellen Wasser entzogen. Andererseits sinkt bei höherer Salzkonzentration der Gefrierpunkt und es kommt zur Erstarrung. Eis nimmt ein größeres Volumen ein als Wasser bei 0 °C und bewirkt dadurch Veränderungen in der Zelle.

Bei mittlerer Abkühlungsgeschwindigkeit kommt es aber infolge intrazellulärer Eiskristallbildung zur Zellzerstörung, und die Überlebensrate ist äußerst gering. Die Größe der Eiskristalle ist indirekt proportional der Wurzel der Abkühlungsgeschwindigkeit (REIMER, 1967). Ist aber die Abkühlungsgeschwindigkeit so hoch, daß der Wärmeentzug immer größer als die bei Kristallisation freiwerdende Umwandlungswärme ist, verbessert sich die Erhaltung der Zellstrukturen infolge Verkleinerung der Eiskristalle (STEPHENSON, 1956). Die Abkühlgeschwindigkeit ist eine Funktion der Wärmeleitfähigkeit der Probe und des Kühlmittels und der Dimension der Probe.

Zur Vermeidung des Leidenfrost-Phänomens werden meist flüssiges Isopentan (erstarrt bei — 160 °C), Propan (erstarrt bei — 190 °C), Freon 12 (erstarrt bei — 160 °C) benützt. Die Abkühlgeschwindigkeiten liegen zwischen — 100 bis — 1000 °C/sec. Höhere, oberflächliche Abkühlgeschwindigkeiten lassen sich mit Helium II erzielen (FERNÁNDEZ-MORÁN, 1960, 1961). Es werden etwa —10 000 °C pro Sekunde angegeben.

Bei Zusatz eines Frostschutzmittels ist eine Eiskristallbildung stark unterdrückt (MOOR und MÜHLETHALER, 1963). Am besten hat sich Glycerin bewährt. Es wird bis zu 30% zugegeben. Andere Frostschutzmittel, wie Dimethylsulfoxid, die leicht in das Gewebe eindringen, zeigen im ultrastrukturellen Bereich Veränderungen der Zellen.

1.2.3. Herstellung von Dünnschnitten

1.2.3.1. Dehydration

Nach Auswaschen der Fixierlösung in Puffer erfolgt die Dehydration. Die Entwässerung erfolgt stufenweise mit steigenden Äthanol- oder Azetonkonzentrationen, um Oberflächenspannungen, die an Grenzschichten zwischen Flüssigkeiten bestehen, klein zu halten. Meist werden 30-, 50-, 70- und 95prozentige Lösungen benützt und in absolutem Äthanol oder Azeton ausgewaschen. Die Proben sollen zwischen 10—60 Minuten in jeder Stufe bleiben. Ein zu langes Einwirken soll vermieden werden, um Extraktionen zu verhindern.

Es gibt eine Reihe von Vorschlägen zur kontinuierlichen Entwässerung. Erwähnt seien die Anordnungen nach BERNHARD (1955), GRIGG und HOFFMAN (1958) und MENKE (1957). Dabei tropft aus einem größeren Vorratsgefäß absolutes Äthanol zu, der Überschuß läuft über einen Überlauf ab. Eine derartige Entwässerung dauert etwa eine Stunde. Eine Prüfung auf Wasser in der letzten Spülflüssigkeit kann dadurch erfolgen, daß eine kleine Menge der Flüssigkeit in Xylol getropft wird; bei Wasserfreiheit darf es zu keiner Trübung durch Durchmischungsschlieren kommen.

1.2.3.2. Einbettung

Im allgemeinen werden Blutzellen in Epoxydharzen eingebettet. Epon ist ein aliphatisches und Araldit ein aromatisches Epoxydharz. Als Beispiel sei die Eponeinbettung angeführt.

Epon wird üblicherweise nach Luft (1961) zur Einbettung angewandt.
Stammlösung I: 62 ml Epon 812 + 100 ml DDSA.
Stammlösung II: 100 ml Epon 812 + 89 ml MNA.

Diese Stammlösungen können im Kühlschrank einige Monate aufbewahrt werden.

Einbettungslösung: 5 ml Stammlösung I,
5 ml Stammlösung II,
0,15 ml Härter DMP-30.
Diese Komponenten gut verrühren.

Nach Dehydration in Alkohol, zweimal 15 Minuten Propylenoxid, 1 Stunde 50/50 Propylenoxid/Epon-Einbettungslösung, zweimal je 1 Stunde in reine Einbettungslösung, dann in eine dritte Einbettungslösung. Über Nacht stehenlassen und am nächsten Tag in ein neues Epongemisch einbetten. Die Polymerisation erfolgt bei 60 °C für 48 Stunden. Hinzuweisen ist auf die Möglichkeit der schnellen Einbettung von Blutzellen (Ruzicka, 1972). Mit dieser Methode ist es möglich, in 3 Stunden schneidbare Blöcke zu erhalten.

1.2.3.3. Ultramikrotomie

Um ein Schneiden am Ultramikrotom zu ermöglichen, müssen die Blöcke vorbereitet werden. Die Blöcke werden zunächst pyramidenförmig zugespitzt. Dazu haben sich mechanische Trimmvorrichtungen bewährt (z. B. Reichert-Trimmvorrichtung). Der Scheitelwinkel der Pyramide soll zwischen 90 und 120° liegen, um möglichst wenig Material zu entfernen. Auf der Stirnfläche des Blockes soll eine rechteckige bis quadratische Fläche von 0,1—0,3 mm Kantenlänge bleiben. Es bewährt sich auch, einen trapezförmigen Zuschnitt zu wählen, da sich dann das Schnittband spiralig windet und möglichst viele Schnitte auf einem Netzchen aufgefangen werden können.

Die Blöcke werden dann spannungsfrei in den Blockhalter des Ultramikrotoms eingespannt. Dazu kann der Block auf Metall aufgekittet werden.

Das Messer wird vorsichtig dem Block genähert und der Mikrotommotor laufengelassen, dabei wird in 1-µm-Schritten vorgegangen bis die ersten Schnitte kommen, dann kann auf Ultradünnschnitte übergegangen werden. Auf Wasser sollten die Schnitte silber bis graue Interferenzfarbe haben.

Die Präparatsgeschwindigkeit sollte zwischen 2—5 mm/sec betragen, der Freiwinkel 2—5°, der Facettenwinkel 45—50° und der Flüssigkeitswinkel 0°. Gibt es periodische Dickenänderungen durch Messerschwingungen „Chatter", so sind die Präparatsgeschwindigkeit in Richtung 0,5 mm/sec, der Facettenwinkel auf 35—40° und der Flüssigkeitswinkel auf 5° zu ändern. Ferner kann die Anschnittsfläche von 0,5—1 mm² auf 0,2 mm² verkleinert werden. Die Schnitte werden auf befilmten Netzchen aufgefangen.

1.2.3.4. Kryoultramikrotomie

Bei der Gefriermikrotomie werden besondere Präparationsverfahren benützt, es soll daher in diesem Kapitel auf die speziellen Verfahren bei Fixierung und Weiterbehandlung eingegangen werden.

MORGENSTERN et al. (1972) beschrieben eine Methode für Zellsuspensionen. Dabei wird die Zellsuspension im Fixiermittel, gepuffertem Glutaraldehyd, zentrifugiert. Das Sediment kann in Blöckchen zerteilt werden. Nach MORGENSTERN et al. ist es möglich, als Frostschutzmittel Polyvinylpyrolidon der Fixierlösung zuzugeben. Wird das Glutaraldehyd nur kurz ausgespült und sofort in Gelatine übertragen, bewirken die Glutaraldehydrückstände die Härtung der Blöcke (mehrere Tage im Kühlschrank). Nach den bisherigen Erfahrungen spielt die Reihenfolge von Einschluß und Gefrierschutz keine Rolle. Die fertigen Blöcke werden in den Objekthalter des Kryoultramikrotoms gebracht und tiefgefroren. Es empfiehlt sich, zur Vermeidung des Leidenfrostschen Phänomens, zunächst in Freon oder Isopentan tiefzufrieren und die Blöcke dann erst in flüssigen Stickstoff zu überführen.

Das Trimmen des Blockes kann mit Hilfe einer gekühlten Rasierklinge oder eines in der Kammer eingebauten Messers erfolgen.

In der Gefriermikrotomie werden fast nur Glasmesser benützt, da Diamantmesser keine besseren Resultate liefern. Der Freiwinkel soll etwas größer als bei gewöhnlicher Ultramikrotomie, also größer als 5° sein. Als Abschwimmflüssigkeit werden DMSO (BERNHARD und NANCY, 1964) oder Glycerin (BERNHARD und VIRON, 1971) verwendet.

Die besten Resultate wurden mit einer Schneidetemperatur von — 70 °C erhalten, bei niederen Temperaturen kommt es zum Bruch, bei hoher Temperatur zum Klebrigwerden der Schnitte. Die Schnitte können direkt auf Netzchen aufgefischt werden.

1.2.3.5. Kontrastierung, Ultrahistochemie

Die am häufigsten benützten Kontrastierungsmittel sind Uranylazetat, Phosphorwolframsäure und Bleisalze. Als Schnittkontrastierung nach Eponeinbettung haben sich die Kontrastierung in 1prozentigem Uranylazetat mit nachfolgender Kontrastierung in Bleizitrat nach REYNOLDS (1963) bewährt. Dazu werden 1,33 g $Pb(NO_3)_2$, 1,76 g $Na_3(C_6H_5O_7) \cdot 2 H_2O$ + 30 ml H_2O 1 Minute geschüttelt. Die Stammlösung wird auf 1 : 5—1 : 1000 mit 0,01 n NaOH verdünnt und 5 Minuten kontrastiert.

In der Gefrierultramikrotomie wird meist 2prozentige Phosphorwolframsäure, bei pH = 7, 0,5—10 Sekunden benützt (BERNHARD und LEDUC, 1967). Es ist aber auch eine Doppelkontrastierung mit Uranylazetat und Bleizitrat beschrieben worden (DOLLKOPF et al., 1969; BERNHARD, 1969). Es werden eine 0,5prozentige Uranylazetatlösung 1 Minute und eine 5 Sekunden bis 1 Minute dauernde Bleizitratkontrastierung angewandt.

Für die Untersuchung der Blutzellen und ihrer pathologischen Formen haben sich die Peroxidasereaktion nach KARNOVSKY und GRAHAM (1966, 1967), die Thiolessigsäurereaktion für unspezifische Esterasen nach MILLER und PALADE (1964), der saure Phosphatasenachweis nach BARKA und ANDERSON (1965) und der Nachweis saurer Mucopolysaccharide mit der Rutheniumrotkontrastierung nach MORRIS und ZAMBRANO (1968) bewährt. Es ist zweckmäßig, bei allen histochemischen Reaktionen entsprechende Kontrollen durchzuführen.

Peroxidasen katalysieren die Oxidation eines Substrats durch H_2O_2.
Peroxidase $+ H_2O_2 \rightarrow$ Peroxidase $\cdot O + H_2O$
Peroxidase $\cdot O +$ Substrat $\cdot H_2 \rightarrow$ Peroxidase $+$ oxid. Substr. $+ H_2O$

Der histochemische Nachweis wird dadurch erleichtert, daß bei Oxidation einiger aromatischer Amine und Phenole unlösliche Farbstoffe entstehen.

Für die Elektronenmikroskopie hat sich u. a. die Peroxidasereaktion nach KARNOVSKY und GRAHAM (1966, 1967) bewährt, da 3,3′-Diaminobenzidin in Verbindung mit OsO_4 Reaktionsprodukte mit hoher Elektronendichte liefert. Vom Einbettungsmedium und den Kontrastierungslösungen werden die Reaktionsprodukte nicht angegriffen.

Als Kontrolle wird ohne H_2O_2 inkubiert. Eine Inaktivierung mit Kaliumzyanid ist bei Blutzellen als Kontrolle nicht angezeigt, da z. B. Eosinophilenperoxidase nicht inaktivierbar ist.

Die fixierten und gewaschenen Zellen kommen bei 25 °C für 30 Minuten in folgende Inkubationslösung:

10 ml   0,05 M Tris — Puffer, pH = 7,6
+   5 mg   3,3′ Diaminobenzidin-tetrahydrochlorid,
+ 0,1 ml   1prozentiges H_2O_2 (frisch aus 30prozentigem H_2O_2 zubereitet),
(+ 5% Saccharose).

Die gewaschenen Zellen werden dehydriert und eingebettet.

Unspezifische Esterasen spalten bevorzugt einfache, kurzkettige Ester; die Hydrolysegeschwindigkeit nimmt mit wachsender Kettenlänge des Substratmoleküls ab. In einfacher Weise gelingt der Esterasenachweis mit der Thiolessigsäurereaktion.

Durch hydrolytische Spaltung dieses Substrates entsteht H_2S, das als Bleisulfid gefällt wird. Das Reaktionsprodukt ist elektronendicht und zeigt den Enzymort deutlich an. Da Thiolessigsäure aber auch von Cholinesterase hydrolysiert wird, sind Kontrollen mit spezifischen Inhibitoren zum Nachweis der Cholinesterasen erforderlich. Es wurden Bismonoisopropylamidophosphorylfluorid (HOLMSTEDT, 1957) oder das Dimethylcartamat des 2-Hydroxy-5-phenylbenzyl-trimethylammoniumbromid (KOELLE, 1955) als Inhibitoren vorgeschlagen.

Als Inkubationslösung wird von MILLER und PALADE 1964 vorgeschlagen:
Thiolessigsäure   0,25 ml,
0,2 M Calciumchlorid   0,5 ml,
0,2 M Magnesiumchlorid   0,5 ml,
0,2 M Manganchlorid   0,5 ml.

Lösung mit NaOH auf pH 5,2 einstellen und mit 0,05 M Cacodylatpuffer pH 5,2 bis 20 ml auffüllen. Danach 5 ml 0,96prozentige Bleinitratlösung zugeben, im Kühlschrank filtrieren und bei 4 °C verwenden. Dauer 10—45 Minuten. Die Lösung ist bei 4 °C etwa 2 Stunden stabil. Nach Waschen und Dehydration erfolgt die Einbettung in Epon.

Saure Phosphatase ist als lysosomales Enzym weitverbreitet. Das pH-Optimum der verschiedenen sauren Phosphatasen liegt zwischen 4,5 und 6. Für Blutzellen ist die Methode von BARKA und ANDERSON (1965) üblich. Als Inkubationsmedium wird eine Lösung aus:

10 ml 0,1 M Tris-Maleat-Puffer pH = 5,
10 ml H_2O,
10 ml 1,25% β-Glycerophosphat,
20 ml 0,2% Bleinitrat (tropfenweise unter starkem Rühren zugeben)
bei 37 °C 30 Minuten lang inkubiert.
Zellen waschen, dehydrieren und einbetten.
Zur Kontrolle ohne β-Glycerophosphat inkubieren.

Zum Nachweis saurer Mucopolysaccharide kann Rutheniumrot benützt werden. Das Rutheniumrot-Kation $Ru_3O_2(NH_3)_{14}{}^{6+}$ färbt z. B. selektiv Mastzellgranula und saure Mucosubstanzen in Thrombozyten. Nach OsO_4-Einwirkung ist meist ein genügend hoher Kontrast erzielt.

Nach Vorfixierung in gepuffertem Glutaraldehyd und Auswaschen der Zellen in Puffer kommen die Zellen für 3 Stunden bei 4 °C in:

1,5 ml 0,15%ige Rutheniumrotlösung,
0,5 ml 0,2 M Cacodylatpuffer pH = 6,8,
werden dreimal 10 Minuten in Cacodylatpuffer gespült und 3 Stunden bei 20 °C nachfixiert in:
0,5 ml 5%iges OsO_4,
1,0 ml 0,1 M Phosphatpuffer pH = 7,4,
0,5 ml 0,15%iges Rutheniumrot.
Die Zellen werden dann gespült, dehydriert und eingebettet.

1.2.4. Totalpräparation

1.2.4.1. Kritische-Punkt-Trocknung

Kritische-Punkt-Trocknung (KPT) ist von besonderem Wert bei der Präparation biologischer Proben für das Elektronenmikroskop.

Der wesentliche Bestandteil biologischer Proben und des umgebenden Mediums ist Wasser. ANDERSON (1950) fand, daß viele Probleme bei der Erhaltung biologischer Proben dadurch entstehen, daß beim Trocknen Wasser abdampft. Eine quantitative Vorstellung kann man sich dadurch verschaffen, daß man die Vorgänge analysiert, die z. B. an Mikrovilli auftreten. Mikrovilli sind rund und haben einen Radius r, ihre Achse steht senkrecht zur zurückweichenden Flüssigkeits-Dampf-Grenzfläche der abdampfenden Flüssigkeit. Die Flüssigkeit hat eine Oberflächenspannung von T dyn/cm und die Flüssigkeitsoberfläche bildet einen Winkel mit der Zylinderoberfläche, auf der die Flüssigkeit haftet; der Umfang des Zylinders beträgt $2\,r\,\pi$. Die infolge von Adhäsion haftende Flüssigkeit übt eine axiale Kompression von $T\,\pi \cos \alpha$ pro

Längeneinheit des Umfanges, auf den sie wirkt, aus. Das gibt eine axiale Kompression von $2\pi rT \cos \alpha$, die verschwindend klein wird, wenn der Radius des Zylinders sich Null nähert. Der strukturelle Druck dieser Kraft ist $\dfrac{2\pi rT \cos \alpha}{\pi r^2} = \dfrac{2T \cos \alpha}{r}$ (Druck = Kraft pro Querschnitt). Das zeigt, daß sich der strukturelle Druck mit Näherung des Radius gegen Null in Richtung unendlich vergrößert.

Für den Fall eines Zylinders (Mikrovilli) mit einem Radius von r = = 5 × 10⁻⁶ cm in Wasser (T = 70 dyn/cm) und für α = 0 ergibt sich eine axiale Kompression von 2,8 × 10⁷ dyn/cm oder etwa 28 atü.

Diese Rechnung ist grob und näherungsweise, zeigt aber zwei Dinge. Erstens, die zerstörenden Einflüsse der Oberflächenspannung sind das Resultat großen strukturellen Drucks, der in kleinen Strukturen als Resultat kleiner Kräfte auftritt. Zweitens, wenn eine Struktur einer Kraft unterworfen wird, die proportional einer linearen Dimension ist (wie dem Radius r oder einem Strukturparameter), ist der resultierende strukturelle Druck (Kraft pro Fläche) in der Struktur indirekt proportional der linearen Dimension (1/r) und steigt daher unbegrenzt, wenn diese Strukturen kleiner werden. Das heißt, es ist gleichgültig, welche Orientierung eine Struktur in bezug auf die Flüssigkeits-Dampf-Grenzfläche einnimmt. Es sollte auch die Tatsache festgehalten werden, daß der hydrostatische Druck der Flüssigkeit, den man entlang der Zellmembran in Gleichgewicht stehend annehmen würde, den strukturellen Druck nicht reduziert. Es soll ferner festgestellt werden, daß das Modell der Oberflächenspannung ein makroskopisches Modell ist. Für Strukturen in der Größenordnung von Bakteriengeißeln (r = 200 nm) muß das Modell von Adhäsion und Oberflächenspannung durch eine Untersuchung der Kräfte zwischen den Molekülen der Strukturoberfläche und denen der Flüssigkeit ersetzt werden.

ANDERSON fand nun eine Lösung, um biologische Proben so zu trocknen, daß keine Artefakte durch Oberflächenspannung entstehen. Er wählte flüssiges CO_2 als geeignete Flüssigkeit zur Kritischen-Punkt-Trocknung.

Nehmen wir an, wir haben 9 Gramm einer reinen Substanz, wie etwa CO_2 (KPT-Flüssigkeit) in einem geschlossenen Druckgefäß, dessen Volumen V, dessen absolute Temperatur T und dessen variabler Druck P, der gemessen wird, seien. Die KPT-Flüssigkeit kann im festen, flüssigen oder gasförmigen Aggregatzustand sein oder sich im Gleichgewicht zwischen zwei Aggregatzuständen oder auf der Tripelpunktlinie befinden. Der exakte Zustand ist durch die Eigenschaften der Substanz und die Größe von P, V und T gegeben. Zwei der Größen bestimmen die dritte Größe. Die mathematische Beziehung zwischen den Größen kann mittels einer Zustandsfläche im dreidimensionalen Raum dargestellt werden. Alle möglichen Gleichgewichtszustände sind durch die Punkte der Zustandsfläche gegeben. Der Punkt kann auch in einer der drei Flächen fest-flüssig, fest-gasförmig oder flüssig-gasförmig liegen, d. h., in jeder dieser Flächen befindet sich die Substanz in einem Gleichgewichtszustand zwischen zwei Aggregatzuständen. Falls der Punkt auf der Tripelpunktgeraden liegt, befinden sich alle drei Aggregatzustände im Gleichgewicht. Für höhere Temperaturen als der kritischen Temperatur T_C kann eine Substanz nur im gasförmigen Zustand vorhanden sein und wird eine hohe Dichte bei hohem Druck und eine niedere Dichte bei niederem Druck aufweisen.

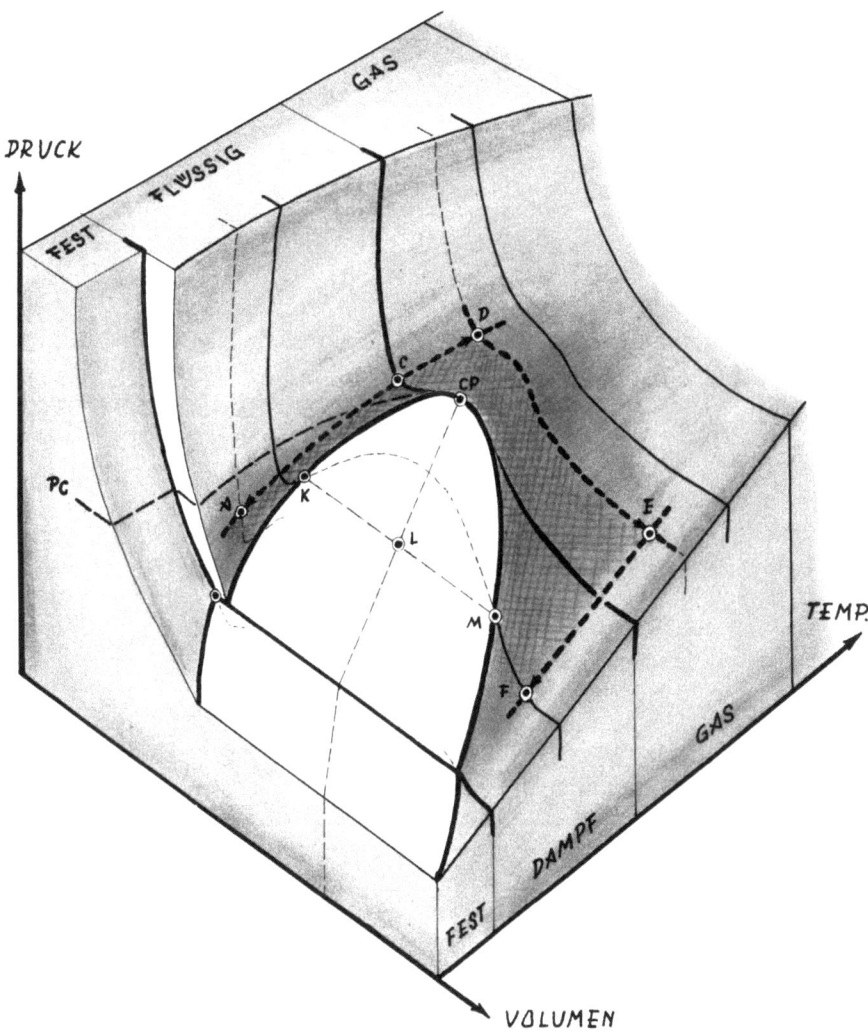

Abb. 1. PVT-Fläche zur Erklärung der Kritischen-Punkt-Trocknung als schematische Zeichnung. Der Weg A, C, D, E, F entspricht dem Ablauf einer richtigen Kritischen-Punkt-Trocknung. CP = kritischer Punkt

Zur Diskussion der Kritischen-Punkt-Trocknung benützte ANDERSON das PV-Diagramm. Beim Vergleich des PT-Diagramms, des PV-Diagramms und der PVT-Fläche zeigte sich, daß am wenigsten das PV-Diagramm, am besten die PVT-Fläche geeignet ist, um die KPT-Methode zu erklären. Am wichtigsten ist dabei der „flüssig-gasförmige" Teil der PVT-Fläche. Die Koordinaten des kritischen Punktes sind die kritische Temperatur T_C, der kritische Druck P_C und das kritische Volumen V_C (oder kritische Dichte $D_C = m/V_C$). Jeder Vorgang, der die KPT-Flüssigkeit von einem Gleichgewichtszustand über eine Serie von Gleichgewichtszuständen in einen endgültigen Gleichgewichtszustand bringt, kann durch eine Linie auf der PVT-Fläche dargestellt werden.

Zunächst soll die Isotherme untersucht werden, die die Flüssigkeits-Gas-Zone der PVT-Fläche kreuzt (KM). In der Nähe von K ist das von der KPT-Flüssigkeit ausgefüllte Volumen hauptsächlich in der flüssigen Phase und bei M hauptsächlich in der Dampfphase mit niederer Dichte.

Bewegt man sich entlang der Isotherme von K nach M (durch Volumsverkleinerung oder Dichteerhöhung der KPT-Flüssigkeit), so ändert sich der Inhalt langsam und stetig von 100% flüssig bei K über 50 zu 50% flüssig-dampfförmig in der Mitte bis 100% dampfförmig bei M. Wenn eine Hochdruckbombe bei Zimmertemperatur T_R mit einer passenden KPT-Flüssigkeit (z. B. CO_2) angefüllt wird, so daß die mittlere Dichte der Flüssigkeit in flüssig-dampfförmigem Zustand gleich der kritischen Dichte P_C ist, dann werden die Verhältnisse von Punkt L dargestellt. Wird dann die Temperatur der Bombe bei konstantem Volumen erhöht, dann wird sich der Inhalt der Bombe gemäß Diagramm entlang der Linie von L zum kritischen Punkt CP verändern. Bei Erreichen des kritischen Punktes treten in der flüssig-dampfförmigen Mischung einige Veränderungen auf:

1. Die Dichte der flüssigen Phase erniedrigt sich, und die Dampfdichte erhöht sich, bis beide Dichten im kritischen Punkt ein Gleichgewicht erreichen.

2. Die latente Erwärmung bei Verdampfen der Flüssigkeit erreicht bei CP den Wert Null.

3. Die Oberflächenspannung der Flüssigkeit beim kritischen Punkt wird Null.

4. In unmittelbarer Nähe des kritischen Punktes wird die flüssig-dampfförmige Mischung optisch opal als Folge einer kohärenten Streuung des Lichtes durch die großen Molekülaggregate.

Falls die Bombe vor Füllung auf eine Temperatur unter der des Versorgungsgefäßes gekühlt wurde, sind die Anfangsbedingungen der verschlossenen Bombe durch Punkt A repräsentiert, d. h., der Inhalt der Bombe ist zu 100% flüssig. Die Bombe wird jetzt erwärmt und ihr Inhalt wird bis zur kritischen Temperatur T_C in der flüssigen Phase bleiben. Diese Temperatur ist bei C erreicht; das CO_2 wird unter hohem Druck gasförmig. Es gibt keine sichtbaren Manifestationen dieses Wechsels. Die Temperatur wird auf D erhöht, das Gas langsam bei konstanter Temperatur abgelassen, wobei die Linie D—E zurückgelegt wird; dann kühlt man bis F (Zimmertemperatur) ab.

Bei Beginn des CP-Trocknungszyklus enthält die verschlossene Bombe Luft und eine Flüssigkeit, wie z. B. Azeton oder Amylazetat bei atmosphärischem Druck. Die biologische Probe ist in der Zwischenflüssigkeit immergiert. Wenn das Ventil zwischen Bombe und CO_2-Flasche geöffnet wird, strömt das Gas in die Bombe, bis Druckausgleich erzielt ist. Um die Probe immergiert zu erhalten, ist es notwendig, daß CO_2 in der flüssigen Phase einströmt. Das wird durch Kühlung der Bombe und deren Zuleitung erreicht. Wird ein Abzugsventil der Bombe geöffnet, wird die Zwischenflüssigkeit und die Luft entweichen, der Druck innerhalb der Bombe gesenkt und CO_2 vom Vorratsgefäß nachströmen. Dieser Austausch muß sehr langsam erfolgen, da sonst Turbulenzen auftreten und damit rasche Druckschwankungen, die auf die biologische Probe einwirken.

Falls die Bombe während dieser Phase nicht gekühlt wird und falls der Zylinder während des Füllens offen gelassen wird, kann das flüssige CO_2 in der Bombe komplett verdampfen und wieder kondensieren. Dieser Vorgang kann in weniger als einer Minute stattfinden. Falls man also so vorgeht, kann die Oberflächenspannung der Grenzfläche Flüssigkeit-Dampf die Probe zerstören. Es ist daher notwendig, die Probe auf einer Temperatur zu halten, die kleiner ist als die Temperatur des CO_2-Behälters während des Ausströmens von CO_2. Wie können nun die Anfangsbedingungen kontrolliert werden? Falls die Bombe kälter als die Flüssigkeit im Zylinder ist, kann man sicher sein, daß die Bedingungen des Punktes A erfüllt sind. Falls die Bombe nicht gekühlt wird, ist es unmöglich zu sagen, ob die Bedingungen zwischen K und M vorliegen. Das kann nur durch ein Fenster in der Bombe und visuelle Beobachtung festgestellt werden. Falls die Bombe nur teilweise mit Flüssigkeit gefüllt ist, kann durch Abkühlung der Bombe oder Erwärmen des Vorratsgefäßes (eine Erwärmung des Vorratsgefäßes kann aber wegen der *Explosionsgefahr* nicht durchgeführt werden!) erreicht werden, daß nur *CP*-Flüssigkeit in der Bombe vorliegt. Aber auch mittels eines Beobachtungsfensters ist es schwer, reproduzierbare Ergebnisse zu erhalten; dagegen ist es bei Kühlung der Bombe immer möglich, reproduzierbare Ergebnisse zu erzielen und sicherzustellen, daß bei Punkt A gestartet wird. Es sollte aber der Druck nie mehr als 200—300 psi über dem kritischen Druck des CO_2, also 1073,1 psi liegen. Dazu ist eine Steuerung mittels des Ablaßventils der Bombe erforderlich.

1.2.4.2. Gefriertrocknung, Gefriersubstitution

Eine Trocknung bei tiefen Temperaturen, unter $-70\,°C$, um eine Rekristallisation des Eises zu vermeiden, erfordert eine Zeit von 24—48 Stunden. Die Trocknung geht vom Rand aus, im Inneren sublimiert Eis als letztes. Die Zellen sollen nach der Trocknung nicht mit Luft in Berührung kommen, da sie stark hygroskopisch sind, daher ist es zweckmäßig, sie gleich im Vakuum einzubetten.

Von FINEAU (1955) wurde die Röntgenkleinwinkelstreuung an Lipo-Proteinen von Myelinsystemen nach Gefriertrocknung als Kriterium für die Erhaltung der Strukturen herangezogen. Eine Gesamtschrumpfung wird zwar verhindert, Teile des Lipoids werden aber vom Lipo-Protein-System getrennt.

Es werden bei der Gefriertrocknung nacheinander zwei Phasengrenzen durchschritten, zunächst der Übergang flüssig-fest an der Schmelzdruckkurve und der Übergang fest-gasförmig an der Sublimationsdruckkurve. Die Eiskristallbildung führt zu einer mechanischen Stabilisierung, die möglicherweise Oberflächenspannungskräfte nicht zur Wirkung kommen läßt. Es sind ferner die Oberflächenspannungskräfte beim Phasenübergang flüssig-fest und fest-gasförmig wesentlich kleiner als beim Übergang flüssig—gasförmig. Aus diesen Gründen kommt es nur zu geringen Strukturänderungen.

Bei der Gefriersubstitution wird nach dem Gefrieren das Eis in einem flüssigen Lösungsmittel substituiert. Viele Lösungsmittel lösen Eis weit unterhalb des Gefrierpunktes. Die Oberflächenspannungskräfte zwischen Eis und Lösungsmittel sind sehr klein. Es sind von FERNÁNDEZ-MORÁN (1960), REBHUN und GAGNÉ (1962) u. a. für die Elektronenmikroskopie entsprechende Methoden eingeführt worden.

Je nach Zelle oder Gewebe dauert die Substitution drei Tage bis mehrere Wochen. Nach der Substitution können die Präparate auf Zimmertemperatur gebracht und eingebettet werden. Als Substitutionsflüssigkeit werden meist Methanol, Äthanol und Azeton bei Temperaturen von — 70 °C benützt.

Die Schädigung der Ultrastruktur ist nach dieser Methode sehr gering.

1.2.4.3. Abzugverfahren (Zellen und Chromosomen)

Abzugverfahren von Zellen und Chromosomen von Glasobjektträgern wurden mit wechselndem Erfolg immer wieder versucht. So veröffentlichten SCHWARZACHER und SCHNEDL (1967) eine Technik, um Chromosomen mittels Kollodiumfilms von Glasobjektträgern abzuziehen. RUZICKA (1970, 1971) veröffentlichte eine Methode, um Zellen auf Glasobjektträgern, aber auch deren Hüllen im Elektronenmikroskop weiteruntersuchen zu können. Die getrockneten und fixierten Präparate werden gefärbt und in einer Vakuumbedampfungsanlage mit Kohlenstoff unter 45° kegelbedampft. Im Lichtmikroskop werden geeignete Zellen oder Chromosomen ausgesucht. Mittels eines Markierapparates, der auf ca. 2 mm Durchmesser eingestellt wird, können die entsprechenden Zellen festgelegt werden. Nach Erfassung aller interessierenden Stellen kann der Kohlefilm mit den Zellen (Chromosomen) auf 0,3 n Flußsäurelösung (in Plastikschale) abflottiert und dann mittels Glasstäbchens sofort in destilliertes Wasser übertragen werden. Eine Kontrastierung ist nicht erforderlich, da die Objekte infolge ihrer Dicke, und falls mit Giemsa gefärbt, auch infolge dieses Farbstoffes genügend Elektronendichte aufweisen. Giemsa setzt sich aus vier Farbstoffkomponenten (Eosin, Methylenblau, Azur A und Azur B) zusammen; die Komponente Eosin ist ein Tetrabromfluoreszin, und die vier Bromatome (Atomgewicht von BR = 79,904) geben den Kontrast. Nach Übertragen der Kohlefilme mit den Zellen auf Wasser werden die Kohlefilme mit Kupfernetzchen oder Blenden (Einlochblenden mit 0,6-mm-Öffnung) unterfangen, wobei eine genaue Zentrierung notwendig ist.

Um ein Wegschwimmen der Kohlefilme zu verhindern, kann auf die Wasseroberfläche ein dünner Mowitalfilm (0,3prozentige Mowitallösung in entwässertem Dioxan) aufgebracht werden.

1.2.4.4. Aufbringen leitfähiger Schichten

1.2.4.4.1. Bedampfung

Im allgemeinen wird Gold zur Herstellung von leitfähigen Schichten, wie sie für die Rasterelektronenmikroskopie zur Vermeidung von Aufladungserscheinungen erforderlich sind, benützt. Gold soll aus einem Wolframblechschiffchen oder einer Drahtspirale aus Wolfram abgedampft werden. Es soll eine Schicht von ca. 100 Å mittels Kegelbedampfung aufgedampft werden. Gold hat bereits kurz oberhalb seines Schmelzpunktes von 1064 °C, bei einem

Vakuum von kleiner als 10^{-4} Torr einen für die Bedampfung ausreichenden Dampfdruck. Gold weist bei Wolfram als Heizmaterial eine schlechte Benetzbarkeit auf, daher ist die Verdampfung nur kleiner Mengen aus dem Schiffchen oder Körbchen möglich. Der Golddraht soll etwa 0,3 mm im Durchmesser haben.

1.2.4.4.2. Schichten aus Kathodenzerstäubung

Die Kathodenzerstäubung eines Metalls erfolgt durch eine Gleichstrom-Glimmentladung bei 1—3 kV in einem inerten Gas (Argon) bei einem Druck von $5 \cdot 10^{-3}$ Torr. Das zu zerstäubende Metall wird als Kathode geschaltet. Durch Elektronenstoß entstehen bei der Gasentladung positive Gasionen. Sie werden durch das elektrische Feld, das auf die Umgebung der Kathode beschränkt ist, auf sie beschleunigt. Beim Auftreffen schlagen sie Metallatome los, da sie elektrisch neutral sind und mit entsprechender kinetischer Energie wegfliegen.

1.2.5. Oberflächenbehandlung

1.2.5.1. Gefrierätzung

Das Ziel des ersten Präparationsschrittes der Gefrierätzung ist die Vitrifikation des freien Zellwassers. Diese feinkristalline Verfestigung ist eine Funktion der Gefriereigenschaften des Objektes und der Abkühlgeschwindigkeit (MOOR, 1960; WECKE, 1968). Daher sollen die Objekte etwa 0,2—0,5 mm im Durchmesser haben. Die Frostresistenz der Zellen kann auf verschiedene Arten erhöht werden. Es werden Frostschutzmittel in hoher, unphysiologischer Konzentration verwendet. Meistens wird Glyzerin verwendet, aber auch Äthylenglycol, Dimethylsulfoxyd und andere Mittel werden eingesetzt.

Glyzerin wird in Konzentration bis 40% zugesetzt (RUZICKA, 1974), die Einwirkzeit liegt zwischen 10 und 30 Minuten.

Es hat sich bewährt, die Zellen einer Vorfixierung in 1,5prozentigem gepuffertem Glutaraldehyd (0,1 M Cacodylatpuffer, pH = 7,4) mit Zusatz von 5% Saccharose zu unterwerfen und erst dann das Frostschutzmittel zuzusetzen (RUZICKA, 1974).

Der zweite Präparationsschritt ist das Tieffrieren der Probe. Je nach Wassergehalt und ohne Frostschutzmittel sind Abkühlgeschwindigkeiten von bis zu 10 000 °C/sec erforderlich. Nur mit Helium II oder Aufschießen von flüssigem, unterkühltem Stickstoff sind oberflächliche Regionen mit dieser Geschwindigkeit zu vitrifizieren (RIEHLE, 1968).

Bei Anwendung eines Frostschutzmittels betragen die notwendigen Abkühlgeschwindigkeiten nur 10—100 °C/sec. Dadurch ist es möglich, Objekte von 0,5 mm tiefzufrieren und rasch genug unter die Rekristallisationstemperatur zu bringen.

Der Nachteil bei Anwendung eines Frostschutzmittels liegt in der möglichen Änderung der Strukturen. MOOR und RIEHLE, 1968, haben gezeigt, daß hoher hydrostatischer Druck von 2000 bar ähnliche Wirkung wie 20% Glyzerinzusatz haben.

Eine weitere Möglichkeit ergibt sich mittels der Sprayvitrifikation (BACHMANN und SCHMITT, PLATTNER). Dabei werden Zellen in Propan gesprayt und danach die gefrorenen Zellen mit einer geeigneten Kittsubstanz bei — 85 °C zu einem Brei verrührt, der dann bei — 100 °C erstarrt.

Der dritte Schritt ist das Aufbrechen der Probe zur Darstellung der Innenstruktur. Nach MOOR (1973) wird dieser Vorgang am besten im Hochvakuum durchgeführt. Mit einem mit flüssigem Stickstoff gekühltem Messer (Rasierklinge) und der Verwendung eines Gefrierultramikrotoms werden mit etwa 20 „10-µm-Schnitten" die Zellen grob aufgebrochen. Anschließend wird mit „1-µm-Schnitten" nachgearbeitet. Der Anstellwinkel kann zwischen 20—30° variieren (Facettenwinkel der Klingen 45°). Der vierte Vorgang ist die „Ätzung" (oberflächliche Gefriertrocknung durch Vakuumsublimation) der Probe. Dazu ist die Objekttemperatur möglichst exakt konstant zu halten. Ferner ist in unmittelbarer Nähe der Probe eine Kühlfalle mit wesentlich niedrigerer Temperatur erforderlich. Unter Hochvakuumbedingungen hängt dann die Sublimationsrate nur von der effektiven Verdampfungsrate des Objektes ab. Ferner geht die Zeit (Ätzdauer) ein.

Bei — 100 °C und einem Sättigungsdampfdruck von 10^{-5} Torr und einer Ätzdauer von 1 Minute beträgt die Tiefe in reinem Eis 900 Å ($\pm$ 0,5 °C entsprechen etwa $\pm$ 10% Ätztiefe).

Der nächste Schritt ist die Bedampfung zur Herstellung eines Hüllabdruckes der freigelegten Stellen. Am besten hat sich die Elektronenstrahlverdampfung einer Pt/Ir-Kohlenstoffmischschicht bewährt. Es sind allerdings ein großer Objektabstand (15 cm), eine gute Abschirmung der Glühkathode und ein kleiner Anodendurchmesser (ca. 2 mm) notwendig, um nicht thermische Zerstörungen der Probe zu riskieren.

Mittels eines Schichtdickenmeßgerätes (z. B. Schwing-Quarz) kann die geeignete Schichtdicke kontrolliert werden. Die Beschattungsschicht sollte etwa 15—25 Å dick sein und unter einem Winkel von 30—45° aufgedampft werden. Der Trägerfilm sollte aus einer reinen Kohlenstoffschicht bestehen, 150 bis 250 Å stark sein und senkrecht aufgedampft werden.

Der letzte Vorgang ist die Reinigung des Abdruckes von der Probe. Nach dem Auftauen wird der Film auf Wasser übertragen. Danach erfolgt die Überführung in 70prozentige Schwefelsäure für 2 Stunden, eine einminütige Zwischenwässerung und eine Nachbehandlung in Eau de Javelle für 2 Stunden. Nach einer mehrmaligen Spülung in destilliertem Wasser können die Hüllabdrücke auf Netzchen oder Blenden aufgefangen werden. Die Filme werden mit Platinschlingen im Flüssigkeitstropfen von Flüssigkeit zu Flüssigkeit übertragen.

1.2.5.2. Ionenätzung

Mittels Ionenätzung gelingt es, durch Abtragung der Oberfläche von Objekten Aussagen über deren Aufbau zu machen. Die Präparate können sowohl im Transmissions- wie auch im Rasterelektronenmikroskop untersucht werden.

Diese Reliefstrukturen entstehen durch unterschiedliche Zerstäubungsraten für verschieden gelagerte und zusammengesetzte Strukturen. Ein wichtiger Parameter zur Erklärung der freigelegten Strukturen ist die Winkelabhängigkeit der Ionenzerstäubungsausbeute. Nach STUART und THOMSON (1969) wächst die Zahl der zerstäubten Teilchen mit Zunahme des Betrages der

Impulskomponente parallel zur Oberfläche, bis zu einem von Masse und Ordnungszahl der Ionen abhängigen Grenzwinkel, stark. Bei größeren Grenzwinkeln kommt es zur teilweisen Reflexion der Ionen und damit partiell zu stärkeren Abtragungen.

Bei der Interpretation freigelegter Strukturen, darf man diesen, ohne weitere Überprüfung, keine höhere Bindungsenergie zuschreiben. Ein geringerer Abtrag könnte auch auf spezifische Energieverluste zurückzuführen sein, oder darauf, daß der Einfluß des Reflexionsanteils unterschiedlich ist.

An Löchern ist die Ausbildung von Stufen bekannt (BAYLY, 1972). Die Stufenbildung wird durch Zusammenwirken der Winkelabhängigkeit der Abtragrate durch Niederschlag von Targetatomen und Ionenreflexion bei einem Winkel, der größer als der Grenzwinkel ist, erklärt.

Aus dieser Überlegung folgt, daß bei Ionenätzung ohne ausreichend definierte Ionenbündel eine Deutung der Ergebnisse wesentlich erschwert wird.

1.3. Analyseverfahren

1.3.1. Röntgenmikroanalyse

Die Röntgenmikroanalyse ermöglicht dem Biologen eine rasche, zerstörungsfreie Elementanalyse seiner Proben. Die gegenwärtige apparative Ausstattung ermöglicht eine Röntgenspektrometrie an Transmissions- und Rasterelektronenmikroskopen unter Beobachtung der Proben. Sowohl ganze wie ultradünn geschnittene Proben können in verschiedener Weise mittels Röntgenmikroanalyse untersucht werden. Der Biologe kann die Elementkonzentration und ihre Verteilung in seinen Proben studieren, dazu müssen aber seine Präparationstechniken geändert und der Röntgenmikroanalyse angepaßt werden.

Probenpräparation

Fixierung: Die gegenwärtig benützten Fixiermittel wirken in erster Linie als Stabilisatoren von Proteinen, Nukleinsäuren und Lipiden. Elemente, die an diese Substanzen gebunden sind, werden nach Routinefixierung erhalten bleiben. Elektrolyte, die in flüssigen Teilen von Zellen (z. B. Vakuolen) vorhanden sind, werden in den meisten Fällen verlorengehen oder neu verteilt. Falls die Elemente, die untersucht werden sollen, innerhalb der Zelle nicht gut gebunden sind, ist die beste Fixierung eine Kryofixierung.

Bei rascher Kryofixierung der biologischen Probe bleiben gelöste Elektrolyte stationär erhalten. Falls die Probe in kaltem Zustand untersucht wird, bleiben die Elektrolyte an ihrem Platz in derselben Konzentration wie im lebenden Zustand erhalten. Durch geeignete rasche Abkühlung in flüssigem Freon, Propan oder unterkühltem Stickstoff, zur Vermeidung des Leidenfrostschen Phänomens, ist es möglich, Eiskristalle so klein als möglich zu halten und Veränderungen in der biologischen Probe weitgehend auszuschalten. Frostschutzmittel sollten nicht verwendet werden, da zum Beispiel Glyzerin oder Dimethylsulfoxid Elementverlagerungen bewirken könnten.

Falls eine Untersuchung der Probe im vitrifizierten Zustand nicht möglich ist, muß das Eis entfernt werden. Das kann mittels Gefriertrocknung im Vakuum oder Gefriersubstitution erreicht werden. Bei Gefriersubstitution wird das Eis durch immergieren der biologischen Probe in einer Reihe organischer Flüssigkeiten bei Temperaturen unter 0 °C ersetzt. Ist das Eis ersetzt, kann die Probe auf Zimmertemperatur gebracht werden und kritisch-Punktgetrocknet oder eingebettet werden. Da aber bei dieser Methode das Eis durch eine Serie von Flüssigkeitsbädern ausgetauscht wird, kann es auch dabei zu einer Verlagerung von Elektrolyten kommen (SPURR, 1974; LAUCHLI, 1974).

Falls das zu analysierende Element innerhalb der Zelle gut gebunden ist, und eine Fixierung eine gute ultrastrukturelle Erhaltung sicherstellt, sollte die Fixierflüssigkeit osmotisch kompatibel mit der Probe sein. Osmotischer Schock verursacht intrazelluläre Veränderungen und eine falsche Information über die Elementverteilung. Die Fixierungsflüssigkeit sollte frei von Metallen sein. Fixierungslösungen wie Sublimat oder Osmiumtetroxid geben ebenfalls Röntgensignale, die eine Elementidentifikation verwirren können. Als Routinefixierung benützen viele Biologen Glutaraldehyd mit anschließender Osmiumtetroxidfixierung. Glutaraldehyd selbst ist kein metallisches Fixativ — es wird aber öfter Barium als Konservans zugegeben. Barium produziert K und L Peaks. Glutaraldehyd, das Cacodylatpuffer enthält, produziert Arsen K und L Peaks sowie Chlor, Natrium und Kalium K Peaks, die alle die Resultate verwirren können, falls nicht entsprechende Kontrollen durchgeführt werden. Auch Osmiumtetroxid als Nachfixierungsmittel ist nicht empfehlenswert, da es eine Reihe von Linien (L und M) produziert.

Eine gute Methode, um eine geeignete Fixierung zu wählen, ist es, die Linien des interessierenden Elements mit denen die bei der jeweiligen Fixierung auftreten in einer Tabelle zu vergleichen und eine entsprechende, d. h. nicht störende Methode zu wählen.

Kontrastierung: Obwohl Uran- und Bleifärbung zu den Routinemethoden der Kontraststeigerung zählen, sollten diese Methoden bei einer Röntgenmikroanalyse nicht benützt werden, da es zu einer Überlagerung mit dem Spektrum der gesuchten Elemente kommen kann. Anderseits ist es bei bestimmten Elementen durchaus möglich, mit Uransalzen zu kontrastieren, z. B. falls Eisen nachgewiesen werden soll, da keine Uranlinien mit Eisenlinien zusammenfallen. In den meisten Fällen sind Schnitte für Röntgenmikroanalyse dicker als für Durchstrahlungselektronenmikroskopie, etwa 100 bis 200 nm; es ist daher auch ohne Kontrastierung möglich, intrazelluläre Details zu sehen. Je weniger Elemente in eine Probe eingebracht werden, desto kleiner wird der Background sein und desto klarer das Spektrum, daher einfacher in der Beurteilung.

Röntgenstrahlenmikroanalyse kann auch von großem Nutzen bei der Identifizierung von histochemischen Reaktionsprodukten sein. Früher wurden sie allein auf Grund ihrer Farbe (im Lichtmikroskop) oder durch elektronendichte Reaktionsprodukte (Transmissionselektronenmikroskop) nachgewiesen. Diese Art einer visuellen Identifizierung war nicht immer sicher, und der Erfolg war oft abhängig von vielen Variablen. Ein allgemein benutzter Farbstoff zur Feststellung interzellulärer Räume oder Kanäle, Lanthannitrat, gibt einen elektronendichten Niederschlag und kann bei Untersuchung im Scanningtransmissionselektronenmikroskop herangezogen werden. Falls das Gewebe elektronendichte Einschlüsse besitzt, ist es schwer, zwischen diesen und Lanthaneinschlüssen auf Grund morphologischer Fakten zu unterscheiden. Das Problem wird weiters kompliziert, falls Osmiumtetroxid als Fixans genommen wird. Mittels Röntgenmikroanalyse ist eine Unterscheidung möglich, PANESSA (1974).

Ein anderer guter Röntgenmarker ist wäßriges Uranylazetat (WHEELER et al., 1972). Intrazelluläre Uransalzeinschlüsse können schwierig zu orten sein, besonders in Zellen mit osmophilen Strukturen und Sekreteinschlüssen, die auch elektronendicht sind. Durch Mikroanalyse an Ultradünnschnitten ist es leicht, die Einschlüsse zu unterscheiden.

Ebenso können andere histochemische Farbstoffe zu einer Röntgenmikroanalyse herangezogen werden, so z. B. Proben, die mit Rutheniumrot, kolloidalem Thorium, mit Gold oder ähnlichen Methoden gefärbt wurden.

Einbettungsmittel: Die meisten ganzen Proben werden nicht mit Einbettungsmaterial durchtränkt, sondern getrocknet oder in gefrorenem Zustand untersucht. Eine Einbettung sollte nur vorgenommen werden, falls die Probe einen zusätzlichen Halt braucht oder geschnitten werden soll. Als Kontrolle sollte immer das Plastikmaterial allein untersucht werden. Das Material sollte die gleiche Dicke wie die Probe haben und zur gleichen Zeit, mit gleichem Strahl und Kippwinkel getestet werden. Die meisten Kunststoffe enthalten signifikante Mengen Chlor, es sollten daher besser gefrorene oder gefriergetrocknete Proben untersucht werden, wenn Chlor in der Probe nachgewiesen werden soll.

Beschichtung der Proben: Die Proben sollten auf einen Halter kommen, dessen Oberfläche gute elektrische Leitfähigkeit aufweist, aber kein störendes Signal gibt. Silber enthaltende Leitflüssigkeit ist ungeeignet. Eine kolloidale Graphitsuspension gibt keine „peaks", aber eine gute Leitfähigkeit. Um eine gute Leitfähigkeit zu gewährleisten, sollte nicht nur unter, sondern auch um die Probe kolloidale Graphitsuspension aufgebracht werden, ohne daß die Probenoberfläche bedeckt wird. Um beste Resultate zu erzielen, sollten Träger aus Kohlenstoff benützt werden. Dünne Präparate für Röntgenmikroanalyse im Transmissions-, und Rastertransmissionselektronenmikroskop sollten auf Netzchen gebracht werden, die aus einem Material bestehen, das keine störende Linien ergibt. Kupfer, Nickel und Goldnetzchen ergeben große „Peaks" und einen zusätzlichen großen „Background". Nylonnetzchen geben Titanpeaks, aber wenig anderes Signal, sie sind aber nicht einfach in der Handhabung, da es sich um gewebte Netzchen handelt, die nicht immer rund sind. Ferner haften Schnitte nicht gut auf ihnen und rutschen weg. Berylliumnetzchen sind für solche Zwecke besser geeignet, da sie gleichmäßig rund sind, härter sind und keine nennenswerten Signale geben.

Um Schnitte besser zu tragen, werden die Netzchen mit einer dünnen Schicht Formvar (60 nm) überzogen. Objekte mit geringer Leitfähigkeit sollten mit Kohlenstoff beschichtet werden. Falls eine Stelle eine zu geringe Leitfähigkeit aufweist, kann es zu Aufladungen kommen, die den Elektronenstrahl von der ausgewählten Fläche ablenken und so zu falschen Resultaten führen.

Beschichtung: Die Beschichtung des biologischen Objektes sollte keine zusätzlichen Linien ergeben. Es sollten daher Metalle wie Gold oder Palladium nicht zur Bedampfung benutzt werden. Außerdem kann es zu einer sekundären Emission und damit falschen Ergebnissen kommen.

Dicke und dünne biologische Präparate. Ganze Proben sind einfach zu handhaben und präparieren. Sie geben größere Gesamtzählraten als dünne Proben. Sie sind aber bei Ausmessung kleinerer Felder weniger geeignet als dünne Schnitte, da bei ganzen Proben doch eine erhebliche Absorbtion auftritt. Das macht es nicht nur schwer, ein spezielles interessierendes Objektfeld zu analysieren, sondern es kann zu falschen Resultaten führen, wenn das beobachtete Feld im Sekundärelektronenbild eine davon verschiedene Struktur in der Tiefe des Objektes überlagert, wo die meisten Röntgenstrahlen gebildet werden. Bei ganzen Objekten ist es nur dann empfehlenswert eine Analyse durchzuführen, wenn das Objektfeld, das untersucht werden soll, relativ groß ist. Dünnschnitte gestatten eine große räumliche Auflösung, da die seitliche Streuung der Elektronen merklich verringert ist. Gleichzeitig ist es möglich, im Scanning-Transmissionsbild die innere Struktur mit hoher Auflösung zu sehen. Außerdem können bei Dünnschnitten das interessierende Objektfeld und das zu analysierende Feld wesentlich besser korreliert werden als bei dicken Proben. Da die ausgestrahlte Röntgenintensität ganz niedrig ist, liegt die Begrenzung allgemein darin, statistisch signifikante Daten in vernünftigen Zeiten zu erhalten. Die Schnittdicke muß diesem Umstand Rechnung tragen und entsprechend angepaßt werden, sie wird im allgemeinen zwischen 100 nm und einem μm variieren.

Für dicke Materialien soll die Beschleunigungsspannung so niedrig als möglich gehalten werden, um die Elektronendurchdringung so niedrig als möglich zu halten, sie soll etwa 2—2½mal der Absorbtionsenergiekante des Elements mit der höchsten Energie entsprechen, um eine vernünftige Anregung zu erzielen. Für dünne Proben kann mit 80—100 kV Beschleunigungsspannung gearbeitet werden.

In den meisten Geräten erfordert die Anordnung der Probe in der Nähe der Linsenpolschuhe, um eine gute Bildauflösung zu erzielen, eine Kippung der Probe. Das kann zu einigen Problemen führen:

1. Das Bild wird bei Verkleinerung verdreht, und der Untersucher muß besonders darauf achten, daß er nach Kippung das gleiche Areal beobachtet wie vorher.

2. Die Elektronen erregen ein Volumen, das eine Streuung in mehr als eine Richtung bewirkt. Das kann es sehr erschweren, eine bestimmte Stelle zur Analyse auszuwählen.

3. Der Platz zwischen den Netzmaschen wird kleiner, und es wird schwerer, von ihnen entfernt zu bleiben. Das ist nicht nur deswegen von Bedeutung, weil zusätzliche Peaks auftreten, sondern auch deswegen, weil die relativ hohen Ordnungsnummern der Netzchenmaterialien große Anteile von auftreffenden Elektronen rückstrahlen. Diese rückgestreuten Elektronen können andere nicht interessierende Teile der Probe erregen und so zu Fehlinformationen führen.

1.3.2. Autoradiographie

Die ersten autoradiographischen Untersuchungen im Elektronenmikroskop führte LIQUIER-MILWARD (1956) durch. Die Technik entwickelte sich rasch zur Routinemethode. In zahlreichen zusammenfassenden Arbeiten wird diese Methode behandelt (u. a. MOSES, 1964; SALPETER und BACHMANN, 1965; CARO, 1966; ROGERS, 1971; SALPETER und BACHMANN, 1972).

Der Vorteil einer elektronenmikroskopischen Autoradiographie gegenüber zytochemischen Methoden ist ihre hohe Spezifität und die Möglichkeit, auf absoluter Basis quantitative Bestimmungen durchzuführen. Gegenüber einer lichtmikroskopischen Autoradiographie ist das höhere Auflösungsvermögen als Vorteil zu nennen.

Die absolute Empfindlichkeit der Methode ist definiert als das Verhältnis der Zahl der entwickelten Silberkörner im Autoradiogramm zur Zahl der radioaktiven Zerfälle im Präparat. Sie ist eine Funktion der Bedingungen und Dauer der Exposition, also von der Art der Strahlung und deren Dosis, der Art der Emulsion und ihrer Dicke und der Entwicklung, abhängig. Die Empfindlichkeit ist aber im Gegensatz zur lichtmikroskopischen Technik im wesentlichen unabhängig von Dichteunterschieden des Präparates oder dessen Dicke (SALPETER und SZABO, 1972).

Zur Empfindlichkeitsbestimmung können Ultradünnschnitte benützt werden (FALK und KING, 1963; VRENSEN, 1970; SALPETER und BACHMANN, 1972).

Der Vorteil der elektronenmikroskopischen Autoradiographie ist, wie schon festgestellt, ihr besseres Auflösungsvermögen.

Es gibt mehrere Möglichkeiten das Auflösungsvermögen zu definieren:

1. Das Auflösungsvermögen ist die doppelte Distanz von einer punktförmigen Quelle, bei der die Dichte der entwickelten Silberkörner halb so groß ist wie die Korndichte über der Quelle.

2. Das Auflösungsvermögen ist die Wahrscheinlichkeit mit der ein entwickeltes Silberkorn innerhalb einer bestimmten Entfernung von der Quelle liegt.

Die Auflösbarkeit ist ferner eine Funktion der Form, Größe und relativen Intensität der Quelle und abhängig von der Zahl der auswertbaren Silberkörner.

BACHMANN und SALPETER, 1965, haben eine Näherungsformel für Halbwertsdistanzen aufgestellt:

$$HD = \sqrt{\frac{a^2}{5} + \frac{b^2}{12} + \left(\frac{d_e}{3} + d_i + \frac{d_s}{2}\right)^2}$$

(HD = Halbwertsdistanz, jene Entfernung von der aktiven Linie innerhalb der die Hälfte aller Silberkörner liegt;
a = Größe des unentwickelten Silberhalogenidkornes,
b = Größe des entwickelten Silberkornes,
d_e = Dicke der Emulsion,
d_i = Dicke der Zwischenschicht,
d_s = Dicke des Schnittes).

Es gibt eine Vielzahl von differierenden Präparationsschritten, daher soll nur der prinzipielle Gang behandelt werden und für nähere Details auf die Fachliteratur verwiesen werden.

O'BRIEN und GEORGE, 1959, bringen Ultradünnschnitte in üblicher Weise auf befilmte Netzchen. Es können Kupfernetzchen benützt werden.

LIQUIER-MILWARD, 1956; GRANBOULAN, 1965, übertragen die Schnitte auf Objektträger, die mit einem Kollodiumfilm überzogen werden. An der Rückseite des Objektträgers werden die Schnittbänder mit einem Diamantmarkierer gekennzeichnet.

PELC, 1961, schlägt vor, die Schnitte auf eine Kunststoffplatte aufzubringen, in der sich 6 mm große Löcher befinden, die mit einem Formvar-Film überzogen sind.

Für quantitative Auswertung ist es notwendig, die Schnittdicke zu bestimmen. Das kann u. a. mit Interferenzkontrast nach NOMARSKI durchgeführt werden.

Nach KOEHLER, 1963, ist es zweckmäßig, die Schnitte, vor Aufbringen der Emulsion, mit einer 50 Å dicken Kohleschicht zu bedampfen, um Veränderungen in der Kontrastierung durch Entwicklung und Fixierung zu verhindern.

Es gibt eine Reihe von Möglichkeiten, eine reproduzierbare Emulsionsschicht aufzubringen.

Genannt seien, als Standardverfahren die Drahtschlaufenmethoden (z. B. GEORGE und VOGT, 1959; REVEL und HAY, 1961; v. TUBERGEN, 1961; CARO und v. TUBERGEN, 1962; HAASE und JUNG, 1964; CARO, 1969) und die Eintauch- und Auftropfmethoden (u. a. LIQUIER-MILWARD, 1956; REVEL und HAY, 1963; PELC, 1961; REITH, 1967).

Daneben wird die Strippingfilmmethode nach WILLIAMSON und VAN DEN BOSCH (1961) sowie die Zentrifugiermethode nach KOEHLER (1963) benützt.

Bei den Drahtschlaufenmethoden wird eine Drahtschlinge in die flüssige Emulsion getaucht (z. B. 10 g Illford-L 4-Emulsion mit 20 ml Aqua dest. in einem Becherglas bei 45 °C 15 Minuten unter Umrühren schmelzen, 2—3 Minuten in einem Eisbad abschrecken und 30 Minuten bei Zimmertemperatur stehenlassen) und dann herausgezogen. Es bildet sich ähnlich wie bei einer Seifenblase ein dünner Film, der dann auf das Präparat aufgebracht wird. Bei den Eintauchmethoden und Auftropfmethoden werden die Präparate in die Emulsion getaucht, oder es wird die Emulsion aufgetropft. Die Dicke der Emulsion und ihre Gleichmäßigkeit hängt von der Konzentration und Temperatur der Emulsion, ferner von der Temperatur und Stellung des Präparates beim Trocknen ab.

Der nächste Schritt ist die Exposition der Präparate. Im Vorversuch ist die geeignete Zeit zu ermitteln. Die Präparate werden in lichtdichten Dosen bei 20 °C oder 4 °C mit einem Trocknungsmittel aufbewahrt. Nach der Exposition werden die Präparate entwickelt und fixiert. Dazu können handelsübliche Entwicklungs- und Fixierbäder benützt werden. Den Einfluß der Entwicklung auf die Empfindlichkeit und die Korngröße hat u. a. KOPRIWA (1967) untersucht. Die wesentlichen Eigenschaften einer guten Entwicklung sind weniger extrem feines Korn, als hohe Empfindlichkeit, geringer Untergrund und gute Reproduzierbarkeit.

Die Kontrastierung kann vor Beschichtung mit einer Emulsion oder nach Beendigung des photographischen Prozesses durchgeführt werden.

Als Isotope werden neben Tritium mit einer mittleren Energie von 5,5 keV (β-Strahler), einer mittleren Reichweite von 0,5 mm in Luft und 1—2 µm in Geweben sowie einer Halbwertszeit von 12—26 Jahren, Jod — 125 (3 keV), Schwefel — 35, Kohlenstoff — 14, Calcium — 45 und Phosphor — 32 benützt. α-Strahler werden trotz ihrer starken Ionisationswirkung nicht herangezogen. Neben der Verteilung der Radioaktivität kann auch die absolute Menge einer Substanz ermittelt werden (SALPETER, 1969; FAEDER und SALPETER, 1970). Die sich dabei ergebenden Fehler, wie Auswaschung von markierten Substanzen durch den Präparationsgang, müssen durch Vergleich mit anderen Methoden eliminiert werden (WILLIAMS, 1966).

1.3.3. Immunferritin — und Immunperoxidasetechnik

SINGER (1959) sowie SINGER und SCHICK (1961) wählten Ferritin als Marker zur Lokalisation von Antigenmolekülen. Ferritin besteht zu 20% aus Eisen, sein dichter Kern hat einen Durchmesser von 55 Å. Als Koppelung zwischen Ferritin und Antikörper werden verschiedene Substanzen benützt, z. B. m-Xylol-Diisozyanat oder Glutaraldehyd. Nach der Koppelung muß freies γ-Globulin vom Konjugat getrennt werden, um eine Blockierung von Antigenorten zu verhindern.

Das indirekte Verfahren wurde von BAXENDALL et al. (1962) eingeführt. Zunächst werden die Antigenorte mit ungekoppeltem γ-Globulin abgesättigt. Von einem anderen Versuchstier wird Anti-γ-Globulin gewonnen, das mit Ferritin gekoppelt wird. Dieses Konjugat wird an das γ-Globulin gelagert. Das γ-Globulin wirkt hier als Antikörper gegen das interessierende Antigen und das Konjugat.

Bei der Immunperoxidasemethode (AVRAMEAS, 1969, 1970; STEIN, 1973) wird ähnlich verfahren.

HUHN, 1974, gibt folgende Methode zur Koppelung an: 40 mg Anti-IgG-Globulin (Titer in der passiven Hämagglutination 1 : 8000) und 96 mg Meerrettich-Peroxidase werden in 8 ml 0,1 M Phosphatpuffer (pH = 7,0) gelöst. Unter ständigem Rühren werden 0,4 ml einer 1prozentigen Glutaraldehydlösung tropfenweise hinzugefügt und 2 Stunden bei Zimmertemperatur gerührt. Nach Dialyse gegen PBS wird durch Präzipitation mit Ammoniumsulfatlösung die nicht gebundene Peroxidase entfernt. Das Präzipitat wird 2mal mit 50% gesättigter Ammoniumsulfatlösung gewaschen und nachher in 16 ml PBS resuspendiert. Nach 30 Minuten Ultrazentrifugation bei 30 000 UPM und 24 Stunden Dialyse gegen PBS wird die Proteinkonzentration auf 10 mg/ml eingestellt.

Nach Markierung der interessierenden Antigene wird die Peroxidasereaktion nach KARNOVSKY (1967) durchgeführt. Die Zellen werden in OsO_4 nachfixiert, dehydriert und eingebettet.

1.3.4. Quantitative Elektronenmikroskopie

Es gibt zwei Wege, elektronenmikroskopische Präparate quantitativ auszuwerten. Erstens die direkte Untersuchung am Elektronenmikroskop, zweitens die Untersuchung über ein Photo.

Einerseits gibt es Verfahren zur direkten Analyse. Es sind hier die quantitativen Methoden der Röntgenmikroanalyse zu nennen. Sie werden in Kapitel 1.3.1. besprochen. Dann quantitative Methoden der Autoradiographie (Kapitel 1.3.2.) und quantitative Immunmethoden (Kapitel 1.3.3.) sowie der Thrombozytenausbreitungstest und der Rosettentest (Kapitel 1.4.).

Um eine Klassierung nach der Fläche, dem Durchmesser, Umfang und dem Volumen vorzunehmen, kann ein automatisches Analysensystem (z. B. Quantimet 720) direkt mit einem Elektronenmikroskop verbunden werden. Die Übertragung erfolgt über eine an einem Leuchtschirm angesetzte Fiberoptik zu einem Plumbikonbildwandler. Bei lichtschwachen Bildern ist eine Vorrichtung zur Lichtintegration eingebaut.

Andrerseits gibt es Verfahren zur Auswertung vom Negativ weg. Mit diesen indirekten Auswerteverfahren werden die Zellen über Photos ausgewertet. Dazu kann über ein Epidiaskop ein automatisches Analysesystem Verwendung finden.

Ferner ist es möglich, über Photographien Trockengewichtsbestimmungen durchzuführen (BAHR, 1962; ZEITLER, 1967).

Die Möglichkeiten eines Analysesystems seien am Beispiel des Quantimet 720 erläutert. Es kann damit die Anzahl von Bildelementen im Gesichtsfeld, der Flächeninhalt oder Volumseinheit festgestellt werden. Gemessen kann die gesamte oder mittlere Fläche aller ausgewählten oder einzelner Bildelemente im Gesichtsfeld werden, ferner die Länge oder längste Sehne in horizontaler oder vertikaler Richtung, der Gesamtumfang oder der mittlere Umfang. Daneben kann das Verhältnis der gesamten Abtastlänge zu der gesamten Anzahl der Schnittpunkte mit Korngrenzen (mittlere Sehnenlänge), für bestimmte Bildelemente das Verhältnis zweier senkrecht aufeinander stehender projizierter Längen oder das Verhältnis des Umfanges zum Quadrat der Fläche (Formfaktor) gemessen werden. Außerdem kann das Integral der optischen Dichte der ausgewählten oder einzelner Bildelemente in einem Gesichtsfeld bestimmt werden.

Neben diesen Grundmeßarten kann eine Klassierung nach Größenverteilung, also nach Fläche, längster Sehne, Durchmesser nach Feret, Umfang, Integral der Dichte oder einer Kombination dieser Parameter, und nach Formerkennung durchgeführt werden.

Die Arbeitsweise ist dabei folgende: Mittels eines Vidicon oder Plumbikonbildwandlers wird das Bild in 720 Zeilen abgetastet. Die Signale werden einem Detektor zugeleitet, der die Formen nach Grauwerten auswählt. Andererseits ist es möglich, den Bildwandler mit einem Dosimeter zu verbinden.

Auf einem Bildschirm sind die ausgewählten Strukturen und die Messungen, die an ihnen vorgenommen wurden, zu erkennen. Die Ergebnisse werden digital angezeigt.

Bei biologischen Materialien ist es bekannt, daß Größenverteilungskurven von Zellen und Zellkernen einer logarithmischen Normalverteilung gehorchen (HINTZSCHE, 1946). Daher ist es möglich, in Größenklassen einzuteilen. Die Größenklassen unterscheiden sich dann um einen bestimmten Faktor von der mittleren Größe.

Bei einem breiten Spektrum ist es möglich, ganzzahlige Vielfache zu wählen

1.3. Analyseverfahren

oder zusätzliche Untergruppen in den Größenklassen einzuführen (STÖBER, 1962).

Um Signifikanzberechnungen durchführen zu können, ist es zweckmäßig, ein vom einzelnen Mittelwert unabhängiges logarithmisches Intervallsystem anzuwenden.

Wird ein einheitliches biologisches Substrat untersucht, z. B. ein bestimmter Zellklon, etwa Granulozyten, findet man ein Nebeneinander verschiedener Funktions- und Reifungsstadien. Sie unterliegen einem Volumsänderungsgesetz

$$dV = k \cdot dt \qquad (1)$$

(V = augenblickliches Volumen, dV = Volumenänderung in der Zeit dt, k = Parameter für die Größenänderung). Bei Annahme eines einheitlichen Anfangsvolumens V_o können die Volumina V nur entweder mit individuell unterschiedlichem k oder mit einer Volumenänderung zu verschiedenen Zeitpunkten erklärt werden. Für gleichartige Zellen kann k als Konstante angenommen werden. Nimmt man an, daß die Startpunkte um einen Zeitpunkt t_a regellos verteilt sind, gilt eine Normalverteilung:

$$\frac{dn}{dt} = \frac{1}{\sqrt{2\pi}\,\sigma_t} \cdot e^{-\frac{(t-ta)^2}{2\sigma^2_t}}$$

aus (1) ergibt sich durch Umformung

$$\frac{dV}{V} = d\ln V = k \cdot dt$$

und nach Integration

$$\ln \frac{V}{V_0} = k\,(t - t_0).$$

Nach Einsetzen in die Normalverteilungsgleichung ergibt sich:

$$\frac{dn}{d\ln V} = \frac{1}{\sqrt{2\pi}\,k\sigma_t} \cdot e^{-\frac{(\ln V - \ln Va)^2}{2k^2 \sigma_t^2}}$$

und $k\sigma_t = \sigma_{\ln v}$ durch Verwendung dekadischer Logarithmen ist die formale Übereinstimmung mit der logarithmischen Normalverteilung möglich; damit ist die Normalverteilung des zeitlichen Nacheinander verschieden großer Zellen in eine log-normale Verteilung des räumlichen Nebeneinander umgewandelt.

Meist ist aber die Ermittlung der Volumina unmöglich, daher muß ein mittlerer Zelldurchmesser D_v bestimmt werden, für den sich als

$$V = \frac{\pi}{6} D_v^3$$

ergibt.

Da aber die Zellen keine Kugelform besitzen, gelingt nur eine auf die Projektion der Zelle auf die Bildebene bezogene Durchmesserbestimmung. Mit einem Faktor f ist es möglich, die Lage der Zelle zur Projektionsebene und die Form der Zelle zu berücksichtigen.

$$D_v = D \cdot f$$

Ist die Zelle eine Kugel, wird $f = 1$.

1.4. Verfahren zur Funktionsprüfung von Blutzellen im Elektronenmikroskop

1.4.1. Thrombozytenausbreitungstest

MARX, IBROM und STANISLAWSKI haben 1960 die Färbung folien- und glasadhärenter Thrombozyten beschrieben. Die Prüfung der Ausbreitungsfähigkeit von Thrombozyten bei verschiedenen Krankheiten wurde von BREDDIN (1963, 1968) als diagnostisches Hilfsmittel in die Klinik eingeführt. RUZICKA hat 1971 einen Test für das Elektronenmikroskop angegeben:

5 ml Zitratblut (1 : 4 mit 3,8%igem Natriumzitrat) werden in einer Kühlzentrifuge bei 4 °C mit 3000 U/min ($r = 12$ cm) zentrifugiert. Vom überstehenden, Thrombozyten enthaltenden Plasma werden einige Tropfen auf gut gereinigten, silikonisierten Objektträgern ausgebreitet. In einer feuchten Kammer werden die Präparate für 60 Minuten bei Zimmertemperatur inkubiert. Danach wird mit einer isotonen, mit 3,8prozentigem Natriumzitrat versetzten Kochsalzlösung (1 : 4) gespült. Die Plättchen werden in 5prozentiger phosphatgepufferter (pH = 7,4) Glutaraldehydlösung 20 Minuten lang fixiert und anschließend in Puffer gespült. Danach überschichtet man die Plättchen mit einer 0,25prozentigen Kaliumpermanganatlösung für 10 Minuten. Die Thrombozyten werden in filtrierter Giemsalösung 90 Minuten lang gefärbt. Anschließend werden die Plättchen mittels Abzugverfahrens (Kapitel 1.2.4.3.) für das Elektronenmikroskop präpariert oder im Rasterelektronenmikroskop beurteilt (Abb. 2 a, b).

Die elektronenmikroskopische Untersuchung zeigt folgende, zum Lichtmikroskop unterschiedliche Einteilung. Es werden vier Gruppen gefunden:

A = Vollständig ausgebreitete Formen.
B = Teilweise ausgebreitete Formen.
C = Nicht ausgebreitete Formen,
D = Plättchen mit netzartiger Oberfläche.

Gruppe A: Zu den vollständig ausgebreiteten Thrombozyten werden generell alle gleichmäßig ausgebreiteten Plättchen gerechnet.

Typ A_1: Riesenformen und große Ausbreitungsformen. Die Plättchen erreichen die Größe von Leukozyten. Das Granulomer ist zentral angeordnet. Im Normalfall finden sich 0,22% ($s = 0,40$).

Typ A_2: Mittlere und kleine Ausbreitungsformen. Diese Zellen sind durch ein kugelförmiges Zentrum, das wulstartige Ausstülpungen und ein gleichmäßig ausgebreitetes Hyalomer aufweist, zu charakterisieren. Die ausgebreitete Zone zeigt wenig ultrastrukturelle Details. Der Rand des Hyalomers ist mit einigen zackenartigen Auswüchsen versehen. Im Normalfall mit 21,51 ($s = 10,70$) vertreten.

Gruppe B: Alle teilweise ausgebreiteten Plättchen werden hier zusammengefaßt.

Typ B_1: Sternförmig ausgebreitete Formen. Bei ihnen ist um das zentral gelegene Granulomer das Hyalomer sternenartig ausgebreitet. Charakteristisch sind lange, teils verzweigte Filopodien. Im Normalfall konnten RUZICKA und FIERKENS (1971) 35,46% ($s = 10,83$) finden.

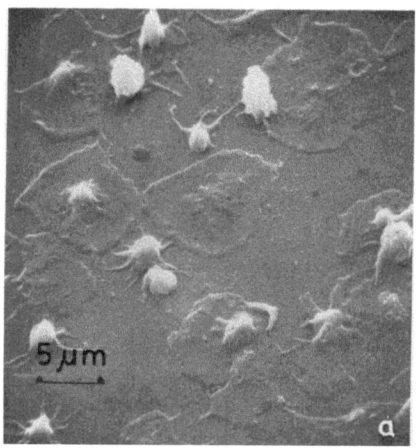
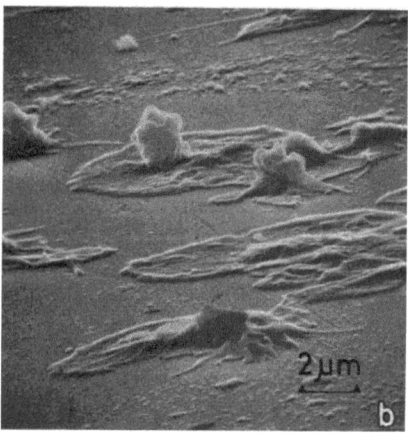

Abb. 2. *a* Auf einer Kunststoffolie ausgebreitete Thrombozyten, Kritische-Punkt-Trocknung und „besputtert" mit Gold. Kippwinkel 57°, Vergr.: 2000fach (Cambridge Stereoscan).
b Auf einer Kunststoffolie ausgebreitete Thrombozyten, Kritische-Punkt-Trocknung und „besputtert" mit Gold. Kippwinkel 80°, Vergr.: 5000fach (Cambridge Stereoscan)

Typ B_2: Unvollständig ausgebreitete Formen. Alle Plättchen mit geringer Ausbreitung werden hier zusammengefaßt. Im Normalfall mit 34,84% ($s = 12,09$) vertreten.

Gruppe C umfaßt alle Plättchen ohne jedes Hyalomer, meist Kugeln, teils mit Wülsten. Ihr Anteil beträgt im Normalfall 5,78% ($s = 5,18$).

Gruppe D: Formen mit netzig erscheinender Oberfläche. Die Thrombozyten dieses Typus entsprechen in ihrer Form denen der Gruppen A und B, unterscheiden sich aber durch ihre netzige Oberfläche. SCHULZ, 1968, beschreibt bei der Plättchenthrombose nach Zusammenballung der granulären Elemente die Ausstoßung des Granulomers α, der dann andere Komponenten folgen. Ähnliche Vorgänge könnten Ursache der netzartigen Oberfläche mancher Plättchen sein. Dieser Typ kommt im Normalfall mit 2,19% ($s = 1,95$) vor.

1.4.2. Rosettentest

Der Rosettentest dient der Charakterisierung von T-Lymphozyten (BACH, 1970; DARDENNE, 1971; WILSON, 1973; WYBRAN et al., 1971). Nach TILZ (1974) kann der Rosettentest folgendermaßen durchgeführt werden: 0,5 ml isotone Natriumchloridlösung werden mit 0,2 ml einer über einen Dichtegradienten gewonnenen Lymphozytensuspension (15 000 Zellen/ml) und 250 µl gewaschenen Hammelerythrozyten (100 000 Zellen/µl) in ein Wassermann-Röhrchen gegeben und gut vermischt. Nach einer 5minütigen Zentrifugation bei 200 g und Zimmertemperatur werden die Zellen 1—2 Stunden im Kühl-

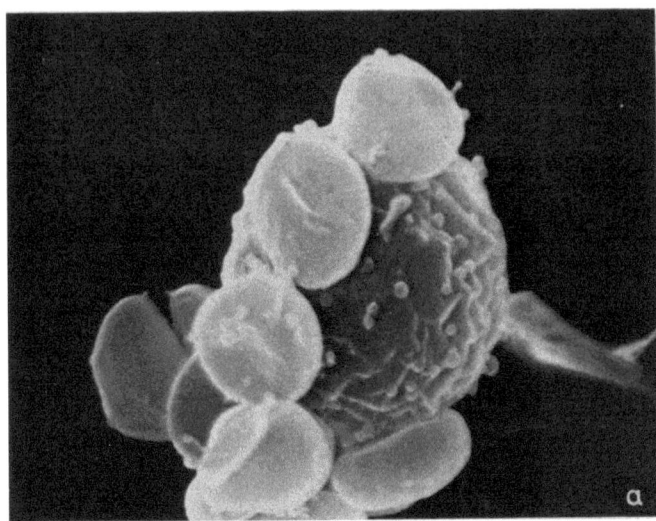

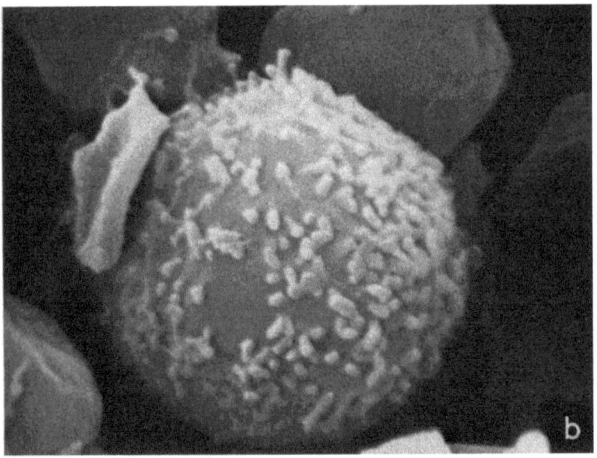

Abb. 3. *a* Rosettentest, Darstellung einer T-Zelle umgeben von Schaferythrozyten im Rasterelektronenmikroskop nach Kritischer-Punkt-Trocknung und „besputtern" mit Gold. Kippwinkel 45°, Vergr.: 5000fach (Reichert Cwickscan). *b* Rosettentest, B-Lymphozyt ohne angelagerte Schaferythrozyten nach Kritischer-Punkt-Trocknung und „besputtern" mit Gold im Rasterelektronenmikroskop, Vergr.: 10 000fach (Reichert Cwickscan)

schrank bei 4 °C aufbewahrt. Anschließend werden die Zentrifugate unter Standardbedingungen (Scheibe mit 15 Umdrehungen/min, 5 Minuten) resuspendiert. Für die rasterelektronenoptische Darstellung der Rosetten werden die Zellen in 1,5prozentigem gepuffertem Glutaraldehyd fixiert, gewaschen und kritisch-Punkt-getrocknet.

Die Zellen werden auf mit 0,3prozentiger Neoprenlösung in Toluol klebrig gemachte Deckgläser gestreut und mit Gold besputtert. Unter gleichen Arbeitsbedingungen können die Rosetten, bezogen auf die Gesamtlymphozytenzahl im Rasterelektronenmikroskop, gezählt werden (Abb. 3 a, b).

Literatur

AMELUNXEN, F., THEMAN, H.: Zur Fixation mit Kaliumpermanganat. Mikroskopie 14, 276—283 (1960).

ANDERSON, T. F.: The use of critical point phenomena in preparation specimens for the electron microscope. J. appl. Phys. 21, 724 (1950).

APPLETON, T. C.: Ultrathin frozen sections for electron microscopy. Rockville, Maryland, USA: LKB Instruments, 1968.

ARDENNE, M. v.: Das Elektronenrastermikroskop. Z. Techn. Phys. 19, 407—416 (1938).

ARDENNE, M. v.: Das Elektronenmikroskop. Theoretische Grundlagen. Z. Phys. 109, 553—572 (1938).

AVRAMEAS, S.: Immunoenzyme techniques: Enzymes as markers for the localization of antigens and antibodies. Int. Rev. Cytol. 27, 349 (1970).

AVRAMEAS, S.: Coupling of enzymes to proteins with glutaraldehyde. Use of the conjugates for the detection of antigens and antibodies. Immunohistochemistry 6, 43 (1969).

BACH, J. F.: Mechanism and significance of rosette inhibition by antilymphocyte serum. In: Symp. Series in Immunobiological Standardisation, Vol. 16, p. 189. Basel: Karger, 1970.

BACHMANN, L., SALPETER, M. M.: Autoradiographs with the electron microscope: A quantitative evaluation. Lab. Investig. 14, 1041 (1965).

BACHMANN, L., SCHMITT-FUMIAN, W.: Spray-freezing and freeze-etching. In: Freeze-etching techniques and applications, pp. 73—79 (eds. BENEDETTI, FARARD, P.). Société Française de Microscopie Electronique, Paris (1973).

BAHR, G. F.: Osmium tetroxide and ruthenium tetroxide and their reactions with biologically important substances. Electron stains III. Exp. Cell Res. 7, 457—449 (1954).

BAHR, G. F., ZEITLER, E.: Determination of the total dry mass in human erythrocytes by quantitative electron microscopy. Lab. Invest. 11, 912 (1962).

BARBER, D. J.: Thin foils of non-metals made for electron microscopy by Sputter-Etching. J. of Materials Science 5, 1—8 (1970).

BARKA, ANDERSON: Histochemistry theory and practice. New York: Harper and Rowe, 1965.

BAYLY, A. R.: Secondary processes in the evolution of sputter-topographics. J. Mater. Sci. 7, 404—412 (1972).

BAXENDALL, J., PERLMANN, P., AFZELIUS, B. A.: Immune electr. micr. using a two-layer method of ferritin labelling. J. Roy. Micr. Soc. 81, 155 (1962).

BAXENDALL, J., PERLMANN, P., AFZELIUS, B. A.: A two-layer techn. for detecting surface antigens in the sea urchin egg with ferritin-conjugated antibody. J. Cell Biol. 14, 144 (1962).

BERNHARD, W., NANCY, M. TH.: Coupes à congelation ultrafines de tissu inclus dans la gelatine. J. Microscopie 3, 579—588 (1964).

BERNHARD, W., VIRON, A.: Improved techniques for the preparation of ultrathin frozen sections. J. Cell Biol. 49, 731—746 (1971).

BERNHARD, W.: Appareil de delhydratation continue. Exp. Cell Res. 8, 248 (1955).

BESSIS, M.: Étude au microscope electronique des leucocytes normaux et leucemique. Acta Un. int. Cancer 7, 546 (1951).

BÖYUM, A.: Separation of leucocytes from blood and bone marrow. Scand. J. clin. Lab. Invest. 21, 97 (1968).

BORRIES, B. v., HUPPERTZ, J.: Über ein Ultramikrotom. Z. wiss. Mikros. 63, 484 (1958).

BORRIES, B. v.: Die Übermikroskopie. Einführung, Untersuchung ihrer Grenzen und Abriß ihrer Ergebnisse. Aulendorf: Cantor, 1949.

BREDDIN, K.: Thrombozytenzählung und Thrombozytenausbreitung. Ärztl. Lab. 14, 338—346 (1968).
BREDDIN, K., BÜRCK, K. H.: Zur Klinik der Thrombozytenfunktionsstörung unter besonderer Berücksichtigung der Ausbreitungsfähigkeit der Thrombozyten an silikonisierten Glasoberflächen. Thrombos. Diathes. haemorrh. (Stuttg.) 9, 525 (1963).
BULLIVANT, S.: The staining of thin sections of mouse pancreas prepared by the Fernandez-Moran helium II freeze-substitution method. J. biophys. biochem. Cytol. 8, 639 (1960).
CARO, L. G.: A common source of difficulty in high resolution radioautography. J. Cell Biol. 41, 918 (1969).
CARO, L. G.: Progress in high-resolution autoradiography. Prog. in Biophysics and Molecular Biology, Pergamon Press 16, 171 (1966).
CARO, L. G., TUBERGEN, R. P. VAN: High-resolution autoradiography. J. Cell Biology 15, 173 (1962).
CHRISTENSEN, A. K.: Frozen thin sections of fresh tissue for electron microscopy, with a description of pancreas and liver. J. Cell Biol. 51, 772—804 (1971).
COSSLETT, V. E.: Modern microscopy. London: Bell, 1966.
CREWE, A. V., ISAACSON, M.: Secondary electron detection in a field emission scanning microscope. Rev. Scientific Instruments 41, 20—24 (1970).
CRIEGEE, R.: Organische Osmiumverbindungen. Angew. Chemie 51, 519—530 (1938).
CRIEGEE, R.: Osmiumsäure-Ester als Zwischenprodukt bei Oxydationen. J. Liebig's Ann. Chem. 522, 75—96 (1936).
CRIEGEE, R., MARCHAND, B., WANNOWIUS, H.: Zur Kenntnis der organischen Osmiumverbindungen II. J. Liebig's Ann. Chem. 550, 99—133 (1942).
DARDENNE, M., BACH, J. F.: Technique des rosettes. In: Cours International de Transplantation (eds. REVEILLARD, J. P., TRAEGER, J., DUBERNARD, J. M., TRION, D.). Lyon: Sinep. ed. Villeurbonne, 1971.
DEUTSCH, E.: Blutgerinnung. In: Laboratoriumsdiagnostik (Hrsg. DEUTSCH, E., GEYE, G.). Berlin: Steinkopf, 1969.
FAEDER, J. R., SALPETER, M. M.: Glutamate uptake by stimulated inset nerve muscle preparation. J. Cell Biology 46, 300 (1970).
FALK, G. J., KING, R. C.: Radioautographic efficiency for tritium as a function of section thickness. Radiation Research 20, 466 (1963).
FERNANDEZ-MORAN, H.: Low temperature prep. techn. for electron micro. of biol. specimens based on rapid freezing with liquid helium II. Ann. N. Y. Acad. Sci. 85, 689 (1960).
FERNANDEZ-MORAN, H.: A diamond knife for ultrathin sectioning. Exp. Cell Res. 5, 255 (1953).
FERNANDEZ-MORAN, H.: Appl. of diamond knife for ultrathin sect. to the study of the fine structure of biol. tissues and metals. J. biophys. biochem. Cytol. 2 (Suppl.) 29 (1956).
FERNANDEZ-MORAN, H.: The structure of vertebrate and invertebrate photoreceptors as revealed by low temp. electr. micr. The structure of the eye, 521, 1961.
FINEAU, J. B.: The effects of freeze-drying on the molecular organization in nerve myelin. Exp. Cell Res. 9, 181 (1955).
FRIESNER, H., KLEIN, E.: Die Eigenschaften photographischer Schichten bei Elektronenbestrahlung. Z. angew. Phys. 10, 337 (1958).
FRIESNER, H., ZEITLER, E.: Das Verhalten photographischer Schichten bei Elektronenbestrahlung II. Z. angew. Phys. 11, 190 (1959).
FRISCH, B., LEWIS, S. M., SHERMAN, D., STUART, P. R., OSBORN, J. S.: Utilisation of ion-etching in studying blood cell ultrastructure, Scann. Electr. Micros. Proc. IIT Res. Inst., Chicago III, 655—664 (1974).
FULKER, M. J., HOLLAND, L., HURLEY, R. E.: Ion etching of organic materials. Scann. Electr. Micros. Proc. IIT Res. Inst. Chicago III, 379—386 (1973).
GEORGE, L. A., VOGT, G. S.: Electron microscopy of autoradiographed radioactive particles. Nature 184, 1474 (1959).
GLICK, D., MALMSTROM, B. G.: Simple and efficient freezing-drying apparatus for the preparation of embedded tissues. Exp. Cell Res. 3, 125 (1952).

GLICK, A. D., HORN, R. G.: Identification of promonocytes and monocytoid precursors in acute Leukaemia of adults: Ultrastructural and Cytochemical Observations. Brit. J. Haemat. **26**, 395 (1974).

GRAHAM, R. C., KARNOVSKY, M. J.: The early stages of absorption of injected horseradish peroxidase in proximal tubules of mouse kidney: ultrastructural cytochemistry by a new technique. J. Histochem. **14**, 291—302 (1966).

GRANBOULAN, P.: Electron microscope autoradiography. In: The use of radioautography in investigating protein synthesis, p. 43 (eds. LEBLOND, C. P., WARREN, E.). New York-London: Acad. Press.

GRIGG, G. W., HOFFMAN, H.: A double embedding method giving water permeable ultrathin sections for electron microscopy. J. biophys. biochem. Cytol. **4**, 331 (1958).

GRUNBAUM, B. W., WELLINGS, S. R.: Freeze-drying apparatus for preservation of ultrastructure. J. Ultrastruct. Res. **4**, 117 (1960).

HAASE, G., JUNG, G.: Herstellung von Einkornschichten aus photographischen Emulsionen. Naturwissenschaften **51**, 404 (1964).

HANZON, V., HERMODSSON, L. H.: Freeze-drying of tissues for light and electron-microscopy. J. Ultrastruct. Res. **4**, 332 (1960).

HAKE, T.: Studies on the reactions of OsO_4 and $KMnO_4$ with amino acids, peptides and proteins. In: „Quantitative Electron Microscopy", p. 470—474 (eds. BAHR, G. F., ZEITLER, E. H.). Williams & Wilkins Comp., Baltimore. Lab. Invest. **14**, 1196—1207 (1965).

HELWIG, G., KÖNIG, H.: Die Kathodenzerst., ein Hilfsmittel zur Untersuchung übermikroskopischer Objekte. Optik **7**, 294 (1950).

HEUER, A. H., FIRESTONE, R. F., SNOW, J. D., GREEN, H. W., HOWE, R. G.: An improved ion thinning apparatus. Rev. Scientific Instr. **42**, 1177—1184 (1971).

HIGASHI, N., WAKISAKA, G., MIZIKAWA, J.: J. Electron-Microscopy I, 32 (1950).

HILLIER, J.: On the sharpening of microtom knives for ultrathin sectioning. Rev. sci. Instr. **22**, 185 (1951).

HINTZSCHE, E.: Biologische Statistik durch materialgerechte Klasseneinteilung. Schweizer Z. Volkswirtsch. Statistik **82**, 433 (1946).

HOLMSTEDT, B.: A modification of the thiocholine method for the determination of cholinesterase. J. Biochemical evolution of selective inhibitors. Acta Physiol. Scand. **40**, 322—330 (1957).

HUHN, D., RODT, H., THIERFELDER, ST.: Immunhistochemische Untersuchungen an T-Lymphozyten der Maus. Blut **28**, 415—429 (1974).

HUXLEY, H. E.: An improved microtome for ultrathin sectioning. Proc. Int. Conf. Electr. Microsc., London, 112 (1954).

JANSEN, M. T., MOLENAAR, J.: Ultraviolet microscopy of pancreatic acinar nuclei fixed in potassium permanganate. J. biophys. biochem. Cytol. **9**, 716—719 (1961).

JÜRGENS, BRAUNSTEINER: Schw. med. Wschr. **80**, 1388 (1950).

KARNOVSKY, M. J.: The ultrastructural basis of capillary permeability studied with peroxidase as a tracer. J. Cell Biol. **35**, 236 (1967).

KEIBL, E.: Untersuchungen der Blutzellen (Erythrozyten und Leukozyten) einschließlich Untersuchungen über den Eisenstoffwechsel. In: Laboratoriumsdiagnostik (Hrsg. DEUTSCH, E., GEYER, G.). Berlin: Steinkopf, 1969.

KOEHLER, J. K., MUEHLETHALER, K., FREY-WYSSLING, A.: Electron microscopic autoradiography. An improved technique for producing thin films and its application to H-3-thymidine labeled maize nuclei. J. Cell Biology **16**, 73 (1963).

KOELLE, G. B.: The histochemical identification of acetylcholinesterase in cholinergic, adrenergic, and sensory neurons. J. Pharmacol. Exp. Ther. **114**, 167—184 (1955).

KOPRIWA, B. M.: The influence of development on the number and appearance of silver grains in electron microscopic radioautography. J. Histochem. Cytochem. **15**, 501 (1967).

KNOCH, M., KÖNIG, H.: Strukturlose Platinabdrücke biologischer Objekte. Z. wiss. Mikr. **63**, 121 (1956).

KNOLL, M.: Aufladepotential und Sekundäremission elektronenbestrahlter Oberflächen. Z. Techn. Phys. **2**, 467 (1935).

Latta, H., Hartmann, J. F.: Use of a glass edge in thin sectioning for electron microscopy. Proc. Soc. exp. Biol. (N.Y.) **74**, 436 (1950).

Lauchli, A.: Proceedings eight int. congr. on electr. micr. (eds. Sanders, J. V., Goodchild, D. J.). Canberra **2**, 68—69 (1974).

Lenard, J., Singer, S. J.: Alterations of the conformation of proteins in red blood cell membranes and in solution by fixatives used in electron microscopy. J. Cell Biol. **37**, 1—12 (1968).

Liquier-Milward, J.: Electron microscopy and radioautography as coupled techniques in tracer experiments. Nature **177**, 619 (1956).

Litman, R. B., Barrnett, R. J.: Mechanism of OsO_4 fixation. Anat. Rec. **163**, 314 (1969).

Low, F., Freeman, J.: Electron Microscopic Atlas of Normal and Leukemic Human Blood. New York-Toronto-London: McGraw-Hill Book Comp., 1958.

Luft, J. H.: Improvements in epoxy resin embedding methods. J. biophys. biochem. Cytol. **9**, 409 (1961).

Marx, R., Ibrom, H., Stanislawski, F.: Die Färbung folien- und glasadhärenter, ausgebreiteter Thrombozyten. Blut **6**, 335—338 (1960).

Menke, W.: Artefakte in elektronenmikroskopischen Präparaten. Z. Naturforsch. **12 b**, 654 (1957).

Miller, F., Palade, G. E.: Lytic activities in renal protein absorption droplets. An electron microscopical cytochemical study. J. Cell Biol. **23**, 519—522 (1964).

Monis, B., Zambrano, D.: Ultrastructure of transitional epithelium of man. Z. Zellforsch. **87**, 101—117 (1968).

Moor, H.: Use of freeze-etching in the study of biological ultrastructure. Int. Rev. Exp. Pathol. **5**, 179—216 (1969).

Moor, H.: Die Gefrierätztechnik. In: Methodensammlung der Elektronenmikroskopie 2.4.2.2. (Hrsg. Schimmel, G., Vogell, W.). Stuttgart: Wissensch. Vlges., 1973.

Moor, H., Riehle, U.: Snap-freezing under high pressure: a new fixation technique for freeze-etching. 4th Europ. Reg. Conf. Electron Microsc. Rome, 33—34.

Moor, H., Mühlethaler, K.: Fine structure in frozen-etched yeast cells. J. Cell Biol. **17**, 609 (1963).

Moor, H., Mühlethaler, K., Waldner, H., Frey-Wyssling, A.: A new freezing ultramicrotome. J. biophys. biochem. Cytol. **10**, 1—13 (1961).

Morgenstern, E., Werner, G., Neumann, K., Hufnagel, D.: Gefrier-Ultramikrotomie des Knochenmarks. Blut **26**, 250—260 (1973).

Morgenstern, E., Neumann, K., Werner, G.: Freeze-sectioning of cell suspensions. J. Microscopie **13**, 160—161 (1972).

Morgenstern, E., Neumann, K., Werner, G.: Das elektronenmikroskopische Bild von Blutzellen im ultradünnen Gefrierschnitt. Cytobiol. **5**, 101—112 (1972).

Moses, M. J.: Application of autoradiography to electron microscopy. J. Histochem. Cytochem. **12**, 115 (1964).

Oatley, C. W.: The scanning electron microscope, part I, the instrument. Cambridge: University press, 1972.

O'Brien, R. T., George, L. A.: Preparation of autoradiograms for electron microscopy. Nature **183**, 1461 (1959).

Panessa, B. J.: Doctoral dissertation: Mediation of transport by the glands of the digestive region of the insectivorous Pitcher plant, Sarracenia purpurea L., New York Univ., 1974.

Paulus, M., Reverchon, F.: Dispositif de bombardement ionique pour preparations micrographiques. J. Phys. Rad. **22**, 6, 103 A—107 A (1961).

Pelc, S. R., Coombes, J. D., Budd, G. C.: On the adaption of autoradiographic techniques for the use with the electron microscope. Exp. Cell Res. **24**, 192 (1961).

Plattner, H.: Die chemische Fixierung biologischer Objekte für die Elektronenmikroskopie. In: Methodensammlung der Elektronenmikroskopie (Hrsg. Schimmel, G., Vogell, W.). Stuttgart: Wiss, Vlgs., 1973.

Plattner, H., Schmitt-Fumian, W. W., Bachmann, L.: Cryofixation of single cells by spray-freezing. In: Freeze-etching techniques and applications, p. 81—100 (eds. Benedetti, E. L., Favard, P.). Paris: Soc. Franc. du Micr. Electr., 1973.

PORTER, K. R., KALLMAN, F.: The properties and effects of osmium tetroxiode as a tissue fixative with special reference to its use for electron microscopy. Exp. Cell Res. 4, 127—141 (1953).

QUIOCHO, F. A., RICHARDS, F. M.: Intramolecular cross linking of a protein in the crystalline state: Carboxypeptidase-A. Proc. nat. Acad. Sci. US (Washington) 52, 833—839 (1964).

REBHUN, L. I., GAGNÈ, H. T.: Some aspects of freeze-substitution in electron microscopy. V. Internat. Congr. Electr. Microsc. Philadelphia, II, L-2 (1962).

REIMER, L.: Elektronenmikroskopische Untersuchungs- und Präparationsmethoden. Berlin-Heidelberg-New York: Springer, 1967.

REITH, A., SCHÜLER, B., VOGELL, W., KLINGENBERG, M.: Elektronenmikroskopisch-autoradiographische Untersuchungen zur intramitochondrialen Lokalisation H^3-markierter Adeninnukleotide. Histochemie 11, 33 (1967).

REVEL, J. P., HAY, E. D.: Autoradiographic localisation of DNA synthesis in a specific ultrastructural component of the interphase nucleus. Exp. Cell Res. 25, 474 (1961).

REVEL, J. P., HAY, E. D.: An autoradiographic and electron microscopic study of collagen synthesis in differentiating cartilage. Z. Zellforsch. 61, 110 (1963).

REYNOLDS, E. S.: The use of lead citrate at high pH as an electron-opaque stain in electron microscopy. J. Cell Biol. 17, 208 (1963).

RICHARDS, F. M., KNOWLES, J. R.: Glutaraldehyde as a protein crosslinking reagent. J. Molec. Biol. 37, 213—233.

RICHTER, A. W.: Erythrocyte aggregation, lethal dose, and molecular structure of hydrophilic colloids. Acta physiol. scand. Suppl. (213) 59, 130 (1963).

RIEHLE, U.: Schnellgefrieren organischer Präparate für die Elektronenmikroskopie. „Chemie-Ingenieur-Technik" 40, 213—218 (1968).

RIEMERSMA, J. C.: Osmium tetroxide fixation of lipids for electron microscopy: A possible reaction mechanism. Biochem. Biophys. Acta 152, 718—727 (1968).

ROYERS, A. W.: Recent developments in the use of autoradiographic techniques with electron microscopy. Phil. Trans. Roy. Soc. Lond. B 261, 159 (1971).

ROTH, L. E., JENKINS, R. A., JOHNSON, J. W., ROBINSON, R. W.: Additional stabilizing conditions for electron microscopy of the mitotic apparatus of giant amoeba. J. Cell Biol. 19, 62 A (1963).

RUZICKA, F., FIERKENS, D.: Thrombozytenausbreitungstest im Elektronenmikroskop. Thrombos. Diathes. haemorrh. 25, 1—12 (1971).

RUZICKA, F., HUHN, D., STEIDLE, CH.: Lymphozytenmembranen im Gefrierätzbild. Blut 28, 131—135 (1974).

RUZICKA, F.: Eine schnelle Einbettungsmethode von Blutzellen für das Elektronenmikroskop. Blut 25, 26—28 (1972).

RUZICKA, F., FIERKENS, D., STACHER, A.: Morphologische Veränderungen normaler und leukämischer Lymphozyten durch ALS in vitro. S. 119—125. Wien: Wiener Med. Akad., 1972.

RUZICKA, F.: Ein einfaches Verfahren zur Darstellung von humanen Metaphasenplatten für das Elektronenmikroskop. Humangenetik 13, 199—204 (1971).

SABATINI, D. D., MILLER, F., BARRNETT, R. J.: Aldehyde fixation for morphological and enzyme histochemical studies with the electron microscope. J. Histochem. Cytochem. 12, 57—71 (1964).

SABATINI, D. D., BENSCH, K. G., BARRNETT, R. J.: Cytochemistry and electron microscopy. The preservation of cellular ultrastructure and enzymatic activity by aldehyde fixation. J. Cell Biol. 17, 19—58 (1963).

SABATINI, D. D., BENSCH, K. G., BARRNETT, R.: Preservation of ultrastructure and enzymatic activity of aldehyde fixation. J. Histochem. Cytochem. 10, 652—653 (1962).

SALPETER, M. M.: Electron microscope radioautography as a quantitative tool in enzyme chemistry: II. The distribution of DFP reactive sites at motor endplates of a vertebrate twich muscle. J. Cell Biol. 42, 469 (1969).

SALPETER, M. M., BACHMANN, L.: Assessments of technical steps in electron microscope autoradiography. In: Use of radioautography in investigation of protein synthesis (eds. LEBLOND, C. P., WARREN, E.). New York: Academic Press 23, 1965.

SALPETER, M. M., BACHMANN, L.: Electron microscope autoradiography. In: Principles and techniques of electron microscopy, Vol. 2 (ed. HAYAT, M.). Van Nostrand Reinhold Co., 1972.

SALPETER, M. M., SZABO, M.: Sensitivity in electron microscope autoradiography. I. The effect on radiation dose. J. Histochem. Cytochem. (1972).

SCHWARZACHER, H. G., SCHNEDL, W.: Elektronenmikroskopische Untersuchungen menschlicher Metaphasen-Chromosomen. Humangenetik **4**, 153—165 (1967).

SKOOG, W. A., BECK, W. S.: Studies of the fibrinogen, dextran and phytohemagglutinin methods of isolating leukocytes. Blood **11**, 436 (1956).

SINGER, S. J.: Preparation of an electron-dense antibody conjugate. Nature (Lond.) **183**, 1523 (1959).

SINGER, S. J., SCHICK, A. F.: The properties of specific stains for electron microscopic preparation by the conjugation of antibody molecules with ferritin. J. biophys. biochem. Cytol. **9**, 519 (1961).

SITTE, H.: Aufbau und Funktion des neuen Reichert Ultramikrotoms. Proc. 3. Europ. Reg. Conf. Electr. Micr., Vol. B, 11 (1964).

SITTE, H.: Ein einfaches Ultramikrotom für hochauflösende elektronenmikroskopische Untersuchungen. Mikroskopie **10**, 365 (1955).

SJÖSTRAND, F. S.: A new ultramicrotome for ultrathin sectioning for high resolution electron microscopy. Experientia, Basel, **9**, 114 (1953).

SJÖSTRAND, F. S., BAKER, R. F.: Fixation by freeze-drying for electron microscopy of tissue cells. J. Ultrastruct. Res. **1**, 239 (1958).

SLEYTR, U. B.: Die Gefrierätzung korrespondierender Bruchhälften: ein neuer Weg zur Aufklärung von Membranstrukturen. Protoplasma, Wien, **70**, 101—117 (1970).

SPECTOR, M., KIMZEY, S. L., BURNS, L.: Application of scanning electron microscope and ion beam etching techniques to the study of normal and diseased red blood cells. Scann. Electr. Micr. IIT Proc. IIT Res. Inst., 665—672, Chicago, 1974.

SPURR, A. R.: Proc. Eight Int. Cong. on Electr. Microsc., pp. 72—73 (eds. SANDERS, J. V., GOODCHILD, D. J.). Canberra, 1974.

STEERE, R. L.: Electron microscopy of structural detail in frozen biological specimens. J. biophys. biochem. Cytol. **3**, 45—60 (1957).

STEIN, H., DRESCHER, S.: Darstellung von Oberflächen IgM an Blutlymphozyten mit der Immuno-Peroxidase-Methode. Blut **26**, 35 (1973).

STEPHANSON, J. L.: Ice crystal growth during the rapid freezing of tissues. J. biophys. biochem. Cytol. **2** (Suppl.), 45 (1956).

STÖBER, W., WITT, H. J., ARNOLD, M.: Teilchengrößenmessungen an anorganischen und biologischen Partikeln. Zeiss-Mittlg. **2**, 281—308 (1962).

STUART, A. D. G., THOMSON, M. W.: Microtopography of surfaces eroded by ion-bombardment. J. Mater. Sci. **4**, 61—64 (1969).

TANNO, T.: J. Electr. Micr. **2**, 47 (1951).

TUBERGEN, R. P. VAN: The use of radioautography and electron-microscopy for the localization of tritium label in bacteria. J. biophys. biochem. Cytol. **9**, 219 (1961).

VALLEE, B. L., HUGHES, W. L., GIBSON, J. G.: A method for the separation of leukocytes from whole blood by flotation on serum albumin. Blood. Special issue No. 1, 82 (1947).

VRENSEN, G. F. J. M.: Some new aspects of efficiency of electron microscopic autoradiography with tritium. J. Histochem. Cytochem. **18**, 278 (1970).

WEHNER, G. K., HAJICEK, D. J.: Cone formation on metal targets during sputtering. J. Appl. Physics **42**, 1145—1149 (1971).

WEHNER, G. K., MEDICUS, G.: Sputtering at low ion velocities. J. Appl. Phys. **25**, 698—702 (1954).

WERNER, G., NEUMANN, K., LECHNER, G.: Gefrierultramikrotomie. In: Methodensammlung der Elektronenmikroskopie (Hrsg. SCHIMMEL, G., VOGELL, W.). Stuttgart: Wissenschaftl. Verlagsges., 1973.

WHEELER, H., BAKER, B. L., HANCHEY, P.: Amer. J. Bot. **73**, 201—220 (1972).

WILLIAMSON, J. R., BOSCH, H. VAN DEN: High resolution autoradiography with stripping film. J. Histochem. Cytochem. **19**, 304 (1971).

WILLIAMS, M. A., MEEK, G. A.: Studies on thickness in ultrathin sections for electron microscopy. J. R. microsc. Soc. **85**, 337 (1966).

WILSON, J. D.: The function of immune T and B rosette forming cells. Immunology **25**, 185 (1973).

WITTE, S., SCHRICKER, K. TH.: Zytologie. In: Klinische Laboratoriumsdiagnostik (Hrsg. HENNING, N.). München: Urban & Schwarzenberg, 1966.

WYBRAN, J. H., FUDENBERG, H. H., SLEISENGER, M. M.: Rosette formation. A test for cellular immunity. Clin. Res. **19**, 568 (1971).

ZEITLER, E., BAHR, G. F.: Trockengewichtsbestimmung mit dem Elektronenmikroskop. Eine photometrische Bestimmung. Zeiss-Mittlg. **4**, 229—253 (1967).

2. Die Zelle und ihre Ultrastruktur

2.1. Zellorganellen und deren Funktion

2.1.1. Membranen und Membransysteme

2.1.1.1. Zellmembran

Eine Zelle ist von einer semipermeablen Membran, der sogenannten Zell- oder Plasmamembran oder dem Plasmalemma eingeschlossen. Im Inneren der Zelle findet sich eine Raumeinteilung in zahlreiche, von semipermeablen Membranen, den sogenannten Zytomembranen umgebene Kompartimente. Über ihre Struktur und Funktion bei Blutzellen wird in den folgenden Abschnitten ausführlicher referiert. Hier soll am Beispiel der Zellmembran das Prinzip der Biomembran oder Elementarmembran diskutiert werden.

ROBERTSON hat 1960 und 1962 als erster den Begriff der „unit membrane" (Elementarmembran) eingeführt und als einer der ersten den im elektromikroskopischen Dünnschnitt dreischichtigen Aufbau der Zell- und Zytomembran festgestellt. Gemeinsam ist den Biomembranen ferner eine Dicke von 50—80 Å und die Semipermeabilität.

DANIELLI stellte 1935 das klassische Membranmodell auf. Elementarmembranen sind aus einem biomolekularen Lipidfilm aufgebaut, der beidseits Protein trägt. GEREN bestätigte 1954 das Daniellimodell an Hand von Myelinscheidenuntersuchungen, die allerdings einen Sonderfall darstellen, sie isolieren ja Nerven von der Umgebung und brachte es in Übereinstimmung mit früheren polarisationsmikroskopischen und röntgenographischen Untersuchungen. ROBERTSON (1960, 1962) brachte das Daniellimodell in Einklang mit seiner „unit membrane".

Nach SITTE (1969) haben Biomembranen folgende physikalischen Eigenschaften: Sie sind 5—10 nm dick, haben eine Kapazität von 0,5—3,0 $\mu F \cdot cm^{-2}$, eine Durchschlagspannung von 0,1—3,0 V, eine Oberflächenspannung von 0,03—3,0 $dyn \cdot cm^{-1}$, eine Permeationskonstante für Wasser von 0,03 bis $3,5 \cdot 10^3 \, cm \cdot sec^{-1}$, einen Membranwiderstand von 10^2—$10^5 \, \Omega cm^2$ und einen spezifischen Widerstand von 10^7—$10^9 \, \Omega cm$.

Membranen ermöglichen verschiedene Arten des Stofftransportes. Erstens ist ihre Permeabilität zu nennen, d. h., kleinere Moleküle, wie Coffein oder Neutralrot können passieren (SITTE, 1973). Mit zunehmender Molekülgröße sinkt die Permeabilität und erreicht bei ca. 75 dalt den Wert 0. Als weitere Transportmechanismen findet sich der Transport von Elektrolyten sowie der

Transportmechanismus über Rezeptoren und der sogenannte Carriertransport. Als Carrier werden transportvermittelnde Proteine, die Permeasen oder Transferasen angesehen (PARDEE, 1968).

Neuere Membranmodelle (z. B. SITTE, 1973) nehmen daher sogenannte „Tunnelproteine" an, die die bimolekulare Lipidphase durchsetzen. Die Elementarmembran ist nach diesen Vorstellungen ein Lipoproteinmosaik. Für die mechanische Festigkeit werden außerdem eingelagerte Strukturproteine angenommen.

Die Membranen spielen ferner eine entscheidende Rolle bei der Endozytose (Phagozytose) und der Exozytose, d. h. einerseits bei der Einverleibung von Partikeln in die Zelle, andrerseits dem Ausstoßen von Substanzen aus der Zelle. Dazu ist ein sehr rascher Umbau der Elementarmembran erforderlich. BENNETT (1956) spricht daher vom „membrane flow", dem Fließen der Membranen.

Über weitere spezifische Funktionen von Membranen der Blutzellen wird in den jeweiligen Kapiteln die Rede sein.

2.1.1.2. Kernmembran

Eine besondere Membran stellt die Kernmembran dar, die das Zytoplasma vom Karyoplasma trennt. Erste elektronenmikroskopische Untersuchungen stellten HARTMANN, 1953; SJÖSTRAND, 1953; WATSON, 1955, an. Sie fanden, daß das Karyoplasma von einer Doppelmembran umgeben ist. Die Einzelmembranen sind 70—90 Å dick und umschließen den 100—300 Å breiten perinukleären Spalt. Über die Kernhülle verteilt sind 250—1000 Å im Durchmesser messende Kernporen. Die Zahl der Kernporen schwankt je nach Zelle und deren Funktionszustand. Flächenmäßig nehmen die Kernporen zwischen 8—15% der Kernoberfläche ein. Da es sich nicht um einfache Löcher in der Kernmembran handelt, spricht man auch von einem Porenkomplex (WATSON, 1959). Dieser besteht aus einem ringförmigen Gebilde, dem Annulum. FRANKE fand (1966, 1967) mittls der Markham-Analyse, daß die Annuli aus 8—9, 50—300 Å messenden kugelförmigen Untereinheiten bestehen, die kreisförmig angeordnet sind. Die Kernporen werden von einer Membran, dem „Diaphragma" verschlossen. Kernporen sind aktive regulierbare Träger der karyozytoplasmatischen Transportvorgänge.

Bei menschlichen Zellen ist die innere Kernmembran von einer 400—600 Å dicken fibrösen Schicht bedeckt, der „Zonula nucleum limitans" (PATRIZI und POGER, 1967). Diese Zone besteht aus 30—50 Å messenden Proteinfibrillen.

Die Kernhülle ist ferner Teil des rauhen endoplasmatischen Retikulums, mit dem sie verbunden ist.

Im Mitosestadium löst sich die Kernhülle teilweise auf; erst nach Kondensation der Chromosomen und nach erfolgter Teilung kommt es wieder zur Vervollständigung der Hülle. Im allgemeinen bildet sich die Kernhülle nicht zwischen Chromosomen, daher entsteht meist ein Einheitskern. Sind aber Teile oder ganze Chromosomen schon von fertigem Membranmaterial umgeben, können Membranteile im Kern nachweisbar bleiben (MOSES, 1964).

Bleibt die Annäherung der Chromosomen unzureichend, bleiben Kernkanäle oder Membraneinfaltungen bestehen. Auf die pathologischen Änderungen der Kernmembran von Blutzellen wird in den entsprechenden Kapiteln eingegangen.

2.1.1.3. Endoplasmatisches Retikulum (ER)

Membranen bauen in komplizierter Weise das rauhe endoplasmatische Retikulum oder das „organisierte Ergastoplasma" auf (BERNHARD, 1959; Abb. 4). Neben dem organisierten Ergastoplasma wird ein unorganisiertes Ergastoplasma unterschieden, das aus frei im Grundplasma verteilten Ribo-

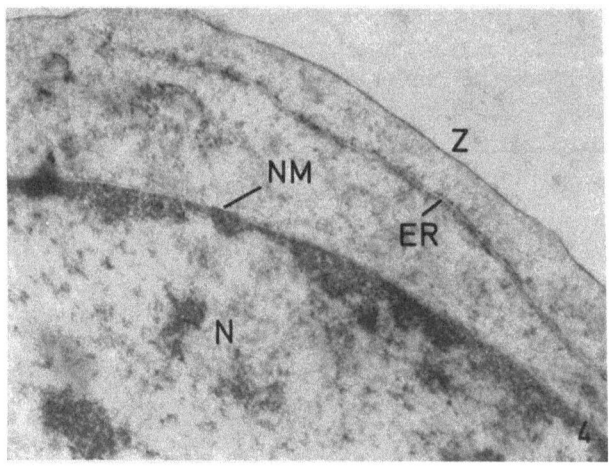

Abb. 4. Teil einer Blutzelle, Zellkern (N), Kernmembran (NM), rauhes endoplasmatisches Retikulum (ER), Zellmembran (Z), Vergr.: 25 000fach

somen und Polyribosomen besteht (siehe entsprechende Abschnitte). Unter dem rauhen endoplasmatischen Retikulum wird ein System aus Membranen und Ribosomen verstanden, das in den verschiedenen Zellarten sehr unterschiedlich ausgeprägt ist. Grundsätzlich besteht es aus flachen Zisternen, die durch Ribosomen-besetzte Membranen gebildet werden. In Zellen, die reich an rauhen ER sind, kann dieses Zisternensystem vom perinukleären Spalt über miteinander kommunizierende intrazytoplasmatische Zisternen bis zur Zelloberfläche reichen. Die metabolische Tätigkeit der Membran beeinflußt die umschlossenen wäßrigen Mischphasen. In den einzelnen separierten Räumen (Zisternen und umgebendes Zytoplasma) bestehen differente Stoffzusammensetzungen und Konzentrationen. Für das ER wurde eine Reihe von Leitenzymen gefunden (SITTE, 1973). Zu nennen ist u. a. die Glucose-6-Phosphatase vor allem im granulären ER.

2.1.1.4. Golgi-Apparat

Als erster konnte GOLGI (1898) mit Silberimprägnierung einen „apparato reticulare interno" in Nervenzellen nachweisen. HIRSCH zeigte 1939 mit dem Lichtmikroskop, daß diese Organelle aus einzelnen Körperchen, den Dictyosomen, besteht und daß seine Struktur in Abhängigkeit von seiner Funktion schwankt und er in Zellen mit intensivem Stoffwechsel vorkommt.

Die einzelnen Dictyosomen werden zusammenfassend als Golgi-Apparat oder Golgi-Feld bezeichnet (Abb. 5 a und b). Das Golgi-Feld liegt in der Nähe der Zentriolen. Die einzelnen Dictyosomen sind etwa 1 μm lange dichte Stapel aus 3—5 Zisternen. Der Golgi-Apparat ist polar gebaut (GRASSÉ, 1957; MOLLENBAUER, 1963): Er bildet auf der vom Kern abgewandten Seite Golgi-Vesikel, es handelt sich hier um die Sekretionsseite; auf der dem Kern zugewandten Seite finden sich unvollständige Zisternen, es handelt sich hier um die Regenerationsseite. Die Zisternenränder gehen öfter in Tubuli und Vesikel des ER über. Vom ER zum Dictyosom geht der Stofftransport über Mikrovesikel (JAMIESON und PALADE, 1967). An der Sekretionsseite befinden sich Golgi-Vesikel mit Sekretinhalt. Die Membranen im Golgi-Feld sind dreischichtig aufgebaut; sie gleichen auf der Regenerationsseite den ER-Membranen auf der Sekretionsseite der Zellmembran.

Die wesentlichen Funktionen des Golgi-Apparates sind die Synthese, Kondensation und Formung von Sekretprodukten. Ferner ist das Golgi-Feld eine Organelle, die schnell und vielfältig Membrantransformationen vornehmen kann.

2.1.1.5. Mitochondrien

Der Begriff „Mitochondrion" wurde von BENDA, 1898 geprägt (aus dem Griechischen mítos = Faden und chóndros = Korn).

Die äußere Form der Mitochondrien kann vielgestaltig sein, da sie ihr Aussehen im lebenden Zustand ständig ändern, was mit Phasenkontrastmikrokinematographie gezeigt werden kann. Mitochondrien können einzeln liegen oder ein verzweigtes Netz bilden, auch ihre Größe variiert nach Zellart und Funktionszustand.

Mitochondrien sind von einer Doppelmembran umgeben (Abb. 6). Während die äußere Membran glatt ist, weist die innere Membran Einfaltungen auf und besitzt damit eine größere Oberfläche. Die äußere Membran trennt die äußere wäßrige Phase des Mitochondrions von der wäßrigen Phase des Grundplasmas. Die Membran ist semipermeabel und ist dreischichtig aufgebaut. Ihre Dicke beträgt ca. 70 Å.

Zwischen äußerer und innerer Mitochondrienmembran befindet sich die äußere Phase, ihre Bedeutung ist noch unklar. In der Außenmembran und der äußeren Phase der Mitochondrien konnten Monoaminooxydase, NADH-Zytochrom-c-Reduktase, ATP-Acyl-CoA-Synthetase, Aminosäureoxydase und Adenylkinase gefunden werden.

Die innere Mitochondrienmembran ist stark gefaltet und eingebuchtet. Daher rührt das charakteristische Bild im Ultradünnschnitt. Die Falten werden als „Cristae mitochondriales" bezeichnet. Je nach Funktionszustand der Zelle ist ihre Zahl verschieden. Die innere Membran umschließt das innere Kompartiment des Mitochondrions oder die innere Phase (Matrix). In der Matrix liegen einzelne größere Granula, die Granula intramitochondrialia; zusätzlich werden folgende Substanzen gefunden: die DNA, RNA, Glycogen, Lipide, die Enzyme der Atmungskette (ATPase, ATP-Translokase, Succinatdehydro-

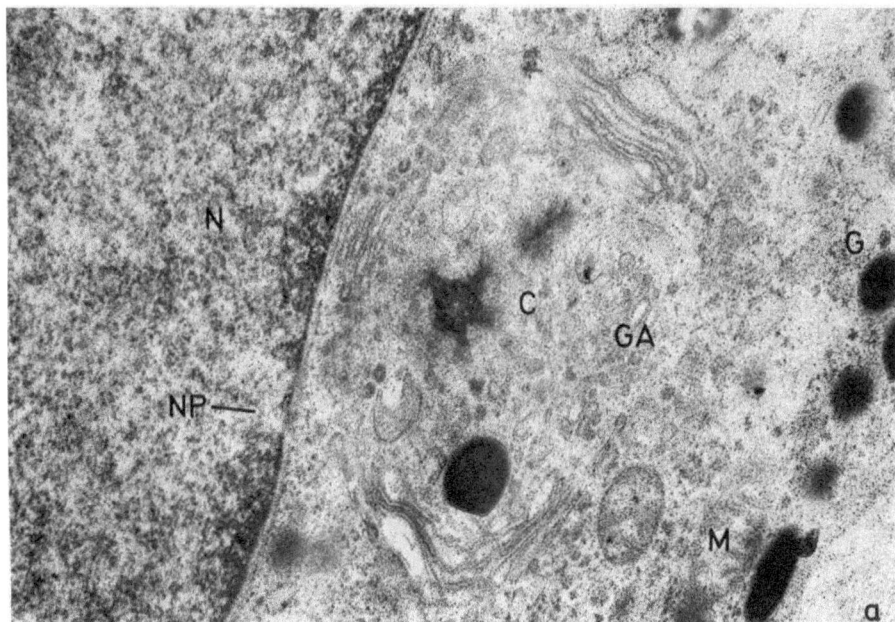
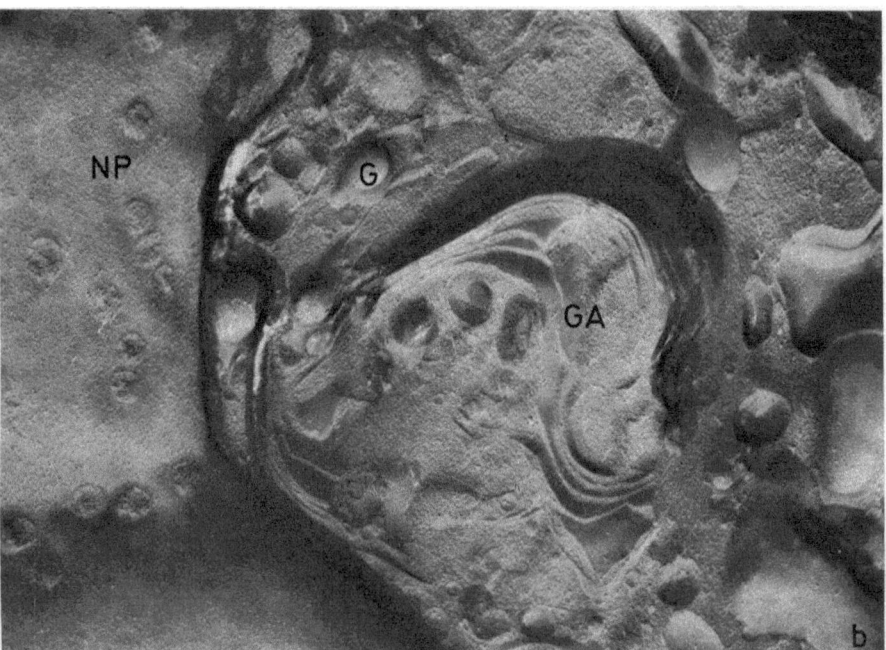

Abb. 5. *a* Golgi-Apparat (*GA*) und Zentriol (*C*), Kern (*N*), Kernpore (*NP*), Mitochondrien (*M*), Granula (*G*), Vergr.: 60 000fach. *b* Golgi-Apparat (*GA*), Gefrierätzung ohne chem. Fixierung mit 30% Glyzerin als Frostschutzmittel, Kernporen (*NP*), Granula (*G*), Vergr.: 60 000fach (Aufnahme von D. Huhn)

genase, 3-Hydroxybutyratdehydrogenase), Enzyme der β-Oxydation, Enzyme des Citratzyklus, Pyruvatdehydrogenase, Aspartataminotransferase, Pyruvatcarboxylase und Glycerophosphatdehydrogenase (REALE, 1973).

Die Granula intramitochondrialia werden in wechselnder Zahl in fast allen Mitochondrien gefunden, besonders aber in Mitochondrien von Zellen, die große Mengen an Ionen und Wasser resorbieren (ROUILLER, 1960). Ihre Größe schwankt zwischen 200 und 800 Å, und sie sind elektronendicht.

Extranukleolare DNA in Mitochondrien konnte von NASS und NASS, 1963, elektronenmikroskopisch nachgewiesen werden. Mittels der Spreitungstechnik

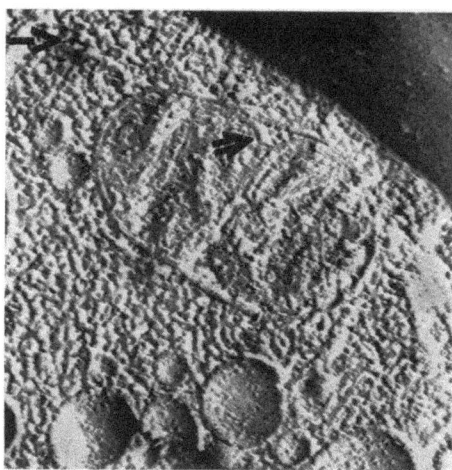

Abb. 6. Mitochondrium, Gefrierätzung, Cristae (⇒), Vergr.: 100 000fach (Aufnahme von D. HUHN)

nach KLEINSCHMIDT wurde gezeigt, daß es sich um ringförmige DNA mit einer Fadenlänge von ca. 5 µm handelt. Die Länge unterliegt aber kleinen Schwankungen. Vom gesamten DNA-Bestand der Zelle enthalten Mitochondrien ca. 0,2% (NASS, 1966). Es wurde ferner von MCLEAN et al. schon 1958 an Hand von In-vitro-Untersuchungen bewiesen, daß Mitochondrien unabhängig vom Kern Proteine synthetisieren können. Diese Fähigkeit bedingt, daß Mitochondrien neben DNA auch RNA enthalten müssen. Von WATSON konnte 1964 mittels einer besonderen Kontrastierungsmethode RNA in der Matrix von Mitochondrien nachgewiesen werden. Weiters sind sogenannte Mitoribosomen in Mitochondrien enthalten. Ihr Durchmesser beträgt ca. 120 Å, und sie verhalten sich wie zytoplasmatische Ribosomen.

Die Frage nach der Vermehrung von Mitochondrien ist noch nicht geklärt. Einerseits wird die Teilung vorhandener Mitochondrien diskutiert, andrerseits ihre vollständige Neubildung.

Wie Mitochondrien in einer Zelle abgebaut und eventuell ausgestoßen werden, ist ebenfalls unsicher: wahrscheinlich spielt Autolyse eine Rolle. Nach Stimulierung der Erythropoese der Ratte wurde beobachtet, daß Mitochondrien aus Normoblasten als Myelinfiguren ausgestoßen wurden (BEN-ISHAY, 1970).

2.1.1.6. Granula (Vakuolen)

Es können verschiedene Gruppen von Granula unterschieden werden, lysosomale Granula und „Microbodies". Microbodies enthalten Katalase und einige Oxydasen und unterscheiden sich dadurch von Lysosomen (BAUDHIN, 1965; DEAMS, 1962). Die Granula sind von Membranen umgeben. Diese Membranen weisen ebenfalls einen dreischichtigen Bau auf, ihre Dicke beträgt ca. 70 Å.

Das Leitenzym der *Lysosomen* ist die saure Phosphatase (DEDUVE, 1959). Über den Nachweis der sauren Phosphatase siehe Kapitel 1.2.3.4. Besonders gut entwickelt und zahlreich vertreten sind Lysosomen in allen phagozytierenden Zellen. Sie stellen die Enzyme der intrazellulären Verdauung zur Verfügung. In Lysosomen wurden neben saurer Phosphatase folgende Enzyme nachgewiesen: saure Ribonuclease, saure Desoxyribonuclease, Phosphoproteid-Phosphatase, Kathepsin A, Kollagenase, α-Glucosidase, β-N-Acetylglucosaminidase, β-Glucuronidase, β-Galaktosidase, α-Mannosidase, Arylsulfatasen A und B, Plasminogen-Aktivator, Sulfatasen A und B, Hyaluronidase, Phospholipase A, saure Lipase, Kathepsin B und C, Phosphatidsäurephosphatase und Lysozym.

Durch lokale Autolyse werden reversible Schäden an plasmatischen Zellorten behoben. Diese Bereiche werden von Membranen umgeben und in Autolysosomen „eingeschmolzen". In diesen Bezirken werden defekte Mitochondrien, ER-Anteile, Ribosomen und anderes Material abgebaut. Aber auch bei Hungerzuständen der Zelle kommt es zu lokaler Autolyse.

Über die pathologische Autolyse, die nach Infektionen, Entzündungen, toxischen Schäden, Bestrahlung und im Zuge hämatologischer Erkrankungen auftreten kann, wird später berichtet.

Funktionell stellen Lysosomen, wie schon gesagt, einen Teil des intrazellulären Verdauungssystems dar (DEDUVE, 1966). Zu diesem Verdauungssystem werden die Substratvakuolen, die Enzymvakuolen und die Lysosomen gezählt.

Das Material der Substratvakuolen kann exogen (Phagozytose) oder endogenen (lokale Autolyse) Ursprungs sein. Substratvakuolen enthalten keine lytischen Enzyme.

Enzymvakuolen oder primäre Lysosomen enthalten kein Substrat, dafür aber lytische Enzyme. Es handelt sich um Golgi-Vesikel (ESSNER, 1962).

Die Lysosomen selbst werden auch als sekundäre Lysosomen bezeichnet. Sie stellen die eigentlichen Verdauungsvakuolen dar. Am wahrscheinlichsten ist die Annahme, daß die sekundären Lysosomen das Vereinigungsprodukt aus Substratvakuolen und primären Lysosomen sind.

Ist endogenes Material als Substrat beteiligt, wird von Autolysosomen gesprochen.

Alle unverdaulichen Reste werden als dichte Residualkörper abgelagert und von der Zelle ausgeschieden (MÜLLER, 1963).

Über die bei Granulozyten auftretenden spezifischen Granula, ihre Enzymausstattung und Bedeutung wird im entsprechenden Abschnitt die Rede sein.

Als spezielle Bezeichnung für zytoplasmatische Partikel, die in Verbindung von Katalase mit einer oder mehreren Peroxidasen stehen, wurde der Begriff „Peroxysom" eingeführt.

2.1.2. Kern

2.1.2.1. Chromosomen, Chromatin

Während einer Kernteilung kondensiert Chromatin zu Chromosomen der günstigsten Verpackungsform für den Teilungsprozeß des bereits reduplizierten Genoms.

Der ultrastrukturelle Aufbau von Chromosomen ist trotz zahlreicher Befunde ungeklärt. In Übersichtsarbeiten wie z. B. MARQUARDT, 1971, wurden diese Befunde zusammengetragen, und es wurde versucht, ein Modell zu entwickeln, das dem tatsächlichen Aufbau von Chromosomen am nächsten kommt. Eine Kenntnis des Chromosomenaufbaues ist zum Verständnis der komplexen Funktion der Chromosomen erforderlich.

In den letzten Jahren wurden verschiedene Methoden entwickelt, die bandenähnliche Strukturen in Chromosomen erzeugten. Diese Methoden beruhen einerseits auf der Einwirkung von NaOH, nachfolgender Behandlung in konzentrierten Salzlösungen wie etwa NaCl-Na-Citrat-Lösung (SSC) und Giemsafärbung (ARRIGHI und HSU, 1971; SUMNER et al., 1971; SCHNEDL, 1971), andrerseits auf der Behandlung der Chromosomen mit proteolytischen Enzymen und nachfolgender Giemsafärbung (u. a. DUTRILLAUX et al., 1971; SEABRIGHT, 1971).

Kürzlich wurden Präparationstechniken entwickelt, die es erlauben, identische Chromosomen licht- und elektronenmikroskopisch zu untersuchen (RUZICKA, 1971; 1973) .

Alle bisherigen elektronenmikroskopischen Untersuchungen von Chromosomen ergaben, daß Fibrillen wesentliche Bauelemente darstellen. Übereinstimmend wurden dabei Fibrillen mit einem Durchmesser zwischen 20 Å und 50 Å beschrieben, ferner Fibrillen mit einem Durchmesser zwischen 70 Å und 250 Å (WOLFE, 1965; SCHWARZACKER und SCHNEDL, 1967; LAMPERT, 1969). Weiters wurden Fibrillenbündel mit einem Durchmesser von 500 Å beobachtet, die aber auch präparationsbedingte Artefakte sein könnten (KAUFMANN et al., 1956).

Mit der Ultradünnschnittechnik konnte eine Reihe von Aussagen über Fibrillen in Chromosomen, deren Durchmesser und deren Organisation gemacht werden (u. a. SCHWARZACHER, 1970; LAMPERT, 1971; MARQUARDT, 1971). An pflanzlichen Chromosomen wurde mit Rekonstruktion von Serienschnitten versucht, eine räumliche Vorstellung von Chromosomen zu erhalten.

SCHWARZACHER und SCHNEDL, 1967, haben gezeigt, daß je nach Kontrastierung ein anderer Fibrillendurchmesser beobachtet werden kann. Mit Uranylazetat, einem Kontrastierungsmittel, das bei einer geringeren Konzentration als 10^{-4} M eher DNS färbt, fanden sie einen Fibrillendurchmesser um 30 Å. Bei Kontrastierung mit Phosphorwolframsäure, einem Farbstoff, der eher Proteine färbt, Durchmesser um 100 Å. Die Autoren vermuten, daß die Fibrillen mit 30 Å Durchmesser, der DNS-Doppelhelix entsprechen und daß die 100 Å-Fibrillen zum Teil aus Strukturproteinen bestehen. In diesen Proteinfibrillen wäre danach die DNS-Doppelhelix angeordnet. Von LAMPERT, 1971, wurde versucht, an Ultradünnschnitten die Lage der DNS-Helix in den 100 Å-Fibrillen zu bestimmen. Er folgert aus extrem dünnen Schnitten und anderen Untersuchungen, wie Trockengewichtsbestimmungen, daß ein Supercoiling der DNS in den 250 Å-Fibrillen vorliegt. Danach sei die DNS mit Histonen zu einer Fibrille von 100 Å verbunden, wobei die DNS in einer lockeren Schraube angelagert sei. In den 250 Å-Fibrillen sei dann die 100 Å-Fibrille mit einer Ganghöhe von etwa 300 Å gewunden. Die Untersuchungen von RUZICKA, 1971, 1973, haben ergeben, daß einerseits Fibrillen mit 30 Å und solche mit 250 Å vorliegen.

Nach hypotoner Vorbehandlung und nachfolgender Anfertigung von Ultradünnschnitten fanden SCHWARZACHER und SCHNEDL, 1967, Fibrillen von ca. 250 Å Durchmesser. Sie folgerten aus diesen Befunden, daß eine Quellung der Strukturproteine vorliegen könnte, und damit eine Vergrößerung des Fibrillendurchmessers von 100 Å auf 250 Å. Ob es sich aber tatsächlich um eine Quellung handelt, ist nach den Befunden von LAMPERT, 1971, und den Untersuchungen von RUZICKA, 1973, 1974 fraglich, da auch ohne hypotone Vorbehandlung ein Fibrillendurchmesser von ca. 250 Å gemessen werden konnte.

Eine weitere Möglichkeit, Chromosomen im Elektronenmikroskop darzustellen, ist die Spreitung im Langmuirtrog (KLEINSCHMIDT et al., 1959) und anschließende kritische Punkttrocknung (ANDERSON, 1950). Mit dieser Kombinationstechnik gelingt es, Elementarfibrillen in den Chromosomen darzustellen. Mit der Technik von GALL, 1963, einer modifizierten Methode, wurden von ihm Fibrillen mit 400—600 Å Durchmesser mit einem Zentrum aus 150 Å-Fibrillen in Chromosomen verschiedener Spezies gefunden.

Menschliche Chromosomen wurden insbesondere von LAMPERT, 1969 mit Spreitungs- und Kritischer-Punkt-Trocknung präpariert. Er fand als mittleren Durchmesser der Fibrillen 250 Å. Nach Trockengewichtsbestimmung der Fibrille war es möglich, ein Packverhältnis DNS-Doppelhelix zu Fibrille von 44 zu 1 zu berechnen. Für LAMPERT ist dieses Packverhältnis in Verbindung mit den Befunden PARDONS et al., 1967, ein Hinweis auf eine Superspiralisation der DNS.

Oft kann man schon, besonders nach Giemsafärbung, im Lichtmikroskop die sogenannten Primärverwindungen, auch „primary coils" oder „major coils" und „Standardschrauben" genannt, sehen. Im Elektronenmikroskop imponieren diese Primärwindungen als elektronendichte Strukturen. Die geschraubten Chromatiden solcher Metaphasenchromosomen eröffnen die Möglichkeit, mittels Einführung einer Ganghöhe und Zählung der Gänge (RUZICKA, 1973), die einzelnen Chromosomen zu charakterisieren. OHNUKI, 1965, veröffentlichte eine Methode für das Lichtmikroskop, um die Primärwindungen darzustellen. In weiteren Arbeiten (u. a. 1968) stellte er fest, daß Prophasechromosomen mehr Windungen besitzen als Metaphasechromosomen. Im Elektronenmikroskop lassen sich die Primärwindungen gut zählen. Außerdem läßt sich eine sogenannte „mittlere relative Ganghöhe" berechnen. Sie kann genauso bestimmt werden wie die „mittlere relative Länge" eines Chromosoms, relativ zur gesamten Länge eines normalen X-enthaltenden, haploiden Satzes, oder der Summe der Längen der 22 Autosomen und des X-Chromosoms in Promille. Bei Zählung der Windungen an Prophasechromosomen fand RUZICKA, 1973 eine wesentliche Vergrößerung der Zahl der Windungen. Es konnten dabei Werte bis zur doppelten Metaphasenchromosomengangzahl gefunden werden; waren die Chromatiden noch feiner, war eine Zählung nicht mehr möglich. Einer Vermehrung der Windungszahl entsprach eine Verkleinerung des Durchmessers der Chromatiden. Weiters stellte RUZICKA, 1973, die sogenannte Äquidistanz der Primärwindungen mit Ausnahme von Chromosomen, die eine Art vorzeitiger Chromosomenkondensation zeigen, fest. Bei Metaphasenchromosomen schwankt die Ganghöhe zwischen 0,36 µm bis 0,58 µm, und diese Ganghöhe unterscheidet sich nicht signifikant von den Ganghöhen, die an Prophasenchromosomen gemessen wurden. Da aber diese Werte durch die Präparation beeinflußbar sind, ist es vorteilhaft, eine „mittlere relative Ganghöhe" zu berechnen.

Mitosechromosomen scheinen, ähnlich wie es MARQUARDT, 1971, für Meiosechromosomen beschrieben hat, aus einer Doppelwendel zu bestehen. Auch RUZICKA beschreibt 1974 eine Sekundärschraube.

Lichtmikroskopisch können Fibrillen oder aus Fibrillen aufgebaute Komplexe nicht sichtbar gemacht werden, das ist erst im Elektronenmikroskop möglich. Dabei finden sich Fibrillen mit einem Durchmesser von 250 Å. Teilweise können auch erheblich kleinere Fibrillen erkannt werden; diese Fibrillen liegen mit ca. 30 Å Durchmesser in der Größenordnung der DNS-Doppelhelix.

An manchen Chromosomen konnte RUZICKA, 1973, Strukturen mit etwa 1000 Å feststellen. Bei stärkerer Vergrößerung zeigte sich, daß diese dicken Fibrillen aus 250 Å-Fibrillen aufgebaut sind. Ob es sich um einen Artefakt oder eine auch real vorhandene Struktur im Chromosom handelt, konnte nicht entschieden werden. Ähnliche Beobachtungen machten KAUFMANN et al., 1956, an Prophasenchromosomen von Tradescantia. RIS, 1957, fand ebenfalls Ähnliches an Tradescantiachromosomen.

Werden die gespreiteten, luftgetrockneten Chromosomen mittels Bandenfärbungen behandelt, ergibt sich eine je nach Methode unterschiedliche Ultrastruktur. Auf die wesentlichsten Punkte soll im folgenden eingegangen werden.

Mit Trypsin allein (ohne Zusatz von NaOH) behandelte Chromosomen zeigen im Lichtmikroskop ein gequollenes Aussehen, die Banden sind nur undeutlich erkennbar. Vergleicht man dieselben Chromosomen im Licht- und Elektronenmikroskop, sind die Banden an identischen Regionen dargestellt. Da proteolytische Enzyme wahrscheinlich Strukturproteine soweit lösen, daß es zu einer erheblichen Änderung der Feinstruktur kommt, ist es schwierig, reproduzierbare Ergebnisse zu erhalten. Es wird nur ungefähr die Lage der Banden dargestellt. Im Elektronenmikroskop scheinen gerade die Stellen elektronendichter zu sein, die einerseits auf Primärwindungen liegen und andererseits in der Nähe von G-Bandenregionen. Dieser Befund ließe den Schluß zu, daß es infolge Trypsineinwirkung zu einer teilweisen Lyse von Strukturproteinen und einer Erhaltung heterochromatischer Bezirke kommt. Die Schwierigkeit einer guten Reproduzierbarkeit führte zu einer Reihe von Modifikationen der ursprünglichen Technik (SEABRIGHT, 1971; WANG und FEDOROFF, 1972; SPERLING und WIESNER, 1972). Dabei fand NaOH zur pH-Wertänderung Verwendung. Lichtmikroskopisch lassen sich damit schöne Bandenmuster erzielen. Im Elektronenmikroskop scheinen die Strukturen besser erhalten als nach reiner Trypsinbehandlung. Fibrillen, teilweise zu größeren Komplexen verschmolzen, sind erkennbar. Der Durchmesser der Fibrillen liegt zwischen 200 Å und 350 Å (RUZICKA, 1974).

CERVENKA et al., 1973, untersuchten mit Nomarskikontrast und Rasterelektronenmikroskopie trypsinbehandelte Chromosomen. Nach längerer Trypsineinwirkung fanden sie, daß eher G-Banden aufgelöst und C-Banden erhalten bleiben. Andrerseits ergibt eine Kombination mit NaOH, wenn auch nur zur pH-Wert-Einstellung verwendet, deutliche Banden.

G-Bandentechniken wurden von COMINGS, 1973, an Chromosomen ausgeführt und ihre veränderte Ultrastruktur transmissions-elektronenmikroskopisch untersucht. GORMLEY und ROSS, 1972, untersuchten die Oberflächenstruktur bandengefärbter Chromosomen im Rasterelektronenmikroskop. RUZICKA, 1973, stellte die ultrastrukturellen Veränderungen nach den einzelnen Färbeschritten einer G-Bandenfärbung fest und verglich jeweils die Ergebnisse licht- und elektronenmikroskopisch an denselben Chromosomen. Nach dem ersten Präparationsschritt der Bandenfärbung nach SCHNEDL, 1971, einer Behandlung gespreiteter, luftgetrockneter Chromosomen mit 0,002 N NaOH für 90 Sekunden, fand er in den Chromosomen eine homogene, elektronendichte Masse. Auch nach dem zweiten Präparationsschritt, einer 24stündigen Behandlung in 0,15 M Phosphatpuffer bei 59 °C und einem pH = 6,8 fand sich keine Innenstruktur in den Chromosomen. Erst nach der abschließenden 30minütigen Giemsafärbung konnte eine deutliche Feinstruktur erkannt werden (Abb. 7). Wie sich durch Vergleich derselben Chromosomen im Licht- und Elektronenmikroskop feststellen ließ, scheinen die G-Banden Knäuel von teils gebündelten Fibrillen und in den Raum ragenden Schleifen zu sein. Bei stärkerer Vergrößerung wurde ein Fibrillendurchmesser von ca. 300 Å gemessen. Dabei scheinen oft mehrere Fibrillen gebündelt und in Schleifen zu liegen. Dicke, teils gebündelte Fibrillen haben in der Randzone der Chromosomen Durchmesser zwischen 300—700 Å. Im Inneren der Chromatiden weisen die Bündel einen Durchmesser von ca. 1000 Å auf. Bei Pseudo-dreidimensionaler Darstellung (RUZICKA, 1973) ist zu erkennen, daß es sich bei den G-Banden um Fibrillenschleifen und -knäuel handelt, die höher als Interbandenregionen in den Raum ragen. Bei starker Vergrößerung entsteht wieder der Eindruck, daß die ca. 500—1000 Å dicken Fibrillen aus Bündeln dünnerer 100—200 Å-Fibrillen bestehen. Es wäre allerdings auch möglich, die Bilder so zu deuten, daß eine dicke Fibrille aus nur einer dünnen Fibrille besteht, die in Schraubenwindungen gelegt sein könnte oder sonst eine komplizierte Anordnung haben könnte, die eine Bündelung nur vortäuscht. Zur Feststellung der Dichteverteilung in den Chromosomen wurde das Farbäquidensitenverfahren benutzt (RUZICKA, 1973). In der Randzone der Chromosomen liegen Fibrillen, die in die Umgebung hinausragen. Man kann dabei keine eindeutig freiliegenden Fibrillen erkennen, häufig aber Fibrillenschleifen. Dieser Befund zeigt, daß durch die Präparation, vermutlich die hypotone Vorbehandlung, die Windungen, aufgelockert werden und dadurch wahrscheinlich Fibrillenschleifen aus den Chromatiden herausragen. Ähnliche Befunde (DUPRAWS, 1965) an gespreiteten Chromosomen können ebenso interpretiert werden.

Nach COMINGS, 1973, kommt es bei der G-Bandenfärbung nach SCHNEDL, 1971, zu einem Verlust von nur 9% chromosomaler DNS, wobei die Wechselwirkung von DNS mit unlöslichen Strukturproteinen (kein Histon) eine wichtige Rolle bei der Bildung von G-Banden spielen könnte.

Wie schon eingangs gesagt, sind Chromosomen aus Chromatin aufgebaut. Chromatin bildet mit der sogenannten Karyolymphe das Karyoplasma. Chromatin ist eine aus einem DNS-Protein-Komplex bestehende elementare Chromosomensubstanz, die sich gegenüber präparativen Eingriffen genauso wie die Chromosomen selbst verhält. Daher zeigen Interphasekerne nach z. B. G-Ban-

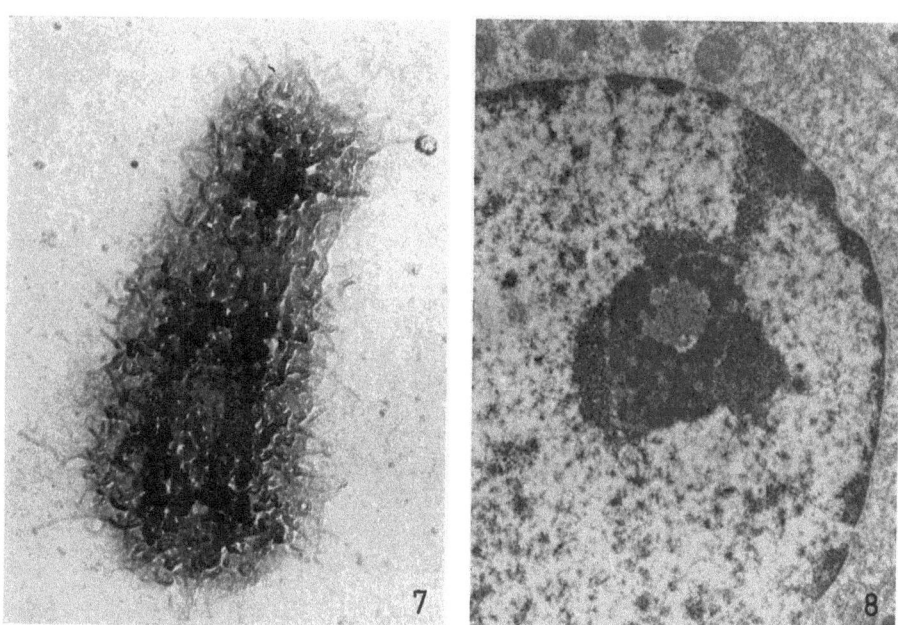

Abb. 7. Chromosom nach Giemsa-Bandenfärbung, Vergr.: 30 000fach
Abb. 8. Nukleolus, Vergr.: 20 000fach

denfärbung dieselbe Ultrastruktur wie Chromosomen nach derselben Färbung. Zwischen Euchromatin und Heterochromatin zeigt sich elektronenmikroskopisch nur ein Unterschied in der Lagerung der Fibrillen, nicht aber in ihrer Dimension. Heterochromatische Bezirke bestehen aus dichter gelagerten Fibrillen von 100—200 Å Durchmesser.

2.1.2.2. Nukleolus

Nukleolen treten einzeln oder zu mehreren im Kern auf. Sie bestehen aus drei elektronenmikroskopisch zu unterscheidenden Substanzen (Abb. 8). Einem fibrillären Anteil, dessen Fibrillen 30—100 Å dick sind, granulären Elementen mit ca. 150 Å Durchmesser und der amorphen Matrix (ALTMANN, 1973). Im Zellstoffwechsel fällt dem Nukleolus die Bedeutung zu, rRNS zu bilden und in das Zytoplasma abzugeben. Dies ist die allgemeine Voraussetzung für alle speziellen karyoplasmaabhängigen Synthesen. Nukleolen sind also als die Funktionsstruktur eines bestimmten Chromosomenabschnittes anzusehen.

2.1.3. Ribosomen und Polyribosomen

Ribosomen sind kugelförmige Partikel mit einem Durchmesser von 100 bis 250 Å (Abb. 9). Chemisch handelt es sich um Ribonukleoproteide. Sie sind Reaktionsorte der Proteinbiosynthese. Höher organisierte Zellen enthalten

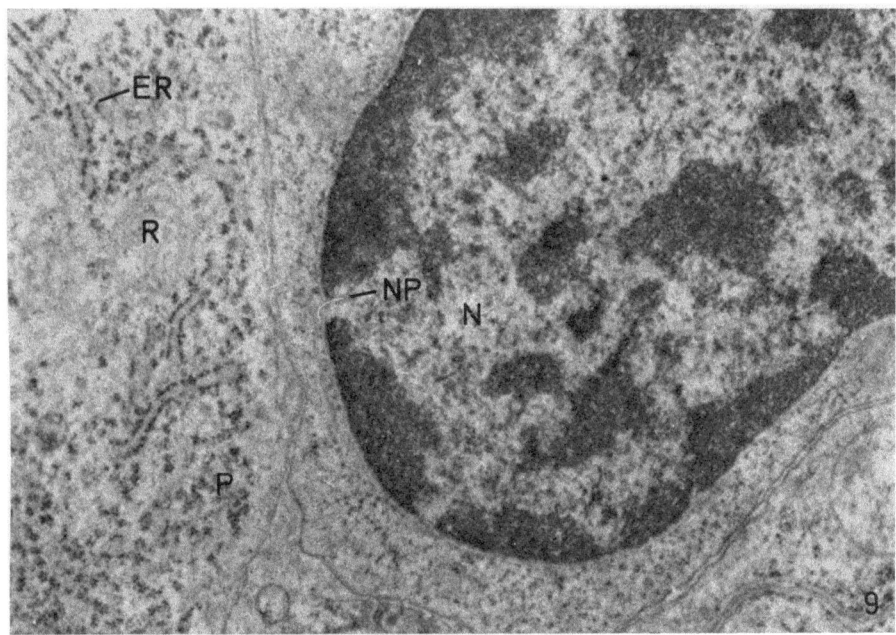

Abb. 9. Ribosomen (R), Polysomen (P), rauhes endoplasmatisches Retikulum (ER), Kern (N), Kernpore (NP), Vergr.: 25 000fach

Ribosomen mit Sedimentationskonstanten von 80-, 60- und 40-S (AMELUNXEN, 1973). Ribosomen sind oft durch sogenannte Matrizen-Ribonukleinsäure (mRNS) zu Polyribosomen (Polysomen) verbunden (WARNER et al., 1962; MANGIAROTTI und SCHLESSINGER, 1966, 1967). Sie finden sich in der überwiegenden Mehrzahl im Zytoplasma, aber auch im Zellkern und den Membranen des endoplasmatischen Retikulums. Bei den Euzyten werden Ribosomen im Nukleolus gebildet (PERRY, 1967). Näheres über die chemische Zusammensetzung und Funktion der Ribosomen siehe u. a. in den Übersichtsarbeiten von AMELUNXEN, 1973; ROTZSCH, 1970.

2.1.4. Fibrilläre Strukturen, Mikrotubuli (Spindelfasern)

Bei Blutzellen finden sich im Zytoplasma häufig Fibrillenbündel (WOHLFARTH-BOTTERMANN, 1973). Diese Fibrillen bestehen aus Filamenten mit einem Durchmesser zwischen 4—8 nm (DE PETRIS et al., 1962; ZUCKER-FRANKLIN, 1963). Ähnliche Fibrillenbündel werden aber auch bei leukämisch entarteten Zellen beschrieben (siehe Abschnitte über leukämische Zellen).

In vielen Zellen werden Mikrotubuli, sogenannte „microtubules", gefunden,

z. B. in Thrombozyten, Granulozyten, Lymphozyten. Ihre Durchmesser liegen zwischen 8 und 30 nm. Diese Mikrotubuli haben eine teils stabilisierende, teils dynamische Aufgabe. Mikrotubuli spielen z. B. bei der Radialsegmentierung von Kernen eine entscheidende Rolle.

Die Spindelfasern sind ebenfalls derartige kleine Tubuli (15—30 nm im Durchmesser). Sie sind oft zu Bündeln angeordnet und verbinden im Verlauf der Mitose die Chromosomen mit dem Zentriol. Die Struktur dieser Mikrotubuli ist sehr labil. Mikrotubuli verschwinden bei Temperaturen unter 5 °C und über 35 °C (Inoué, 1952) sowie bei hydrostatischem Druck (Marsland, 1951; Pease, 1946). Weiters unterbinden Pflanzenalkaloide, wie etwa Colchizin und Vinblastin, die Ausbildung eines Spindelapparates dadurch, daß sie die Mikrotubulibildung stören.

2.1.5. Das Zentriol

Den Zentriolen kommt wahrscheinlich als „Organisationszentren" von Spindelfasern eine Bedeutung zu. Die Zentriolen sind etwa 0,3—0,5 µm lange Hohlzylinder (Schneider, 1973). Sie bestehen aus Mikrotubuli, die eine 9 + 2- oder 9 + 3-Struktur bilden, d. h., jeweils 2 oder 3 parallele Tubuli liegen dicht beisammen, und 9 solcher Komplexe bilden die Wand des Hohlzylinders (siehe auch Abb. 5 a). Diese zusammengehörigen Mikrotubuli bilden zur Tangente an den Zylinder einen Winkel von ca. 40°. Öfter werden auch Satelliten an diesen Komplexen angelagert gefunden. Die Reduplikation der Zentriolen ist noch unklar: Einerseits wird eine „Selbstreproduktion" angenommen, andererseits eine Neubildung durch eine Art Knospung (Schneider, 1973; Lwoff, 1950).

Literatur

Altmann, H. W.: Der Intermitose-Kern. In: Grundlagen der Cytologie (Hrsg. Hirsch, G. Ch., Ruska, H., Sitte, P.). Jena: VEB Gustav Fischer, 1973.

Amelunxen, F.: Ribosomen. In: Grundlagen der Cytologie (Hrsg. Hirsch, G. Ch., Ruska, H., Sitte, P.). Jena: VEB Gustav Fischer, 1973.

Arrighi, F. E., Hsu, T. C.: Localization of heterochromatin in human chromosomes. Cytogenetics **10**, 81 (1971).

Baudhin, P., Beaufay, H., Duve, C. de: Combined biochemical and morphological study of particulate fractions from rat liver. Cell Biology **26**, 219—243 (1965).

Ben-Ishay, Z.: Changes of erythroblast mitochondria in rat bone marrow. J. Microscopie **9**, 679—682 (1970).

Bennet, H. S.: The concept of membrane flow and membrane vesiculation as mechanism for active transport and ion pumping. J. Biophys. Biochem. Cytol. **2/4**, 99—103 (1956).

Bernhard, W.: Ultrastructural aspects of nucleo-cytoplasm relationship. Exp. Cell Res. **6**, 17—50 (1959).

Danielli, J. F., Davson, H.: A contribution to the theory of permeability of thin films. J. cell comp. Physiol. **5**, 495—508 (1935).

Deams, W. Th.: Mouse liver lysosomes and storage. A morphological and histochemical study, 1—89. Leiden: Luctor et Emergo, 1962.

DeDuve, C.: Lysosomes, a new group cytoplasmic particles. In: Subcellular particles, pp. 128—158 (ed. Hayashi, T.). New York: Ronald Press, 1959.

DeDuve, C., Wattiaux, R.: Functions of lysosomes. Ann. Rev. Physiol. **28**, 435—492 (1966).

DePetris, S., Karlsbad, G., Pernis, B.: Filamentous structures in the cytoplasm of normal mononuclear phagocytes. J. Ultrastruct. Res. **7**, 39—55 (1962).

Dutrillaux, B., Lejeune, J.: Sur une nouvelle technique d'analyse du caryotype humain. C. R. Acad. Sci. (Paris) **272**, 2638—2640 (1971).

ESSNER, E., NOVIKOFF, A. B.: Cytological studies on two functional hepatomas. J. Cell Biol. **15**, 289—312 (1962).

FRANKE, W. W.: Zur Feinstruktur isolierter Kernmembranen aus tierischen Zellen. Z. Zellforsch. **80**, 585—593 (1967).

GEREN, B. B.: Structural studies of the formation of the myelin sheath in periferal nerve fibers. 14. Symp. Soc. Develop. Growth, 213—220. Princeton, New York, 1956.

GOLGI, C.: Structures des cellules nerveuses. Arch. Ital. Biol. **30**, 60 (1898).

GRASSÈ, P. P.: Ultrastructure, polarité et reproduction de l'appareil de Golgi. C. R. Acad. Sci., Paris, **245**, 1278—1281 (1957).

HARTMANN, J. F.: An electronoptical study of sections of central nervous system. J. comp. Nemol. **99**, 201—249 (1953).

JAMIESON, J. D., PALADE, G. E.: Intracellular transport of secretory proteins in the pancreatic exocrine cell. I. Role of the peripheral elements of the Golgi complex. J. Cell Biol. **34**, 577—596 (1967).

JAMIESON, J. D., PALADE, G. E.: Intracellular transport of secretory proteins in the pancreatic exocrine cell. II. Transport to condensing vacuoles and zymogen granules. J. Cell Biol. **34**, 597—615 (1967).

INOUÉ, S.: Effect of temperature on the bire fringence of the mitotic spindle. Biol. Bull. **103**, 316 (1952).

LWOFF, A.: Problems of morphogenesis in Ciliates. New York: Wiley and Sons, 1950.

MANGIAROTTI, G., SCHLESSINGER, D.: Polyribosome metabolism in Escherichia coli. I. Extraction of polyribosomes and ribosomal subunits from fragile, growing Escherichia coli. J. molec. Biol. **20**, 123 (1966).

MANGIAROTTI, G., SCHLESSINGER, D.: Polyribosome metabolism in Escherichia coli. II. Formation and lifetime of messenger RNA molecules, ribosomal subunit couples and polyribosomes. J. molec. Biol. **29**, 395 (1967).

MARQUARDT, H.: In: Handbuch der allgemeinen Pathologie II/2. Der Zellkern I, S. 1—162 (Hrsg. ALTMANN, H.). Berlin-Heidelberg-New York: Springer, 1971.

MARSLAND, D.: The action of hydrostatic pressure on cell division. Ann. N. Y. Acad. Sci. **51**, 1237—1335 (1951).

MOLLENHAUER, H. H., WHALEY, W. G.: An observation on the functioning of the Golgi apparatus. J. Cell Biol. **17**, 222—225 (1963).

MOSES, M. J.: The nucleus and chromosomes: A cytological perspective. In: Cytology and cell physiology, pp. 423—558 (ed. BOURNE, G. H.). New York: Academic Press, 1964.

MÜLLER, M., RÖHLICH, P., TOTH, J., TÖRÖ, J.: Fine structure and enzymic activity of protozoan food vacuoles. In: Ciba foundation symposium on lysosomes, pp. 201—225 (eds. DERENCK, A. V. S., CAMERON, M. P.). London: J. a. A. Churchill Ltd., 1963.

NASS, M. M. K.: The circularity of mitochondrial DNA. Proc. nat. Acad. Sci. (U.S.A.) **56**, 1215—1222 (1966).

NASS, S., NASS, M. M. K.: Intramitochondrial fibers with DNA characteristics. II. Enzymatic and other hydrolytic treatments. J. Cell Biol. **19**, 613—629 (1963).

PARDEE, A. B.: Membrane transport proteins. Science **162**, 632—637 (1968).

PATRIZI, G., POGER, M.: The ultrastructure of the nuclear peripheri. The zonula nucleum limitans. J. Ultrastruct. Res. **17**, 127—136 (1967).

PEASE, D. C.: Hydrostatic pressure effects upon the spindle figure and chromosome movement. II. Experiments on the divisions of Tradescantia pollen mother cells. Biol. Bull. **91**, 145—165 (1946).

PERRY, R. P.: The nucleolus and the synthesis of ribosomes. Progress in nucleic acid research. Molec. Biol. **6**, 219 (1967).

ROBERTSON, J. D.: A molecular theory of cell membrane structure. Verh. 4. Intern. Congr. Electr. Micr., 159—171. Berlin-Göttingen-Heidelberg-New York: Springer, 1960.

ROBERTSON, J. D.: The membrane of the living cell. Scientif. Amer. Offprint **151** (1962).

ROTZSCH, W.: Einführung in die funktionelle Biochemie der Zelle. Leipzig: Johann Ambrosius Barth, 1970.

REALE, E.: Mitochondrien. In: Grundlagen der Cytologie (Hrsg. HIRSCH, G. CH., RUSKA, H., SITTE, P.). Jena: VEB Gustav Fischer, 1973.

ROUILLER, CH.: Physiological and pathological changes in mitochondrial morphology. Int. Rev. Cytol. 9, 227—292 (1960).
RUZICKA, F.: Ein einfaches Verfahren zur Darstellung von humanen Metaphasenplatten für das Elektronenmikroskop 13, 199—204 (1971).
RUZICKA, F.: Über die Ultrastruktur menschlicher Metaphasenchromosomen. Humangenetik 17, 137—144 (1973).
RUZICKA, F.: Eine Methode zur Darstellung bestimmter Mitosen im Licht- und Elektronenmikroskop — ein Zielpräparationsverfahren. Mikroskopie 29, 109—115 (1973).
RUZICKA, F.: Über die Primärwindungen menschlicher Chromosomen. Humangenetik 20, 1—7 (1973).
RUZICKA, F.: Effect of G-banding techniques on the ultrastructure of human chromosomes. Humangenetik 22, 119 (1974).
RUZICKA, F.: Organization of human mitotic chromosomes. Humangenetik 23, 1—22 (1974).
RUZICKA, F.: Chromosome studies after G-banding techniques. Jeol News 12, 6—7 (1974).
RUZICKA, F.: Elektronenmikroskopische Untersuchungen an Chromosomen nach G-Bandenfärbung. Kongreßbd. des Kongr. Anthropologie und Humangenetik 1973, 215—220. Gießen: Gustav Fischer, 1975.
SCHNEDL, W.: Banding pattern of human chromosomes. Nature (Lond.) New Biol. 233, 93 (1971).
SCHNEIDER, I.: Centriolen und Wimperapparat. In: Grundlagen der Cytologie (Hrsg. HIRSCH, G. CH., RUSKA, H., SITTE, P.). Jena: Gustav Fischer, 1973.
SCHWARZACHER, H. G., SCHNEDL, W.: Elektronenmikroskopische Untersuchungen menschlicher Metaphasen-Chromosomen. Humangenetik 4, 153—165 (1967).
SEABRIGHT, M.: A rapid banding technique for human chromosomes. Lancet II, 971 (1971).
SITTE, P.: Molekulare Morphologie der Zelle, 81—116. In: Grundlagen der Cytologie (Hrsg. HIRSCH, G. CH., RUSKA, H., SITTE, P.). Jena: VEB Gustav Fischer, 1973.
SITTE, P.: Biomembranen: Struktur und Funktion. Ber. dtsch. bot. Ges. 82, 367—388 (1969).
SJÖSTRAND, F., RHODIN, J.: The ultrastructure of the proximal convoluted tubules of the mouse kidney as revealed by high resolution microscopy. Exp. Cell Res. 4, 426—456 (1953).
SUMMNER, A., EVANS, T., BUCKLAND, R. A.: New technique for distinguishing between human chromosomes. Nature (Lond.) New Biol. 232, 31 (1971).
SWIFT, H.: The fine structure of annulate lamellae. J. biophys. biochem. Cytol. Suppl. 2, 415—418 (1956).
WARNER, J. R., RICH, A., HALL, C. E.: Electron microscope studies of ribosomal clusters synthesizing hemoglobin. Science 136, 1399 (1962).
WATSON, M. L.: Further observations on the nuclear envelope of animal cell. J. biophys. biochem. Cytol. 6, 147—156 (1959).
WATSON, M. L.: The nuclear envelope. Its structure and relation to cytoplasmic membranes. J. biophys. biochem. Cytol. 1, 257—270 (1955).
WOHLFARTH-BOTTERMANN, K. E.: Grundplasma. In: Grundlagen der Cytologie (Hrsg. HIRSCH, G. CH., RUSKA, H., SITTE, P.). Jena: VEB Gustav Fischer, 1973.
WOLFE, S. L.: The fine structure of isolated metaphase chromosomes. Exp. Cell Res. 37, 45—53 (1965).
ZUCKER-FRANKLIN, D.: The ultrastructure of cells in human thoracic duct lymph. J. Ultrastruct. Res. 9, 325—339 (1963).

3. Das Hämopoetische System

3.1. Einleitung

Zunächst einiges zu den Aufgaben, der Menge und der Zusammensetzung des Blutes. Die Funktionen des Blutes sind vielfältigster Natur. Die wichtigsten Aufgaben sind der Sauerstofftransport von der Lunge zu den Orten der Verbrennung sowie der Abtransport von Kohlendioxid zur Lunge, der Transport von Nährstoffen von den Orten der Resorption zu denen des Verbrauches, der Abtransport von Abfallprodukten des Stoffwechsels von den Geweben zu den Ausscheidungsorganen, der Transport von Hormonen und Enzymen zur Regulierung von Stoffwechselvorgängen, die Vernichtung von Krankheitskeimen durch phagozytierende Blutzellen, der Transport von Hormonen und Enzymen zur Regulierung von Stoffwechselvorgängen, die Vernichtung von Krankheitskeimen durch phagozytierende Blutzellen, der Transport von Immunstoffen, seien sie zellgebunden oder als Immunglobulin zu den Bedarfsstätten, die Aufrechterhaltung von Isoionie, Isotonie, Isohydrie des Blutes und der Gewebe, die wesentliche Mitwirkung bei der Wärmeregulation des Organismus und die Blutgerinnung.

Beim Erwachsenen beträgt die Blutmenge etwa $1/13$ des Körpergewichtes, das sind 6—8%, beim Mann ergeben sich etwa 5,5 l, bei der Frau 4,5 l zirkulierendes Blut. Die Erfassung der Blutmenge, die sich in den Depots z. B. der Milz, und im Nebenschluß ausgedehnter Kapillargebiete befindet, ist methodisch sehr erschwert.

Das Blut setzt sich aus festen Bestandteilen, wie Erythrozyten, Leukozyten, Blutplättchen und aus Blutplasma, dem flüssigen Anteil zusammen.

Die wesentlichen Fakten über die Morphologie der Blutzellen ist uns aus den Ergebnissen der Giemsafärbung, der Phasenkontrastmikroskopie und der Elektronenmikroskopie bekannt. Eine Beschreibung der Morphologie der Blutzellen und ihrer Vorstufen ist unlösbar mit den Problemen der Nomenklatur und der Zellentwicklung verbunden. Die Nomenklatur wird aber entscheidend von den Theorien der Zellentwicklung beeinflußt. Im allgemeinen wird bei der Zellentwicklung eine Dreiteilung angenommen, wobei die erste Stufe mit der Nachsilbe -blast, die zweite Stufe mit der Vorsilbe Pro- versehen werden, bei der dritten Stufe wird die Zellbezeichnung selbst genommen, z. B. Myeloblast, Promyelozyt und Myelozyt.

Es werden eine erythrozytäre, eine granulozytäre, monozytäre, thrombozytäre und eine lymphozytäre Reihe unterschieden.

3.1. Einleitung

Die Verteilung der Zellen im Knochenmark und im peripheren Blut ist aus Tabelle 1 und Tabelle 2 zu ersehen.

Tabelle 1. *Verteilung der Zellen im peripheren Blut des Erwachsenen nach* BEGEMANN [1]

	Werte des Erwachsenen (pro mm^3)
Erythrozyten	4,5—5 Millionen
Leukozyten	4 000— 9 000
Neutrophile	2 200— 6 500
stabkernige	120— 450
segmentkernige	2 000— 6 300
Eosinophile	80— 360
Basophile	— 50
Monozyten	80— 590
Lymphozyten	1 000— 3 600
Thrombozyten	200 000—300 000

[1] BEGEMANN, H.: Klinische Hämatologie. Stuttgart: Georg Thieme, 1970.

Tabelle 2. *Myelogramm nach* BEGEMANN [1]. *Die Werte der erythropoetischen Reihe, Retikulumzellen und Plasmazellen sind auf 100% myeloische Reihe und Monozyten sowie Lymphozyten bezogen. Die Zusammenstellung wurde dabei modifiziert*

	in %
Proerythroblasten	0,5— 4,8 (1,8)
Erythroblasten	1,6— 8,2 (4,2)
Normoblasten (polychromatisch und orthochromatisch)	12,2—43,7 (24,3)
Myeloblasten	0,5— 3,8 (1,5)
Promyelozyten	1,2— 6,4 (2,2)
Myelozyten	12,8—33,6 (18,4)
Metamyelozyten	11,4—28,2 (17,1)
Stabkernige	14,7—36,3 (20,4)
Segmentkernige	16,4—35,1 (23,8)
unreife Eosinophile	0,5— 3,2 (2,8)
reife Eosinophile	0,5— 4,4 (3,1)
Basophile	0,1— 0,8 (0,2)
Monozyten	4,4— 4,1 (2,3)
Lymphozyten	0,6—14,3 (8,2)
Plasmazellen	1,2— 6,2 (2,1)
Speichernde Retikulumzellen	0,6— 6,3 (1,4)
Nicht speichernde Retikulumzellen	0,3— 5,4 (3,1)
Megakaryozyten	0,5

[1] BEGEMANN, H.: Klinische Hämatologie. Stuttgart: Georg Thieme, 1970.

3.2. Produktionsstätten von Blutzellen

3.2.1. Knochenmark

Das Knochenmark ist ein Organ der Hämatopoese. Es ist ein Teil des sogenannten retikuloendothelialen Systems und steht in enger Verbindung mit dem Blutgefäß- und Nervensystem.

Als erster hat NEUMANN (1868, 1882) eine Entwicklung der Blutzellen aus dem Knochenmark angenommen. Von ihm wurde ein rotes und ein gelbes Mark beschrieben. Die Knochenmarkstruktur wurde von RINDFLEISCH (1880) und VAN DER STICH (1892) untersucht. NAEGELI führte (1900) den Begriff „Myeloblast" ein und postulierte, daß das Knochenmark Sitz der Entwicklung aller Blutzellen sei. NAEGELIS „Myeloblast" unterscheidet sich aber in der von diesem Autor gegebenen Beschreibung von der gegenwärtigen Definition dieser Zelle. FERRATA (1918, 1920) stellte fest, daß die basophilen, nichtgranulierten Zellen des Knochenmarks unreife Zellen seien, da sie mit großen lymphoiden Zellen, die im Dottersack beobachtet werden, morphologisch korrespondieren. FERRATA nannte diese Zellen „Hämozytoblasten".

Morphologisch ist das Knochenmark ein schwammähnliches Netzwerk aus Blutgefäßen und Retikulumzellen, großen langgestreckten Makrophagen und Fettzellen. Die Grundstruktur bilden die Retikulumzellen. Extrazelluläre Strukturen, wie Kollagenfasern, sind im Knochenmark selten.

Der Aufbau des Knochenmarks ist am besten entlang der Markgefäße zu analysieren. DOAN (1922), DRINCKER et al. (1922); BERGMANN (1930) und FLIEDNER et al. (1956) untersuchten die Markgefäße. Eine Übersicht wurde von BRÅNEMARK (1968) zusammengestellt. Es gibt dabei verschiedene Auffassungen über die Blutzirkulation. FLIEDNER et al. (1956); ZAMBONI und PEASE (1961) nehmen ein gemeinsames Ernährungs- und Transportsystem an, eine Verzweigung der Hauptarterie in Arteriolen und arterielle Kapillaren. Dieses System mündet in ein Netzwerk von Sinusoiden, durch deren dünne Wände der Zellaustausch vom Markparenchym in die Blutgefäße erfolgt. Diese Sinusgebiete führen in einen zentralen Sinus, aus dem Venulen und Venen für den Rücktransport des Blutes sorgen. BURKHARDT (1962) unterscheidet dagegen zwischen einem eigenen Ernährungssystem und einem eigenem Transportsystem.

Die Verteilung der Blutgefäße im Femur und anderen langen Knochen kleiner Tiere wurde mit Injektionstechniken untersucht. Danach mündet eine größere Arterie in der Nähe des proximalen Endes in die Markhöhle des Femurs. Sie teilt sich in zwei Hauptzweige, einen aufsteigenden und einen absteigenden Zweig. Im aufsteigenden kurzen Zweig kommt es zu einer weiteren Verzweigung, bevor die Epiphyse erreicht wird. Der absteigende Teil mündet parallel zur Knochenachse in ein Geflecht aus Gefäßen, das sich nur an einigen wenigen Punkten weiter aufteilt. Es erreichen so Arterien mit relativ großem Lumen die Epiphysenregion. Dort finden sich Anastomosen zwischen Arterien und Venen. In der Diaphyse verzweigen sich einige große in kleinere Arterien, die bis zur Peripherie des Marks führen. Dort teilen sie sich in viele kleine Gefäße auf, die in Sinusgebiete münden. Zahlreiche arte-

3.2. Produktionsstätten von Blutzellen

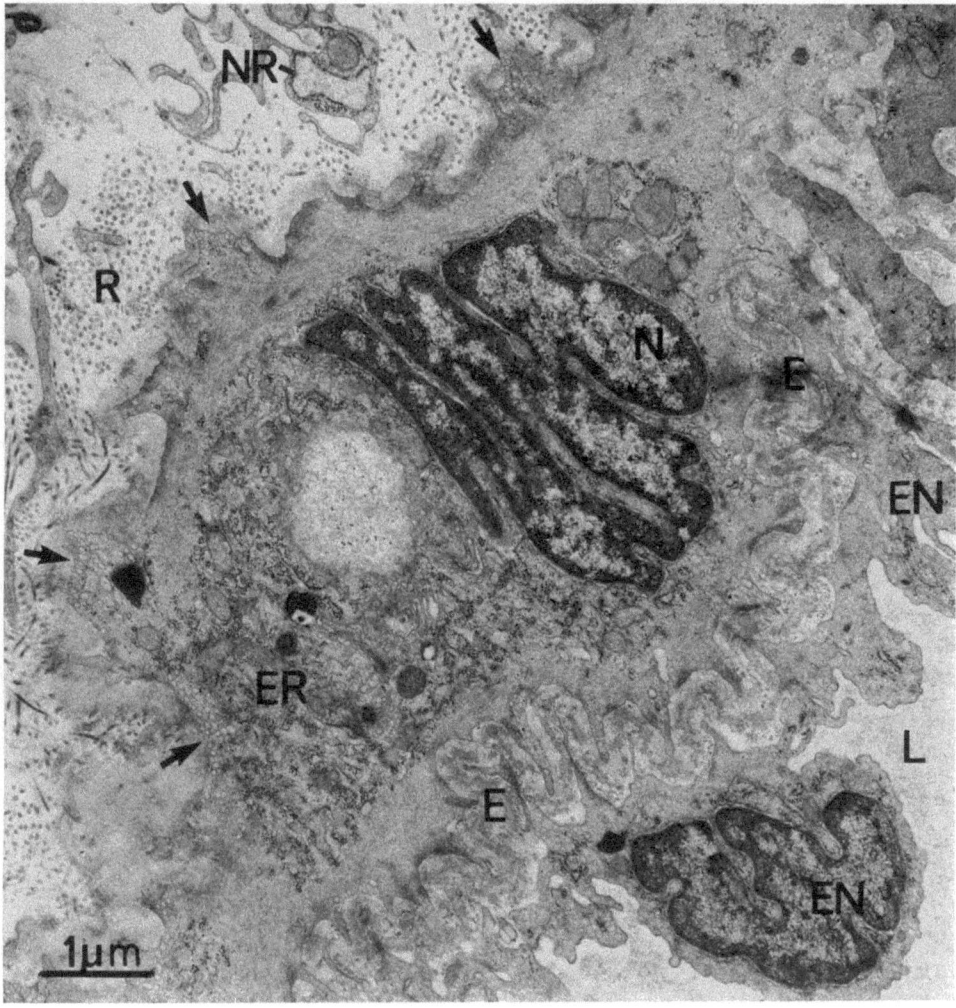

Abb. 10. Rattenknochenmark. Wand einer kleinen Arterie. Links oben lockeres Bindegewebe mit Nerv (*NR*), quergeschnittenen Retikulinfasern (*R*). Daran anschließend eine glatte Muskelzelle der Arterienwand mit einem gebuchteten Kern (*N*), reich ausgebildetem rauhem endoplasmatischem Retikulum (*ER*) und sehr zahlreichen kleinen pinozytischen Vesikeln (Pfeile). Rechts unten das Lumen der Arterie (*L*) mit einer in das Lumen hervorspringenden Endothelzelle (*EN*). Zwischen Muskelzelle und Endothelzell-Fortsätzen Basalmembran und Lamina elastica (*E*) (Aufn. D. Huhn)

rielle Kapillaren durchdringen die Knochenkortex. In der Diaphyse gelangt das Blut durch die Sinus recti in die Zentralvene, die selbst durch das Knochenzentrum verläuft. Über kleinere Venen und Venulen wird das Blut weitergeleitet.

Über die Ultrastruktur der Markgefäße des Menschen und seine Topographie gibt es noch relativ wenige Arbeiten. Das liegt daran, daß es schwierig ist, diese Strukturen in situ zu erhalten, da bei der Präparation für das Elek-

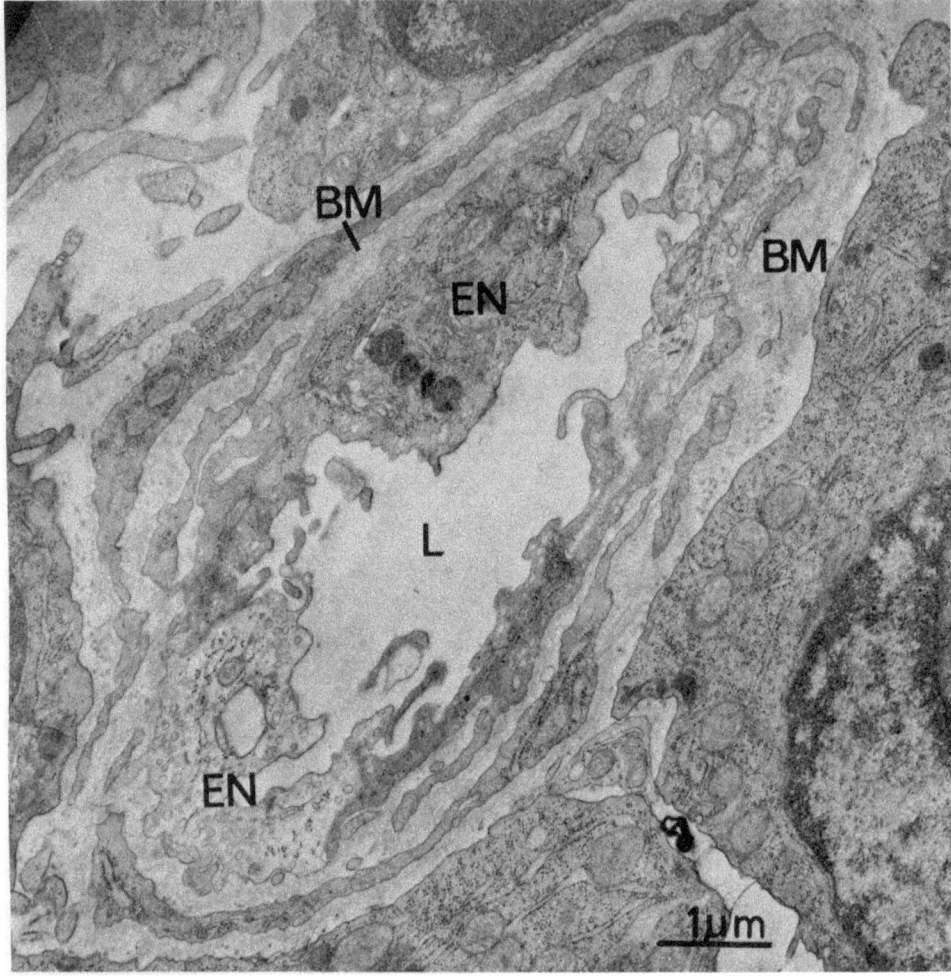

Abb. 11. Rattenknochenmark. Querschnitt durch eine Kapillare. Lumen (*L*) des Gefäßes. Endothelzellen und ihre Fortsätze (*EN*). Durchgehende nicht unterbrochene Basalmembran (*BM*) (Aufn. D. HUHN)

tronenmikroskop beachtliche Zerstörungen eintreten. Mittels Perfusionstechnik präpariertes Knochenmark der Ratte wurde von TANAKA und GOODMANN (1972) untersucht. Sie fanden, daß sich die großen Arterien des Knochenmarks nicht wesentlich von denen anderer Organe in ihrer Ultrastruktur unterscheiden. Sie besitzen eine innere elastische Lamina und weisen eine meist vollständige Bedeckung mit glatten Muskelzellen auf (FERNANDO, 1964; MOVAT, 1963). Die Arterienwand von mittleren und kleinen Gefäßen besteht aus langgestreckten Endothelzellen, zwischen denen eingelagert elastische Fasern liegen (Abb. 10). Bis zu einem Gefäßlumen von 20 µm und kleiner können noch elastische Fasern gefunden werden. Arterien mit größeren Lumen haben eine Bedeckung aus mehreren Zellschichten.

Glatte Muskelzellen, die die interne elastische Lamina bedecken, können nach HUHN und STICH (1969) an ihrem dichten Zytoplasma erkannt werden (Abb. 10). Sie sind reich an Mitochondrien, endoplasmatischem Retikulum und Pinozytosevesikeln. Das Lumen der Kapillaren wird von Endothelzellen bzw. deren Fortsätzen gebildet (Abb. 11). Die Verbindungen zwischen den Endothelzellen werden von ihren fingerähnlichen Fortsätzen gebildet. Manchesmal sind Desmosomen zu beobachten (HUHN und STICH, 1969). Das Zytoplasma dieser Zellen variiert in seiner Dichte und enthält zahlreiche Pinozytosevesikeln, wenige Mitochondrien, Ribosomen und endoplasmatisches Retikulum. HUHN und STICH, 1969 beschreiben Kapillargefäße, deren Lumen durch die Endothelzellen fast vollständig verschlossen sind. Sie diskutieren, daß es sich hierbei um einen Mechanismus handeln könne, der zur aktiven Regulation des Blutstroms dient.

Die Mehrzahl der Pinozytosevesikel der Endothelzellen wird entlang ihrer Zellmembran gefunden. Es wird vermutet, daß mittels Pinozytose Kolloide, große Moleküle, Wasser und Ionen transportiert werden (CASLEY-SMITH, 1967; KARNOVSKY, 1967; PALADE, 1964; STAUBESAND, 1960; WOLFF, 1966).

Die arteriellen Kapillaren münden in Sinusgebiete. Die ultrastrukturellen Befunde dieser Region des Knochenmarks sind widersprüchlich. Nach Untersuchungen von WEISS (1961, 1965) sollen nicht echte Endothelzellen die Sinuswand bilden, sondern Retikulumzellen. Auch FRESEN (1960, 1964) fand, daß das Sinusendothel aus Retikulumzellen aufgebaut sei. ZAMBONI und PEASE (1961) dagegen halten diese Zellen für echte Endothelzellen. WATANABE (1966) ist der Meinung, daß es sich um eine einzellige Schicht aus Endothelzellen handelt, die von Retikulumzellen getragen wird. Auch TANAKA (1969) konnte ähnliche Beobachtungen machen. Nach HUHN und STICH (1969) bilden Endothelzellen mit extrem dünnen Fortsätzen eine ununterbrochene Barriere, wobei weder eine Basalmembran noch retikuläre Fasern beteiligt sind. Die Endothelzellen in Sinusgebieten sind flache Zellen (Abb. 12). In Kernnähe befindet sich ein Golgi-Feld, außerdem findet sich endoplasmatisches Retikulum, Mitochondrien, Zytosomen und Pinozytosevesikel. Entlang der Kernmembran ist das Chromatin verdichtet. Die Fortsätze der Endothelzellen sind lang und dünn und können eine Länge von 500—1000 Å erreichen. Die Ausläufer zweier benachbarter Zellen überlagern sich meist, Unterbrechungen zwischen den Zellen können als Präparationsartefakte gedeutet werden. Das Sinusendothel ist nach HUHN und STICH (1969) aktiv an einer Phagozytose von Kohlepartikeln, die etwa einen Durchmesser von 150 Å aufweisen, beteiligt. Die Kohlepartikel werden von Endothelzellen phagozytiert und im Zytoplasma deponiert. Schon 5 Minuten nach intravenöser Injektion solcher Partikel sind diese in zahlreichen Endothelzellen festzustellen und bleiben dort für mindestens acht Wochen abgelagert.

Die Freisetzung von Blutzellen in den Blutkreislauf erfolgt in den Sinusgebieten. Obwohl es aus elektronenmikroskopischen Momentbildern schwierig ist, einen Vorgang zu rekonstruieren, kann angenommen werden, daß Blutzellen, wie Retikulozyten, Metamyelozyten, Plättchen oder Plättchenfelder imstande sind, durch aktive amöboide Bewegung in einen Sinus einzutreten

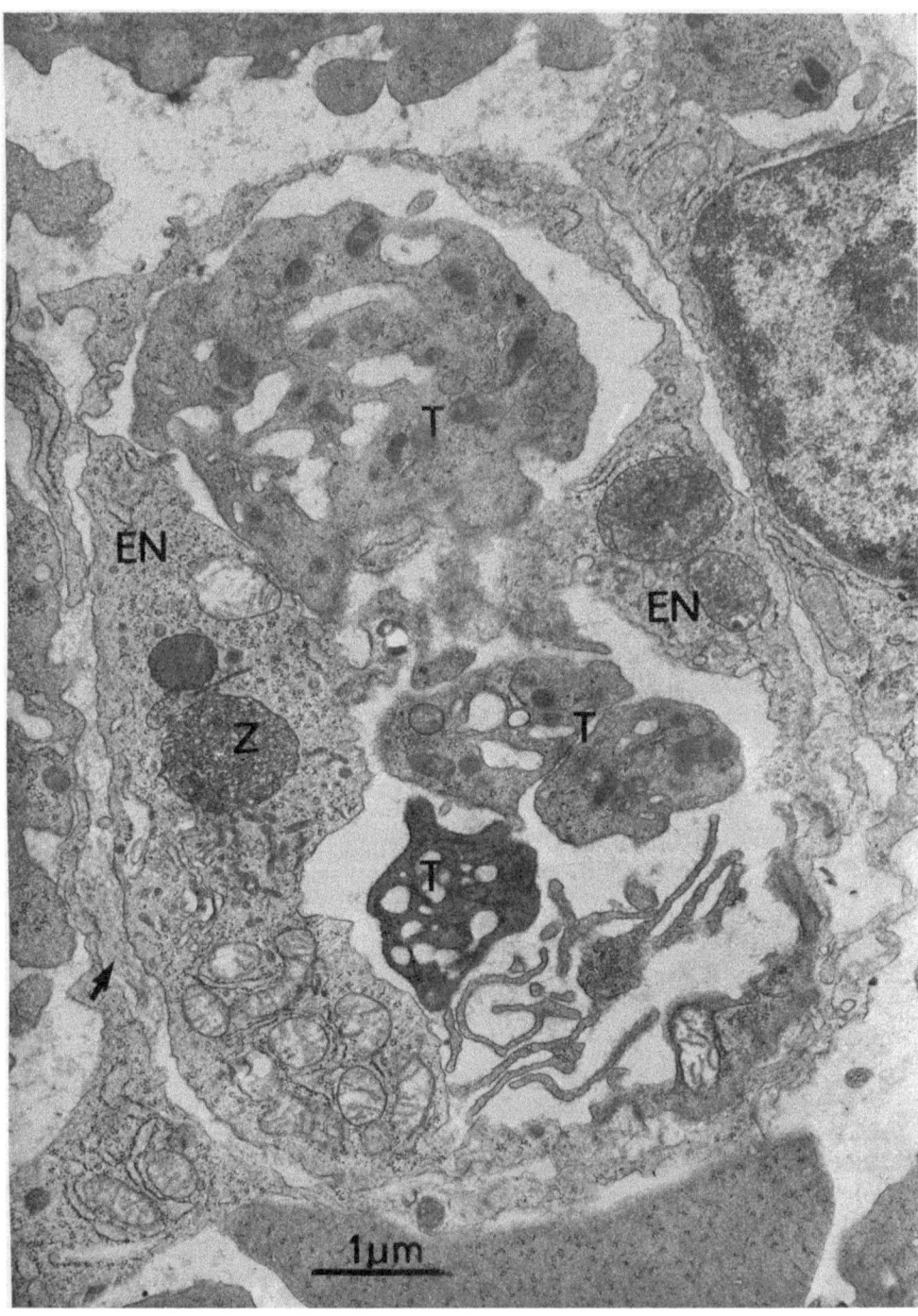

Abb. 12. Rattenknochenmark. Querschnitt durch einen kleinen Sinus. Das Sinuslumen enthält mehrere Thrombozyten (T). Die Sinusendothelien (EN) enthalten zahlreiche Mitochondrien und größere Zytosomen (Z); sie umschließen das Sinuslumen lückenlos. Eine Basalmembran ist nur stellenweise angedeutet (Pfeil) (Aufn. D. HUHN)

3.2. Produktionsstätten von Blutzellen

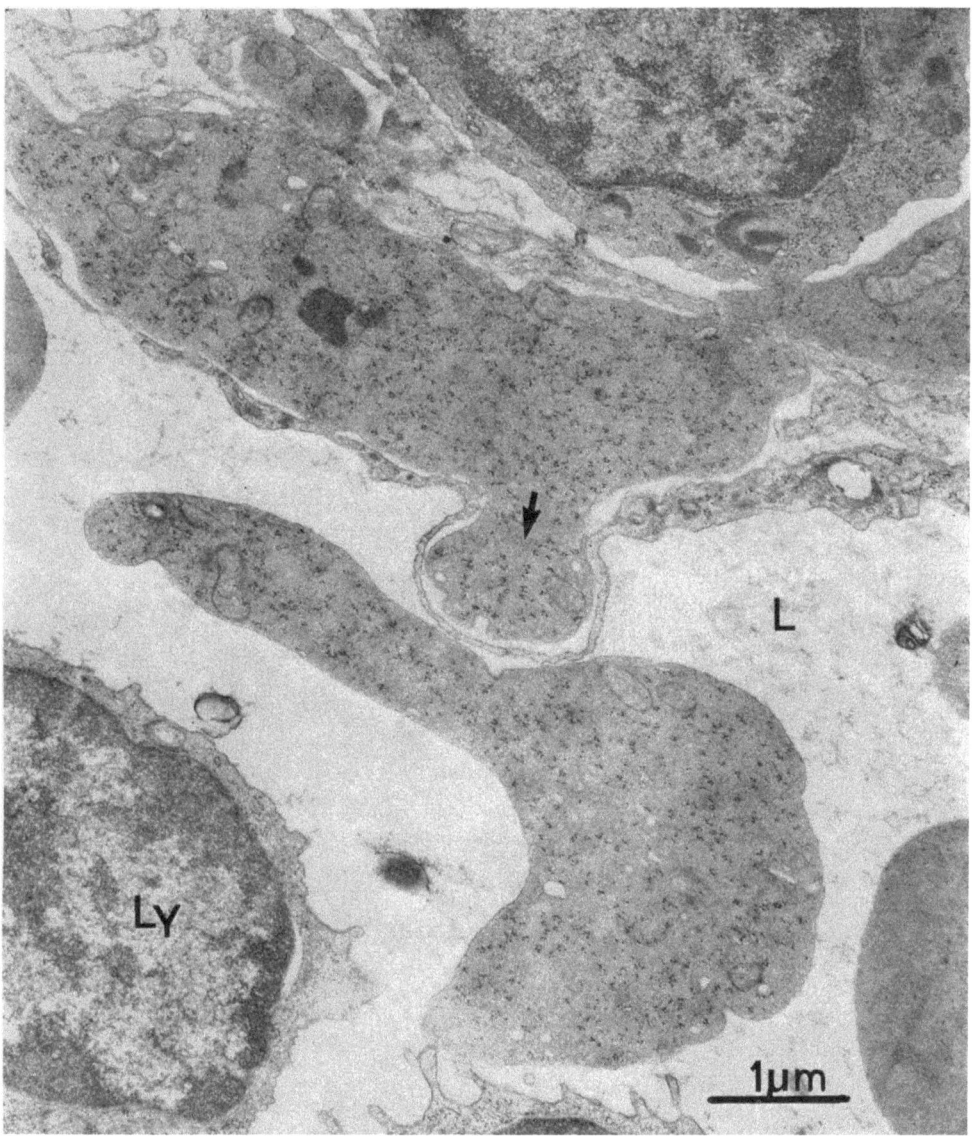

Abb. 13. Ein Retikulozyt schiebt durch eine keulenförmige Vorwölbung (Pfeil) die dünne Sinuswand vor sich her, um hier den Eintritt in das Sinuslumen (L) vorzubereiten. Im Sinus zusätzlich ein Retikulozyt und ein Lymphozyt (LY) (Aufn. D. Huhn)

(Abb. 13, 14). Campbell (1972); Chamberlain et al. (1975); DeBruyn (1971); Giordano (1973); Leblond et al. (1971); Leblond (1973); Lichtman, (1970), Lichtman und Weed (1972).

Im venösen System wird das Blut abgeleitet. Es handelt sich dabei um ein Netzwerk von Venen mit relativ großem Lumen (Movat und Fernando, 1964). Die Venenwand wird aus Endothelzellen gebildet und von einer kontinuierlichen Basalmembran ausgekleidet (Abb. 15). In diesen Endothelzellen

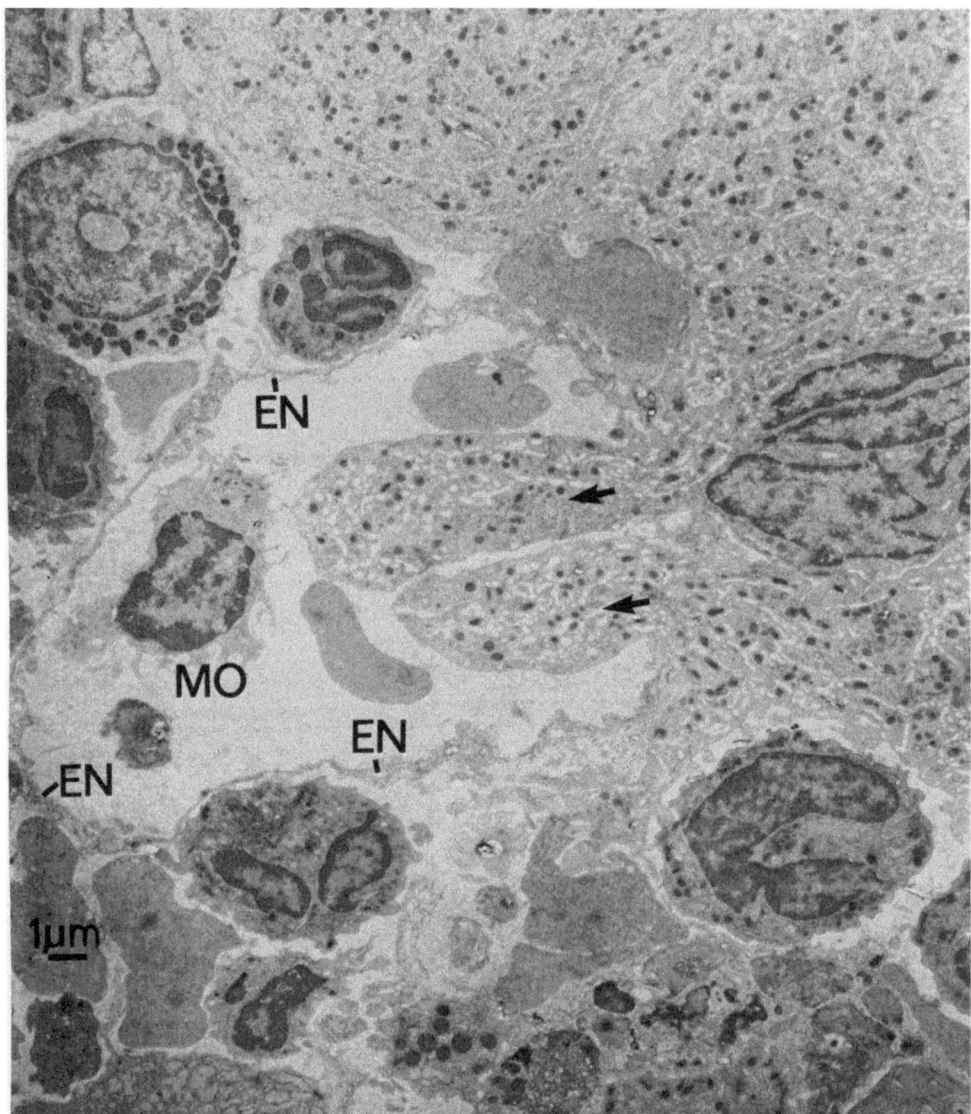

Abb. 14. Ein Megakaryozyt (rechtes oberes Bilddrittel) schiebt zwei Fortsätze (Pfeile) in einen Sinus des Rattenknochenmarks. Die Sinuswand (*EN*) zeigt im übrigen keine Unterbrechungen. Der Sinus enthält einen Monozyten (*MO*), er ist umgeben von mehreren Myelozyten und segmentkernigen Granulozyten. Auf dieser Abbildung wird die Thrombozytenabgabe vom Megakaryozyten in das Sinuslumen hinein verdeutlicht (Aufn. D. HUHN)

findet sich eine große Zahl an Ribosomen sowie Schläuche von endoplasmatischem Retikulum. Nach HUHN und STICH (1969) werden von den Endothelzellen der Knochenmarksvenen keine i. v. injezierten Kohlepartikel phagozytiert.

Das adventitielle Gewebe des Knochenmarks ist nur mäßig entwickelt. Es

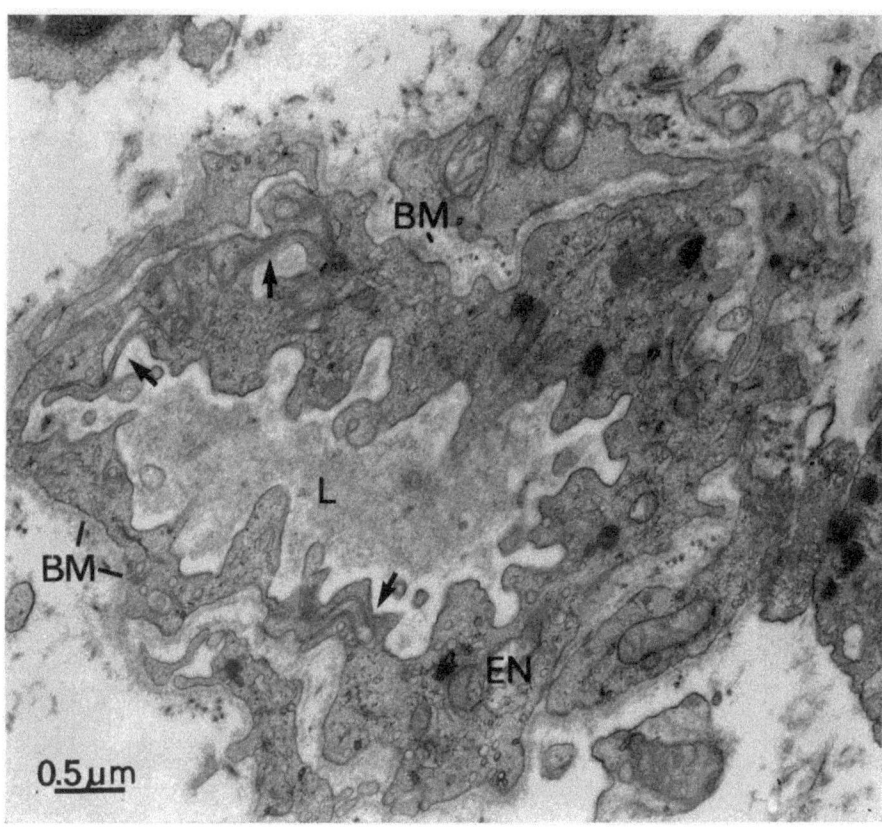

Abb. 15. Menschliches Knochenmark. Querschnitt durch eine kleine Kapillare. Das Gefäßlumen (*L*) wird durch die Endothelzellen (*EN*) und ihre interdigitierenden Fortsätze (Pfeile) gebildet. Angrenzend an die Endothelzellen eine nicht unterbrochene Basalmembran (*BM*) (Aufn. D. HUHN)

enthält Nervenfasern, teils mit, teils ohne Myelinscheide. Die Nervenfasern sind entlang von Blutgefäßen gelagert (BRÅNEMARK, 1968; CALVO, 1968). Kleine Nervenfasern können öfter in der Nähe von Arterienwänden beobachtet werden (TANAKA und GOODMANN, 1972).

Die Retikulumzellen des Knochenmarks stellen Elemente des sogenannten Retikulohistiozytären Systems dar. Sie spielen eine wichtige Rolle in der Hämopoese, stehen in enger Verbindung zu extrazellulären Substanzen des Knochenmarks und den Gefäßen, sind an der Phagozytose beteiligt, und es kommt ihnen eine Bedeutung im Eisenmetabolismus zu. Es wird zwischen phagozytierenden und nicht phagozytierenden Retikulumzellen unterschieden (Abb. 16, 17). Ihr Kern ist unregelmäßig geformt, das Chromatin ist entlang der Kernmembran angeordnet. Das Zytoplasma zeigt lange Fortsätze. Im Zytoplasma finden sich wenige Mitochondrien von kleinem Durchmesser sowie wenig Ribosomen, Polyribosomen und Ergastoplasma. Gut ausgebildet sind das Golgi-Feld, fibrilläre Strukturen und verschiedene Zytosomen.

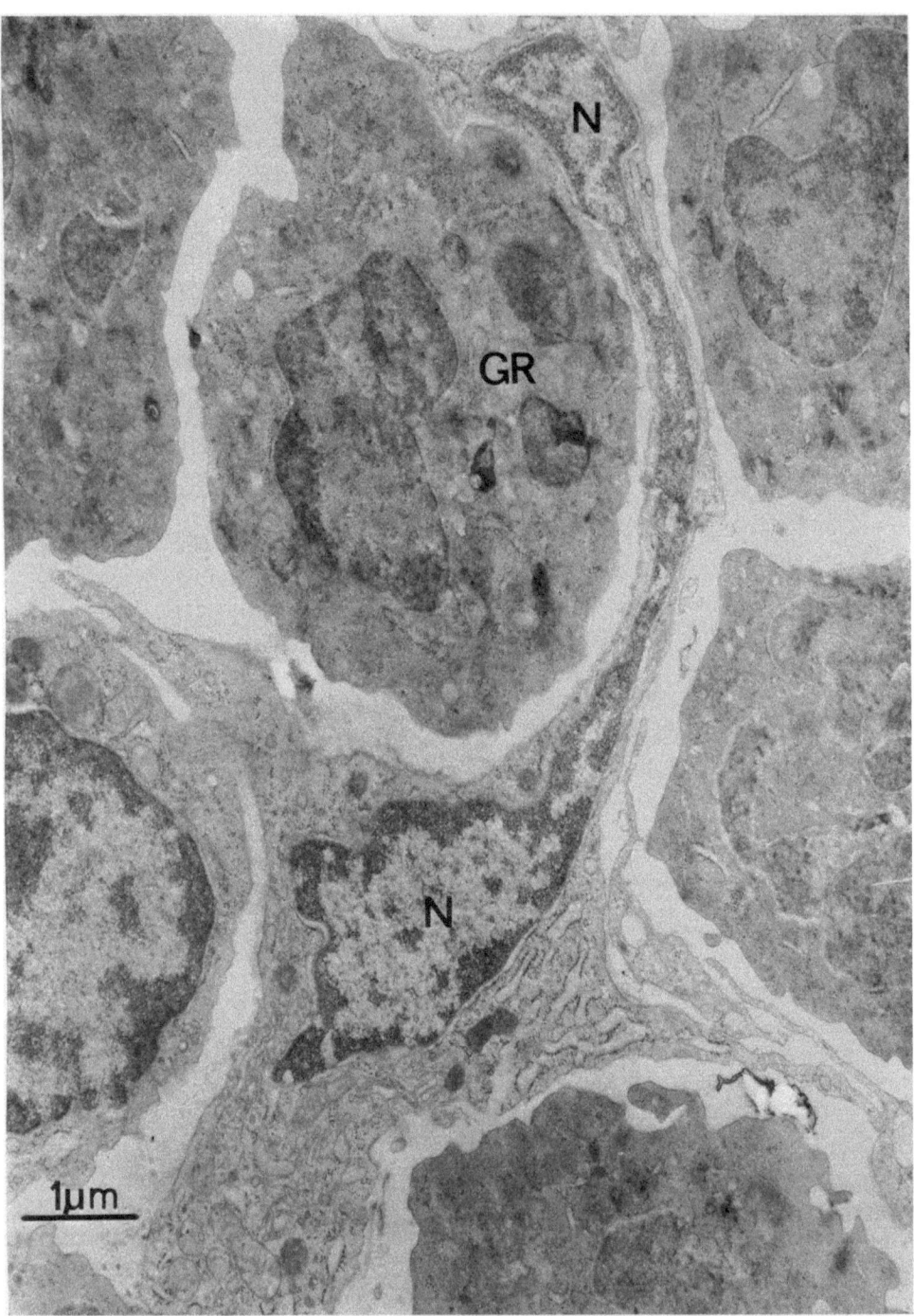

Abb. 16. Rattenknochenmark. Mehrere segmentkernige Granulozyten (*GR*). Dazwischen eine Retikulumzelle, die die Lücken zwischen diesen myeloischen Zellen ausfüllt, dabei dünne Zellfortsätze bildet und ihren Kern (*N*) verformt. Im Zelleib der Retikulumzelle zahlreiche kleine Vesikel, mehrere Zytosomen, Mitochondrien und rauhes endoplasmatisches Retikulum (Aufn. D. Huhn)

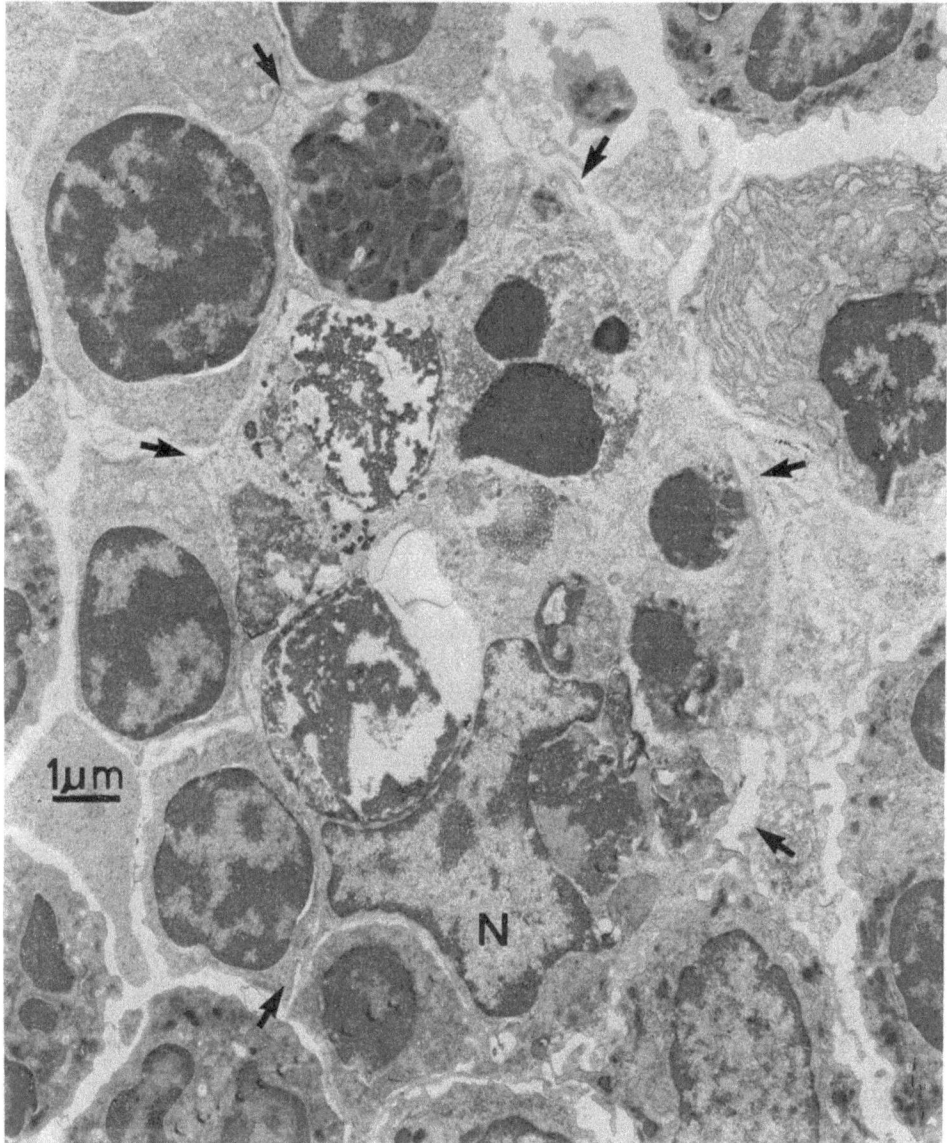

Abb. 17. Rattenknochenmark nach Bestrahlung mit ionisierenden Strahlen. Eine Retikulumzelle phagozytiert Parenchymzellen, welche durch die Bestrahlung geschädigt worden waren. Die Abgrenzung des Zelleibs der phagozytierenden Retikulumzelle wird durch Pfeile verdeutlicht. Die Retikulumzelle enthält zahlreiche, teilweise verdaute Zellreste. Ihr Kern (N) ist kleeblattförmig verformt (Aufn. D. HUHN)

3.2.2. Lymphknoten

Die Hauptstrukturen des Lymphknotens sind die Follikel, die Pulpa, die Lymphsinusgebiete und die Blutgefäße (siehe auch 7.2.1.) Es können primäre, sekundäre und tertiäre Follikel unterschieden werden. Problematisch ist allerdings eine Unterscheidung tertiärer Follikel, also des interfollikulären kortikalen Gewebes, das nach MORI und LENNERT (1969) isomorph mit der kortikalen Pulpa ist.

Die primären Follikel bestehen meist aus kleinen Lymphozyten, deren Durchmesser kleiner als 8 µm ist. Sie besitzen eine unregelmäßig ovale bis runde Form. Der Kern nimmt einen Großteil der Zelle ein. Entlang der Kernmembran, aber auch im Kerninneren ist das Chromatin verdichtet. Der Nukleolus wird in Schnitten selten gefunden. Nach WEBER et al. (1964); BROOKS und SIEGEL (1967); BÜTTNER und HORSTMANN (1967) können ein bis zwei sogenannte Sphaeridien im Kern gefunden werden. Im Zytoplasma findet sich eine geringe Zahl von endoplasmatischen Retikulum, einige Mitochondrien mit etwa 0,5 µm Durchmesser, wenige Lysosomen, viele freie Ribosomen, aber keine Polyribosomen.

Daneben treten in den primären Lymphfollikeln einige nichtphagozytierende Retikulumzellen auf. Mittels ihrer Ausläufer formen diese Zellen ein schwammähnliches Netzwerk. Es existiert keine scharfe Grenze zwischen den Follikeln und der umgebenden Pulpa. Manchesmal erstrecken sich diese Retikulumzellen mit ihren Ausläufern in einen Sinus. Nach MARUYAMA und HANAOKA (1966) können die Retikulumzellen nach ihrem Funktionszustand und ihrer Struktur in zwei Haupttypen unterteilt werden: in Retikulumzellen ohne Phagozytose und in solche mit Phagozytose.

Nichtphagozytierende Retikulumzellen (siehe 3.2.1.) haben eine unregelmäßige Form mit fingerartigen Plasmafortsätzen, mit denen sie sich untereinander berühren. Häufig sind diese Zellen um Blutgefäße gruppiert. Sie sind mit Desmosomen verbunden. Der Kern dieser Zellen hat eine unregelmäßige Form, von oval bis irregulär und ist eingebuchtet. Sein Chromatin ist etwas weniger stark kondensiert als das der Kerne anderer Lymphknotenzellen. Nur entlang der Kernmembran sind etwas stärkere Chromatinverdichtungen festzustellen. Im Kern sind ein bis zwei Nukleoli von unterschiedlicher Größe gelagert. Das Zytoplasma enthält Zisternen von endoplasmatischem Retikulum, ein ausgedehntes Golgi-Feld, einige ovale bis langgestreckte Mitochondrien und Lysosomen mit teils elektronendichtem Internum, teils mit Myelinfiguren und mit „multivesicular bodies". Es sind Polyribosomen und freie Ribosomen vorhanden. Da diese Zellen öfter in der Nachbarschaft von Kollagenfibrillen gefunden werden, erhebt sich die Frage, ob sie Kollagen synthetisieren können.

Die sekundären Follikel bestehen aus Germinozyten oder auch Zentrozyten genannt (LENNERT et al., 1966; LENNERT, 1975) Germinoblasten oder Zentroblasten, basophilen Stammzellen und Retikulumzellen. Der Lymphozytensaum enthält keine Zentrozyten und Zentroblasten, aber Plasmazellen und wenige basophile Stammzellen.

Zentrozyten sind unregelmäßig oval mit ca. 10 µm Durchmesser (Abb. 18). Der Kern ist oval mit wenigen leichten Einbuchtungen. Das Chromatin ist entlang der Kernmembran kondensiert. Es ist ein kleiner Nukleolus meist im Zentrum des Kerns zu finden.

ROBERTSON und MACLEAN (1965); SMITH und O'HARA (1968) beschreiben Kerntaschen. Endoplasmatisches Retikulum ist im Zytoplasma selten anzutreffen. Es ist ein nicht allzu ausgedehntes Golgi-Feld vorhanden, ferner sind zahlreiche runde Mitochondrien und viele Ribosomen, teilweise auch Polyribosome zu beobachten.

Zentroblasten sind unregelmäßig oval geformte Zellen mit 12—14 µm Durchmesser (Abb. 19). Der Kern ist oval und nimmt etwa zwei Drittel der

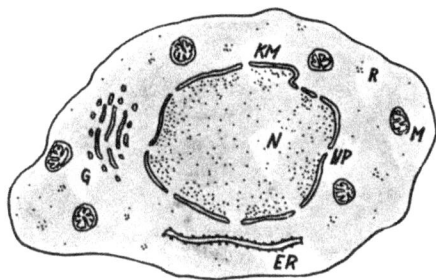

Abb. 18. Schema eines Zentrozyten, nach MORI und LENNERT, 1969

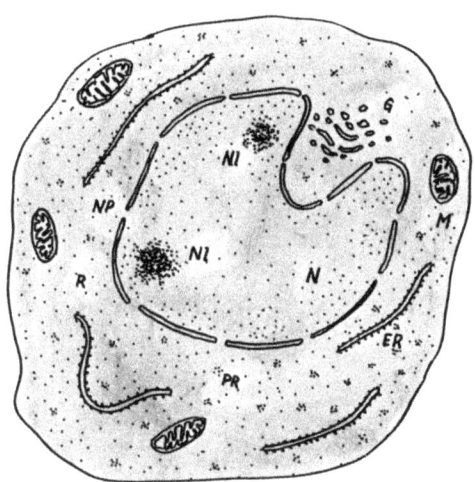

Abb. 19. Schema eines Zentroblasten, nach MORI und LENNERT, 1969

Zelle ein. Im Kern liegen ein oder zwei große runde Nukleoli. Manchesmal finden sich Kerntaschen. Im Zytoplasma sind wenig endoplasmatisches Retikulum, ein großes Golgi-Feld, Mitochondrien und einige wenige Lysosomen zu beobachten.

Basophile Stammzellen sind nach MORI und LENNERT (1969) unregelmäßig oval geformte Zellen mit etwa 15 µm Durchmesser (Abb. 20). Der Kern ist groß und irregulär eingebuchtet. Sein Chromatin ist diffus verteilt, nur entlang der Kernmembran ist ein schmaler verdichteter Saum zu sehen. Meist finden sich zwei bis drei Nukleoli, die in der Nähe der Kernmembran liegen. Das Zytoplasma enthält wenig endoplasmatisches Retikulum, ein gut entwickeltes Golgi-Feld, Mitochondrien von etwa 0,5 µm Durchmesser, zahlreiche Polyribosomen und einige kleine Lysosomen.

Neben nichtphagozytierenden Retikulumzellen finden sich in den sekundären Follikeln auch phagozytierende Retikulumzellen. Sie haben eine irreguläre Form und besitzen zahlreiche zytoplasmatische Ausläufer (siehe Kapitel 3.2.1.). Ihr Zelldurchmesser liegt bei etwa 20 µm. Der Kern ist rund bis oval und enthält fein verteiltes Chromatin. Es finden sich in ihm ein bis zwei große Nukleoli. Das Zytoplasma beinhaltet endoplasmatisches Retikulum, ein großes Golgi-Feld und eine Vielzahl von primären und sekundären Lysosomen (Phagosomen).

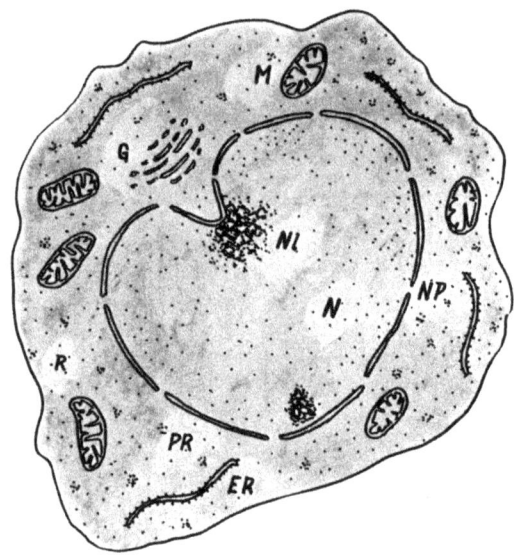

Abb. 20. Schema einer basophilen Stammzelle, nach MORI und LENNERT, 1969

Die im Lymphozytensaum beobachtbaren Plasmazellen sind oval und haben einen Durchmesser bis zu 10 µm (Abb. 21). Ihr Kern ist rund, das Chromatin entlang der Kernmembran zu Klumpen kondensiert. Der Nukleolus weist eine mittlere Größe auf. Im Zytoplasma finden sich ausgedehnte Areale aus rauhem endoplasmatischen Retikulum. Das Golgi-Feld ist ausgedehnt. Ferner sind große Mitochondrien mit ca. 0,6 µm Durchmesser, Ribosomen und Polyribosomen vorhanden.

Die kortikale Pulpa der Lymphknoten enthält Lymphozyten und Retikulumzellen. Diese Zellen weisen aber morphologisch, verglichen mit ähnlichen Zellen anderer Lymphknotenregionen, keine Unterschiede auf. Die Markstränge sind aus Lymphozyten, phagozytierenden Retikulumzellen und Plasmazellen zusammengesetzt.

Marginale Lymphsinusgebiete sind von einer dreischichtigen Basalmembran eingefaßt. Retothelzellen (LENNERT, 1961) umschließen den Sinus. Im medullären Sinus bilden die intraluminalen Retothelzellen mit den Retothelzellen der Randzone ein Netzwerk. Retothelzellen besitzen eine unregelmäßige Form, sie sind miteinander über Desmosomen verbunden. Der Kern ist rund, mit fein verteiltem Chromatin und besitzt einen kleinen Nukleolus sowie ein oder zwei Sphaeridien (BÜTTNER und HORSTMANN, 1967). Im Zytoplasma

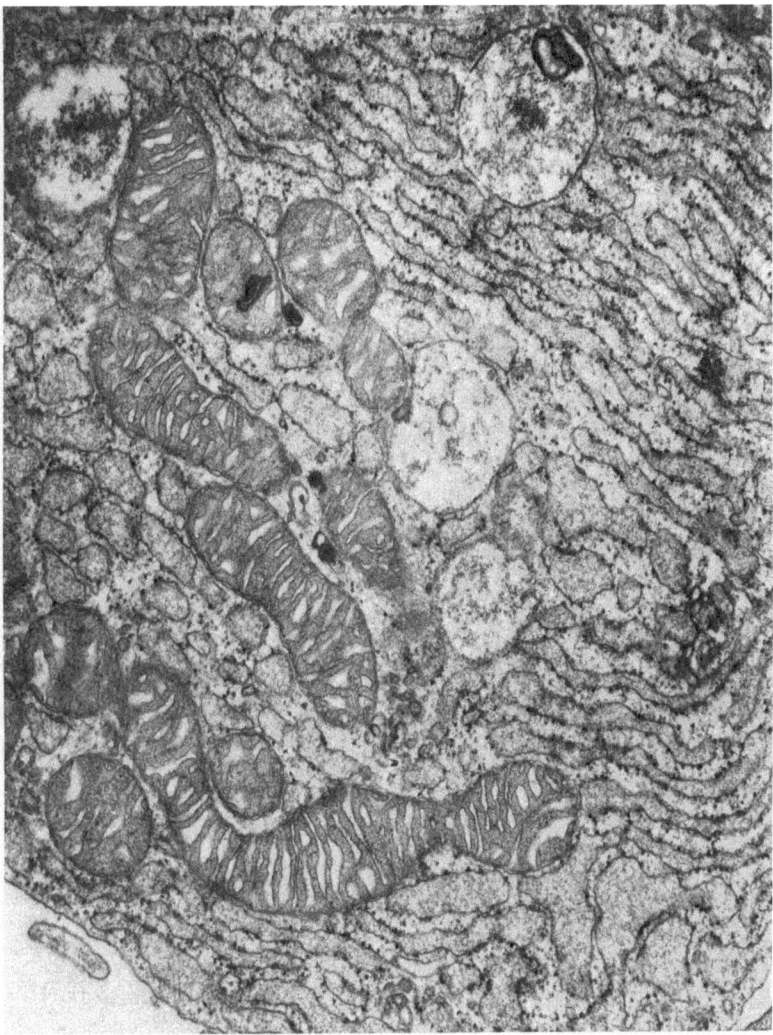

Abb. 21. Teil einer Plasmazelle mit parallelgelagerten Schläuchen an rauhem endoplasmatischem Retikulum und zahlreichen Mitochondrien (Aufn. D. HUHN)

finden sich zahlreiche Pinozytosevesikeln, endoplasmatisches Retikulum, kleine teils langgestreckte Mitochondrien und Lysosomen.

Die Blutgefäße im Lymphknoten sind denen anderer Organe ähnlich. Nur die postkapillaren Venen zeigen nach MORI und LENNERT (1969) Unterschiede in der Ultrastruktur. Danach wird ihre Innenseite aus Endothelzellen gebildet, die einander über Protoplasmaausläufer berühren. Das Kernchromatin ist im ovalen Kern gleichmäßig verteilt. Im Zytoplasma finden sich zahlreiche Phagolysosomen. Das Golgi-Feld ist gut entwickelt, und im Zytoplasma verteilt liegen Schläuche von endoplasmatischem Retikulum. Von GOWANS und KNIGHT (1964) wurden Lymphozyten, die die Endothelzellschicht durchdringen, beschrieben.

Nach Einführung entsprechender immunologischer Tests war es möglich, zwischen T- und B-Lymphozyten zu unterscheiden (siehe Kapitel Lymphozytopoese). Damit konnten T- und B-Zellregionen im Lymphknoten ermittelt werden. MEUWISSEN et al. (1969) fanden in der Lymphknotenkortex, den Follikeln und den Marksträngen B-Lymphozyten, während sie in der Pulpa T-Lymphozyten feststellten (Abb. 22).

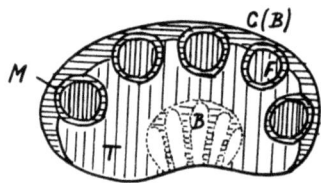

Abb. 22. Schema der Verteilung von T-Zellen und B-Zellen im peripheren Lymphknoten, nach MEUWISSEN et al., 1969. C = Cortex (B-Zellen), B = B-Lymphozyten, T = T-Lymphozyten, F = Follikel, M = Mantel kleiner Lymphozyten

Literatur

BERGMANN, W.: Über den Feinbau der Knochenmarkskapillaren. Z. Zellforsch. 11, 1 (1930).
BRANEMARK, P. I.: Bone marrow microvascular structure and function. Advances Microcirc. 1, 1 (1968).
BROOKS, R. E., SIEGEL, B. V.: Normal human lymph node cells. An electron-microscopic study. Blood 27, 687—705 (1966).
BROOKS, R. E., SIEGEL, B. V.: Nuclear bodies of normal and pathological lymph node cells: An electron microscopic study. Blood 29, 269—275 (1967).
BURKHARDT, R.: Kreislaufprobleme des menschlichen Knochenmarks. Klinisch-histologische Beobachtungen über die Rolle der Zirkulation in der Mark-Physiologie und Pathologie. Blut 8, 67 (1962).
BÜTTNER, D. W., HORSTMANN, E.: Haben die Sphaeridien in den Zellkernen kranker Gewebe eine pathognomonische Bedeutung? Virchows Arch. path. Anat. 343, 142—163 (1967).
CALVO, W.: The innervation of the bone marrow in laboratory animals. Amer. J. Anat. 123, 315 (1968).
CAMPBELL, F. C.: Ultrastructural studies of transmural migration of blood cells in the bone marrow of rats, mice, and guinea pigs. Amer. J. Anat. 135, 521 (1972).
CASLEY-SMITH, J. R.: An electron microscopical study of the passage of ions through the endothelium of lymphatic and blood capillaries, and through the mesothelium. Quart. J. exp. Physiol. 52, 105 (1967).
CHAMBERLAIN, K. J., WEISS, L., WEED, R. I.: Bone marrow sinus cell packing: A determinant of cell release. Blood 46, 91—102 (1975).
DEBRUYN, P. P. H., MICHELSON, S., THOMAS, T. B.: The migration of blood cells of the bone marrow through the sinusoidal wall. J. Morphol. 133, 417 (1971).
DOAN, C. A.: The capillaries of the bone marrow of the adult pigeon. Bull Hopkins Hosp. 33, 222 (1922).
DRINKER, C. K., DRINKER, K. K., LUND, C. C.: The circulation in the mammalian bone marrow. Amer. J. Physiol. 62, 1 (1922).
FERNANDO, N. V. P., MOVAT, H. Z.: The smallest arterial vessels: Terminal arterioles and metaarterioles. Exp. Molec. Path. 3, 1 (1964).
FERNANDO, N. V. P., MOVAT, H. Z.: The capillaries. Exp. Molec. Path. 3, 87 (1964).
FERRATA, A.: Le Empatie. Milano: Società Editrice Libraria, 1918.
FERRATA, A.: Sulla pathogenesie sulla essenza delle anemie a tipo pernicioso. Haematologica 1, 48 (1920).

FLIEDNER, T., SANDKÜHLER, S., STODTMEISTER, R.: Untersuchungen über die Gefäßarchitektonik des Knochenmarks der Ratte. Z. Zellforsch. 45, 328 (1956).
FRESEN, O.: The morphological determination of the retothelial system and its pathogenetic importance. Tohoku J. Exp. Med. 73, 1 (1960).
FRESEN, O.: The submicroscopical structure of the reticular cell tissue. Acta Haemat. 32, 193 (1964).
GIORDANO, G. F., LICHTMANN, M. A.: Morrow cell egress. The central interaction of barrier pore size and cell maturation. J. Clin. Invest. 52, 1154 (1973).
GOWANS, J. L., KNIGHT, E. J.: The route of recirculation of lymphocytes in the rat. Proc. roy. Soc. Edinb. 159, 257—282 (1964).
HUHN, D., STICH, W.: Fine structure of blood and bone marrow. München: Lehmanns Verlag, 1969.
KARNOVSKY, M. J.: The ultrastructural basis of capillary permeability studied with peroxidase as a tracer. J. Cell Biol. 35, 213 (1967).
LEBLOND, P. F.: Etude au microscope électronique à balayage de la migration des cellules sanguines à traverse les parois des sinusoides spléniques et medullaires chez la rat. Nouv. Rev. Franc. Hématol. 13, 71 (1973).
LEBLOND, P. F., LaCELLE, P. L., WEED, R. I.: Cellular deformability: a possible determinant of the normal release of maturing erythrocytes from the bone marrow. Blood 27, 40 (1971).
LENNERT, K.: Lymphknoten. Cytologie und Lymphadenitis. In: Handbuch der speziellen pathologischen Anatomie und Histologie, Bd. I, 3 A. Berlin-Göttingen-Heidelberg: Springer, 1961.
LENNERT, K.: Die Kieler Klassifikation der Non-Hodgkin-Lymphome, Vortrag bei I.-G.-C.-I.-Sitzung, Wien, 14. November 1975 (nicht publiziert).
LENNERT, K., CAESAR, R., MÜLLER, H. K.: Electron microscopic studies of germinal centers in man. In: Germinal centers in immune responses, pp. 49—59. Berlin-Heidelberg-New York: Springer, 1966.
LICHTMAN, M. A.: Cellular deformability during the maturation of the myeloblast. Possible role in marrow egress. N. Engl. J. Med. 283, 943 (1970).
LICHTMAN, M. A., WEED, R. I.: Alteration of the cell periphery during granulocyte maturation. Relationship to cell function. Blood 39, 310 (1972).
MARUYAMA, K., HANAOKA, M.: Relationship between the fine structure and antigen distribution in the germinal center of the lymph node. Proc. Jap. Soc. R. E. S. 6, 146 (1966).
MEUWISSEN, J. H., STUTMAN, O., GOOD, R. A.: Functions of the lymphocytes. Scan. Hemat. 6, 28—66 (1969).
MORI, Y., LENNERT, K.: Electron microscopic atlas of lymph node cytology and pathology. Berlin-Heidelberg-New York: Springer, 1969.
MOVAT, H. Z., FERNANDO, N. V. P.: Small arteries with an internal elastic lamina. Exp. Molec. Path. 2, 549 (1963).
MOVAT, H. Z., FERNANDO, N. V. P.: The venules and their perivascular cells (pericytes, adventitial cells). Exp. Molec. Path. 3, 98 (1964).
NAEGELI, O.: Über rothes Knochenmark und Myeloblasten. Dtsch. Med. Wschr. 26, 287 (1900).
NEUMANN, E.: Über die Bedeutung des Knochenmarks für die Blutbildung. Zbl. Med. Wiss. 6, 689 (1868).
NEUMANN, E.: Das Gesetz der Verbreitung des gelben und roten Markes in den Extremitätenknochen. Zbl. Med. Wiss. 20, 321 (1882).
PALADE, G. E.: Blood capillaries of the heart and other organs. Circulation 24, 368 (1961).
RINDFLEISCH, G. E.: Über Knochenmark und Blutbildung. Arch. Mikr. Anat. 17, 1 (1880).
ROBERTSON, D. M., MacLEAN, J. D.: Nuclear inclusions in malignant gliomas. Arch. Neurol. 13, 287—296 (1965).
SMITH, G. F., O'HARA, P. T.: Structure of nuclear pockets in human leukocytes. J. Ultrastruct. Res. 21, 415—423 (1968).
STAUBESAND, J.: Experimentelle elektronenmikroskopische Untersuchungen zum Phänomen der Membranvesikulation (Pinozytose). Klin. Wschr. 38, 1248 (1960).

TANAKA, Y.: An electron microscopic study of nonphagocytic reticulum cells in human bone marrow. I. Cells with intracytoplasmic fibrils. Acta Haemat. Jap. **32**, 275 (1969).

TANAKA, Y., GOODMAN, J. R.: Electron microscopy of human blood cells. New York-Evanston-San Francisco-London: Harper & Row, 1972.

VAN DER STICH, O.: Nouvelles recherches sur la genese des globules blancs du sang. Arch. Biol. **12**, 199 (1892).

WATANABE, Y.: An electron microscopic study on the reticulo-endothelial system in the bone marrow. Tohoku J. Exp. Med. **89**, 167 (1966).

WEBER, A., WHIPP, S., USENIK, E., FROMMES, S.: Structural changes in the nuclear body in the adrenal zona fasciculata of the calf following the administration of ACTH. J. Ultrastruct. Res. **11**, 564—576 (1964).

WEISS, L.: An electron microscopic study of the vascular sinuses of the bone marrow of the rabbit. Bull. Hopkins Hosp. **108**, 171 (1961).

WEISS, L.: The structure of bone marrow. Funktional interrelationships of vascular and hematopoietic compartments in experimental hemolytic anemia. An electron microscopic study. J. Morph. **117**, 467 (1965).

WOLFF, J.: Elektronenmikroskopische Untersuchungen über die Vesikulation im Kapillarendothel. Lokalisation, Variation und Fusion der Vesikel. Z. Zellforsch. **73**, 143 (1966).

ZAMBONI, L., PEASE, D. C.: The vascular bed of red marrow. J. Ultrastruct. Res. **5**, 65 (1961).

4. Erythropoese

4.1. Entwicklungsstufen bis zum Erythrozyten

Die erythropoetische Reihe beginnt, soweit morphologisch zu erkennen, mit dem Proerythroblasten und endet mit dem Erythrozyten. Beim gesunden Erwachsenen finden sich die Vorstufen der Erythrozyten im Knochenmark. Nach fünf Tagen und fünf Zellteilungen ist das Zytoplasma der erythropoetischen Zellen mit Hämoglobin gefüllt, und es kommt zur Kernausstoßung, die sogenannten Retikulozyten sind entstanden. Diese Zellen brauchen zwei bis drei Tage zu ihrer Reifung und Wandlung zum Erythrozyten. Erythrozyten leben etwa 120 Tage und werden sodann von phagozytierenden Zellen gefressen. Die Größe der Zellen der erythropoetischen Reihe nimmt mit zunehmender Reife von 22—25 µm auf 7,5 µm (im Ausstrich) ab.

BESSIS zeigte 1958 mit dem Elektronenmikroskop, daß eine zentrale Retikulumzelle von einem Erythroblastenring umgeben ist. Diese Retikulumzelle spielt während der verschiedenen Entwicklungsstadien der erythropoetischen Zellen eine aktive Rolle, so hilft sie beim Ausstoßen des Kerns und seiner Phagozytose. Manchmal sind die Retikulumzellen von zwei Erythroblastenringen umgeben, im inneren Ring sitzen die jüngeren roten Vorstufen, besonders in den Einbuchtungen der Retikulumzellen.

Nun zu den einzelnen Entwicklungsstufen im Rahmen der Erythropoese. Das erste Stadium ist der Proerythroblast (E_1). Im Ausstrich imponiert der Proerythroblast als runde bis ovale Zelle mit 20—25 µm Durchmesser. Der Kern nimmt vier Fünftel des ganzen Zellvolumens ein. Im Zellkern befindet sich ein Netzwerk aus Chromatin, das nur zu einem geringen Teil kondensiert ist. Es treten ein bis zwei unscharf begrenzte Nukleoli auf. Das Zytoplasma ist zu einem dünnen Streifen reduziert und stark basophil.

Die Tatsache, daß die ersten Vorläuferzellen der Erythrozyten einen basophilen Charakter, im Gegensatz zum oxiphilen Erscheinungsbild der reifen Erythrozyten haben, wird das Paradoxon von *Ferrata* genannt. Die Basophile der Erythroblasten ist auf ihren höheren Gehalt an Ribosomen zurückzuführen, während die Oxiphilie (Azidophilie) der Erythrozyten ihren Hämoglobingehalt widerspiegelt.

Im Elektronenmikroskop ist es nicht leicht, einen *Proerythroblasten* zu erkennen. Nach BESSIS, 1973, haben Proerythroblasten keine eindeutigen spezifischen ultrastrukturellen Merkmale. Im Kern finden sich sehr große Nukleolen, die bis zu einem Viertel der Kerngröße erreichen. Im Zytoplasma liegt im Bereich der Kernbucht ein relativ kleines Zentrosom, im übrigen Zytoplasma einige wenige Lysosomen, ferner zahlreiche Ribosomen, teils auch Polyribosomen. Manchmal sind auch einige Zisternen des endoplasmatischen Retikulums vorhanden.

Aus dem Proerythroblasten entwickelt sich über den Makroblasten (E_2) der basophile Erythroblast (Normoblast E_3). Im Giemsastrich sind basophile Normoblasten gegenüber Proerythroblasten verkleinert. Ihre Durchmesser variieren zwischen 16 und 18 µm. Im Kern ist das Chromatin in unregelmäßig begrenzten Schollen angeordnet. Es werden 15—20 Chromatinklumpen gefunden. Das Zytoplasma ist basophil, die ungefärbten Regionen sind deutlich verkleinert, und ein Zentrosom ist nicht zu sehen.

Im Ultradünnschnitt zeigen Kern und Nukleolus keine einheitlichen Charakteristika. Chromatin ist im Kern schollig angeordnet. Im Zytoplasma werden 20—30 Mitochondrien beschrieben. Ihre Zahl nimmt mit zunehmender Reife der Zellen ab. Zentriolen und Golgi-Apparat liegen in Kernnähe. Ribosomen sind sehr zahlreich über das Zytoplasma verstreut, teilweise finden sich auch Polyribosomen. Einige kleine Lysosomen, zum Teil mit Ferritineinlagerungen, sind meist in der Nähe des Golgi-Feldes angeordnet. Ferner können im Zytoplasma Mikrotubuli und Mikrofibrillen beobachtet werden. Im Zytoplasma verteilt finden sich Ferritinmoleküle (500—1000 pro Schnitt). Im Übergangsstadium zum polychromatischen Normoblasten (E_4) ist Ferritin in Klumpen, den sogenannten Siderosomen, angeordnet. Bei starker Vergrößerung sind zahlreiche Pinozytose-Vesikeln nahe der Zellmembran zu erkennen. Besonders deutlich sind diese Vesikeln mit der Methode der Gefrierätztechnik darstellbar.

Das nächste Entwicklungsstadium zum Erythrozyten stellt der sogenannte *polychromatische Normoblast (E_4)* dar. Im Giemsastrich mißt diese Zelle ca. 10 µm (9—12 µm). Der Kern weist dunkle radspeichenartig angeordnete Chromatinschollen auf. Die Farbe des Zytoplasmas variiert von blaugrün zu dunkelrosa — deshalb polychromatisch. BESSIS, 1973, unterscheidet zwischen einem Typ I und II und lehnt die Bezeichnungen orthochromatisch, azidphil, kernhaltige rote Blutzelle oder Normoblast ab.

Elektronenoptisch finden sich im Zytoplasma von polychromatischen Erythroblasten einige wenige Zisternen an endoplasmatischem Retikulum, Mitochondrien und Ferritin. Ferner finden sich Ribosomen und Polyribosomen sowie Vesikeln und Zytosomen. Der Kern weist entlang der Kernmembran schollig angeordnetes Chromatin auf (TANAKA und GOODMAN, 1972). Mittels Diaminobenzidin hat BRETON-GORIUS, 1970, die „Pseudoperoxidaseaktivität" des Hämoglobins dieser Zellen elektronenmikroskopisch untersucht.

Der folgende Schritt in der Entwicklung ist die *Kernausstoßung*. Sie wurde zuerst von JOLLY, 1907, beschrieben. Elektronenmikroskopisch konnte BESSIS, 1973, zeigen, daß der ausgestoßene Kern immer von einem dünnen Zytoplasmasaum eingehüllt bleibt — niemals wurde von ihm ein nackter Kern beobachtet.

Im Zytoplasma der verbleibenden Zelle, sie wird Retikulozyt genannt, finden sich Mitochondrien, Vesikeln, Howell-Jolly-Körper und insbesondere Ribosomen (BESSIS et al., 1961; JONES, 1960; SIMPSON und KLING, 1967). Der ausgestoßene Kern wird von Histiozyten des Markes phagozytiert. Die Retikulozyten machen einen Reifungsprozeß durch, bei dem es zum Verlust der Zellorganellen kommt (KENT et al., 1966; SIMPSON und KLING, 1968; KORNFELD und GREGORY, 1969). Retikulozyten emigrieren über die Kapillaren aus dem Knochenmark in das periphere Blut (siehe Kapitel 2.2.).

Reife Erythrozyten zeigen keine spontane Bewegung mehr, wie etwa Retikulozyten. Im Phasenkontrastmikroskop ist lediglich eine Fluktuation der Membran erkennbar.

Im Rasterelektronenmikroskop sind die verschiedenen Formen der Erythrozyten am besten darstellbar. Die normale Gestalt des Erythrozyten ist die eines eingedellten Diskus (Abb. 23) — diese Form wird Diskozyt genannt.

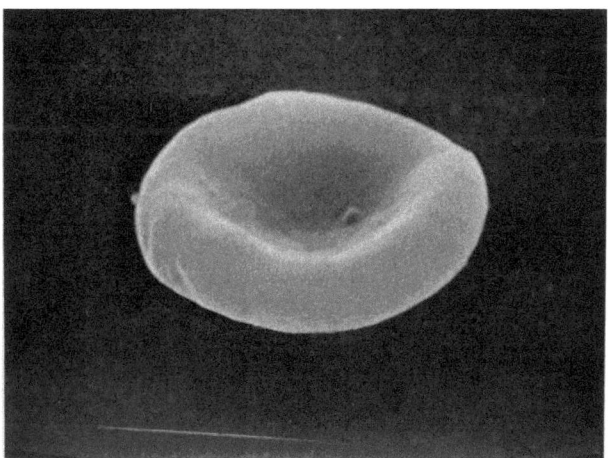

Abb. 23. Diskozyt im Rasterelektronenmikroskop nach Kritischer-Punkt-Trocknung und „besputtern" mit Gold. Vergr.: 6500fach

Werden Erythrozyten in isotoner Kochsalzlösung gewaschen und eingedeckelt, bilden sich sogenannte Stechapfelformen oder Echinozyten, weil durch Verdunsten eine hyperosmolare NaCl-Lösung entsteht (Abb. 24 a und b). Bringt man Echinozyten in Plasma zurück, so bilden sich wieder Diskozyten (BRECHER und BESSIS, 1972). Eine weitere Eigenschaft von Erythrozyten ist ihre Hämolysierbarkeit. Es handelt sich dabei um eine Diffusion des Hämoglobins aus der Zelle. Experimentell ist die Hämolyse der roten Blutzellen durch eine Reihe von Methoden erreichbar. Als Beispiel sei die Hämolyse in destilliertem Wasser und die chemische Hämolyse durch Substanzen wie Saponin und Lezithin genannt. Während der Hämolyse kann es zur Bildung der sogenannten „Myelin-Formen" kommen. Dabei bilden sich dünne Fortsätze, die den Erythrozyten manchmal dicht einhüllen. Besonders gut lassen sich diese „Myelin-Formen" im Rasterelektronenmikroskop zur Darstellung bringen (Abb. 25).

Mittels der Gefrierätztechnik wurde die Zellmembran der Erythrozyten ausführlich untersucht (Abb. 26). Es werden immer zwei Membranhälften gefunden, die durch Aufspalten der unit membrane entstehen (u. a. WEINSTEIN,

1967; HUHN, 1969). Diese beiden Membranansichten weisen einen unterschiedlichen Besatz an spärischen Partikeln auf. Der Durchmesser dieser Partikel beträgt etwa 100 Å. Es wurden auf der einen Membranansicht 2600—3800 sphärische Partikel pro µm² auf der anderen Membranschicht 575—1400 Partikel pro µm² aufgebrochener Membran beschrieben (u. a. WEINSTEIN, 1967;

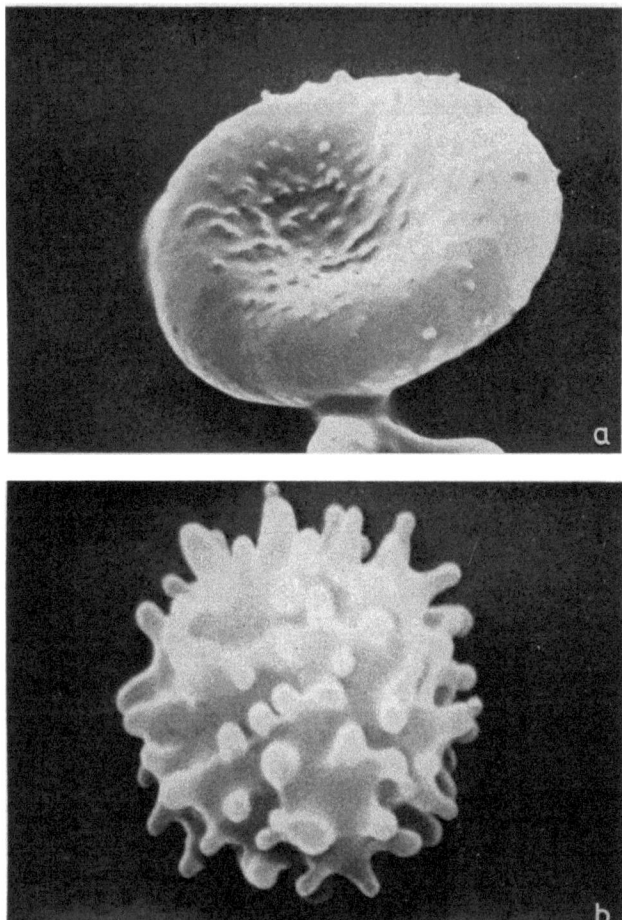

Abb. 24. *a* Bildung eines Echinozyten aus einem Diskozyten. Rasterelektronenmikroskop, Kritische-Punkt-Trocknung, „Besputterung" mit Gold. Vergr. 7500fach. *b* Echinozyt im Rasterelektronenmikroskop nach Kritischer-Punkt-Trocknung und „besputtern" mit Gold. Vergr.: 10 000fach

WEINSTEIN und MCNUTT, 1970). Bei diesen sphärischen Partikeln handelt es sich um Proteine, die in Membranen eingebaut sind.

In den Erythrozyten befindet sich unter normalen Bedingungen nur ein so hoher Gehalt an Hämoglobinmolekülen, daß deren freie Rotation noch möglich ist. Bei einem höheren Hämoglobingehalt kommt es zu einer Kristallisation des Hämoglobins.

Mittels immunhistochemischer Methoden war es möglich, die Blutgruppenantigene auch elektronenmikroskopisch an der Oberfläche der Erythrozyten nachzuweisen (HARRIS, 1964; HABERMAN et al., 1967).

Erythrozyten sind die Transportvehikel für Sauerstoff. Sauerstoff bindet sich an Hämoglobin, daher soll kurz auf die Hämoglobinsynthese und damit im Zusammenhang auf den Eisenstoffwechsel eingegangen werden. Die Hämoglobinsynthese beginnt mit dem Stadium des jungen basophilen Erythroblasten und setzt sich bis ins Stadium des Retikulozyten fort. Im Retikulozyten dienen 95% der Proteinsynthese der Produktion von Hämoglobin.

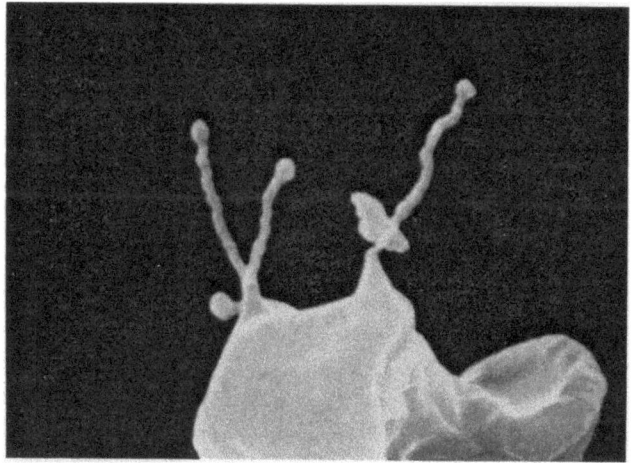

Abb. 25. Myelin-Formen, Schaferythrozyt, nach Kritischer-Punkt-Trocknung und „besputtern" mit Gold. Vergr.: 15 000fach

Hämoglobin besitzt ein Molekulargewicht von 67 000 und besteht aus vier Hämgruppen und vier Polypeptidketten. Jede Hämgruppe enthält ein Eisenatom. Die Polypeptidketten des Haupttyps normalen Erwachsenenhämoglobins, des Hämoglobins A, bestehen aus zwei α-Ketten, die 141 Aminosäuren enthalten, und zwei β-Ketten mit je 146 Aminosäuren. Hämoglobin F, Hauptanteil des fetalen Hämoglobins, besteht dagegen aus zwei α-Ketten und zwei γ-Ketten mit je 146 Aminosäuren (u. a. TANAKA und GOODMAN, 1972). Hämoglobin A und F unterscheiden sich u. a. in bezug auf Röntgenbeugung, Aminosäurezusammensetzung, Kristallform und immunologische Spezifität.

Die Hämoglobinsynthese erfolgt in drei Abschnitten: erstens die Bildung von Globin bzw. Polypeptidketten durch Ribosomen; zweitens die Produktion von Porphyrin; drittens der Eiseneinbau in das Porphyrinmolekül, wahrscheinlich in Zusammenhang mit Mitochondrien.

Eisen, das sich in der Nahrung befindet, wird von der Mucosa des Duodenums aufgenommen. Dabei spielen der pH-Wert und das Redoxpotential eine entscheidende Rolle (BOTHWELL und FINCH, 1962). Der Weitertransport von Eisen im Plasma wird mittels eines kupferhältigen Enzyms bewerkstelligt, dem Transferrin, einem von der Leber produzierten, im Plasma enthaltenen Protein mit einem Molekulargewicht von 90 000 (CHASE et al., 1952). Transferrin bringt das Eisen zu den Zellen. Eisen steht in erster Linie für die Hämo-

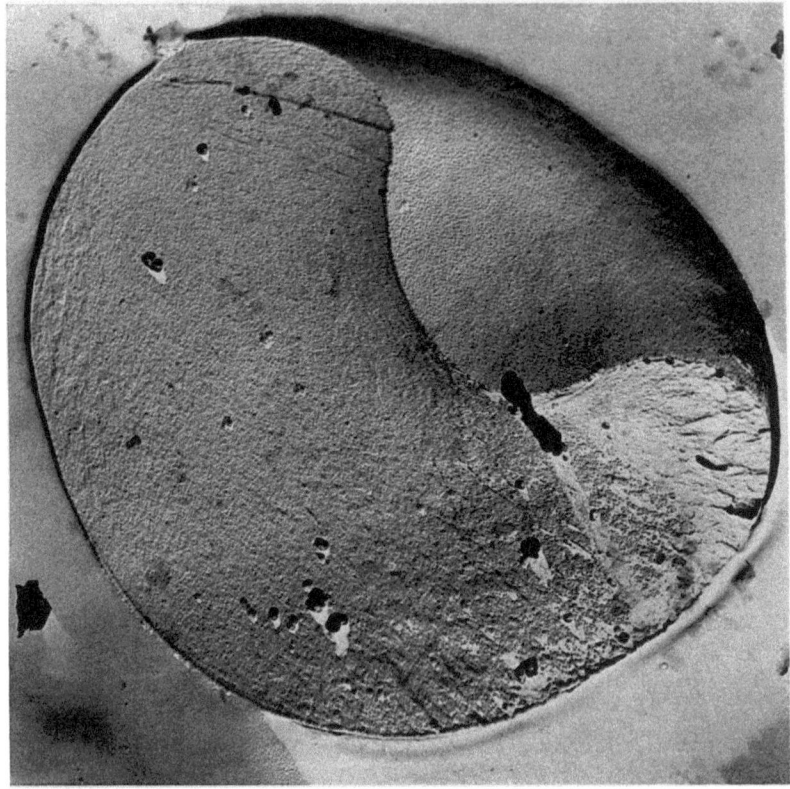

Abb. 26. Erythrozyt nach Gefrierätzung, aufgebrochene Membran

globinsynthese bereit. Ferner wird Eisen aber in eine Reihe von Enzymen, wie Cytochromen und in Myoglobin eingebaut. Überschüssiges Eisen wird in Form von Ferritin und Hämosiderin gelagert.

4.2. Pathologische Veränderungen der Erythrozyten

4.2.1. Einleitung

Es wird eine Reihe von Veränderungen der Gestalt und Größe von Erythrozyten gefunden, die zum Teil unspezifische Anomalien darstellt. Im folgenden sollen die wichtigsten dieser Veränderungen genannt und definiert werden. Junge Erythrozyten enthalten Ribosomen und andere Zellorganellen, die der Zelle in der Pappenheim-Färbung einen bläulichen Schimmer verleihen („Polychromasie") und bei einer Supravitalfärbung mit Brillantkresylviolett zur Substantia granulofilamentosa des Retikulozyten verklumpen. Auch bei der sogenannten „basophilen Tüpfelung" des Erythrozyten handelt es sich um spontan verklumpte Ribosomenreste. Heinz-Körper hingegen bestehen aus oxydativ verändertem und kristalloid ausgefülltem Hämoglobin. Jolly-Körper entstehen aus Kernabsprengungen, sind also Chromatinhaltig.

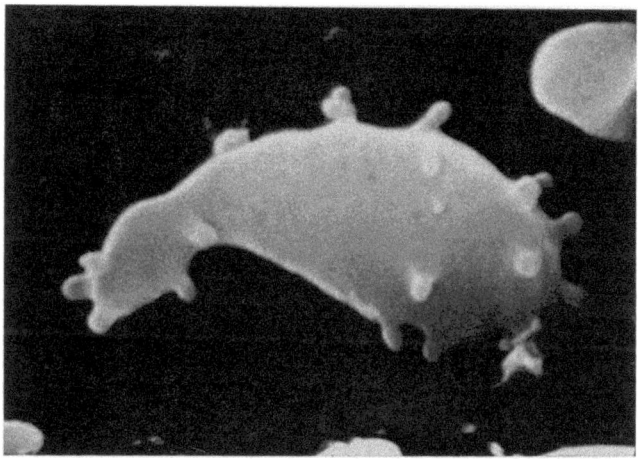

Abb. 27. Poikilozyt mit Stechapfelcharakter nach Kritischer-Punkt-Trocknung und „besputtern" mit Gold. Vergr.: 10 000fach

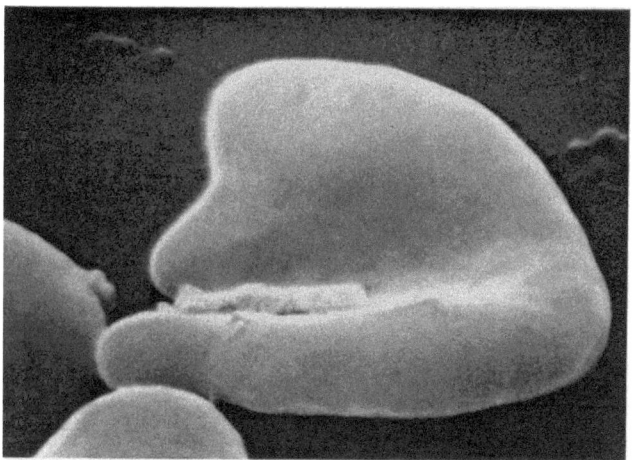

Abb. 28. Keratozyt („burr cell") nach Kritischer-Punkt-Trocknung und „besputtern" mit Gold. Vergr.: 10 000fach

Unter Anisozytose versteht man das Auftreten einer größeren Variation der Durchmesser von Erythrozyten als im Normalfall.

Bei der sogenannten Poikilozytose finden sich unterschiedlich geformte Erythrozytenfragmente, z. B. in der Gestalt eines Tropfens, Tennisschlägers, Stechapfels und dergleichen (Abb. 27).

Unter Makrozyten werden alle roten Blutkörperchen mit einem größeren

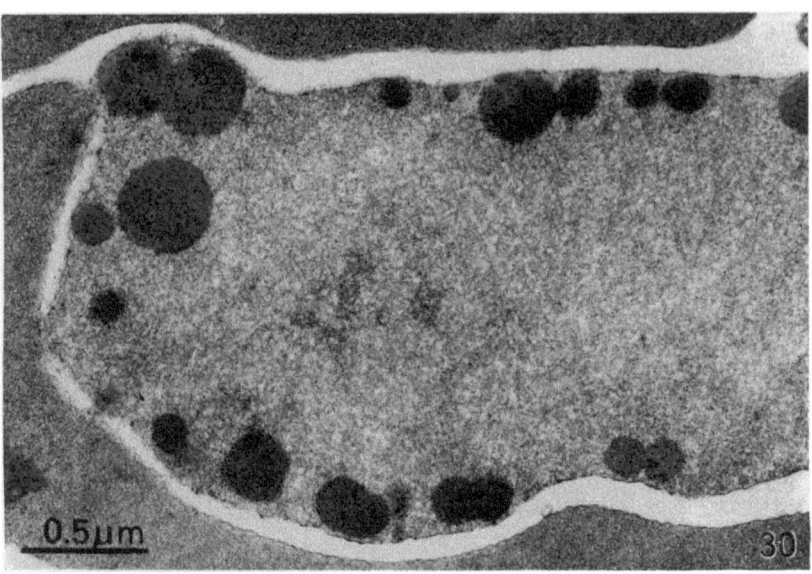

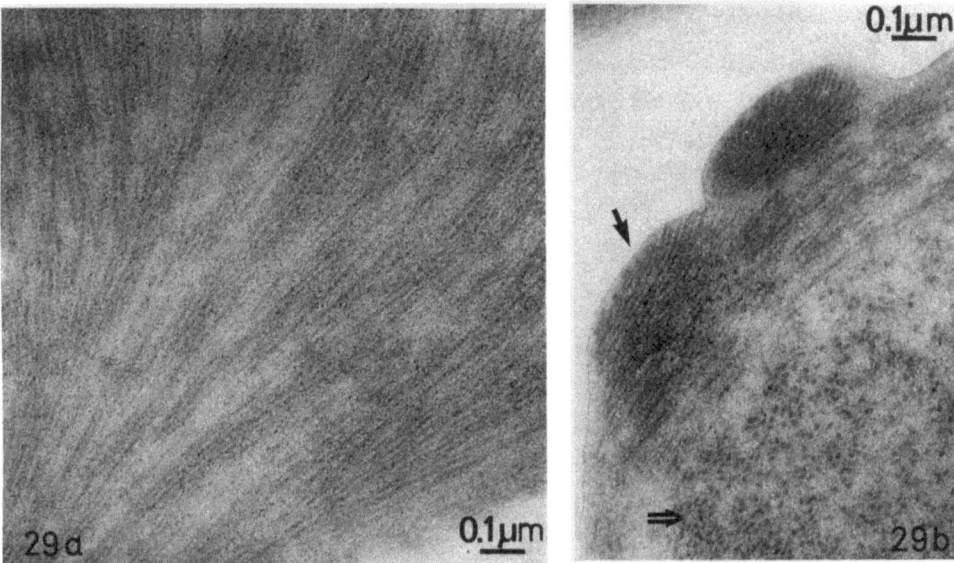

Abb. 29 a und b. Sichelzell-Anämie. Erythrozyten aus dem peripheren Blut eines Patienten mit Hb-S-Anomalie. Hb-S-Moleküle wurden zu langen Filamenten polymerisiert, die den Erythrozyten in kristalloider Anordnung fast vollständig ausfüllen, zu seiner typischen sichelartigen Deformierung führen und teils längs (Pfeil), teils quer (Doppelpfeil) angeschnitten wurden

Abb. 30. Heinz-Körper-Bildung bei Glucose-6-Phosphat-Dehydrogenase-Mangel. Erythrozyten aus dem peripheren Blut nach Inkubation mit Phenylhydrazin. Der Erythrozyt enthält membrannah zahlreiche unregelmäßig begrenzte Körper aus denaturiertem Hämoglobin

Durchmesser als 8 μm verstanden. Erythrozyten mit mehr als 10 μ Durchmesser heißen Gigantozyten.

Kleine Erythrozyten oder Mikrozyten sind Zellen mit gleichem Dicke/Durchmesserverhältnis wie normale rote Blutzellen, aber einem Durchmesser unter 6,5 μm.

Beim Auftreten kugelförmiger Erythrozyten spricht man von der sogenannten Sphärozytose. Elliptozyten wieder sind Erythrozyten mit ovaler Gestalt.

Als Acanthozyten bezeichnet man rote Blutkörperchen mit irregulären Fortsätzen (SINGER et al., 1952). Sie treten in Verbindung mit einem Fehlen von Beta-Lipoprotein sowie Veränderungen des Nervensystems auf (LAMY et al., 1961). Werden die Acanthozyten in isotoner Kochsalzlösung gewaschen und stehengelassen, so daß Kochsalz verdunstet, bilden sich an den schon vorhandenen Fortsätzen weitere Verzweigungen (KAYDEN und BESSIS, 1970; BESSIS, 1973).

Keratozyten (nach BELL, 1963, auch „burr cell" genannt) entstehen nach dem Aufbruch von Vakuolen in den Erythrozyten mit der Bildung von Erythrozyten mit zwei hornartigen Ausläufern (Abb. 28).

4.2.2. Sichelzellanämie

Bei der Sichelzellanämie handelt es sich um eine erbliche Erkrankung. Durch das abnorme Gen Hb-S wird Hb-S-Hämoglobin produziert. Der Name Sichelzellanämie stammt von der Gestalt dieser Erythrozyten im sauerstoffarmen Milieu, sie ähneln Sicheln. Im Gegensatz zu Normalhämoglobin ist beim Sichelzellhämoglobin die Position 6, Glutaminsäure, der β-Kette des Hämoglobins durch Valin ersetzt.

Elektronenmikroskopisch finden sich in Sichelzellen Filamente mit 150 bis 170 Å Durchmesser. Mittels Gefrierätzung konnte gezeigt werden, daß es sich bei diesen Filamenten um helixartig angeordnetes Hämoglobin handeln könnte, wobei die Windungen aus runden 70 Å großen Untereinheiten aufgebaut sind. Sechs derartige Einheiten bilden Ringe mit 175 Å Durchmesser (Abb. 29 *a* und *b*).

4.2.3. Heinzkörperanämie

Nach TANAKA und GOODMAN, 1972, enthält diese Gruppe von Erkrankungen verschiedene Formen von Hämoglobinopathien. In Erythrozyten finden sich Einschlüsse, die morphologisch ähnlich Heinz-Körpern sind. Heinz-Körper sind runde bis ovale Einschlüsse mit einer variierenden Größe bis 1 μm (Abb. 30). Sie werden durch oxydative Denaturation von Hämoglobin in situ gebildet und führen zu verschiedenen unlöslichen und löslichen sulfhämoglobinähnlichen Denaturationsprodukten. Ihr Inhalt ist amorph, manchesmal finden sich Ferritineinlagerungen. Erythropoetische Zellen mit derartigen Einschlüssen enthalten oft Mitochondrien mit Eiseneinlagerungen. Es handelt sich wahrscheinlich um Retikulozyten. Sie enthalten keine Ribosomen — im Gegensatz zur normalen Reifung, wo in umgekehrter Weise zunächst die Mitochondrien abgebaut werden, bevor es zum Verlust der Ribosomen kommt.

Literatur

BELL, R. E.: The origin of "burr" erythrocytes. Brit. J. Haemat. 9, 552 (1963).
BESSIS, M.: L'ilot érythroblastique, unité fonctionnelle de la moelle osseuse. Rev. Hémat. 13, 8 (1958).
BESSIS, M.: Certains aspects morphologiques de l'hémolyse. Les figures myéliniques des globules rouges. In: Hämolyse und hämolytische Erkrankungen, S. 3. Berlin-Göttingen-Heidelberg: Springer, 1961.
BESSIS, M.: Living blood cells and their ultrastructure, S. 85 ff. Berlin-Heidelberg-New York: Springer, 1973.
BOTHWELL, T. H., FINCH, C. A.: Iron metabolism. Boston: Little Brown, 1962.
BRECHER, G., BESSIS, M.: Present status of spiculed red cells and their relationship to the discocyte-echinocyte transformation. A critical review. Blood 40, 333 (1972).
BRETON-GORIUS, J.: Utilisation de la diaminobenzidine pour la mise en évidence, au microscope électronique, de l'hémoglobine intracellulaire. Nouv. Rev. fr. Hémat. 18, 243 (1970).
CHASE, M. S., GUBLER, C. J., CARTWRIGHT, G. E., WINTROBE, M. M.: Studies on copper metabolism. IV. The influence of copper on the absorption of iron. J. Biol. Chem. 199, 757 (1952).
HABERMAN, S., BLANTON, P., MARTIN, J.: Some observations on the ABO antigen sites of the erythrocyte membranes. J. Immunol. 98, 150 (1967).
HUHN, D., PAULI, G. D., GRESSMANN, D.: Die Erythrozytenmembran. Feinstruktur der gefriergeätzten Membran nach Einwirkung von hypotonen Lösungen und Saponin. Klin. Wschr. 48, 939—943 (1970).
JOLLY, J.: Recherches sur la formation des globules rouges des mammifères. Arch. Anat. micr. 9, 133—314 (1907).
JONES, O. P.: Electron microscopic studies of the nuclear membrane in mitotic erythroblasts. Proc. VIIIth internat. Congr. Hematology. Tokyo: Pan Pacific press, 1960.
KAYDEN, H. J., BESSIS, M.: Morphology of normal erythrocyte and acanthocyte using. Nomarski optics and the scanning electron microscope. Blood 35, 427 (1970).
KENT, G., MINICK, O. T., VOLINI, F. I., ORFEI, E.: Autophagic vacuoles in human red cells. Amer. J. Pathol. 48, 831 (1966).
KORNFELD, S., GREGORY, W.: Identification and partial characterization of lysosomes in human reticulocytes. Biochim. Biophys. Acta 177, 615 (1969).
SIMPSON, C. F., KLING, J. M.: The mechanism of denucleation in circulating erythroblasts. J. Cell Biol. 35, 237 (1967).
SIMPSON, C. F., KLING, J. M.: The mechanism of mitochondrial extrusion from phenylhydrazine-induced reticulocytes in the circulating blood. J. Cell Biol. 36, 103 (1968).
SINGER, K., FISHER, B., PERLSTEIN, M. A.: Acanthocytosis: a genetic erythrocytic malformation. Blood 7, 577 (1952).
TANAKA, Y., GOODMAN, J. R.: Electron microscopy of human blood cells. New York: Harper & Row, 1972.
WEINSTEIN, R. S.: Ultrastructure of freeze-cleaved and -etched red cells membranes and isolated red cell ghosts prepared by gradual osmotic lysis. J. Cell Biol. 35, 190 A (1967).
WEINSTEIN, R., McNUTT, N. S.: The ultrastructure of red cell membranes. Seminars Hemat. 7, 259 (1970).

4.2.4. Verschiedene Krankheitsbilder mit ineffektiver Erythropoese
Von
D. Huhn, München

4.2.4.1. Di-Guglielmo-Syndrom (Akute erythrämische Myelose, akute Erythroleukämie)

1917 beobachtete der italienische Hämatologe DI GUGLIELMO eine gemischt erythroblastär-myeloblastär leukämische Erkrankung, die er als „Erythroleukämie" bezeichnete. 1923 konnte DI GUGLIELMO eine maligne Proliferation ausschließlich der roten Vorstufen publizieren, eine „akute erythrämische Myelose". Er definierte die „erythrämische Myelose" als eine primäre und spezifische Erkrankung, charakterisiert durch eine maligne Proliferation erythropoetischer Zellen des Knochenmarks, analog der leukozytären Proliferation bei Leukämien. In den folgenden Jahren wurde es jedoch zunehmend deutlich, daß derartige rein erythroblastäre Erkrankungen selten zu beobachten waren, daß gemischte „erythroleukämische" Proliferationen häufiger auftraten und daß erstere während des Krankheitsverlaufs häufig in die letztere gemischte Form übergingen. Es wurde daher bezweifelt, ob eine strikte Unterteilung sinnvoll sei. Insbesondere DAMESHEK entwickelte 1951 ein Konzept, in welchem die Gemeinsamkeiten der myeloproliferativen Erkrankungen betont wurden. Er betrachtete die erythroblastären Hämoblastosen als nur einen Aspekt einer allgemeinen myeloproliferativen Störung, von welcher die eine oder die andere Zellreihe des Knochenmarks in unterschiedlicher Ausprägung gleichzeitig oder nacheinander betroffen sein könne. Diese Auffassung wurde in neuerer Zeit durch biochemische, zytochemische, zytogenetische und zellkinetische Befunde gestützt: Häufig werden bei Hämoblastosen auch in den scheinbar nicht von der leukämischen Entartung betroffenen Zellreihen funktionelle Störungen nachgewiesen, welche als ineffektive Erythropoese in Erscheinung treten können. Die Abgrenzung derartiger Störungen von primären leukämischen Veränderungen des erythropoetischen Systems ist oft problematisch. Unreifzellige Hämoblastosen, bei denen eine maligne Proliferation der Erythroblasten im Knochenmark dominiert oder wesentlich mitbeteiligt ist, wurden unter dem Namen „Di-Guglielmo-Syndrom" zusammengefaßt (DAMESHEK und BALDINI, 1958).

Das Di-Guglielmo-Syndrom entspricht in klinischen Symptomen und Befunden sowie im Verlauf etwa den unreifzelligen myeloischen Leukämien (Übersicht: HUHN, 1976). Im Blutbild sehen wir meist eine hochgradige normochrome Anämie mit Aniso- und Poikilozytose, basophiler Tüpfelung, Jolly-Körpern, Makrozytose und Erythroblastose. Die *Erythroblasten* im Knochenmark sind vermehrt. Die Mehrzahl von Ihnen erreicht einen von Patienten zu Patienten sehr unterschiedlichen Differenzierungsgrad. Sie können ausgeprägte morphologische Anomalien zeigen, insbesondere megaloblastische Formen, Mehrkernigkeit, Kernfragmentierung, Jolly-Körper, aufgelockertes Chromatin, Dissoziation der Kern-/Zytoplasmareifung. Das Zytoplasma ist häufig vakuolisiert. Sideroblasten sind oft vermehrt, die Siderinablagerungen können ringförmig um den Kern angeordnet sein (Ringsideroblasten). Bei etwa zwei Drittel der Patienten sind die unreiferen Erythroblasten fleckig, die reiferen Formen (Normoblasten) diffus PAS-positiv.

Die im *Elektronenmikroskop* sichtbaren Veränderungen (BESSIS und THIERY, 1962; HUHN et al., 1973; KAMIYAMA, 1971) der malignen roten Vorstufen beim Di-Guglielmo-Syndrom sind in drei Gruppen zu ordnen:
1. Veränderungen, wie wir sie häufig bei malignen Zellen sehen;
2. Veränderungen, wie sie für das Di-Guglielmo-Syndrom typisch sind;
3. degenerative Veränderungen.

1. Wie bei anderen *malignen Zellen,* sehen wir eine Kernstruktur, die im Verhältnis zum Zytoplasma unreif erscheint: Überwiegen von Euchromatin;

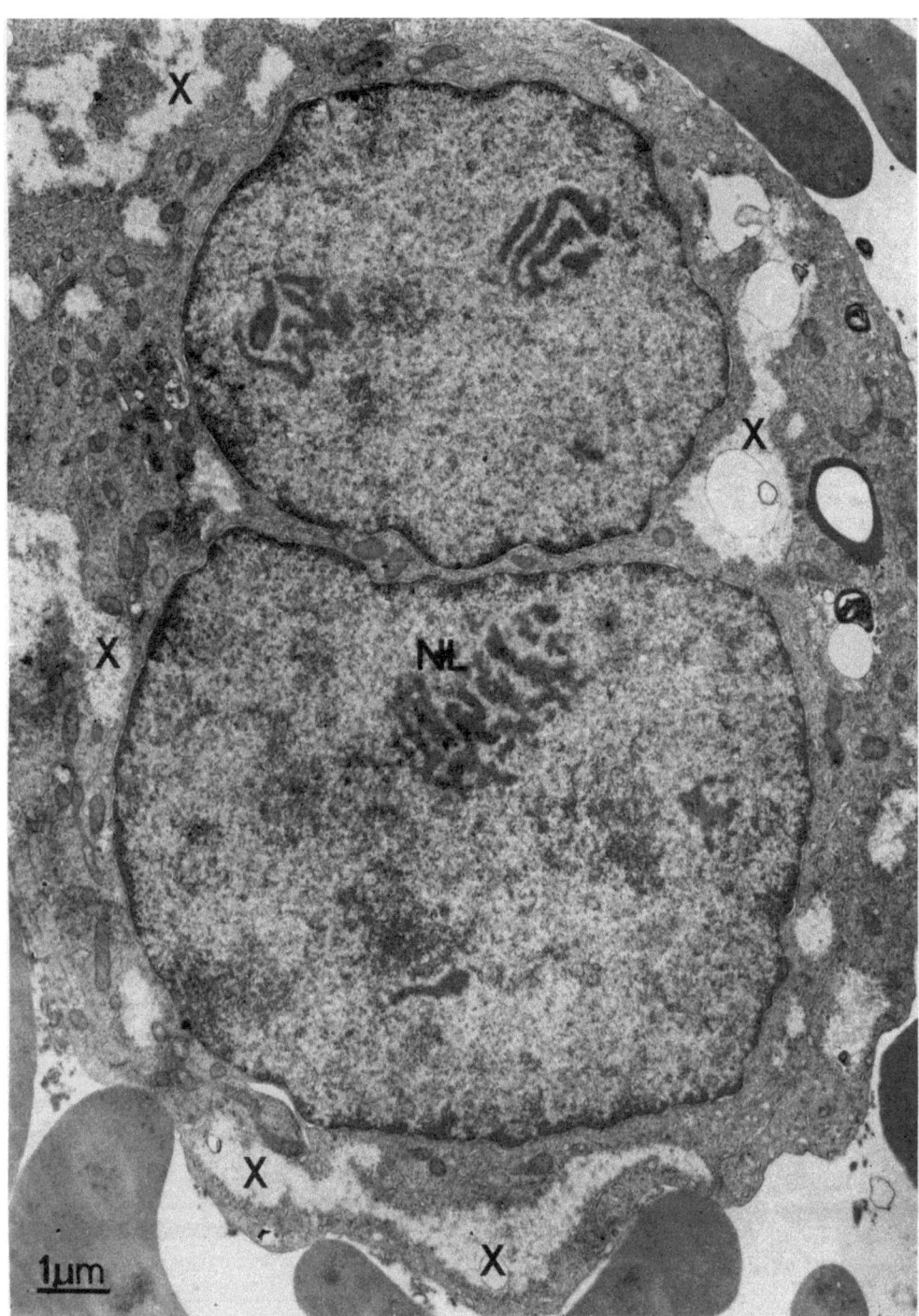

Abb. 31. Proerythroblast bei Di-Guglielmo-Syndrom. Sehr große Zelle mit gedoppeltem Kern, der fast ausschließlich Euchromatin enthält, sowie Nukleolen mit ausgeprägten Nukleolonemata (NL). Im Zytoplasma herdförmig Ablagerungen von Glykogen (X); die Glykogenablagerungen erscheinen bei der hier angewandten Fixierung und Schnittkontrastierung optisch leer, enthalten aber dennoch — mit anderen Färbungen nachweisbar — Glykogenpartikel. Sie sind nicht durch eine Membran vom umgebenden Zytoplasma abgetrennt. Weiterhin enthält das Zytoplasma einzelne Zytosomen, zahlreiche Mitochondrien und kurze Ergastoplasmalamellen

große Nukleolen mit ausgeprägten Nukleolonemata; Kerntaschen (Abb. 31, 32). Im Zytoplasma finden sich gelegentlich vergrößerte Mitochondrien (Ghadially und SKINNIDER, 1974) und fibrilläre Strukturen (Abb. 34).

2. Typisch für die *Erythroblasten des Di-Guglielmo-Syndroms* sind Veränderungen der Mitochondrien: Einlagerungen eines homogenen, dichten Materials, Verlust der Cristae, Umwandlung zu Zytosomen (Abb. 33); Einlagerung von Nicht-Häm-Eisen als Ferritin oder in Form amorpher Massen, Verlust der Cristae, Umwandlung zu Siderosomen (Abb. 33—36). Kennzeichnend ist weiterhin die herdförmige oder diffuse Ablagerung von Glykogen (Abb. 31) sowie eine extreme Erweiterung des perinukleären Spalts, die eine Störung des physiologischen Entkernungsvorganges erwarten läßt.

3. *Degenerative Veränderungen* umfassen u. a. die Vakuolisierung von Mitochondrien und Zytoplasma, pyknotische Kernveränderungen, Karyorrhexis.

4.2.4.2. Sideroblastische (sideroachrestische) Anämie

Die sideroblastischen Anämien sind eine Gruppe nosologisch unterschiedlicher Anämien. Ihnen gemeinsam ist eine Störung der Hämsynthese und damit der Eisenverwertung. Das nicht ausreichend von den reifenden Erythroblasten verwertete Eisen (ἀχρέστειν = nicht verwerten) wird in morphologisch unterschiedlicher Form in den Erythroblasten abgelagert. Die eisenhaltigen perinukleär lokalisierten Mitochondrien lassen sich lichtmikroskopisch mit Hilfe z. B. der Berliner-Blau-Färbung sichtbar machen und gaben dieser Anämieform das Attribut „sideroblastisch".

Folgende Formen sideroblastischer Anämien sind zu unterscheiden:
I. Konnatal
1. idiopathische sideroachrestische Anämie (HEILMEYER, 1959);
2. Thalassämie;
3. dyserythropoetische Anämie;
4. erythropoetische Porphyrie.
II. erworben
1. idiopathische sideroblastische Anämie (z. T. Präleukämie);
2. Bleiintoxikation;
3. sekundäre sideroblastische Anämie bei Hämoblastosen, Plasmozytom, verschiedenen Malignomen;
   Di-Guglielmo-Syndrom;
4. Pyridoxinmangel und -verwertungsstörung.

Bezüglich klinischer Befunde, Verlauf und Differentialdiagnose der verschiedenen Formen sideroblastischer Anämien wird auf Übersichtsarbeiten verwiesen (BORSAI et al., 1972; CARTWRIGHT und DEISS, 1975; DACIE und MOLLIN, 1966; KUSHNER et al., 1971).

Elektronenmikroskopische Befunde. Nomenklatur der verschiedenen Erscheinungsformen von Nicht-Hämoglobin-Eisen (BESSIS und BRETON-GORIUS, 1962).

1. *Ferritin.* Elektronenmikroskopisch erscheinen Ferritinmoleküle als polygonale Strukturen mit einem Durchmesser von etwa 100 Å. Ferritin findet sich

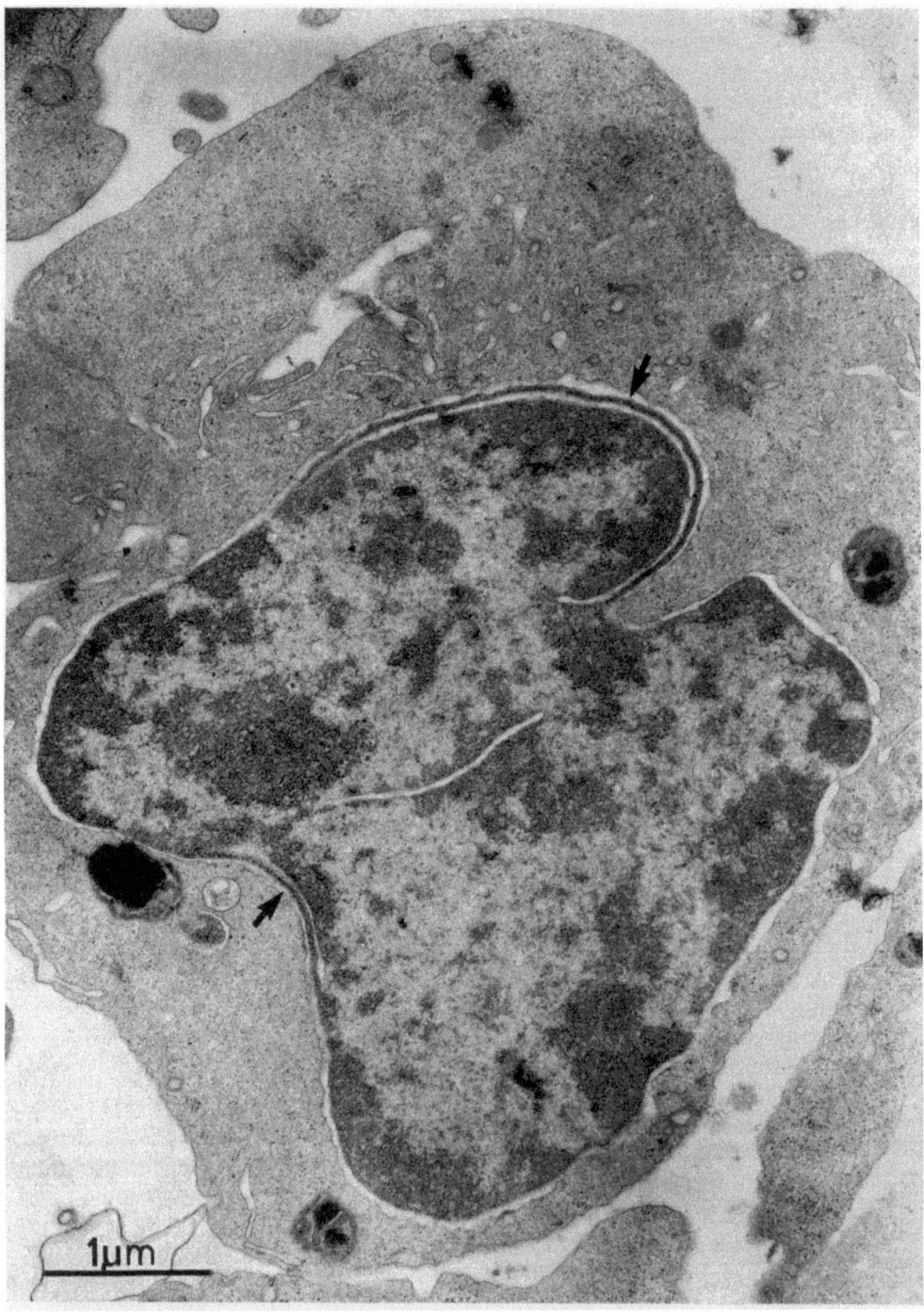

Abb. 32. Normoblast bei Di-Guglielmo-Syndrom. Durch Doppelungen der Kernmembran werden sogenannte Kerntaschen gebildet (Pfeile). Zusätzlich ist der Kernspalt stellenweise erweitert. Die Mitochondrien enthalten Einlagerungen von Hämosiderin und Ferritin

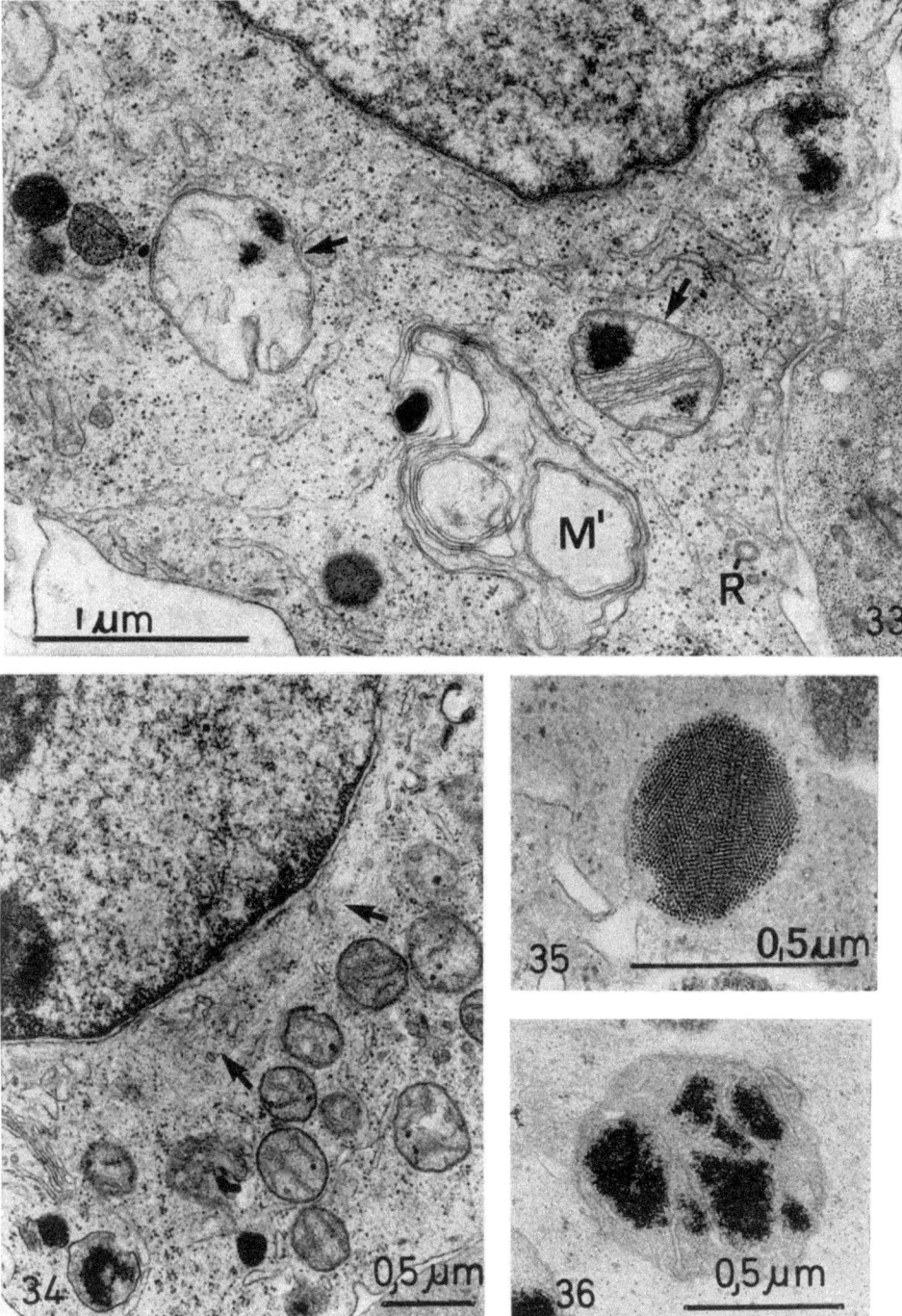

Abb. 33. Proerythroblast bei Di-Guglielmo-Syndrom. Die normale Struktur der Mitochondrien ist gestört (M'), ihre Cristae werden durch Einlagerungen von elektronendichtem Material und von Hämosiderin (Pfeile) verdrängt. Ferritin-Aufnahme durch Rhopheozytose (R)

Abb. 34. Proerythroblast bei Di-Guglielmo-Syndrom. In Nachbarschaft des Kerns ein Fibrillenbündel (Pfeile). Beginnende Hämosiderineinlagerung in den Mitochondrien

Abb. 35. Normoblast bei Di-Guglielmo-Syndrom. Mitochondrium mit Einlagerungen von Ferritin in kristalloider Anordnung

Abb. 36. Mitochondrium mit Ablagerungen eisenhaltigen, amorphen Materials aus einem Normoblasten bei Di-Guglielmo-Syndrom

in normalen Erythroblasten fein verteilt im Zytoplasma, in rhopheozytotischen Vesikeln, in kleinen Aggregaten (von einer Membran eingeschlossen oder frei im Zytoplasma), in kleinen Mengen innerhalb von Zytosomen und Mitochondrien. In pathologischen Fällen kann Ferritin in kristalloider Form in Zytosomen und Mitochondrien angehäuft sein (Abb. 35).

2. *Hämosiderin*. Hämosiderin ist ein aus der Lichtmikroskopie übernommener umfassender Begriff, der verschiedene und elektronenmikroskopisch weiter aufzuschlüsselnde Formen von Eisenablagerungen umfaßt: Ferritinaggregate; Ferritin in kristalloider Form; amorphe Ablagerungen eisenhaltigen Materials.

Beim Gesunden finden sich in allen Normoblasten und in den meisten Retikulozyten gleichmäßig über das Zytoplasma verteilt Eisenablagerungen in Form einzelner Ferritinmoleküle, selten in kleinen eisenhaltigen Zytosomen (= Siderosomen). Bei den oben aufgezählten Formen sideroblastischer Anämien zeigen die Ablagerungen von Nicht-Häm-Eisen quantitative und qualitative Besonderheiten (BESSIE und JENSEN, 1965): Erstens ist Eisen in Form einzelner Ferritinmoleküle vermehrt diffus im Zytoplasma, innerhalb von Mitochondrien und in Siderosomen abgelagert (Abb. 39). Zweitens sehen wir amorphe Ablagerungen eines eisenhaltigen Materials innerhalb von Mitochondrien, wie sie beim Gesunden nicht gefunden werden (Abb. 37). Die Eisenablagerungen finden sich, besonders bei der konnatalen idiopathischen Form (WICKRAMASINGHE et al., 1971), vorwiegend in den reiferen Normoblasten. Hier können alle Mitochondrien Ablagerungen aufweisen, es entsteht das Bild eines „Ringsideroblasten" (Abb. 38).

4.2.4.3. Dyserythropoetische Anämie

Unter der Bezeichnung „dyserythropoetische Anämie" wird eine Gruppe kongenitaler Anämien zusammengefaßt, bei denen eine quantitative und qualitative Störung der Erythroblastenentwicklung im Knochenmark vorliegt; es kommt zu einer intramedullären Destruktion hämoglobinhaltiger Zellen, also zu einer ineffektiven Erythropoese. Auf Grund typischer morphologischer und serologischer Befunde lassen sich drei Typen dyserythropoetischer Anämien unterscheiden. Allen drei Typen sind folgende Merkmale gemeinsam (siehe HEIMPEL, 1975):

Abb. 37. Retikulozyt einer Patientin mit erythropoetischer Porphyrie. Mitochondrien mit Ablagerungen von Ferritin und amorphem, eisenhaltigem Material

Abb. 38. Normoblast eines Patienten mit erworbener, idiopathischer sideroblastischer Anämie. Mitochondrien mit amorphen Ablagerungen eisenhaltigen Materials. Zytosom mit Myelinfigur (*MY*). Nahe der Zelloberfläche Vesikel und tubuläre Strukturen, die Ferritin enthalten (Pfeile)

Abb. 39. Erworbene idiopathische sideroblastische Anämie. Normoblast. Alle hier sichtbaren Mitochondrien enthalten mehr oder weniger ausgeprägte Einlagerungen einzelner Ferritinmoleküle oder amorphen eisenhaltigen Materials. Zahlreiche kleinere und größere Vesikel mit Ferritinmolekülen sind in der Zellperipherie zu erkennen (Pfeile). Rechts ist ein Fortsatz einer phagozytierenden Retikulumzelle zu erkennen, deren Zytoplasma dicht mit Ferritin angefüllt ist

4.2. Pathologische Veränderungen der Erythrozyten

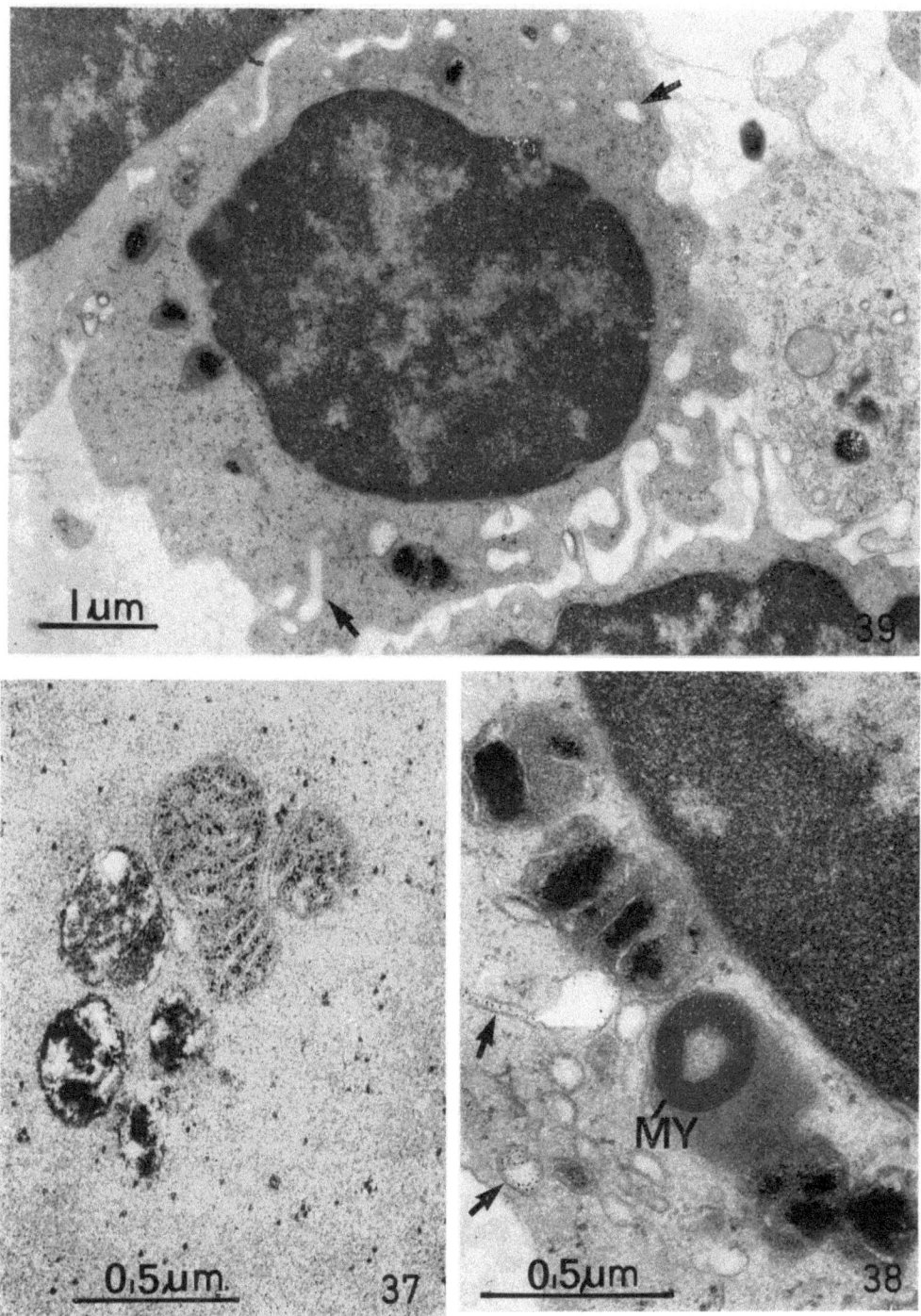

Abb. 37—39

1. Chronische Anämie durch ineffektive Erythropoese, teilweise mit zusätzlicher mäßiger Hämolyse;
2. Manifestation direkt nach der Geburt oder in der Jugend, häufig Mehrfacherkrankungen in einer Familie;
3. Vermehrung und charakteristische Veränderung der Erythroblasten;
4. Störung des Eisenstoffwechsels mit vermehrtem Auftreten von Sideroblasten und Tendenz zu sekundärer Hämochromatose.

Die Vorstellungen über Erbgang, pathophysiologische Zusammenhänge und klinische Befunde wurden in einer Übersicht zusammengestellt (HEIMPEL, 1975). Im folgenden sollen die elektronenmikroskopischen Befunde dargestellt werden.

Typ I. Diese Form der dyserythropoetischen Anämie wurde erstmals 1967 beobachtet (WENDT und HEIMPEL, 1967). Die morphologischen Veränderungen sind im Reifestadium des Normoblasten am deutlichsten: Wir sehen eine Kernteilungsstörung mit megaloblastärer Kernstruktur, Mehrkernigkeit und Erythroblastenpaaren, die durch schmale Chromatinbrücken verbunden sind. Das Heterochromatin erscheint im elektronenmikroskopischen Dünnschnitt kondensiert, es enthält kleine rundliche Aufhellungen (Abb. 40). Die Kernmembran ist in weiten Abschnitten unterbrochen, so daß Zytoplasma in den Kern einzudringen scheint (Abb. 41). Es kommt zur Karyolyse und Karyorrhexis (BRETON-GORIUS et al., 1973; HEIMPEL et al., 1971; MALDONADO und TASWELL, 1974). Das Zytoplasma kann durch eine „schwammige" Struktur auffallen (Abb. 41); Mitochondrien enthalten Eisenablagerungen; Ribosomen liegen mehr als Monoribosomen, weniger in aggregierter Form als Polyribosomen vor (KEYSERLINGK et al., 1970).

Typ II. Diese Form der dyserythropoetischen Anämie ist wesentlich häufiger als der Typ I. Besonders auffällig ist eine Vermehrung des glatten endoplasmatischen Retikulums mit Ausbildung großer Zisternen parallel zur Zelloberfläche und in Verbindung mit dem perinukleären Spalt (Abb. 42). Auch hier finden wir mehrkernige Erythroblasten, Karyorrhexis und Kernpyknose; im Zytoplasma zeigen Mitochondrien Eisenablagerungen (Abb. 43) (BRETON-GORIUS et al., 1973; HUG et al., 1972). Mit großer Wahrscheinlichkeit dürften die intrazytoplasmatischen Zisternen des endoplasmatischen Retikulums die physiologische Entkernung sowie die rhopheozytotische Ferritinaufnahme behindern. Erythroblasten werden vermehrt durch Makrophagen aufgenommen,

---

Abb. 40. Dyserythropoetische Anämie Typ I. Normoblast. Das Chromatin ist stellenweise verdichtet und zeigt hier rundliche Aufhellungen, wie sie für diesen Anämie-Typ kennzeichnend sind: Zytoplasmaeinstülpungen in den Kern hinein (*X*), die auf dem hier vorliegenden Schnitt keine Verbindung zum Zytoplasma erkennen läßt. Im Zytoplasma zahlreiche kleine Mitochondrien, die z. T. Eiseneinlagerungen enthalten (*M*); mehrere große Zytosomen, bei denen es sich um Phagolysosomen handeln könnte (*L*)

Abb. 41. Dyserythropoetische Anämie Typ I. Kernstruktur wie auf der vorausgehenden Abbildung. Zusätzlich ist die Kernmembran an mehreren Stellen unterbrochen, so daß hier eine freie Kommunikation zwischen Kerninnerem und Zytoplasma besteht (Pfeile). Der Kernspalt ist vakuolig erweitert. Im Zytoplasma eisenhaltige Mitochondrien (*M*) und Siderosomen (*S*)

4.2. Pathologische Veränderungen der Erythrozyten

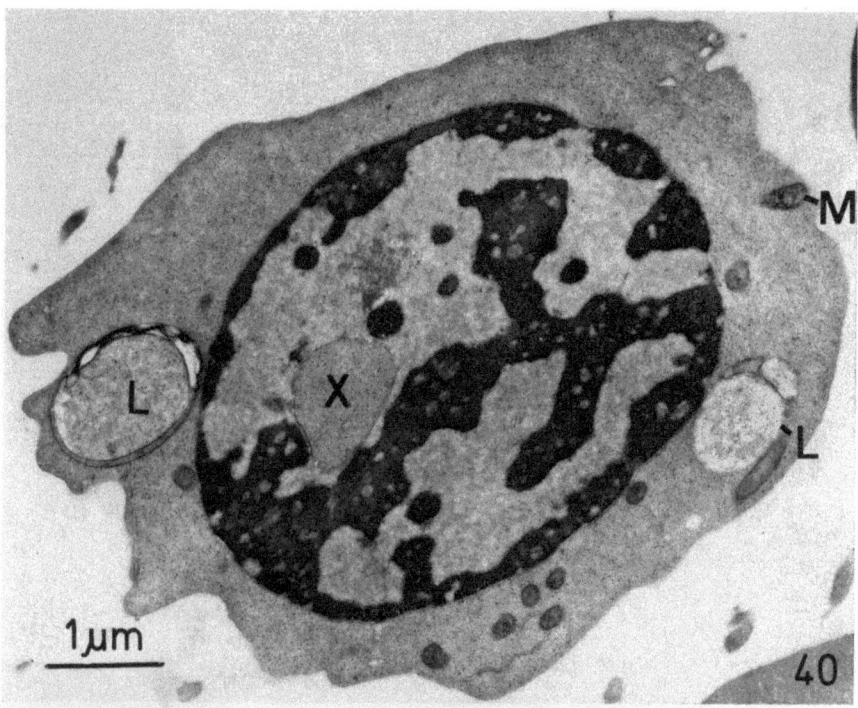

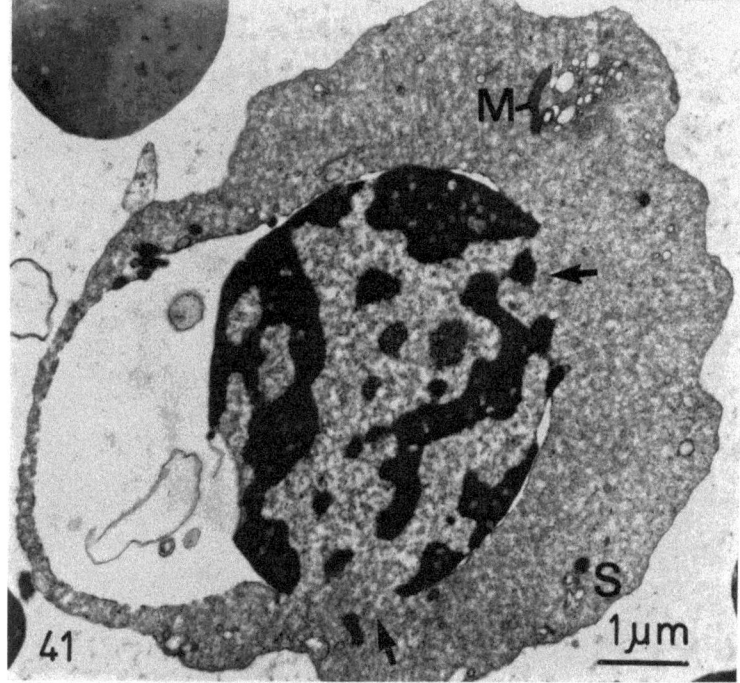

Abb. 40—41

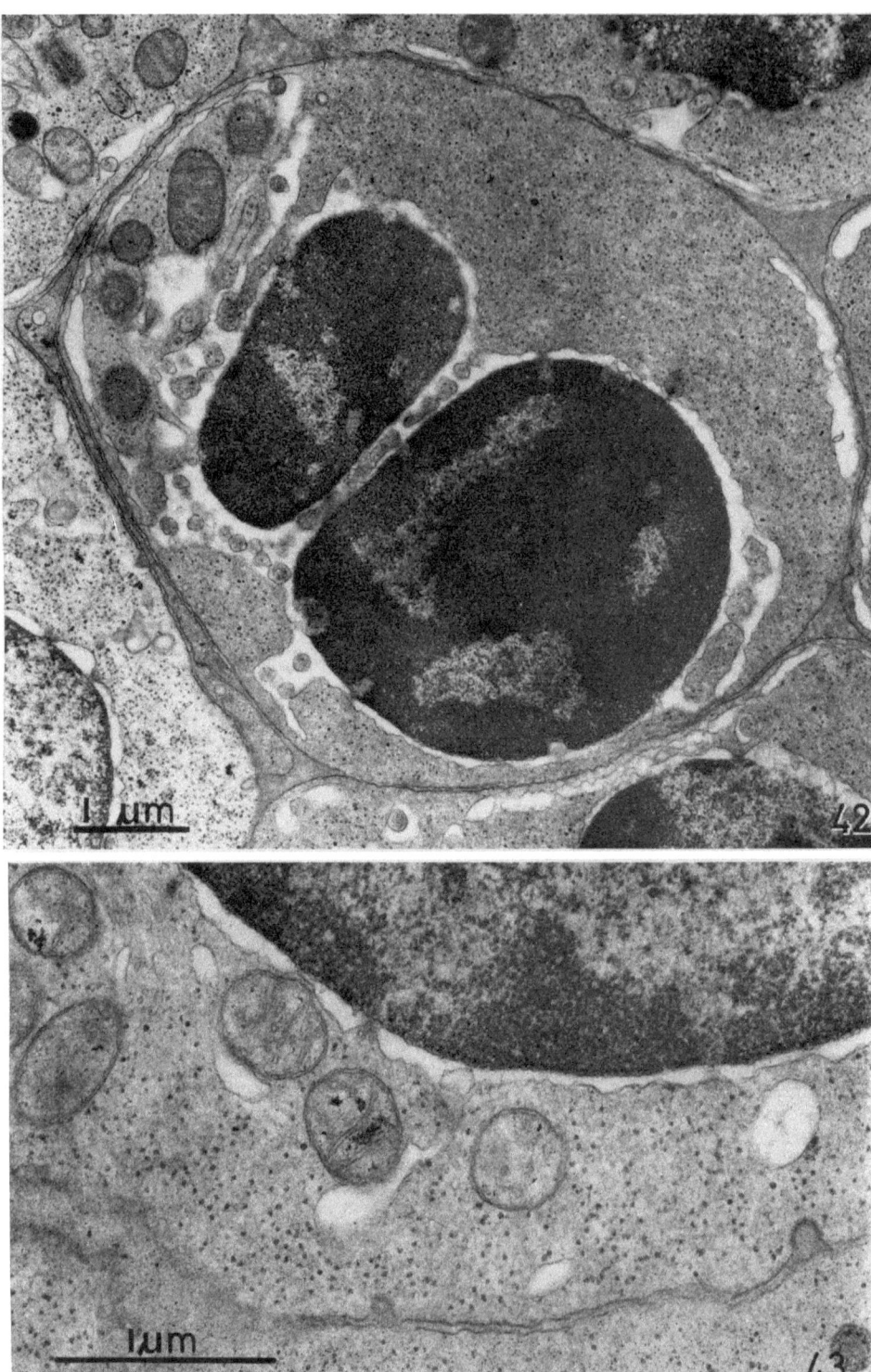

Abb. 42. Dyserythropoetische Anämie Typ II. Normoblast. Das Zytoplasma enthält Zisternen des glatten endoplasmatischen Retikulums, die z. T. parallel zur Zelloberfläche angeordnet sind, z. T. mit dem Kernspalt in Verbindung stehen. Feine Ferritineinlagerungen in den Mitochondrien

Abb. 43. Zelle wie Abb. 42. In den Mitochondrien Einlagerungen eisenhaltigen Materials, z. T. anscheinend als Ferritin, z. T. als amorphes Material

es werden „Gaucher-ähnliche" Makrophagen beobachtet (VAN DORPE et al., 1973).

Typ III. Dieser Typ ist durch enorm vergrößerte polyploide Erythroblastenkerne sowie durch mehrkernige Zellen charakterisiert. Die Kernmembran ist stellenweise unterbrochen. Mitosen in einer Zelle können asynchron ablaufen. Das Zytoplasma zeigt ähnliche Veränderungen wie bei den Typen I und II, insbesondere auch Eisenablagerungen in Mitochondrien und Verminderung von Polyribosomen (BRETON-GORIUS et al., 1973; GOUDSMIT et al., 1972).

Zwischen den genannten drei Typen dyserythropoetischer Anämien wurden Mischformen beschrieben (MORGENSTERN et al., 1973; SCHUPPLER et al., 1975; SEIP et al., 1975). Vielkernige und durch interdigitierende Zellfortsätze verbundene Erythroblasten wurden beobachtet und als „erythroblastische Synartese" bezeichnet (FLANDRIN et al., 1974).

Literatur

BESSIS, M., BRETON-GORIUS, J.: Iron metabolism in the bone marrow as seen by electron microscopy. A critical review. Blood 19, 635 (1962).
BESSIS, M. C., JENSEN, W. N.: Sideroblastic anaemia, Mitochondria and erythroblastic iron. Brit. J. Haemat. 11, 49 (1965).
BESSIS, M., THIÉRY, J.-P.: Étude au microscope électronique des hémosarcomes humains. III. Leucémies à cellules-souches, erythrémies, réticulo-lympho-sarcomes, maladie de Hodgkin, plasmocytomes. Nouv. Rev. franc. Hémat. 2, 577 (1962).
BORSAI, G., SASS, G., MÁTÉFI, E.: Hypersideroblastose bei malignen Hämopathien. Med. Klin. 67, 189 (1972).
BRETON-GORIUS, J., DANIEL, M. T., CLAUVET, J. P., DREYFUS, B.: Anomalies ultrastructurales des érythroblastes et des érythrocytes dans six cas de dysérythropoièse congénitale. Nouv. Rev. franc. Hémat. 13, 23 (1973).
CARTWRIGHT, G. E., DEISS, A.: Sideroblasts, siderocytes, and sideroblastic anemia. New Engl. J. Med. 292, 185 (1975).
DACIE, J. V., MOLLIN, D. L.: Siderocytes, sideroblasts and sideroblastic anaemia. Acta med. scand., Suppl. 445, 237 (1966).
DAMESHEK, W.: Some speculations on the myeloproliferative syndromes. Blood 6, 372 (1951).
DAMESHEK, W., BALDINI, M.: The Di Guglielmo syndrome. Blood 13, 192 (1958).
DI GUGLIELMO, G.: Ricerche di ematologia. I. Un caso di eritroleucemia. Folia med. (Napoli) 3, 386 (1917).
DI GUGLIELMO, G.: L'érythro-mégacaryocythémie aigue. Sang 27, 671 (1956).
DORPE, A. VAN, BROECKART ORSHOVEN, A. VAN, DESMET, V., VERWILGHEN, R. L.: Gaucher-like cells and congenital dyserythropoietic anaemia, type II (HEMPAS). Brit. J. Haemat. 25, 165 (1973).
FLANDRIN, G., DANIEL, M.-TH., BRETON-GORIUS, J., BROUET, J.-C., BERNARD, J.: Ilot érythroblastique anormal du au développement de jonctions intercellulaires (synartése érythroblastique). Un nouveau mécanisme d'anémie. Problèmes posés par le diagnostic. Nouv. Rev. franc. Hémat. 14, 161 (1974).
GHADIALLY, F. N., SKINNIDER, L. F.: Giant mitochondria in erythroleucaemia. J. Path. 114, 113 (1974).
GOUDSMIT, R., BECKERS, D., DE BRUIJNE, J. I., ENGELFRIET, C. P., JAMES, J., MORSELT, A. F. W., REYNIERSE, E.: Congenital dyserythropoietic anaemia type III. Brit. J. Haemat. 23, 97 (1972).
HEIMPEL, H., FORTEUA-VILA, J., QUEISSER, W., SPIERTZ, E.: Electron and light microscopy study of the erythroblasts of patients with congenital dyserythropoietic anemia. Blood 37, 299 (1971).
HEIMPEL, H.: Kongenitale dyserythropoetische Anämien. Blut 31, 261 (1975).

HEILMEYER, L.: The sidero achrestic anemias. Dtsch. med. Wschr. 84, 1761 (1959).
HUG, G., WONG, K. Y., LAMPKIN, B. C.: Congenital dyserythropoietic anemia type II: Ultrastructure of erythroid cells and hepatocytes. Lab. Invest. 26, 11 (1972).
HUHN, D., KABOTH, W., SCHMALZL, F.: Di-Guglielmo-Syndrom. Klinische, zytochemische, elektronenmikroskopische Befunde. Dtsch. med. Wschr. 98, 355 (1973).
HUHN, D.: Di-Guglielmo-Syndrom (akute erythrämische Myelose, akute Erythroleukämie). In: Handbuch der Inneren Medizin, Bd. II/3 (Hrsg. BEGEMANN, H.). Berlin-Heidelberg-New York: Springer, 1976.
KAMIYAMA, R.: An electron microscopic study of erythroleukemia, with special reference to the structure of erythroblasts. Acta path. jap. 21, 231 (1971).
KEYSERLINGK, D. GRAF, BOLL, I., MEURET, G.: Ultrastruktur der gestörten Erythropoiese bei einer kongenitalen dyserythropoietischen Anämie. Klin. Wschr. 48, 728 (1970).
KUSHNER, J. P., LEE, G. R., WINTROBE, M. M., CARTWRIGHT, G. E.: Idiopathic refractory sideroblastic anemia. Clinical and laboratory investigation of 17 patients and review of the literature. Medicine 50, 139 (1971).
MALDONADO, J. E., TASWELL, H. F.: Type I dyserythropoietic anemia in an elderly patient. Blood 44, 495 (1974).
MORGENSTERN, E., SCHATANEK, W., MEISER, H. R., HUFNAGL, D.: Ultrastructural studies in a particular case of congenital dyserythropoietic anemia (CDA). Blut 27, 307 (1973).
SCHUPPLER, J., CORNU, P., KREY, G., GUDAT, F., SPECK, B.: Congenital dyserythropoietic anemia with ultrastructural features of type I and II. Blut 31, 271 (1975).
SEIP, M., SKREDE, S., BJERVE, K. S., HOVIG, T., GAARDER, P. I.: Congenital dyserythropoietic anemia with features of both type I and type II. Scand. J. Haemat. 15, 272 (1975).
WENDT, F., HEIMPEL, H.: Kongenitale dyserythropoetische Anämie bei einem zweieiigen Zwillingspaar. Med. Klin. 62, 172 (1967).
WICKRAMASINGHE, S. N., FULKER, M. J., LOSOWSKY, M. S., HALL, R.: Microspectrophotometric and electron microscopic studies of bone marrow in hereditary sideroblastic anaemia. Acta haemat. 45, 236 (1971).

5. Myelopoese (Granulozyten, Monozyten)

5.1. Entwicklungsstufen bis zum Granulozyten

Granulozyten entwickeln sich aus Myeloblasten über die Stadien Promyelozyt, Myelozyt, Metamyelozyt (Tabelle 1 und 2). Während dieses Reifungsprozesses entwickeln sich Granula im Zytoplasma. Zuerst bilden sich unspezifische Granula, später neutrophile, eosinophile oder basophile Granula. Myeloische Zellen entwickeln sich im Knochenmark, treten dann ins periphere Blut über und werden zu den Geweben transportiert, wo sie ihre Funktionen erfüllen können. Dabei werden zwei etwa gleich große Kompartments von Granulozyten unterschieden, das zirkulierende und das marginale Kompartment. Unter dem marginalen Kompartment versteht man die Summe der an den Gefäßwänden sitzenden Zellen, das zirkulierende Kompartment ist die Summe der zirkulierenden Zellen. Spezifische Granulozytenchalone steuern wahrscheinlich die Produktion von Granulozyten, so daß sich zwischen Produktion und Verbrauch ein Gleichgewicht einstellt. Nur ein geringer Prozentsatz der Granulozyten geht im Blut zugrunde, der weitaus größte Teil wird in den Geweben verbraucht. Daher ist auch eine Berechnung von Fließgleichgewichten sehr erschwert.

Und nun zur morphologischen Beschreibung der einzelnen Reifungsstufen der granulozytären Reihe. Aus der hämopoetischen Stammzelle des Knochenmarks entwickelt sich der *Myeloblast*. BESSIS (1973) definiert den Myeloblasten in Gegensatz zum deutschen Schrifttum als Zelle mit einigen azurophilen oder primären Granula. Das führt häufig zu Mißverständnissen, da im deutschen Schrifttum Myeloblasten Zellen ohne azurophile Granula sind.

Auf dem giemsagefärbten Strich hat der Myeloblast einen Durchmesser zwischen 20—25 µm und ist irregulär rund oder oval. Der große ovale Kern hat zwei bis fünf Nukleoli. Das Zytoplasma ist basophil gefärbt mit einigen azurophilen Granula. Myeloblasten sind peroxidase-positiv. Normale Myeloblasten zeigen im Phasenkontrastmikroskop, im lebenden Zustand, keine Lokomotion. Im Elektronenmikroskop sind Ergastoplasma, vereinzelte Mikrotubuli und ein großes Zentrosom zu erkennen (Abb. 44). Im Zytoplasma befinden sich zahlreiche Ribosomen und Polyribosomen. Die Peroxidasereaktion ist im perinukleären Spalt, im Ergastoplasma, den Golgivesikeln und den wenigen Primärgranula positiv.

Promyelozyten sind durch die Entwicklung der primären Granula gekennzeichnet. Diese Zellen haben im Giemsastrich 20 µm Durchmesser. Ihr Kern ist oval mit einer kleinen Einbuchtung. Chromatin ist bereits etwas kondensiert, aber es treten noch keine kompakten Verdichtungen auf; Nukleolen sind vorhanden. Das Zytoplasma ist basophil gefärbt, in ihm eingelagert liegen leuchtend rot gefärbte azurophile Granula. Mit zunehmender Ausbildung

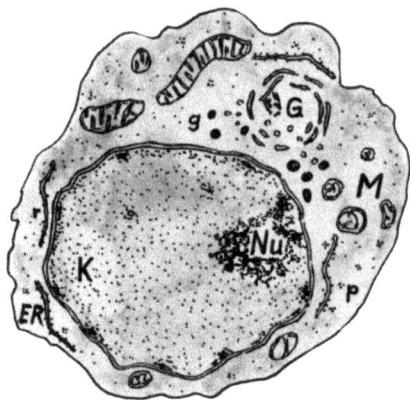

Abb. 44. Schema eines Myeloblasten. K = Kern, Nu = Nukleolus, M = Mitochondrium, G = Golgi-Feld, g = Granula, ER = rauhes endoplasmatisches Retikulum, r = Ribosomen, p = Polyribosomen

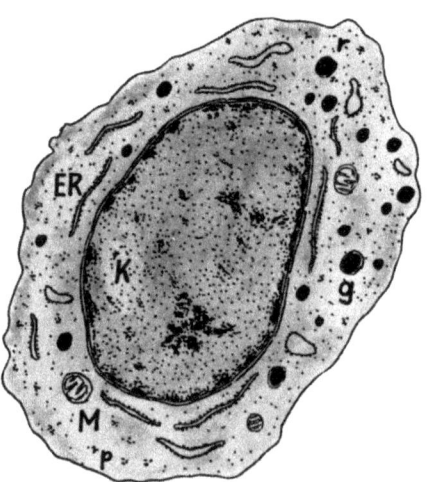

Abb. 45. Schema eines Promyelozyten. K = Kern, ER = rauhes endoplasmatisches Retikulum, g = Granula, M = Mitochondrien, r = Ribosomen, p = Polyribosomen

azurophiler Granula werden Peroxidase (= und Sudanschwarzreaktion) stärker positiv.

Im Phasenkontrast zeigen Promyelozyten keine Lokomotion. Die Kerne erscheinen bohnenförmig. Manchmal ist das Zentrosom zu erkennen. Ferner sind Granula zu sehen, die aber von Mitochondrien nicht unterscheidbar sind.

Im elektronenmikroskopischen Bild sind bereits Chromatinverdichtungen, Mitochondrien, Ergastoplasmaschläuche, Granula und freie Ribosomen zu

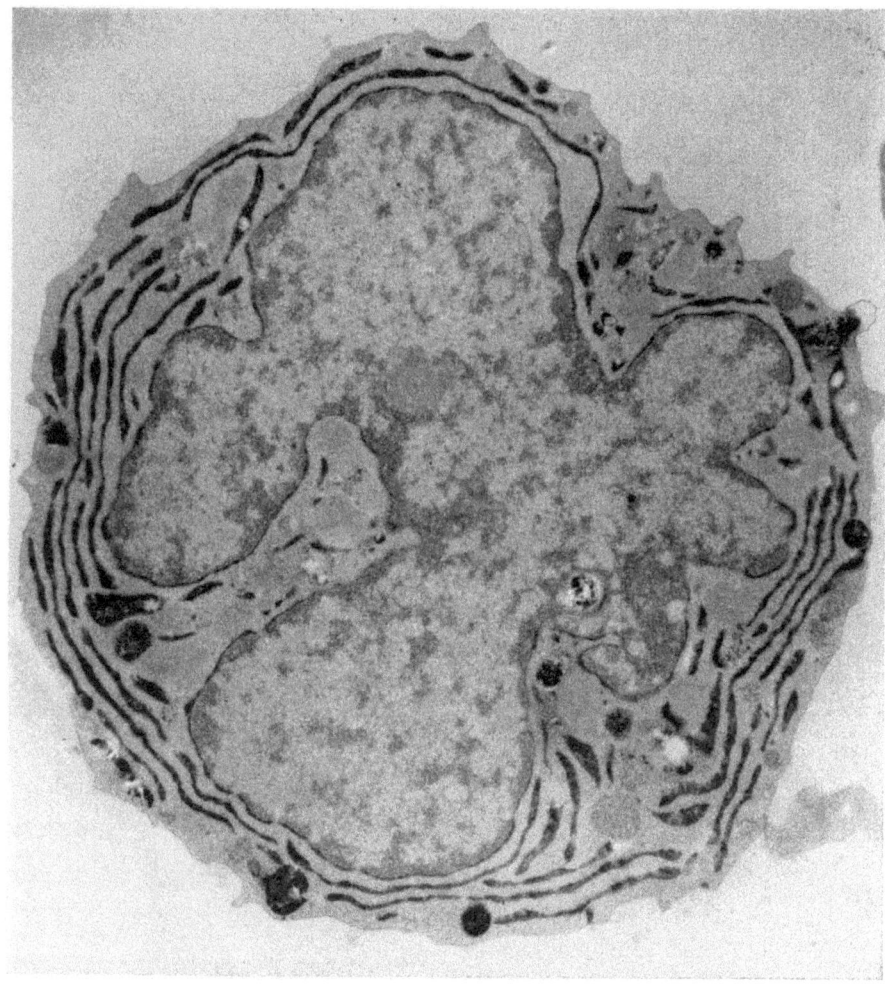

Abb. 46. Promyelozyt. Normalfall. Peroxidase-Reaktion. Darstellung der Peroxidase im rauhen endoplasmatischen Retikulum und der primären Granulation. Vergr.: 13 800fach (Aufn.: D. Huhn)

sehen (Abb. 45). Nach Peroxidasereaktion sind Ergastoplasma und primäre Granula positiv (Abb. 46). Im Giemsastrich erscheinen diese Zellen gegenüber ihren Vorstufen weiter verkleinert. Das Chromatin ist stärker verdichtet, das Grundplasma azidophil, und in ihm eingelagert treten spezifische Granula in den Vordergrund.

Myelozyten sind durch die Entwicklung der spezifischen neutrophilen, eosinophilen oder basophilen Granula charakterisiert.

Metamyelozyten stellen Übergangsformen zum Granulozyten dar.

Im Phasenkontrastmikroskop zeigen sie bereits eine Lokomotion. Sie wandern über die Kapillaren des Knochenmarks in das periphere Blutsystem.

Im Elektronenmikroskop imponiert der Myelozyt als Zelle mit unregelmäßig geformtem Kern. Chromatinverdichtungen sind entlang der Kernmembran gelagert. Im Zytoplasma, meist in einer Kernbucht, ist ein Golgi-Feld zu sehen, ferner Ergastoplasma, Mitochondrien in geringer Zahl, sowie Primärgranula und spezifische Granula (Abb. 47).

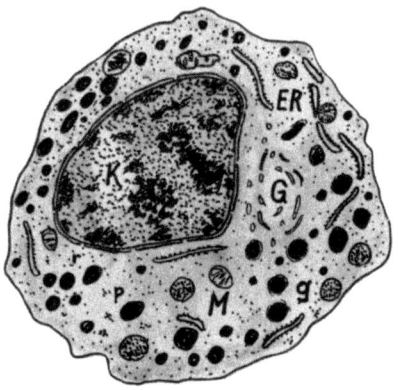

Abb. 47. Schema eines Myelozyten. K = Kern, ER = rauhes endoplasmatisches Retikulum, g = Granula (primäre und sekundäre Granula), G = Golgi-Feld, M = Mitochondrien, r = Ribosomen, p = Polyribosomen

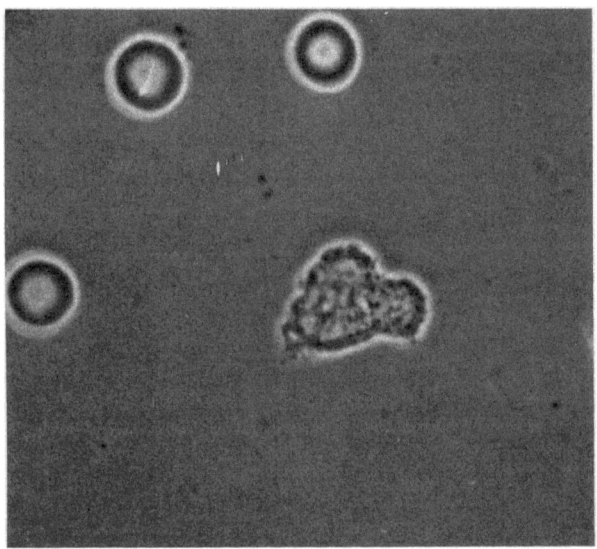

Abb. 48. Neutrophiler Granulozyt in Bewegung. Phasenkontrast. Ausschnitt aus 16-mm-Schmalfilm. Vergr.: 1000fach

Beim Metamyelozyten ist der Kern unregelmäßig oval, Chromatinverklumpungen sind entlang der Kernmembran angeordnet. Die Zahl an freien Ribosomen, Mitochondrien und Ergastoplasmaschläuchen nimmt weiter ab. Es kommt zu einer starken Prominenz der spezifischen Granula. Die Zahl der spezifischen Granula ist nach HUHN, 1969, fünf- bis zehnmal größer als die der primären Granula.

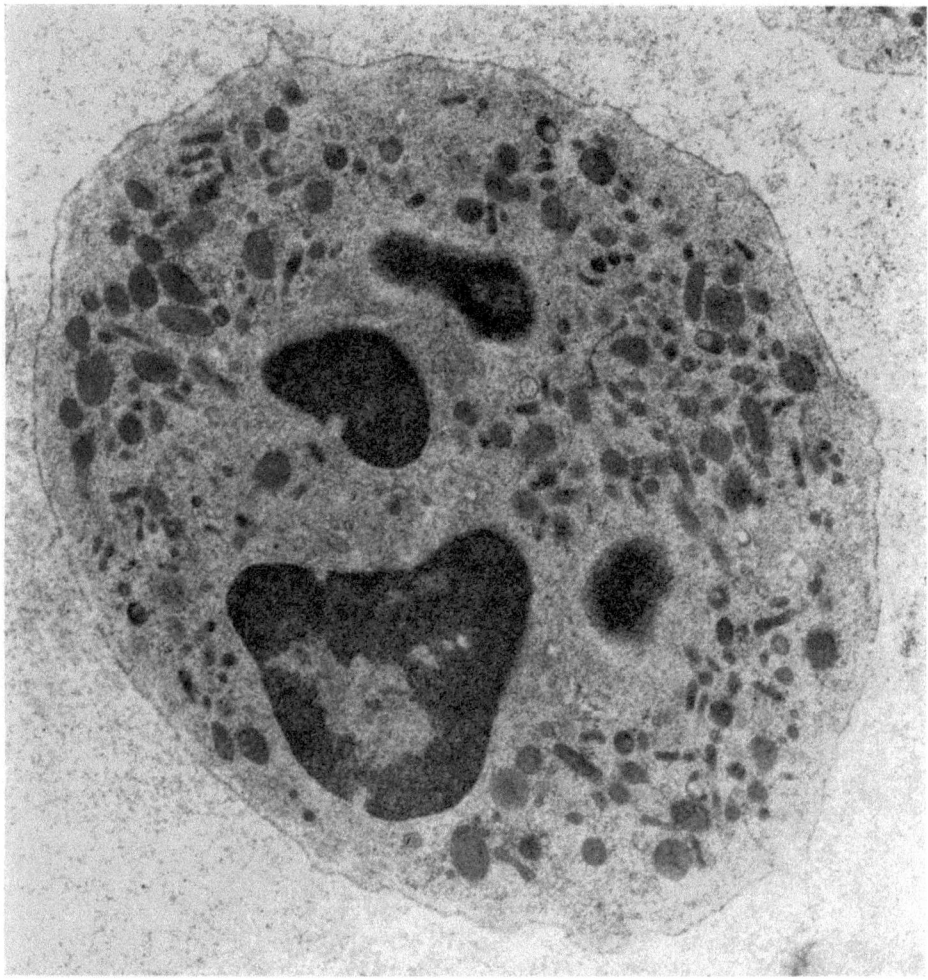

Abb. 49. Neutrophiler Granulozyt. Peripheres Blut. Normalfall. Vergr.: 15 000fach

5.1.1. Neutrophile Granulozyten

Neutrophile Granulozyten erscheinen im Giemsastrich als runde Zellen mit 12—14 µm Durchmesser. Die Zahl ihrer Kernsegmente liegt zwischen 1 und 5, meist finden sich drei Segmente. Eine Klassifikation der Neutrophilen nach der Zahl ihrer Segmente wurde von ARNETH (1904) eingeführt. Nach CARTWRIGHT (1968) kann ein Index dadurch bestimmt werden, daß die Zahl der Segmente bei 100 Zellen durch 100 dividiert wird. Im Normalfall liegt dieser Index bei 3,14 ± 0,25. Eine Änderung dieses Index auf mehr als 3,4 ist bereits ein Indiz für einen pathologischen Zustand, z. B. Vitamin-B_{12}- oder Folsäuremangel. Die Segmentation der Neutrophilen muß streng von der pathologischen Radialsegmentation (siehe Abschnitt über Riederzellen) unterschieden werden.

106　　　　　　　　5. Myelopoese (Granulozyten, Monozyten)

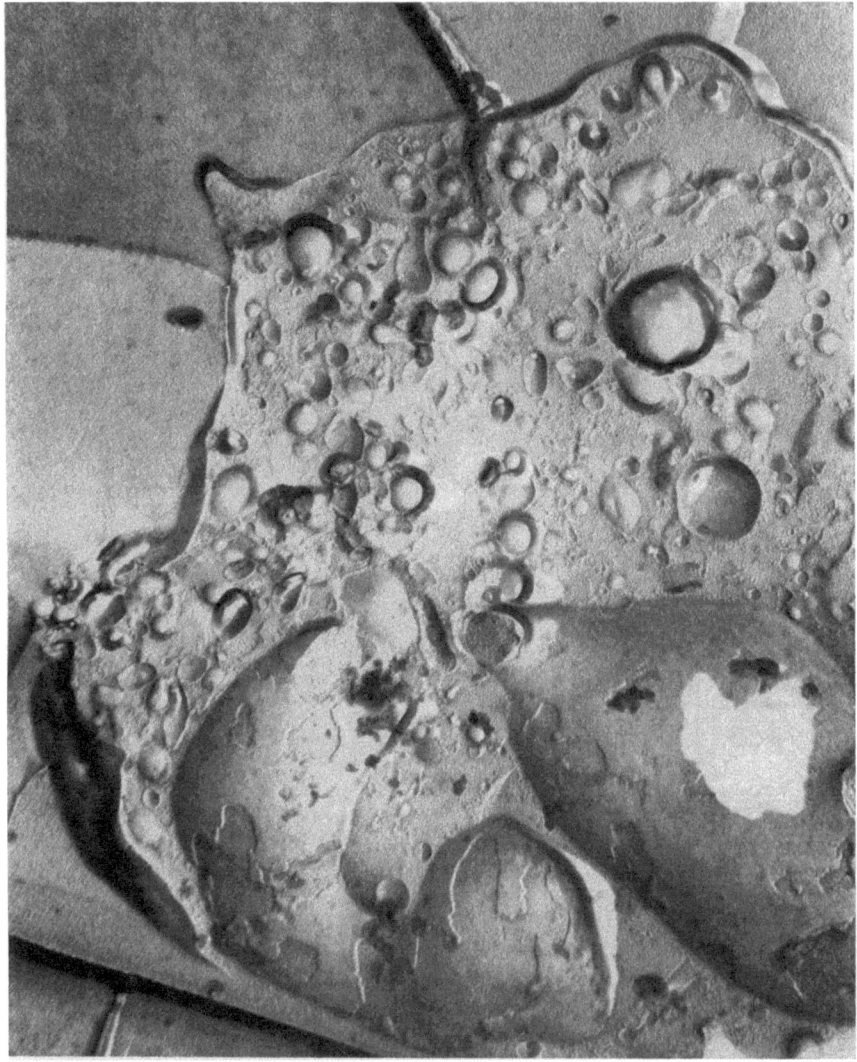

Abb. 50. Neutrophiler Granulozyt. Gefrierätzung. Vergr.: 9000fach. Normalfall. Peripheres Blut (Aufn.: D. Huhn)

Ein weiteres Charakteristikum der Granulozyten sind Kernfortsätze. Eine bestimmte keulenförmige Art solcher Kernfortsätze wird als „drumstick" bezeichnet. Werden unter 500 ausgezählten Zellen mehr als sechs mit „drumstick" gefunden, stammen die Zellen von einer Frau. Bei Männern treten, allerdings selten, sogenannte Pseudodrumsticks auf. Daneben gibt es eine Vielzahl von Fortsätzen, die mit verschiedenen Namen belegt wurden, aber deren Identifizierung schwierig ist.

Im Phasenkontrastmikroskop zeigen Granulozyten im lebenden Zustand eine Lokomotion. Im Zeitrafferfilm sind diese Bewegungen deutlich darzustellen (Abb. 48). Granulozyten bewegen sich dabei amöboid vorwärts. Nach

Angaben von LEWIS liegt die Fortbewegungsgeschwindigkeit der Granulozyten bei 37 °C zwischen 20 und 40 µm/min. Die Fortbewegungsgeschwindigkeit ist in einem weiten Bereich eine Funktion der Temperatur; die Lokomotion wird darüber hinaus durch den pH-Wert, die Ionenkonzentration, die Viskosität und Oberflächenladung beeinflußt und kann durch Pharmaka verändert werden.

Im Elektronenmikroskop zeigt der Kern bei reifen Zellen mehrere Segmente mit heterochromatischen Blöcken (Abb. 49). Im Zytoplasma von neutrophilen Granulozyten finden sich fast kein Ergastoplasma und nur wenige Ribosomen. Das Golgi-Feld liegt im Zentrum der Zelle. Hauptcharakteristikum des neutrophilen Granulozyten ist seine Granulation. Es können mindestens zwei Granulatypen gefunden werden: große runde Granula mit etwa 0,8 µm

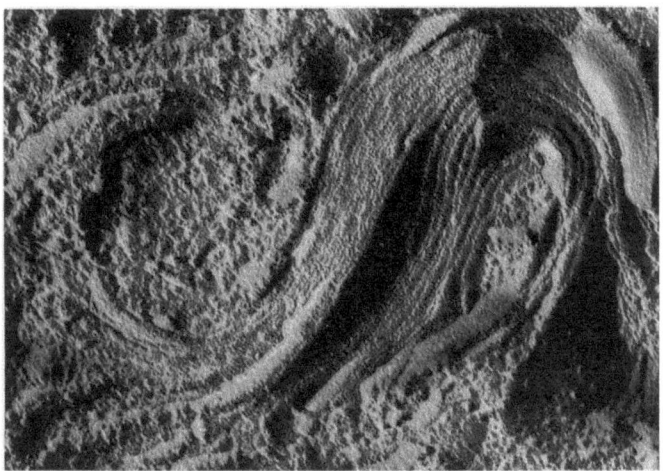

Abb. 51. S-förmiger Körper aus parallel angeordneten Lamellen, jede etwa 75 Å stark. Myelinfigur? Vergr.: 126 000fach (Aufn.: D. HUHN)

im Durchmesser, die sogenannten Primärgranula oder Azurgranula; zweitens die spezifischen neutrophilen Granula oder Sekundärgranula. Letztere Granula sind peroxidasenegativ und lassen sich so eindeutig von der Primärgranulation unterscheiden. BESSIS unterscheidet noch als dritte Granulationsart Tertiärgranula mit kleiner länglicher Form und einem Durchmesser zwischen 0,2—0,3 µm. Diese Granula sind peroxidasepositiv.

Mit der Gefrierätztechnik ließen sich die an Dünnschnitten erhobenen Befunde bestätigen (STEIDLE und HUHN, 1970). Besonders anschaulich und von Fixationsartefakten unbeeinflußt werden Kernmembran, Kernporen und Granula der Zellen dargestellt (Abb. 50 und 51).

Weitere Strukturen, die im Zytoplasma eingebettet liegen und entlang ihrer Membranflächen oder quer aufgebrochen werden, sind das Ergastoplasma, das Zentrosom und Mitochondrien.

Im Rasterelektronenmikroskop können die wirklichen Oberflächenstrukturen mit großer Tiefenschärfe dargestellt werden. Neutrophile Granulozyten sind teils kugelförmig mit einem Durchmesser von ca. 8 µm, teils keulenförmig

108 5. Myelopoese (Granulozyten, Monozyten)

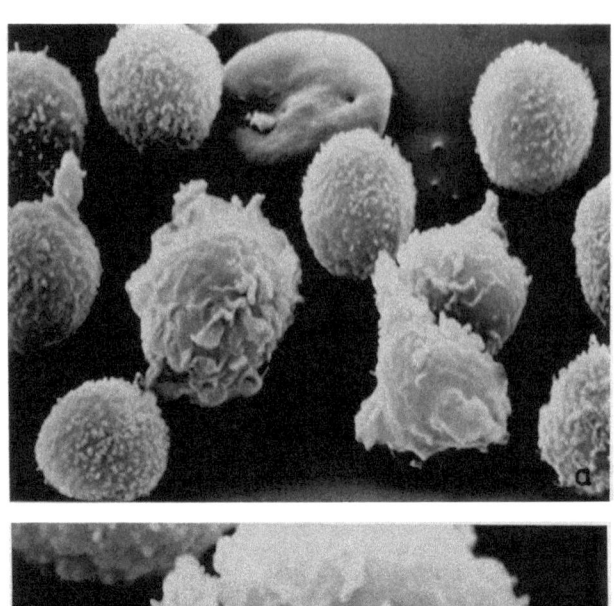

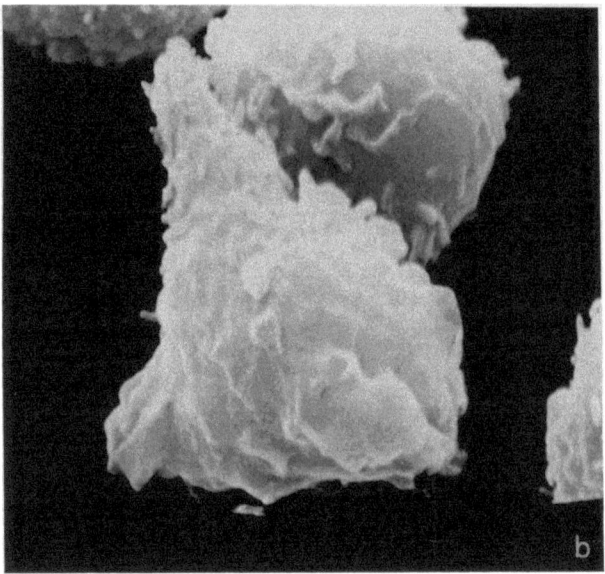

Abb. 52. *a* Neutrophiler Granulozyt im Rasterelektronenmikroskop nach Kritischer-Punkt-Trocknung. Bewegungsform rechts. Ruheform links. Vergr.: 3000fach. *b* Bewegungsform eines neutrophilen Granulozyten. Vergr.: 7500fach

(Abb. 52 *a*, *b*): Die Zellmembran ist bei Granulozyten faltenartig ausgestülpt. Diese Befunde stehen in Übereinstimmung mit den Untersuchungen neutrophiler Granulozyten im Phasenkontrastmikroskop.

5.1.2. Eosinophile Granulozyten

Die Kerne eosinophiler Granulozyten haben im Giemsastrich meist zwei Segmente. Ihr Zelldurchmesser liegt im Ausstrich zwischen 12—17 µm. Eosinophile Granula sind rötlich gefärbt mit einem hellen Zentrum und sind peroxidasepositiv.

Im Phasenkontrast sind eosinophile Granulozyten an ihrer Granulation eindeutig zu erkennen. Infolge der Struktur dieser spezifischen Granula erscheinen sie als helle Punkte, die das Zytoplasma ausfüllen. Das Bewegungsverhalten der Eosinophilen ist dem der Neutrophilen gleich.

Im Elektronenmikroskop imponiert der Kern des eosinophilen Granulozyten als zweigeteilte Struktur mit Chromatinverdichtungen entlang der Kern-

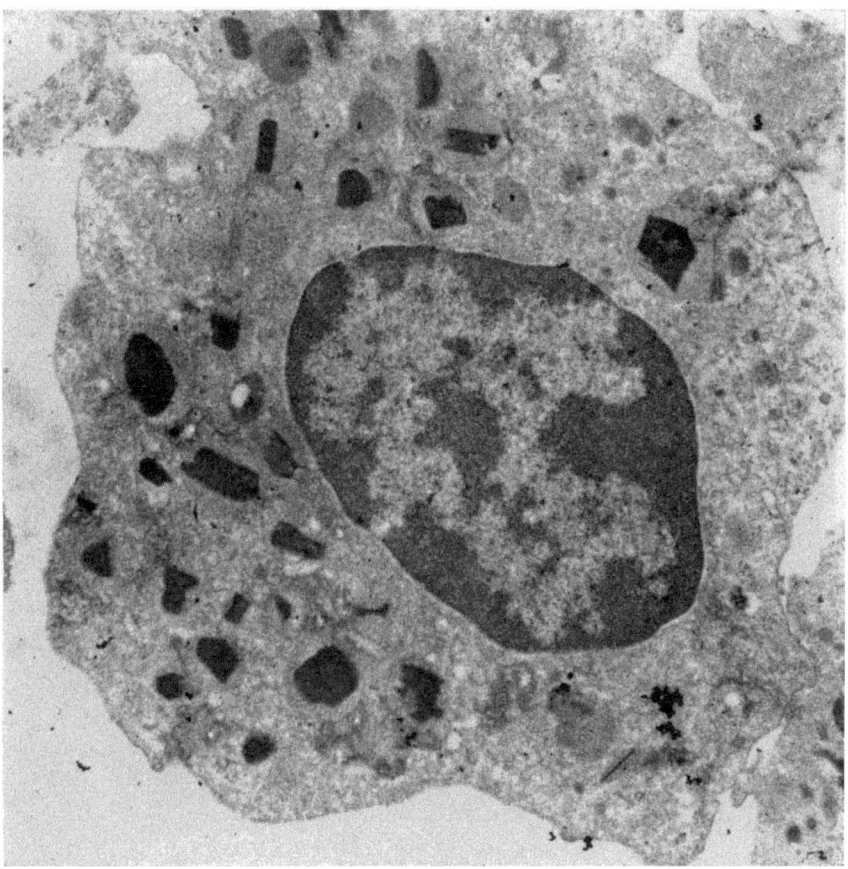

Abb. 53. Eosinophiler Granulozyt. Peripheres Blut. Normalfall. Spezifische Granula mit kristalloidem Innenkörper. Vergr.: 15 000fach

membran (Abb. 53). Der Kern ist von einer Doppelmembran umgeben, in die Kernporen eingelagert sind. Im Zytoplasma finden sich neben Ergastoplasmaschläuchen und Mitochondrien spezifische Eosinophilengranula. In zahlreichen Arbeiten wird auf die Struktur und Entwicklung dieser Granula eingegangen (u. a. Scott und Horn, 1970; Miller et al., 1966). Sie sind meist rund mit einem Durchmesser zwischen 0,5—0,8 µm.

Das Charakteristische der Eosinophilengranula ist der kristalloide Innenkörper. Im Normalfall finden sich eher einzelne größere Kristalle, seltener mehrere kleine Kristalle. Beim Eosinophilen des Menschen weist der kristalloide Innenkörper meist keine Netzebenen auf. Nach Peroxidasereaktion ist das homogene Externum nicht, der Innenkörper positiv gefärbt (Abb. 54).

Mittels Gefrierätztechnik sind Eosinophile allein auf Grund der Größe der Granula und der zwei Kernsegmente zu erkennen. Die Kernmembran ist von

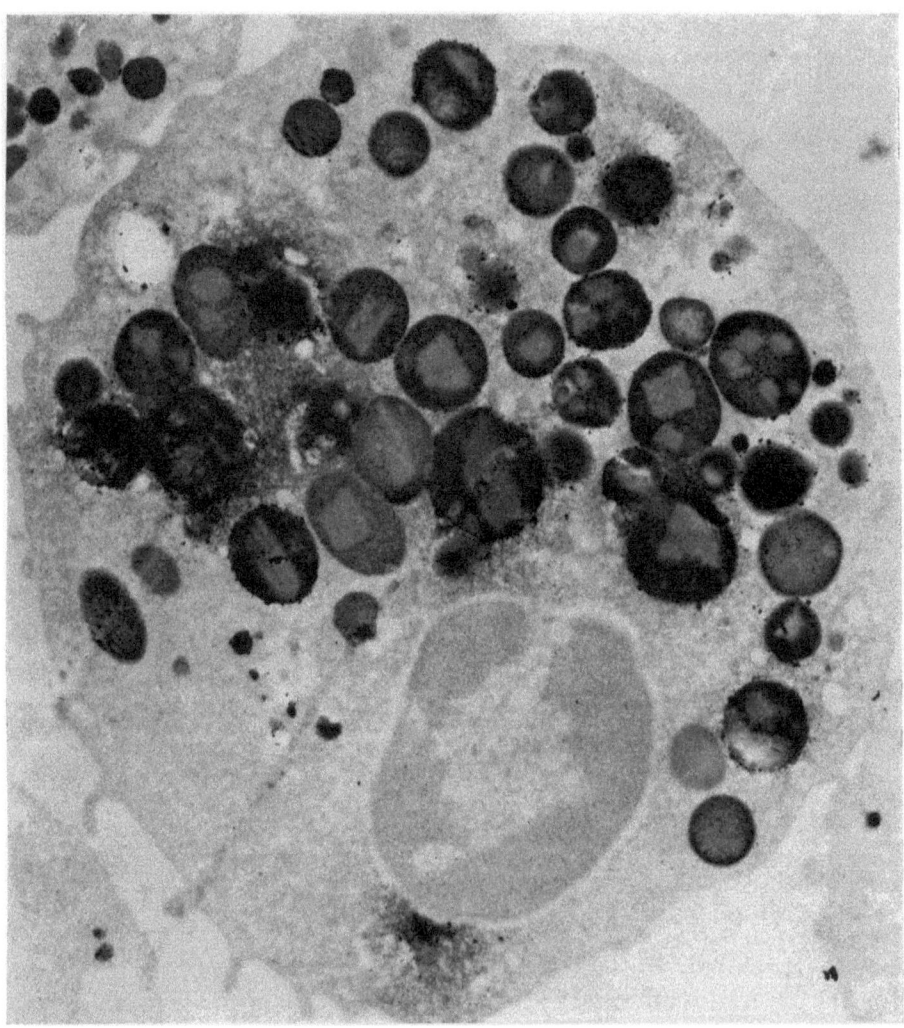

Abb. 54. Eosinophiler Granulozyt. Peripheres Blut. Normalfall. Peroxidase-Reaktion. Vergr.: 15 000fach

Kernporen durchsetzt, die in Gruppen angeordnet sind. Diese Gruppen von Kernporen sind weitläufig über die Kernmembran verteilt.

Im Rasterelektronenmikroskop imponieren Eosinophile als runde Zellen mit unterschiedlicher Mikrovillizahl (POLLIACK und DOUGLAS, 1975). Ein kleinerer Prozentsatz der Zellen zeigt wulstartige Ausstülpungen und kleine Krausen. Im wesentlichen erinnert also die Oberfläche eosinophiler Granulozyten an Lymphozyten. POLLIACK und DOUGLAS (1975) haben ihre Untersuchungen allerdings an einem Fall einer hochgradigen Eosinophilie, die im Zuge eines malignen Lymphoms aufgetreten war, durchgeführt.

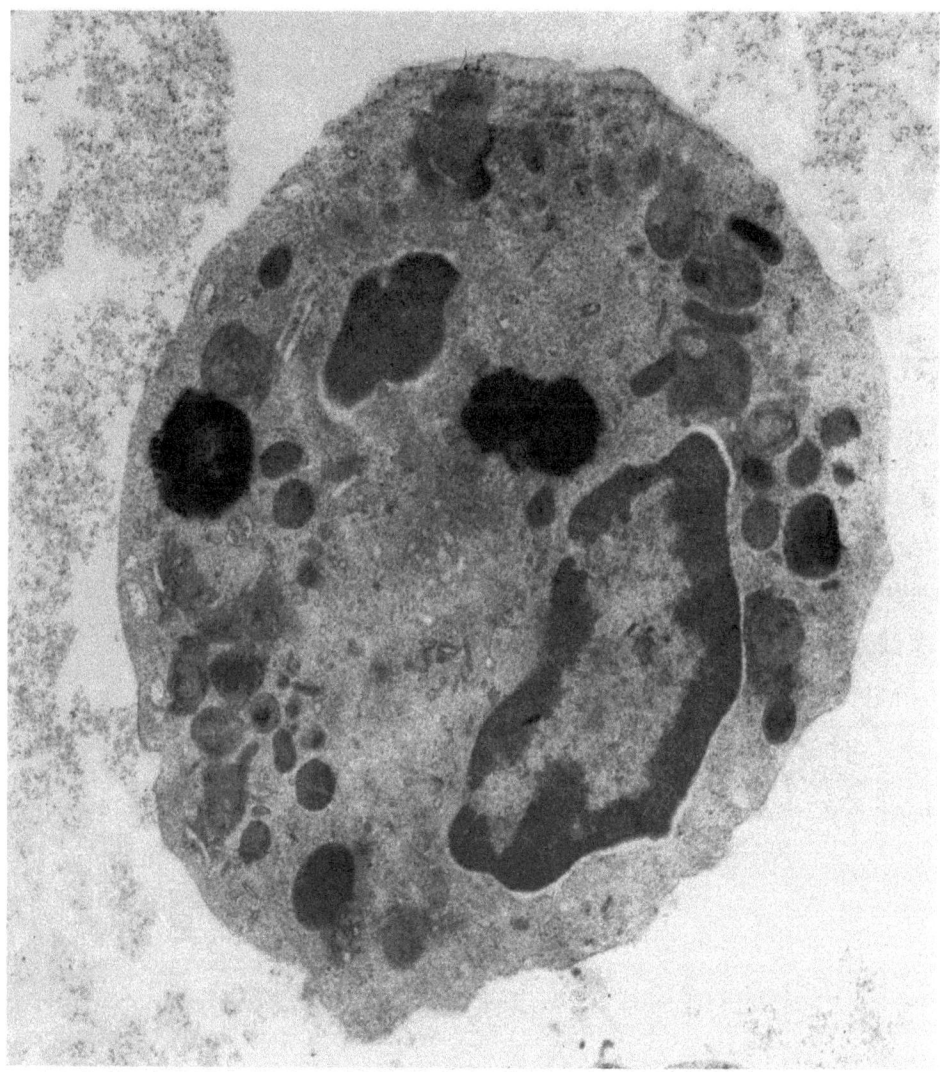

Abb. 55. Basophiler Granulozyt. Peripheres Blut. Normalfall. Spezifische Basophilengranulation. Vergr.: 15 000fach

5.1.3. Basophile Granulozyten

COOPER und CRUICKSHANK (1966) haben ca. 40 basophile Granulozyten pro mm^3 Blut festgestellt, somit etwa 0,4% Basophile bezogen auf die Gesamtleukozytenzahl. PARWARESCH und NOTTBOHM fanden 1975 im Knochenmark durchschnittlich 0,45 ± 0,13% Basophile bezogen auf Leukozyten.

Nach PARWARESCH und NOTTBOHM (1975) stellt besonders die Wasserlöslichkeit der spezifischen Basophilengranula Anforderungen an die Untersuchungsmethoden. Die Zellen der basophilen Reihe lassen sich auf Grund ihrer Metachromasie mit basischen Farbstoffen darstellen. Wie die Arbeit von PARWARESCH et al. (1970) zeigt, lassen sich die Reifungsstufen der Basophilen an ihrem charakteristischen Naphthol-AS-D-Chlorazetat-Esterasemuster erkennen.

Transmissionselektronenmikroskopisch erscheinen basophile Granulozyten kleiner als andere Granulozyten (Abb. 55). Der Kern ist ähnlich dem der Neutrophilen. Neben einem Golgi-Feld, wenigen Schläuchen an endoplasmatischem Retikulum und freien Ribosomen können Mitochondrien und öfter Fibrillenbündel im dichten Zytoplasma gefunden werden. Die spezifische Granulation der Basophilen ist nach HUHN (1969) rund bis polygonal mit einem Durchmesser zwischen 0,15—1,2 µm. Die Granula sind elektronendicht und weisen Peroxidaseaktivität auf. Im Inneren der Granula finden sich manchmal Myelinfiguren, oft imponieren Granula als Netzwerk kleiner Partikel. LENNERT hat 1966 festgestellt, daß Basophilengranula wasserlöslich sind. Die Frage inwieweit durch eine elektronenmikroskopische Fixierung die Wasserlöslichkeit inhibiert wird, ist noch ungeklärt. Es könnten jene Granula, deren Struktur netzartig erscheint, den wasserlöslichen Granula entsprechen.

Da im Normalfall selten Basophile auftreten, sind noch keine eingehenden Untersuchungen mittels Gefrierätztechnik oder Rasterelektronenmikroskopie durchgeführt worden.

5.2. Monozyten

Es gibt nach LEDER (1967) drei verschiedene Meinungen über die Herkunft der Monozyten: 1. Monozyten sind eine myeloische Zellform. 2. Monozyten sind eine von Lymphozyten und Granulozyten unabhängige Zellart und leiten sich von undifferenzierten Mesenchymzellen oder Zellen des retikulo-endothelialen Systems ab. 3. Monozyten sind Funktionsstadien des Lymphozyten.

Wir stellen den Monozyten in die Reihe der myeloischen Zellen. Mehrere Gründe sprechen für diese Ansicht. ROHR beschrieb 1936 und 1960 Fälle von Agranulozytose, bei denen er hohe absolute Monozytosen und gleichzeitig „feingranuläres Promyelozytenmark" fand. Wichtigster Hinweis für eine myeloische Herkunft der Monozyten ist nach LEDER (1967) ihre positive Peroxidasereaktion im unreifen Zustand. Erst beim reifen Monozyten schwinden die Peroxidase- und Naphthol-AS-D-Chlorazetat-Esteraseaktivität zugunsten einer unspezifischen Esteraseaktivität.

Im Blutausstrich des Erwachsenen finden sich 4—8% Monozyten (LEDER, 1967) (Tabelle 1 und 2).

Nach Pappenheim-Färbung ist der Monozyt eine Zelle mit 12—20 µm Durchmesser (NAEGELI, 1931; HEILMEYER und BEGEMANN, 1951). Die Kerne sind rund bis mehrfach segmentiert (ALDER, 1922) und haben eine „schleißige bis schollige" Struktur. Nukleolen werden nur teilweise beschrieben (SCHILLING, 1943). STOCKINGER und KELLNER (1952) stellten nach Methylenblaufärbung ein bis mehrere Nukleoli fest. Die Kern-Zytoplasma-Relation beträgt nach HITTMAIR (1944) 1 : 1. Das Zytoplasma ist blaßviolett bis graublau gefärbt. Im Zytoplasma eingelagert findet sich eine feine, rosa gefärbte Azurgranulation. Im Transmissionselektronenmikroskop zeigt der Kern unregelmäßige Einbuchtungen (Abb. 56). Das Chromatin ist entlang des perinukleären

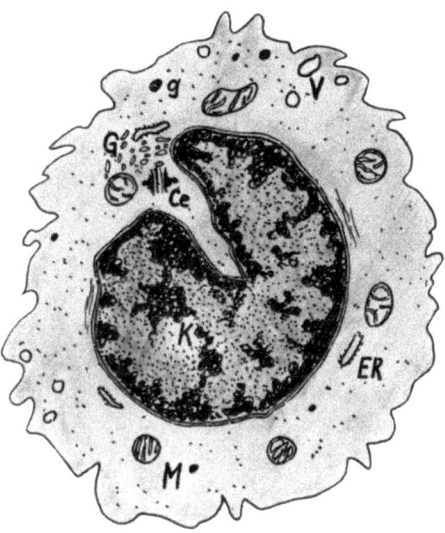

Abb. 56. Schema eines Monozyten. K = Kern, M = Mitochondrien, ER = rauhes endoplasmatisches Retikulum, g = Granula, V = Vakuolen, G = Golgi-Feld, Ce = Zentriol

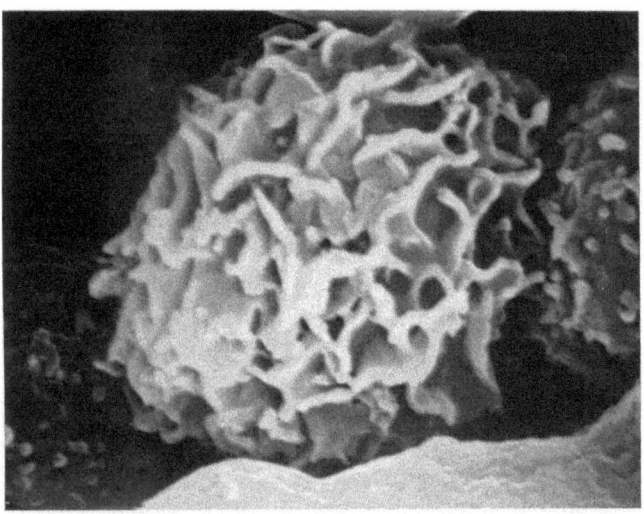

Abb. 57. Oberfläche eines Monozyten im Rasterelektronenmikroskop. Nach Kritischer-Punkt-Trocknung. Vergr.: 10 000fach

Spaltes stark verdichtet. Ist ein Nukleolus vorhanden, so wird er nach REINAUER (1961) meist in der Nähe der Kernmembran gefunden. Das Zytoplasma enthält in der Kernbucht einen Golgi-Apparat, Anteile von endoplasmatischem Retikulum, eine größere Zahl von Mitochondrien und Vakuolen. Die zahlreichen Granula, etwa 130—170 pro Zelle (REINAUER, 1961), sind 200—300 µm groß. Sie haben einen homogenen Inhalt, unterscheiden sich nach ANDERSON (1966) von den Azurgranula der Lymphozyten darin, daß sie dunkle, elektronendichte Strukturen erhalten. Von HUHN (1969) u. a. werden Fibrillenbündel im Zytoplasma beschrieben, wobei die Einzelfibrillen einen Durchmesser von 40—60 Å besitzen.

Rasterelektronenmikroskopisch erscheint der Monozyt als runde Zelle mit lappenartigen Fortsätzen und Ausstülpungen (POLLIACK und DE HARVEN, (1975). Er ist dadurch sowie durch seine Größe von anderen Blutzellen, auch von Granulozyten, in seiner Oberflächenstruktur zu unterscheiden (Abb. 57).

5.3. Funktionen

Zur Abwehr von Infektionen durch Bakterien und Pilze besitzt der menschliche Organismus als primäres System phagozytierende Zellen des Blutes. Von METSCHNIKOFF wurde die Phagozytose bereits 1883 beschrieben. Phagozytose wird von neutrophilen und eosinophilen Granulozyten und Monozyten durchgeführt. Im wesentlichen sind die Vorgänge der Phagozytose bei Granulozyten, Monozyten und Makrophagen ähnlich. Die Phagozytose ist Teil eines komplizierten Systems, das von Chemotaxis über Opsonierung und Adhäsion der Keime an die Granulozytenmembran, Phagozytose, Degranulierung und Abtötung der Keime bis zum Zelltod des Granulozyten reicht.

5.3.1. Chemotaxis

Unter Chemotaxis versteht man die gezielte Wanderung von Zellen auf Grund eines chemischen Reizes. Eine Reihe zellulärer und humoraler Faktoren ist dafür verantwortlich. Aus dem Komplementsystem ist erstens ein Fragment aus C_3 (C 3 b) chemotaktisch wirksam. Es wird als Spaltprodukt einer Reaktion von C_1, C_2 und C_4 sowie durch Plasmin, Thrombin, durch die Gewebsproteasen, Trypsin, bakterielle Proteasen und Proteasen der Gelenksflüssigkeit freigesetzt (WARD et al., 1970). Ferner wirken ein C_{567}-Komplex und ein Fragment aus C_5, das von einer gemeinsamen Reaktion von C_1—C_4 sowie von Trypsin, einer Protease aus Lysosomen von neutrophilen Granulozyten und bakteriellen Proteasen freigesetzt wird, chemotaktisch. Auch lösliche bakterielle Faktoren, kollagenolytische Produkte, Lipopolysaccharide, und Produkte von mit Antigen stimulierten Lymphozyten wirken chemotaktisch. Diese chemotaktisch wirksamen Faktoren reagieren mit der Zelle, dabei spielen eine inaktive Proesterase, die von Komplementfragmenten aktiviert werden kann, und eine Natrium-Kalium-ATPase als aktivierende, aber auch Granulozyten immobilisierende Faktoren (GOETZL et al., 1973; SMITH et al., 1972) eine Rolle.

5.3.2. Opsonierung und Membranadhäsion

Nach HIRSCH et al. (1964), JOHNSTON et al. (1969), RABINOVITCH (1968) und WILLIAMS (1972) sind einige spezifische Antikörper gegen Bakterien vom IgM-Typ im Komplex mit C_1—C_4 und Antikörper vom IgG-Typ sowie ein hitzelabiler Faktor am Vorgang der Opsonierung und Membranadhäsion beteiligt. Zur Opsonierung werden nach ALPER et al. (1970) und MILLER et al. (1970) auch C_{3b} und C_5 benötigt. Es gibt daneben Systeme ohne Antikörper unter Beteiligung von Properdin (PILLEMEN et al., 1954).

5.3.3. Phagozytose

Für die Phagozytose, also der Aufnahme eines Bakteriums oder Pilzes in die Zelle, wird ATP benötigt, das von der anaeroben Glykolyse bereitgestellt wird. Stimulierbar ist die Phagozytose durch Leukokinin (NAJJAR et al., 1970), ein Gammaglobulin. Ferner ist nach CONSTANTOPOULOS et al. (1973) Sialinsäure zur optimalen Aktivierung erforderlich.

5.3.4. Degranulierung und Abtötung der Keime

Es gibt, wie schon ausführlich behandelt, verschiedene Granulationsarten. Welche molekularen Vorgänge bei der Degranulierung und Abtötung im einzelnen ablaufen, kann noch nicht beantwortet werden. Es kommt nach der Phagozytose zur Anlagerung von primären Lysosomen an die Phagozytosevakuole, zur Verschmelzung beider Inhalte sowie zur Bildung von sekundären Lysosomen (Phagolysosomen). Wesentliche Begleiterscheinung ist eine Bakterien- und Pilzabtötung. Es kommt zu einer erhöhten H_2O_2-Produktion, einer Steigerung des Sauerstoffverbrauchs und des Hexose-Mono-Phosphat-Shunts. H_2O_2 und Myeloperoxidase sind für die Abtötung wichtig. Damit Myeloperoxidase bakterizid und fungizid wirken kann, ist ein Halogenion als oxidierbarer Kofaktor erforderlich, das in die Bakterienmembran eingebaut wird. Im Experiment ist Jod am wirkungsvollsten (KLEBANOFF, 1968).

5.4. Pathologische Veränderungen

5.4.1. Akute Leukosen der myeloischen Reihe

Durch die Anwendung zytochemischer Methoden läßt sich die Diagnostik unreifzelliger Leukämien verfeinern. Wir wollen hier die von Löffler beschriebene Klassifizierung unreifzelliger Leukämien nach zytochemischen Merkmalen zugrunde legen. LÖFFLER (Tabelle 3) unterscheidet einen POX-Typ 1 und 2, einen POX-Typ 3, einen POX-Esterase-Typ, einen Esterase-Typ, einen undifferenzierten Typ sowie einen PAS-Typ. Die zwei letzten Formen werden im Kapitel Lymphozytopoese abgehandelt. Eine zuverlässige Klassifizierung unreifzelliger Leukämien ist grundsätzlich von Bedeutung, um die Prognose zu beurteilen, die Wahl der bestmöglichen Therapie zu treffen und den Vergleich von Krankheitsverläufen durchführen zu können.

5.4.1.1. POX-Typ

Der „POX-Typ" von LÖFFLER (1969) entspricht den unreifzelligen myeloischen Leukämien; die leukämischen Zellen können den Differenzierungsgrad eines Myeloblasten, eines Promyelozyten oder eines Myelozyten erreichen. Zuerst wurden mit modernen Einbettungsmethoden normale mit leukämischen

Leukozyten durch ANDERSON (1966) verglichen. BESSIS beschrieb (1968) den leukämischen Myeloblasten im Detail. SCHUMACHER et al. (1972) untersuchten den leukämischen Myeloblasten auch bei starker elektronenmikroskopischer Vergrößerung und quantifizierten ihre Resultate. Danach weist der leukämische oder Para-Myeloblast große Ähnlichkeit mit dem normalen Myeloblasten auf. Die durchschnittliche leukämische Zelle ist nur etwas größer als die normale

Tabelle 3. *Klassifizierung der unreifzelligen Leukosen nach zytochemischen Merkmalen nach* LÖFFLER *et al.* 1974

Klassifizierung der Leukosetypen	Zytochemische Differenzierungsmethoden		
	PAS	Peroxydase % positiv	Naphthylacetat-Esterase % Stärkegrade 3 und 4
1. Peroxydase-Typ 1 und 2	negativ, diffus und vereinzelt granulär nebeneinander	1—64	< 25
Peroxydase-Typ 3	überwiegend diffus	> 65	< 25
2. Peroxydase-Esterase-Typ Esterase-Typ	schwach diffus und z. T. granulär oder negativ	meistens > 50 meistens < 25	25—49 > 50
3. Undifferenziert	0	0	0
4. PAS-Typ	nur granulär und schollig, keine diffuse Reaktion	0	0

Zelle. Beim Paramyeloblasten können häufig Kernanomalien gefunden werden. Es werden Kerntaschen und Kerneinschnürungen beschrieben (z. B. HUHN et al., 1971). Als besondere Form der Kerneinschnürung treten spontane Radialsegmentierungen auf. STENSTAM et al. (1975) fanden bei drei Fällen von akuter myeloischer Leukämie radialsegmentierte Zellen im Knochenmark. Radialsegmentierte Zellen werden nach ihrem Erstbeschreiber auch Riederzellen genannt.

5.4.1.1.1. Riederzellen

Riederzellen wurden erstmals 1893 von RIEDER beschrieben. HAYHOE et al. (1964) fanden diese Zellen bei akuten, meist lymphatischen Leukämien, UNDRITZ (1952) bei chronisch lymphatischer Leukämie. Es wird vermutet (WHITBY und BRITTON, 1969), daß solche Zellen eine Asynchronie der Kern-Zytoplasma-Entwicklung repräsentieren und infolge einer im Verhältnis zur Zytoplasmareifung raschen Kernreifung entstehen. Die exakten Gründe und Mechanismen der Riederzellbildung sind unklar.

Zytoplasmatische Mikrotubuli sind nach SÖDERSTRÖM (1966) aktiv an der Bildung radial-segmentierter (RS) Kerne menschlicher Lymphozyten und Monozyten beteiligt. RS-Kerne maligner oder Virus infizierter mononukleärer

Zellen in vivo sind aber von einer Kernsegmentierung, wie sie etwa bei Granulozyten auftritt, zu unterscheiden. Eine RS-Bildung kann experimentell durch Oxalat induziert werden (NORBERG, 1969). Wie NORBERG (1969) zeigen konnte, wird die Oxalat-bedingte RS-Bildung durch Kolchizin und Vinblastin inhibiert. Es wird hierdurch wahrscheinlich, daß zytoplasmatische Mikrotubuli zur RS-Bildung notwendig sind. Mit dem Elektronenmikroskop konnte von NORBERG (1970) gezeigt werden, daß sich die Zentriolen im Mittelpunkt der Kernsegmente bei Oxalat-induzierten RS-Kernen befinden, dazwischen sind Mikrotubuli gelagert. Ihr Durchmesser beträgt zwischen 180—300 Å. NORBERG vertritt die Hypothese, daß vom Zentriol ausgehende Mikrotubulischleifen den Kern abschnüren.

CAWLEY beschreibt 1972 als erster eine spontane RS bei einem Fall einer ALL und einem Fall einer CLL mit einem ähnlichen elektronenmikroskopischen Bild wie NORBERG bei Oxalat-induzierten Riederzellen.

STENSTAM et al. beschreiben 1975 drei Fälle von akuter myeloischer Leukämie mit spontaner Radialsegmentierung von Zellen des Knochenmarks im Elektronenmikroskop. Diese Autoren fanden ein ähnliches Bild, also Anordnung der Zentriolen im Zentrum der Kernsegmente, dazwischen längs- und quergeschnitten Mikrotubuli.

Diese Befunde stehen in Einklang mit der Ultrastruktur, wie sie bei oxalatinduzierter RS bei leukämischen Myeloblasten und Promyelozyten des peripheren Blutes von ITO (1974) beschrieben wurde. In vitro wird eine ähnliche RS-Bildung durch Dekalzifikation, bei Zimmertemperatur und bei Zugabe einer geringen Konzentration von Antitubulin erzeugt (NORBERG, 1970).

RUZICKA fand 1975 eine spontane RS-Bildung bei CML im Blastenschub.

5.4.1.1.2. Feinstruktur und Organellenreichtum der leukämischen Zellpopulation sind vom Differenzierungsgrad abhängig

Nach SCHUMACHER et al. (1972) ist das mittlere Verhältnis zwischen Hetero- und Euchromatin beim Paramyeloblasten 0,042 (im Normalfall = 0,054). Kernporen treten im leukämischen wie im Normalfall ebenfalls in etwa gleicher Zahl auf. Die Menge der Zellen mit angeschnittenen Nukleoli wird von diesen Autoren mit 58% bei leukämischen Myeloblasten angegeben (Normalfall = 68%). Diese Autoren beobachteten angeschnittene Zentriolen bei 7% der Paramyeloblasten (normal: 5%). Seltener wurde das Zentriol in einer Kerntasche gefunden (vergleiche Struktur der Riederzelle). Das Golgi-Feld der Paramyeloblasten ist gut entwickelt. Mitochondrien imponieren als runde bis ovale Strukturen vom Cristatyp. In Mitochondrien der Paramyeloblasten konnten häufiger als im Normalfall 400—700 Å große dichte Granula sowie Crista-freie Räume gefunden werden.

Sowohl bei normalen wie auch in leukämischen Myeloblasten können freie Ribosomen, selten Polyribosomen, entdeckt werden. Endoplasmatisches Retikulum findet sich bei 65% der Paramyeloblasten (normal: 28,6%). Entlang des endoplasmatischen Retikulums der leukämischen Myeloblasten findet sich ein schwächerer Ribosomenbesatz als im Normalfall. Granula konnten nach SCHUMACHER et al. (1972) pro Paramyeloblasten 29 (normal: 5.5) gefunden

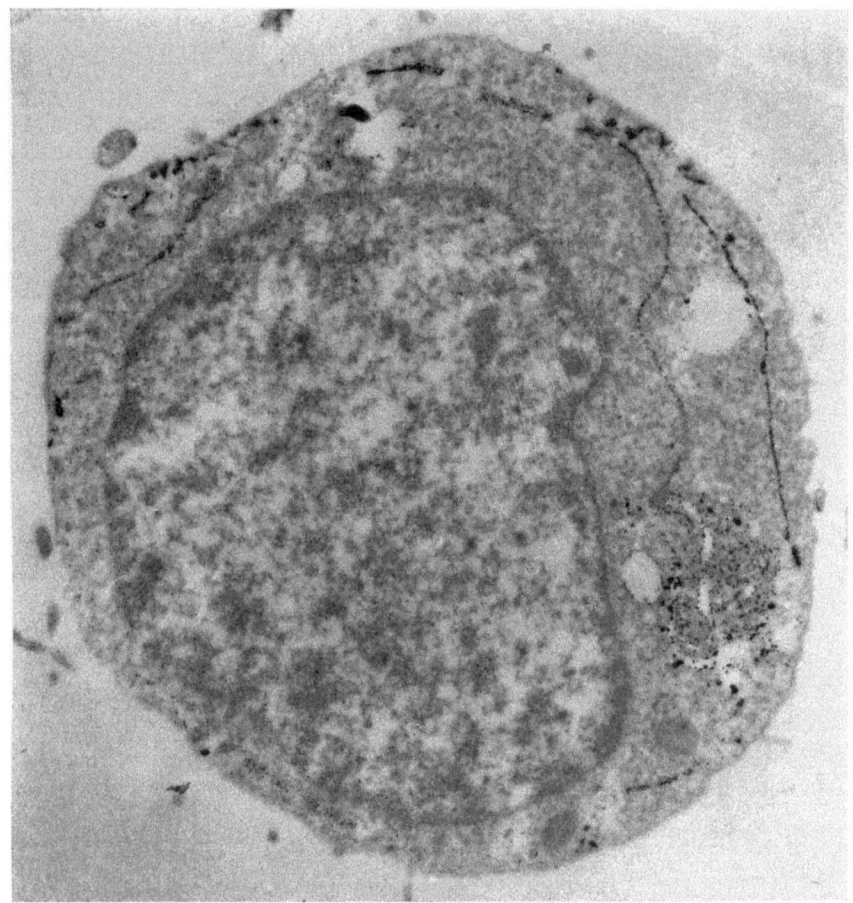

Abb. 58. Paramyeloblast. Saure- Phosphatase-Nachweis im endoplasmatischen Retikulum. Vergr.: 9000fach

werden, was auf Reifungsasynchronien hinweist. Ferner werden Myelinfiguren und Mikrofibrillen beim leukämischen Myeloblasten beschrieben. Anzeichen für aktive Pinozytose und oberflächliche Einstülpungen konnten sowohl beim leukämischen als auch beim normalen Myeloblasten entdeckt werden.

Myeloblastenleukämien wurden mittels elektronenmikroskopischer Zytochemie von HUHN und SCHMALZL (1972) bearbeitet. Danach findet sich Aktivität von saurer Phosphatase und Peroxidase im perinukleären Spalt, im Ergastoplasma in den Golgi-Zisternen sowie in der Mehrzahl der Granula (Abb. 58—60). Auerstäbchen werden als saure-Phosphatase-positive Fehlbildungen azurophiler Granula aufgefaßt (HUHN, 1968).

5.4.1.1.3. Eosinophilenleukämie

Nach DESSER et al. (1972) enthalten Eosinophilengranula eine spezifische Peroxidase, die sich physikalisch und chemisch von der Myeloperoxidase der Neutrophilen und Monozyten unterscheidet. MOLONEY et al. (1960) und

SCHMALZL (1968) fanden, daß in normalen Eosinophilengranula keine zytochemisch feststellbare Naphthol-AS-D-Chlorazetat-Esterase-Aktivität nachweisbar war. LÖFFLER (1969), LEDER (1972) und SCHAEFER (1973) haben Fälle akuter myeloischer Leukämie mit Vermehrung der Eosinophilen beschrie-

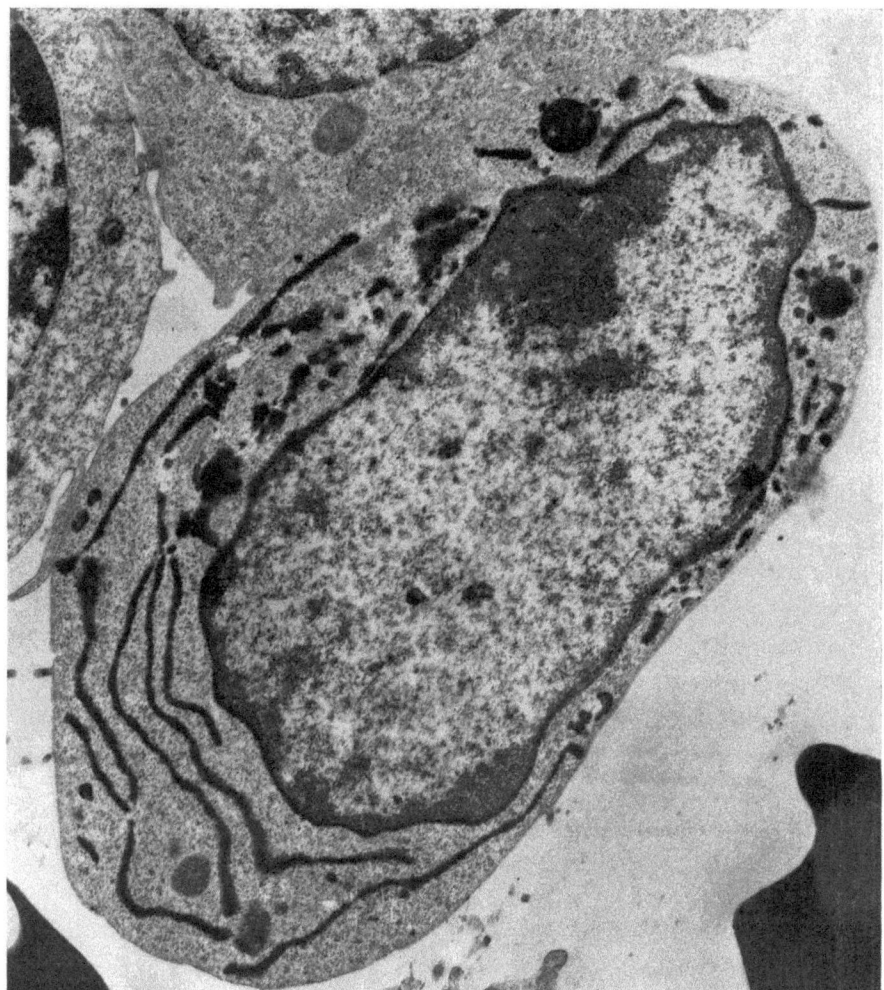

Abb. 59. Parapromyelozyt. Peroxidasenachweis. Vergr.: 15 000fach

ben, deren Eosinophilengranula Naphthol-AS-D-Chlorazetat-Esterase-Aktivität zeigen. SCHMALZL et al. (1973) fanden in einem ähnlichen Fall atypische und elektronendichte Granula, die zusätzlich zur üblichen Granulation in pathologischen eosinophilen Myelozyten auftraten. RUZICKA et al. (1976) beschrieben in drei Fällen von akuter myeloischer Leukämie mit Vermehrung der Eosinophilen mit Naphthol-AS-D-Chlorazetat-Esterase-Aktivität ebenfalls Riesengranula in Paraeosinophilen und konnten zeigen, daß diese Granula Verschmelzungsprodukte der eosinophilen Progranulation darstellen. Die in Neutrophilen zu beobachtenden Riesengranula entsprechen wahrscheinlich den sogenannten Auerkugeln und entstehen aus der Primärgranulation.

Hier sei auch darauf hingewiesen, daß beim Down-Syndrom in Basophilen Riesengranula gefunden wurden (DIALDETTI et al., 1974).

5.4.1.2. POX-Esterase-Typ

Eine Gruppe akuter myeloischer Leukämien zeigt in der leukämischen Population Charakteristika verschiedener Zelltypen, Neutrophiler und Monozyten. Nach SCHMALZL et al. (1972) finden sich in Monozyten eine NaF-

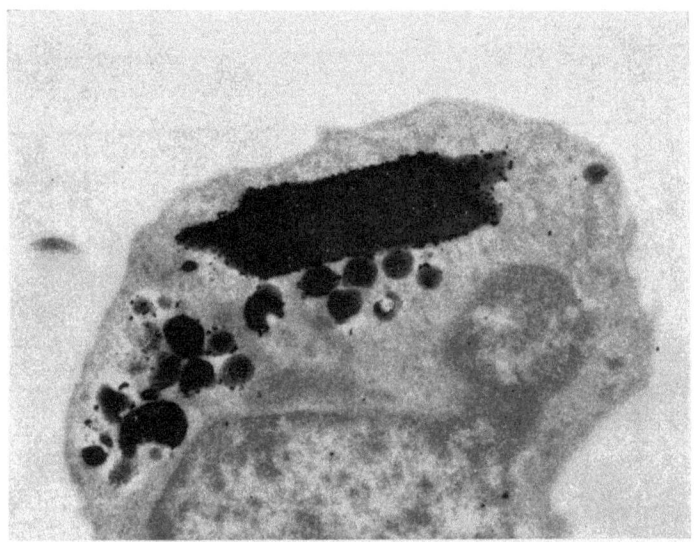

Abb. 60. Parapromyelozyt. Auerstäbchen. Peroxidasenachweis. Vergr.: 5000fach

empfindliche NASE-Aktivität, kleine elektronendichte Granula, große gelappte Kerne. Dieselben Zellen zeigen eine starke Peroxidaseaktivität und eine Naphthylazetat-Esterase-Aktivität (Tabelle 3), ferner finden sich Azurgranula- und manchesmal Auerstäbchen. Das endoplasmatische Retikulum ist nur schwach entwickelt.

5.4.1.3. Esterase-Typ

Die Aktivität unspezifischer Esterase ist das Charakteristikum der Monozytenreihe.

Die Ultrastruktur leukämischer Monoblasten wurde erstmalig mit modernen Methoden 1961 von BESSIS beschrieben. SZEKELY et al. (1972) führten eine genaue Untersuchung der Zellorganellen der Paramonoblasten bei starker Vergrößerung durch und quantifizierten ihre Ergebnisse. Von diesen Autoren konnten zwischen leukämischen Monoblasten, Paramyeloblasten und normalen Myeloblasten keine signifikanten Unterschiede der Kernlänge, Zellänge, Kernfläche, Zytoplasmafläche und Gesamtzellfläche beobachtet werden. Auch das Verhältnis Heterochromatin : Euchromatin und die Zahl der Kernporen ist zwischen normalen und pathologischen Zellen ohne signifikanten Unterschied. Charakteristikum der Kerne von Paramonoblasten sind tiefe Einbuchtungen, die unregelmäßig strukturiert und häufig beobachtbar sind.

Die Zahl der freien Ribosomen ist bei Paramonoblasten größer als bei Myeloblasten. Polyribosomen können in 50% der Paramonoblasten gefunden werden. Das endoplasmatische Retikulum solcher Zellen ist schwach entwickelt. Zentriolen sind ähnlich strukturiert wie bei Myeloblasten, manchesmal sind sie in Kerntaschen zu finden. Nach SZEKELY et al. (1972) treten in Kerntaschen der Paramonoblasten öfter Mitochondrien auf. Nukleoli werden in Schnitten von leukämischen Monoblasten mit einer Häufigkeit von 0—2 beobachtet. Bei diesen Zellen ist die Pars amorpha der Nukleoli elektronendichter als das Nukleolonema, das auch amorpher als das der Paramyeloblasten ist. Die größten Unterschiede finden sich bei den Mitochondrien zwischen normalen und pathologischen Zellen. Die Mitochondrien leukämischer Monoblasten sind größer, zahlreicher und sphärischer als die bei Myeloblasten. Im Gegensatz zu normalen Mitochondrien fehlen bei denen der Paramonoblasten oft die Cristae. SZEKELY et al. (1972) beschreiben auch Virus-ähnliche Partikel von ca. 1000 Å Durchmesser, die sie in Mitochondrien und im Zytoplasma der leukämischen Monoblasten fanden.

5.4.1.4. Chromosomenanalyse bei akuten myeloischen Leukämien

Personen mit bestimmten Chromosomenanomalien haben ein höheres Risiko, an akuter Leukämie zu erkranken. Für rezessiv vererbbare Erkrankungen, wie Blooms-Syndrom und Fanconianämie, wurde das mehrfach gezeigt. Ferner ist eine autosomale Trisomie oder Monosomie mit einem höheren Leukämierisiko verbunden; etwa beim Down-Syndrom (BABER, 1971), das mit einem 15- bis 20fach höherem Leukämierisiko behaftet ist.

Im allgemeinen wird aber bei hyperplastischen Knochenmarkerkrankungen des myeloproliferativen Syndroms eine große Variabilität der Chromosomenaberrationen beobachtet. Nach GROPP (1972) ergibt sich nach Zusammenfassung von ca. 500 in der Literatur beschriebener Knochenmarkuntersuchungen bei unreifzelligen myeloischen und lymphatischen Leukosen eine Verteilung von 55% euploiden zu 45% aneuploiden Chromosomensätzen.

Nach Einführung der Bandenfärbungen war es möglich, eine genaue Bestimmung der einzelnen Chromosomen durchzuführen. In einer zusammenfassenden Arbeit beschreibt PHILIP (1975) die bis zu diesem Zeitpunkt in der Literatur angeführten Fälle, bei denen eine Bandenfärbung benutzt wurde. Er selbst konnte zwei Fälle akuter myeloischer Leukämie mit Trisomie 8 diagnostizieren. Trisomie 8 wurde aber auch in Verbindung mit Sideroachrestischer Anämie, Panzytopenie und während der Blastenkrise von CML beschrieben (HELLSTRÖM et al., 1971; JONASSON et al., 1974; WHAUN et al., 1974; DE LA CHAPELLE et al., 1972; GAHRTON et al., 1974).

Eine weitere Möglichkeit der genauen Chromosomenanalyse ergibt sich durch die von RUZICKA (1971) eingeführte Methode der elektronenmikroskopischen Weiteruntersuchung von Chromosomen.

Ungefärbte oder mit Giemsa gefärbte Chromosomen zeigen meistens Primärwindungen (Abb. 61). Wie wir mit Hilfe des Elektronenmikroskops zeigen konnten, weisen menschliche Chromosomen im Metaphasenstadium konstante Windungszahlen auf. Neben der Lage des Zentromers kann die Zahl der Primärwindungen zum Karyotypieren herangezogen werden.

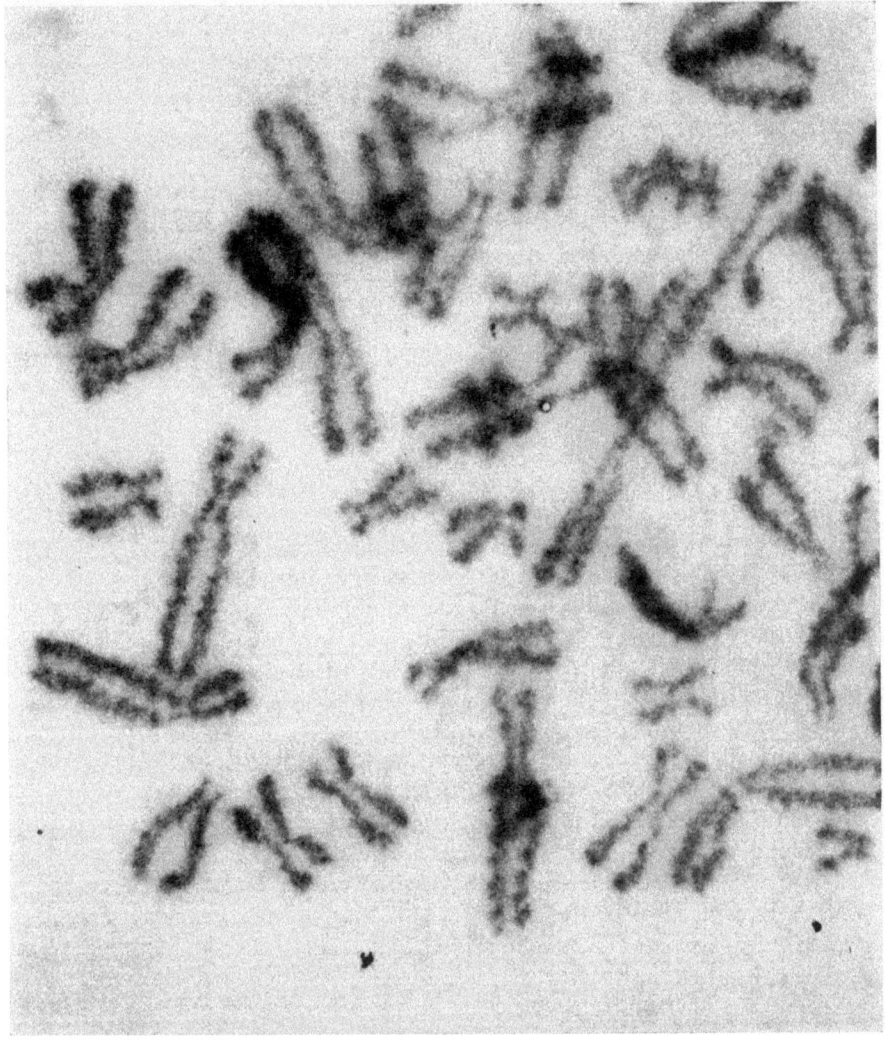

Abb. 61. Metaphasenplatte. Darstellung der Primärwindungen. Vergr.: 5000fach

Nach Bandenfärbung sind die Chromosomen im Lichtmikroskop eindeutig zu differenzieren. Je nach Vorbehandlung ergibt sich aber im Elektronenmikroskop ein unterschiedliches Bild (RUZICKA, 1975).
Ein Vergleich zwischen licht- und elektronenmikroskopischer Aufnahme zeigt neben der selbstverständlich besseren Auflösung im Elektronenmikroskop noch zwei weitere wesentliche Unterschiede (Abb. 62 a und b). Banden

5.4. Pathologische Veränderungen 123

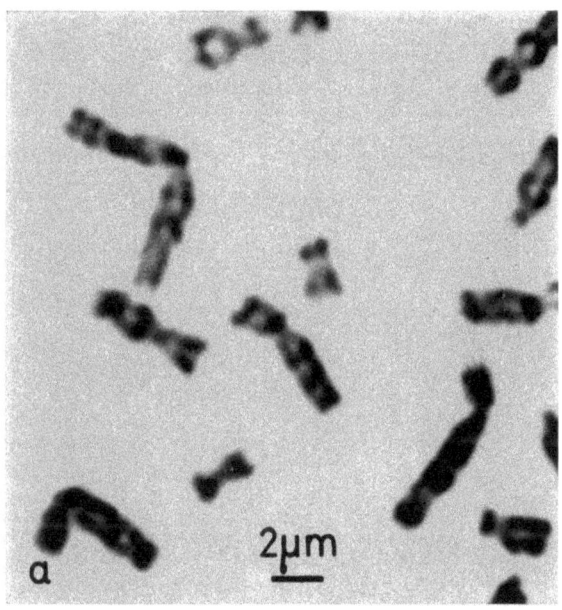

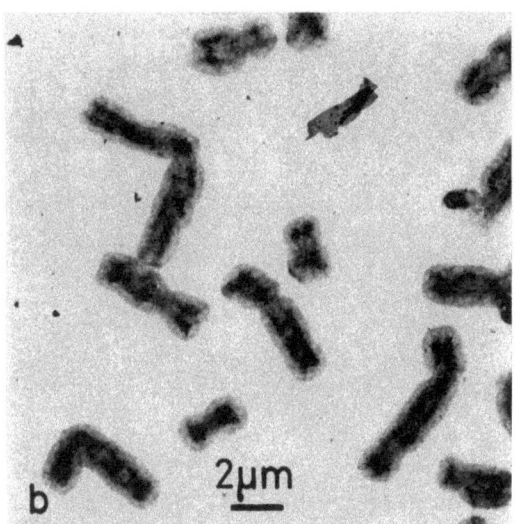

Abb. 62. Vergleich von Chromosomen nach Giemsabandenfärbung im Licht- (a) und
Elektronenmikroskop (b)

sind bei gleicher Vergrößerung kleiner, und alle Chromosomen weisen einen Halo auf.

Die scheinbare Vergrößerung der Banden im Lichtmikroskop ist auf Beugung zurückzuführen. Es kommt dabei zu einer scheinbaren Vergrößerung von Strukturen bis zu einem Drittel der Realgröße. Der Halo hat seine Ursache in feinen gespreiteten Fibrillen, die jedes Chromosom umgehen. Bei stärkerer Vergrößerung sieht man im Elektronenmikroskop, daß der Durchmesser der Fibrillen unterschiedlich ist — er schwankt zwischen 300 und 600 Å. Giemsa-Bandenregionen sind durch Knäuel solcher Fibrillen gekennzeichnet. Die Elektronendichte und die Darstellung von Fibrillen entsteht teils durch

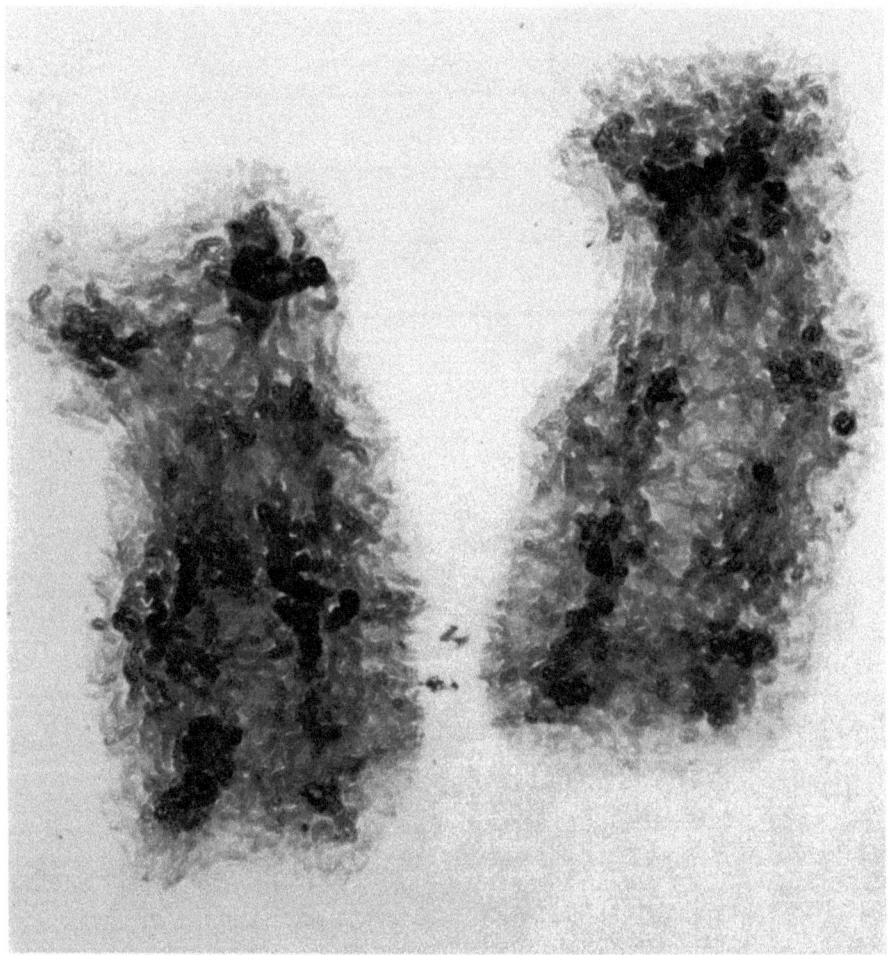

Abb. 63. Chromosomen nach Giemsabandenfärbung im Elektronenmikroskop. Fibrillen mit ca. 300 Å Durchmesser sind aus runden Komplexen mit etwa 100 Å Durchmesser aufgebaut. In Bandenregionen verdichten sie sich zu einem Knäuel. Vergr.: 30 000fach

die Dicke der Fibrillenknäuel, teils durch den Kontrast, der von der dichten Anlagerung des Farbstoffes Giemsa herrührt.

Chromosomenfibrillen bestehen aus DNS, verschiedenen Histonen und sauren Strukturproteinen. Nach Giemsabandenfärbung kommt es bei der Vorpräparation je nach Methode zu einer verschieden starken Veränderung und Lyse von Chromosomenmaterial. Wie COMINGS (1974) zeigte, wird nach der Schnedlschen Technik besonders wenig Material gelöst. Giemsa, das bekanntlich aus Azur A, B, Methylenblau und Eosin besteht, bindet sich an DNA und

Proteine. Durch den Präparationsgang für das Elektronenmikroskop wird wohl ein Teil ausgewaschen, es scheint aber noch genügend Farbstoff gebunden zu bleiben, daß es zur Darstellung von Fibrillen kommt. Auf den Aufnahmen (Abb. 63) ist zu entnehmen, daß manche Fibrillen von einem Saum umgeben sind. Dieser Saum entsteht bei Kohlenstoffbedampfung immer an steilen Kanten, da die Kohleatome in der Restgasatmosphäre und in der aus der Kohle austretenden Gaswolke auf Grund ihres geringen Atomgewichtes stark gestreut werden und daher an sehr schräg liegenden Flächen dichtere Kohleschichten ablagern, als bei Senkrechtbedampfung zu erwarten wäre.

Mittels des sogenannten Äquidensitenverfahrens können Stellen gleicher Dichte ermittelt werden. Auf diesen Bildern ist besonders deutlich zu erkennen, daß Giemsabanden nur ungefähr lokalisierbar sind. Schon die Verteilung der Banden auf die Schwesterchromatiden desselben Chromosomes ist unterschiedlich. Diese morphologischen Differenzen im ultrastrukturellen Bereich ergänzen die in den Chromosomen Nr. 1, 3, 4, 9, 13—15, 16, 20, 21, 22 und Y im Lichtmikroskop beobachtbaren Polymorphismen (SCHNEDL, 1974).

Die einfachste auftretende Variable ist die Länge bei den Chromosomen Nr. 1, 9, 16. Bei ihnen variiert die Länge der sekundären Konstriktion und damit ihre Gesamtlänge. Das Y-Chromosom zeigt ebenfalls starke Größenunterschiede, die durch wechselnde Länge des in Quinacrine-Fluoreszenz stark fluoreszierenden distalen Teils bedingt ist. Weiters variiert die Zentromerregion des langen Arms im Chromosom Nr. 3 sehr stark. Dieses Merkmal kommt hetero- und homozygot vor. Sehr kompliziert sind aber die Verhältnisse bei den akrozentrischen Chromosomen 13—15, 21 und 22. Vier Regionen sind bei diesen Chromosomen variabel:

1. die Zentromerregion, 2. der proximale Teil des kurzen Armes, 3. der Satellitenstiel und 4. die Satelliten. Alle diese Regionen können unabhängig voneinander variieren.

Aus diesen Gründen muß bei der Untersuchung der autosomalen Chromosomenstruktur sehr sorgfältig vorgegangen werden. Es muß gegebenenfalls auch im Elektronenmikroskop weiteruntersucht werden, um Polymorphismen, Inversionen und Translokationen zu unterscheiden.

Weitere Probleme ergeben sich aus der Vielfalt der Befunde bei Leukosen. Bei akuten myelo- und myelomonozytären Leukosen fällt auf, daß bei Trisomien und bei Monosomien meist Chromosomen der C-Gruppe, die Chromosomen Nr. 7, 8, 9 betroffen waren. Es sind aber zuwenige Fälle einer Leukose mit Trisomie oder Monosomie, deren Chromosomen bandengefärbt wurden, bekannt, um weitere Schlußfolgerungen ziehen zu können. Soweit die Chromosomenstörung auch die Zellen der Immunabwehr betrifft, besteht die Möglichkeit, daß eine immunologische Abwehrschwäche den unmittelbaren Anlaß zur Leukämieerkrankung geben kann.

Diese Ergebnisse demonstrieren trotz aller Variabilität aber doch, daß durch die genaue Charakterisierung einzelner Chromosomen und der Lokalisation von Abweichungen vom normalen Karyotyp die Möglichkeit gegeben ist, fest umrissene Krankheitsbilder zu beschreiben, die auf der Entwicklung eines pathologischen Zellklons aus einer defekten Stammzelle des Knochenmarks beruhen.

Literatur

ALDER, A.: Zur Morphologie der Monocyten. Folia haemat. (Lpz.) **28**, 45—50 (1922).

ALPER, C. A., ABRAMSON, N., JOHNSTON, R. B., JANDL, J. H., ROSEN, F. S.: Increased susceptibility to infection associated with abnormality of complement mediated function of the third component of complement (C_3). N. Engl. J. Med. **282**, 349 (1970).

ANDERSON, D. R.: Ultrastructure of normal and leukemic leukocytes in human peripheral blood. J. Ultrastruct. Res. Suppl. **9**, 5—42 (1966).

ARNETH, J.: Die neutrophilen Leukocyten bei Infektionskrankheiten. Dtsch. med. Wschr. **30**, 54 (1905).

BABER, M.: Congenital leukaemia and mongolism. Brit. med. J. **4**, 172—173 (1971).

BESSIS, M. C., THIERY, J. P.: Electron microscopy of human blood cells and their stem cells. Int. Rev. Cytol. **12**, 199 (1961).

BESSIS, M.: Ultrastructure of normal and leukemic granulocytes. In: Proc. Int. Conf. on Leukemia-Lymphoma, p. 288 (ed. ZARAFONETIS, C. J. D.). Philadelphia: Lea & Febiger, 1968.

CARTWRIGHT, G. E.: Diagnostic laboratory hematology (4th ed.). New York: Grune and Stratton, 1968.

CAWLEY, J. C.: The microtubules of leukaemic Rieder cells. An ultrastructural study. Scand. J. Haemat. **9**, 417—423 (1972).

COMINGS, D. E., AVELINO, E., OKADA, T. A., WYANDT, H. E.: The mechanism of C- and G-banding of chromosomes. Exp. Cell Res. **77**, 469—493 (1973).

CONSTANTOPOULOS, A., NAJJAR, V. A.: The requirement for membrane sialic acid in the stimulation of phagocytosis by the natural tetrapeptide tuftsin. J. Biol. Chem. **248**, 3819 (1973).

COOPER, J. R., CRUICKSHANK, C. N. D.: Improved method for direct counting of basophil leucocytes. J. Clin. Path. **19**, 402 (1966).

CHAPELLE, A. DE LA, SCHRÖDER, J., VUPIO, P.: 8-trisomy in the bone marrow. Report of two cases. Clin. Genet. **3**, 470—476 (1972).

DESSER, R. K., HIMMELHOCH, S. R., EVANS, W. R., JANUSKA, M., MAGE, M., SHELTON, E.: Guinea pig heterophil and eosinophil peroxidase. Arch. Biochem. Biophys. **148**, 452 (1972).

DJALDETTI, M., BESSLER, H., FISHMAN, P., LIJN, E. VAN DER, JOSHUA, H.: Ultrastructural features of the granulocytes in Down's syndrome. Scand. J. Haemat. **12**, 104—111 (1974).

GAHRTON, G., LINDSTEN, J., ZECH, L.: Extra kromosomer och kromosombortfall vid myeloproliferativa sjukdomar. XXXI Lakaresällskapets Riksstämma, Stockholm. Abstract volume, S. 119 (1974).

GOETZL, E. J., GIGLI, J., WASSERMAN, W. S., ANSTEN, K. F.: A neutrophil immobilizing factor derived from human leukocytes. II. Specificity of action on polymorphnuclear leukocytes mobility. J. Immunol. **111**, 938 (1973).

GROPP, A., MENDE, S.: Cytogenetik der Leukosen. In: Leukämie, S. 57—67 (Hrsg. GROSS, R., LOO, J. VAN DE). Berlin-Heidelberg-New York: Springer, 1972.

HAYHOE, F. G. J., QUAGLINO, D., DOLL, R.: The cytology and cytochemistry of acute leukaemia, p. 73. London: Her Majesty's Stationery Office, 1964.

HECKNER, F.: Hämatologische Zytoanalyse im Dunkelfeld. Acta haemat. **11**, 339—354 (1954).

HEILMEYER, L., BEGEMANN, H.: Handbuch der inneren Medizin, Bd. II: Blut- und Blutkrankheiten. Berlin-Göttingen-Heidelberg: Springer, 1951.

HELLSTRÖM, K., HAGENFELDT, L., LARSSON, A., LINDSTEN, J., SUNDLIN, P., TIEPOLO, L.: An extra C chromosome and various metabolic abnormalities in the bone marrow from a patient with refractory sideroblastic anaemia. Scand. J. Haemat. **8**, 293—306 (1971).

HIRSCH, J. G., STRAUSS, B.: Studies in heat-labile opsonin in rabbit serum. J. Immunol. **92**, 145 (1964).

HITTMAIR, A.: Blutdiagnostik für den praktischen Arzt. Berlin: Urban & Schwarzenberg, 1944.

HUHN, D., BORCHERS, H.: Elektronenmikroskopisch-zytochemische Untersuchungen der Auer-Stäbchen bei akuter Paramyeloblasten-Leukämie. Blut **17**, 70 (1968).

HUHN, D., STICH, W.: Fine structure of blood and bone marrow. München: Lehmanns Verlag, 1969.
HUHN, D., SCHMALZL, F., KRUG, U.: Unreifzellige myeloische Leukämie. Blut 23, 189 (1971).
HUHN, D., SCHMALZL, F.: Licht- und elektronenmikroskopische Cytochemie der unreifzelligen Leukämien. Klin. Wschr. 50, 423—433 (1972).
ITO, S.: Study on the in vitro Rieder cell. Scand. J. Haematol. 12, 355—365 (1974).
JOHNSTON, R. B., KLEMPERER, M. R., ALPER, C. A., ROSEN, F. S.: The enhancement of bacterial phagocytosis by serum. The role of complement components and two cofactors. J. Exp. Med. 129, 1275 (1969).
JONASSON, J., GAHRTON, G., LINDSTEN, J., SIMMONSSON-LINDEMALM, G., ZECH, L.: Trisomy 8 in acute myeloblastic leukemia and sidero-achrestic anemia. Blood 43, 557—563 (1974).
KLEBANOFF, S. J.: Myeloperoxydase-halide-hydrogen peroxid antibactericidal system. J. Bact. 95, 2131 (1968).
LEDER, L. D.: Die ferment-cytochemische Erkennung normaler und neoplastischer Erythropoesezellen im Schnitt und Ausstrich. Blut 15, 289—293 (1967).
LEDER, L. D.: Der Blutmonozyt. Experimentelle Medizin, Pathologie und Klinik Bd. 23. Berlin-Heidelberg-New York: Springer, 1967.
LEDER, L. D.: Akute myelo-monozytäre Leukämie mit atypischen Naphthol-AS-D-Chlorazetat-Esterase-positiven Eosinophilen. Acta haemat. 44, 52 (1972).
LENNERT, K., SCHUBERT, J. F. C.: Zur Cytochemie der Blut- und Gewebsmastzellen. Verh. dtsch. Ges. inn. Med. 66, 1061—1065 (1960).
LÖFFLER, H.: Zytochemische Klassifizierung der akuten Leukosen. In: Chemo- und Immunotherapie der Leukosen und malignen Lymphome (Hrsg. STACHER, A.). Wien: Bohmann, 1969.
LÖFFLER, H., PRALLE, H., LÜCK, R., FISCHER, J., ROUX, A.: Der cytochemisch ermittelte Leukosetyp als prognostischer Parameter bei unreifzelligen Leukosen. Klin. Wschr. 5, 134—137 (1974).
MILLER, F., HARVEN, E. DE, PALADE, G. E.: The structure of eosinophil leucocyte granules in rodents and in man. J. Cell Biol. 31, 349 (1966).
MILLER, M. E., NILSSON, V. R.: A familial deficiency of the phagocytosis enhancing activity of serum related to a dysfunction of the fifth component of the complement (C_5). N. Engl. J. Med. 282, 354 (1970).
MOLONEY, W. C., McPHERSON, K., FLIEGELMAN, L.: Esterase activity in leukocytes demonstrated by the use of naphthol-AS-D-chloracetate substrate. J. Histochem. Cytochem. 8, 200 (1960).
NAEGELI, O.: Lehrbuch der Blutkrankheiten und Blutdiagnostik. Berlin: Springer, 1931.
NAJJAR, V. A., NISHIOKA, TUFTSIN, N.: A natural phagocytosis stimulating peptide. Nature 228, 672 (1970).
NORBERG, B.: Cytoplasmic microtubules and radial-segmented nuclei (Rieder cells). Effects of vinblastine, sulfhydryl reagents, heparin and coffeine. Scand. J. Haemat. 6, 312—318 (1969).
NORBERG, B.: Cytoplasmic microtubules and radial-segmented nuclei (Rieder cells). Scand. J. Haemat. 7, 445—454 (1970).
PARWARESCH, M. R., NOTTBOHM, F.: Quantitative Zusammensetzung der Basophilen-Population im menschlichen Knochenmark. Klin. Wschr. 53, 661—667 (1975).
PARWARESCH, M. R., SADIGHI, R.: Cytophotometrische Messung der Aktivität von Naphthol-AS-D-Chloracet-Esterase in den normalen menschlichen basophilen Granulopoiesezellen. Virchows Arch. Abt. B. Zellpath. 6, 88—96 (1970).
PILLEMEN, L. L., BLUM, L., LEPOW, I. H.: The properdin system and immunity. I. Demonstration and isolation of a new serum protein, properdin, and its role in immune phenomena. Science 120, 279 (1954).
PHILIP, R.: Trisomy 8 in acute myeloid leukaemia. Scand. J. Haematol. 14, 140—147 (1975).
POLLIACK, A., HARVEN, E. DE: Surface features of normal and leukemic lymphocytes as seen by scanning electron microscopy. Clinical Immunol. and Immunopath. 3, 412 (1975).
POLLIACK, A., DOUGLAS, ST. D.: Surface features of human eosinophils: a scanning and transmission electron microscopic study of a case of eosinophilia. Br. J. Haemat. 30, 303—307 (1975).

Rabinowitch, M.: Phagocytosis. The engulfment stage. Sem. Hemat. 5, 134 (1968).
Reinauer, H.: Beitrag zur submikroskopischen Struktur der weißen Blutzellen bei infektiöser Mononukleose. Folia haemat., N. F. (Frankfurt) 5, 296—327 (1961).
Rieder, H.: Atlas der klinischen Mikroskopie des Blutes. Leipzig: Vogel, 1893.
Rohr, K.: Blut- und Knochenmarksmorphologie der Agranulocytosen (Ergebnisse fortlaufender Sternalmarkuntersuchungen). Folia haemat. (Lpz.) 55, 305—367 (1936).
Rohr, K.: Das menschliche Knochenmark. Stuttgart: Georg Thieme, 1960.
Ruzicka, F.: Ein einfaches Verfahren zur Darstellung von humanen Metaphasenplatten für das Elektronenmikroskop. Humangenetik 13, 199—204 (1971).
Ruzicka, F.: Elektronenmikroskopische Untersuchungen an Chromosomen nach G-Banden-Färbung. In: Verh. Ges. Anthrop. und Humangenetik (Hrsg. Schaefer, U.). Stuttgart: Gustav Fischer, 1975.
Ruzicka, F., Pawlowsky, J., Erber, A., Nowotny, H.: Drei Fälle von Eosinophilenleukämie mit atypischer Granulation in Eosinophilen und Neutrophilen Blut. 32, 337 (1976).
Ruzicka, F., Pawlowsky, J., Erber, A.: Spontane Radialsegmentierung der Myeloblastenkerne einer chronisch myeloischen Leukämie im Blastenschub. Österr. Zschr. Onkologie 2, 157—166 (1975).
Schaefer, H. E., Hellreif, K. P., Hennekeuser, H. H., Höbner, G., Zach, J., Fischer, R.: Unreifzellige myeloische Leukose mit Chloroacetatesterase-positiver Eosinophile. Eosinophilenleukämie. Blut 26, 7 (1973).
Schilling, V.: Das Blutbild. Jena: Gustav Fischer, 1943.
Schmalzl, F., Braunsteiner, H.: Zytochemische Darstellung von Esteraseaktivitäten in Blut- und Knochenmarkausstrichen. Klin. Wschr. 46, 642 (1968).
Schnedl, W.: Banding pattern of human chromosomes. Nature (Lond.) New Biol. 233, 93—94 (1971).
Schnedl, W.: Der Polymorphismus des menschlichen Chromosomensatzes, eine Möglichkeit für den Vaterschaftsnachweis. Z. Rechtsmedizin 74, 17—23 (1974).
Schumacher, R. H., Szekely, J. E., Park, S. A.: Ultrastructural studies on the acute leukemic myeloblast. Blut 25, 169—178 (1972).
Scott, R. E., Horn, R. G.: Fine structural features of eosinophile granulocyte development in human bone marrow. J. Ultrastruct. Res. 33, 16—28 (1970).
Smith, C. W., Hollers, J. C., Dupree, E., Goldman, A. S., Lord, R. A.: A serum inhibition of leukotaxis in a child with recurrent infections. J. Lab. Clin. Med. 79, 878 (1972).
Söderström, N.: Fine-needle aspiration biopsy, pp. 43—45. New York: Grune & Stratton, 1966.
Steidle, Ch., Huhn, D.: Feinstruktur gefriergeätzter neutrophiler Granulozyten. Blut 20, 90—104 (1970).
Stenstam, M., Mecklenburg, C. van, Norberg, B.: The ultrastructure of spontaneous radial segmentation of the nuclei in bone marrow cells from 3 patients with acute myeloid leukaemia. Scand. J. Haemat. 15, 63—71 (1975).
Stockinger, L., Kellner, G.: Der Lymphocytennucleolus. I. Mitt. Die Darstellung und Bedeutung des Nucleolus. Wien. Z. inn. Med. 33, 135—141 (1952).
Szekely, J. E., Park, S. A., Schumacher, H. R.: Ultrastructural studies on the acute leukemic monoblast. Blut 25, 376—384 (1972).
Undritz, E.: Sandoz atlas of haematology, Fig. 140. Basle: Sandoz Ltd., 1952.
Ward, P. A., Hill, J. H.: C_5-chemotactic fragments produced by an enzyme in liposomal granules of neutrophils. J. Immunol. 104, 535 (1970).
Williams, R. C.: Opsonins in phagocytosis. In: Phagocytic mechanisms in health and disease, p. 167 (eds. Williams, R. C., Fundenberg, H. H.). Stuttgart: Thieme, 1972.
Whaun, J. M., Lin, C. C., Dundas, J. B., Cornish, S.: Unusual chromosome marker in a marrow of a patient with myeloproliferative disorder. XV. Congr. Int. Soc. Hemat. Abstract Vol. S. 166 (1974).
Whitby, L. E. H., Britton, C. J. C.: Disorders of blood, 10th ed., 42. London: J. & A. Churchill, 1969.

5.5. Chronische myeloische Leukämie

Von

A. Georgii und J. Thiele, Hannover

Einleitung

Unter der klinisch-morphologischen Diagnose chronisch-myeloische Leukämie verbergen sich wohl verschiedene Arten der Störung des proliferierenden Markes, die für die vielen Änderungen der Verlaufsformen und auch für die Endphasen leukämischer Erkrankungen entscheidend sind und manchmal geradezu als Umschlag in eine andere Leukämieform aufgefaßt werden. Der von Dameshek (1951) geprägte Begriff einer myeloproliferativen Erkrankung versuchte, diese schwierigen Gegebenheiten zusammenzufassen, wobei in seiner extremen Fassung alle neoplastischen Proliferationen von Zellen des Markes und auch deren zeitliche Funktionen bis zur akuten unreifzelligen Leukämie grundsätzlich einbezogen worden sind. Der Ausdruck wird aber im allgemeinen Sprachgebrauch doch auf die Kennzeichnung der chronischen und reifzellig proliferierenden myeloischen Erkrankungen beschränkt, wobei die Unklarheiten über die zytogenetischen Zusammenhänge der vielen Variationen trotz immer aufwendigerer Untersuchungsverfahren nicht weniger geworden sind. Zweifellos wird es nicht einer Methode allein vorbehalten sein, die schwierigen Zusammenhänge durchsichtiger zu machen, wie die Erkenntnisse aus zytogenetischen und zytochemischen Analysen ernüchternd gezeigt haben. Deshalb ist immer wieder eine morphologische Analyse gefordert worden, um die vielfachen klinischen Erscheinungen ebenso wie den Ausgang der Erkrankungen verständlich zu machen.

Die elektronenmikroskopische Untersuchung der eigentlichen Bildungsstätten im Markraum kann durch schonende bioptische Entnahme und Aufarbeitungsverfahren zu wesentlich neuen Erkenntnissen führen, wenn sie in besonderen, bioptisch-lichtmikroskopisch herausgefundenen Fällen gezielt eingesetzt wird. Dazu müssen die üblichen Verfahren der Untersuchung von Feinstrukturen im Dünnschnitt durch die Darstellung räumlicher Verhältnisse und der Membranflächen durch die Technik der Gefrierbrechung ergänzt und ausgeweitet werden. Die Zusammenhänge zwischen Zellen und Gewebestrukturen und auch die wenigstens angenähert quantitativen Zusammensetzungen der Blutbildung können nur durch eine Untersuchung des Markraumes selbst erkannt werden, während bei der Auswertung von Zellen des peripheren Blutes oder bei Aspirationen aus dem Knochenmark nur die rein zytologischen Veränderungen erfaßbar werden. Es ist unser Ziel, die klassischen Morphologien von Tanaka und Goodman (1972), Bessis (1973) oder Cawley und Hayhoe (1973), die teilweise auch auf Aspirationszytologien des Knochenmarkes beruhen, durch die feinstrukturelle Darstellung der Zellen innerhalb des Gewebes, innerhalb ihres vielzitierten „microenvironments" also, zu erfassen und mit dem Wissen aus der täglichen Diagnostik bioptisch-lichtmikroskopischer Knochenmarksuntersuchungen zu ergänzen.

Das Knochenmark wurde bioptisch durch die sogenannte Myelotomie nach BURKHARDT (1966) gewonnen, wobei darauf zu achten ist, daß bei der Entnahme des Fräszylinders aus seinem Bett keine Drehungen oder abrupten Bewegungen durchgeführt werden, um Quetschartefakte im Markraum zu vermeiden. *Sofort* nach der Entnahme wurde der Zylinder halbiert, in Stücke von etwa 1 mm Kantenlänge zerschnitten und bei 0—4 °C in einer Glutaraldehyd-(2,5%)- und Formaldehyd-(2%)-Lösung in Natriumkakodylatpuffer, 0,1 M, pH 7,3 anfixiert (COTRAN und KARNOVSKY, 1968). Nach etwa 10—15 Minuten erfolgte eine Präparation des Materials unter dem Stereomikroskop mit Abtrennung von Knochenbälkchen und großen Markstücken, die in Blöckchen von 0,5 bis 0,2 mm Ausdehnung zerteilt wurden. Die Fixation in der Aldehydlösung dauerte 90—120 Minuten bei 0—4 °C.

Für die *Gefrierbrechung* wurden die Aldehyd-fixierten Knochenmarksblöckchen in 30prozentiger Glyzerin-Ringer-Lösung überführt (15 Minuten bei 20 °C, 45 Minuten bei 4 °C), auf Präparateträger montiert und in Freon 22 (Monochlorodifluoromethan) bei — 150 °C eingefroren. Brechung und Beschattung der Präparate erfolgten nach MOOR und MÜHLETHALER (1963) in einer Balzers BA 360 M Gefrierätzanlage (Balzers AG, Liechtenstein). Die gewonnenen Abdrücke wurden in Natriumhypochloridlösung (Javelle-Wasser) und Chromsäure chemisch gereinigt und auf Formvar-Kohlemembranen aufgefangen (DOWELL, 1964).

Für die *Dünnschnitte* wurden die primär Aldehyd-fixierten Gewebsblöckchen in 1prozentiger OsO_4-Lösung in Phosphatpuffer (MILLONIG, 1961) nachfixiert, über Äthylalkohol entwässert und in Epon 812 eingebettet (LUFT, 1961). Die Dünnschnitte wurden mit einem LKB Ultrotome III hergestellt, auf Formvar befilmten Netzen aufgefangen und mit Uranylazetat (WATSON, 1958) und anschließend mit Bleizitrat (REYNOLDS, 1963) kontrastiert. Elektronenmikroskop: Siemens Elmiskop 1 a bei 80 kV.

Technische Literatur

BURKHARDT, R.: Präparative Voraussetzungen zur klinischen Histologie des menschlichen Knochenmarkes. Blut **14**, 30—46 (1966).

COTRAN, R. S., KARNOVSKY, M. J.: Ultrastructural studies on the permeability of the mesothelium to horseradish peroxidase. J. Cell Biol. **37**, 123—137 (1968).

DOWELL, W. C. T.: Die Entwicklung geeigneter Folien für elektronenmikroskopische Präparateträger großen Durchlaßbereiches und ihre Verwendung zur Untersuchung von Kristallen. Optik **21**, 47—58 (1964).

LUFT, J. H.: Improvements in epoxy resin embedding methods. J. biophys. biochem. Cytol. **9**, 409—414 (1961).

MILLONIG, G.: Advantages of a phosphate buffer for OsO_4 solutions in fixation. J. appl. Phys. **32**, 1637 (1961).

MOOR, H., MÜHLETHALER, K.: Fine structure in frozen-etched yeast cells. J. Cell Biol. **17**, 609—628 (1963).

REYNOLDS, E. S.: The use of lead citrate at high pH as an electron-opaque stain in electron microscopy. J. Cell Biol. **17**, 208—212 (1963).

WATSON, M. L.: Staining of tissue sections for electron microscopy with heavy metals. J. biophys. biochem. Cytol. **4**, 475—478 (1958).

5.5.1. Chronische Myelose (CML, reinzellige Myelose)

Die chronische myeloische Leukämie (CML) ist eine reinzellige und überwiegend reifzellige Myelose, die zunächst nur durch eine Vermehrung von granulozytären Zellen und ihrer Vorstufen im peripheren Blut charakterisiert ist. Das Knochenmark ist dabei hyperplastisch, und bei der licht- und elektronenmikroskopischen Untersuchung ist eine unterschiedlich starke Proliferation der Promyelozyten, Myelozyten und Metamyelozyten zu sehen (Abb. 64), die je nach Verlaufsform unterschiedlich zusammengesetzt ist und vor allem Störungen der Zelldifferenzierungen erfährt. Solche Atypien

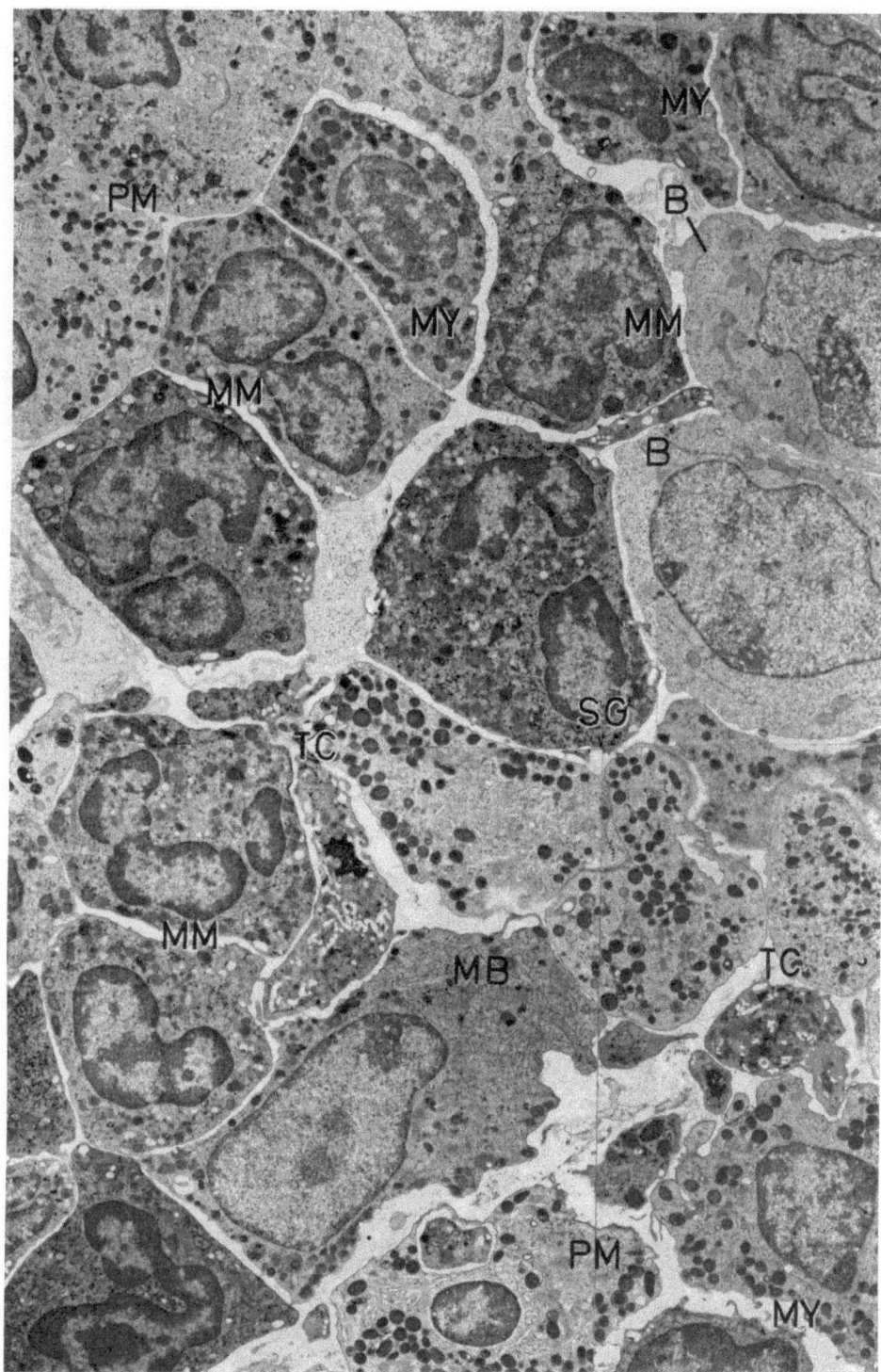

Abb. 64. CML (reifzellig, reinzellig), Übersicht mit ausreifender Granulopoiese. B = Blasten, MB = Myeloblast, PM = Promyelozyten, MY = Frühe und späte Myelozyten, MM = Späte Metamyelozyten mit Übergang in reifzellige, segmentierte, neutrophile Granulozyten (SG). Thrombozyten (TC). Vergr.: 5000fach. Alle elektronenmikroskopischen Aufnahmen (Abb. 1 bis 12) stammen ausschließlich von Präparationen des menschlichen Knochenmarkes, das durch die Methode der Myelotomie (BURKHARDT, 1966) gewonnen wurde (siehe Einleitung)

der Zellen können im Vergleich zur normalen Granulopoiese (Literatur bei BESSIS, 1973; CAWLEY und HAYHOE, 1973) auch nur sehr diskret entwickelt sein (KAKEFUDA, 1968; BESSIS, 1968; BESSIS und BRETON-GORIUS, 1969). Offensichtlich bestehen bei sehr vielen Myelosen noch zahlreiche normal ausreifende Zellreihen, was als Hinweis auf die klonale respektive monoklonale Genese der CML gedeutet werden kann (MOORE et al., 1974; GOLDE und CLINE, 1974; STRYCKMANS, 1974; HAYATA et al., 1974); dies wird insbesondere bei der blastären Transformation sehr deutlich, weil neben den überwiegenden Myeloblasten manchmal noch reichlich normale voll ausdifferenzierte Zellgruppen erhalten bleiben. Die ganz überwiegende Zahl der zellulären Abnormitäten bestehen in einer Dissoziation zwischen Reifung von Kernen und Zytoplasma, die morphologisch im wesentlichen Störungen der Kernsegmentierung und der Granulabildung sind (Abb. 65 a—d).

Eine erste Form von Störungen besteht in einer unterwertigen Segmentierung der Zellkerne, die im äußersten Fall zu Pseudo-Pelger-Zellen werden und bei der CML, aber auch bei der akuten Myelose vorkommen können (DARTE et al., 1954; DORR und MOLONEY, 1959; HENNEKEUSER et al., 1969; CAWLEY und HAYHOE, 1973). Bei ihnen fehlt die Segmentierung von Kernen der frühen und reifen neutrophilen Granulozyten, während das Kernchromatin randständig, haufenförmig verdichtet ist (Abb. 65 a und 65 c). Im Gegensatz zur hereditären homozygoten Pelger-Huët-Anomalie haben die Granulozyten der Leukämie die Pseudo-Pelger-Anomalie nur verhältnismäßig selten. Weitere eigentümliche Störungen der Kerne sind Schleifen- bzw. Blasenbildungen, die quantitativ vermehrt vorkommen oder häufig atypisch entwickelt sind und große Teile des Zytoplasmas und primitive Granula einschließen können (Abb. 66 c). In Präparationen der Gefrierbrechung sind diese Kernausstülpungen zumeist keine geschlossene Blasenformen, sondern haben eine halbmondförmige Gestalt mit einer abgebrochenen Basis der Umschlagstelle von äußerer und innerer Kernhülle (Abb. 66 b). Im Kapitel über die blastische Transformation bzw. die akuten leukämischen Schübe der Erkrankung wird auf weitere Atypien solcher Kernstrukturen noch näher eingegangen werden. Die Nukleolen sind häufig vergrößert und zahlenmäßig vermehrt, wobei sie oft verdichtet und kompakt erscheinen. Auffallend ist, daß oft sehr viele Polysomen persistieren, was zumeist in Myelo- und Metamyelozyten gefunden wird. Auch bei reiferen Zellformen bestehen manchmal

---

Abb. 65 a—d. CML, Reifungsdissoziation von Kern und Zytoplasma, Pathologie der Granula. a Früher neutrophiler Granulozyt mit tertiären, sekundären und primären Granula. Kern mit Fehlen einer Segmentierung bei stark verdichtetem Chromatin (sogenannte Pseudo-Pelger-Zelle). b Früher Metamyelozyt mit reifem Kern, jedoch Stapeln von Zisternen des granulierten endoplasmatischen Retikulums (sogenannte Döhle-Körper, Pfeil). c Reifer neutrophiler Granulozyt mit mangelhafter Kernsegmentierung und marginaler Chromatinverklumpung (sogenannte Pseudo-Pelger-Zelle). Zytoplasma mit Hypergranulierung durch sekundäre und tertiäre Granula. d Reifer Granulozyt, „monozytoide Form" mit wenigen sekundären (Pfeil) und tertiären spezifischen Granula. Fehlen der für Monozyten charakteristischen perinukleären Mikrofilamente und Anzeichen für Mikropinozytose. Vergr.: a und c 16 000fach, b und d 13 000fach

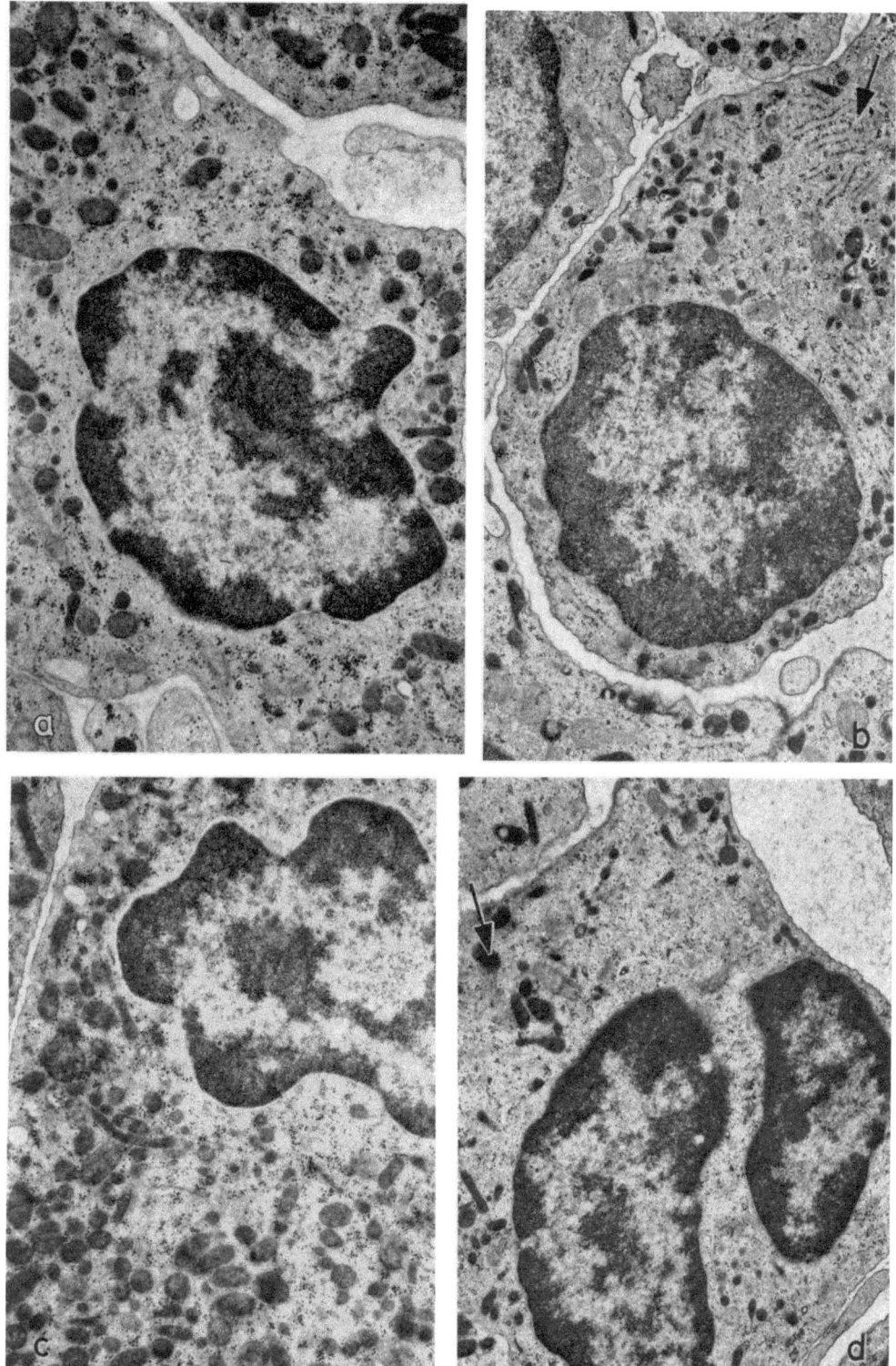

Abb. 65 a—d

Zisternen des granulierten endoplasmatischen Retikulums, die in größeren Stapeln angeordnet sind (Abb. 65 b); sie entsprechen wohl den Strukturen, die lichtmikroskopisch als Döhle-Körper beschrieben werden (DÖHLE, 1911; ITOGA und LASZLO, 1962). Dazu kommt noch die Bildung von fibrillären Körpern im Zytoplasma (FREEMAN und SAMUELS, 1958; BESSIS, 1968). Diese Veränderungen, besonders wenn sie in reiferen Zellformen vorkommen, sind wesentliche Kennzeichen einer Anarchie der Zelldifferenzierung, wozu noch weitere Störungen der Entwicklung, vor allem aber die der Granula, gehören.

Der Gehalt an Granula wechselt sehr stark (Abb. 64). Zumeist überwiegen die hypergranulierten Zellen innerhalb der myeloischen Population (Abb. 65 c und 66 a); andererseits kommen aber auch unterwertig ausgestattete, hypogranuläre, fast „monozytoide" Formen vor (Abb. 65 d). Damit können also in beiden Richtungen extreme Störungen des zellulären Gehaltes an Granula bestehen. Auch scheint die Entwicklung der Granula selbst behindert zu sein, da oft in reiferen Granulozyten noch sehr viele vom primären und sekundären Typ beobachtet werden können (Abb. 65 c, 66 a und 66 c). Schließlich kann die Verteilung der spezifischen tertiären Granula in vielen Zellen quantitativ recht unterschiedlich entwickelt sein (Abb. 65 c und d sowie 66 b und c). Zusammenfassend läßt sich sagen, daß die reiferen Formen der Granula fast immer reduziert sind, während die unreifen, sekundären und primären Granula stark überwiegen, wozu schließlich noch die erwähnten Unterschiede ihrer Verteilung in den reifen Leukozyten kommen.

Eine weitere auffällige Veränderung ist die besondere Ausdehnung des Golgi-Apparates in den meisten Myelo- und Metamyelozyten, die mit einer starken Bildung von Granula verbunden ist, was vor allem in Präparaten der Gefrierbrechung gut beobachtet und dargestellt werden kann (Abb. 66 d). In dieser Methode der Präparation können primäre, sekundäre und tertiäre Granula ähnlich wie in Dünnschnitten unterschieden werden (Abb. 66 a und b), wodurch die Erkenntnisse aus Dünnschnitten wertvolle Ergänzungen erfahren. Die beschriebenen Veränderungen von Entwicklungsstörungen der einzelnen Granulatypen sowie von deren wechselndem Gehalt in den Zellen sind bei den akuten Formen der Myelosen, nämlich der blastischen Transformation ebenso wie bei den primär akuten Myelosen noch weitaus stärker als bei den reifzelligen CML's ausgeprägt. So korrespondieren eigentlich diese feinstrukturellen Entwicklungsstörungen mit denen der enzymzytochemisch faßbaren Veränderungen, wie sie für diese reifzelligen oder blastären Leukämieformen

---

Abb. 66 a—d. a Gefrierbrechung eines Metamyelozyten mit gebogenem langen Kern (K) mit Aufbrechung der Kernhülle (KH). Hypergranulierung durch viele kugelige und ellipsoide primäre und sekundäre Granula. b Kernsegment eines reifen Granulozyten mit abgebrochener Basis einer Kernschleife (Pfeile) und Umschlagstelle der Kernhülle mit zentraler, auf der Bruchfläche scheinbar amorpher Chromatinbrücke. Im Zytoplasma hantelförmige tertiäre spezifische Granula (T) neben rundlichen sekundären Granula. c Reifer Metamyelozyt mit Kernschleife, die große Teile des Zytoplasmas mit primären und sekundären Granula umschließt. Tertiäres Granulum (T). d Golgi-Apparat (G) eines Metamyelozyten mit Produktion von primären (P) und sekundären (S) Granula. Golgi-Sacculi mit deutlich erkennbaren Poren. Vergr.: a und b 16 000fach, c 15 000fach, d 40 000fach. Alle Abbildungen von Gefrierbrechungen sind so ausgerichtet, daß die Beschattungsrichtung von unten nach oben verläuft

5.5. Chronische myeloische Leukämie

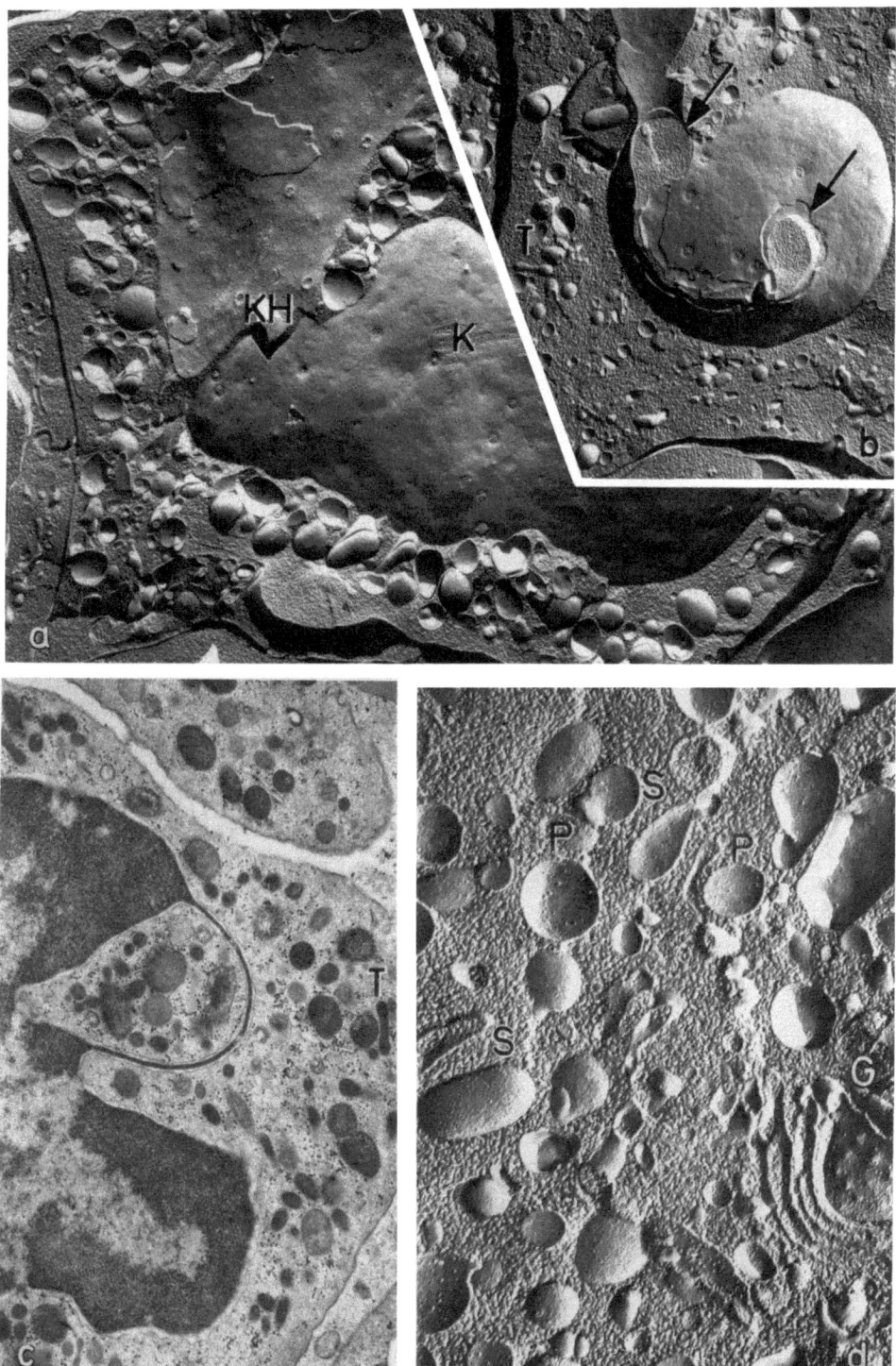

Abb. 66 a—d

beschrieben werden (MITUS und KIOSSOGLOU, 1968; BOTTOMLEY et al., 1969; SCHMALZL et al., 1973; ULLYOT und BAINTON, 1974).

Chronisch verlaufende Formen von eosinophilen oder basophilen Leukämien sind elektronenmikroskopisch nur wenig beschrieben worden, weshalb sie hier nicht eigens herausgestellt werden sollen. Das wesentliche Problem liegt hier sicher in der Frage von Abgrenzungen zwischen maligner, autochthoner und reaktiver, begleitender Vermehrung dieser Zellen, die zusammen mit der Proliferation neutrophiler Granulozyten bei CML durchaus nicht selten beobachtet werden können (Literatur bei BENVENISTI und ULTMANN, 1969; WULFHEKEL et al., 1975 bzw. BARLAS, 1954; QUATTRIN, 1973).

5.5.2. Chronische megakaryozytäre-granulozytäre Myelose (CMGM, mischzellige Myelose)

Das eigentliche klinisch und morphologisch abgrenzbare Krankheitsbild einer megakaryozytären Myelose ist unbestritten (ALLEGRA und BRODERICK, 1970; GEORGII und VYKOUPIL, 1972); es ist nur unklar, wie häufig sie neben der klassischen CML vorkommt (GEORGII und VYKOUPIL, 1976; HILL und SCHÄFER, 1976). Wir haben diese Erkrankung als eine mischzellige Form der Myelose herausgestellt, womit gemeint ist, daß mehr als eine Zellbildungsreihe, nämlich Megakaryo- und Granulopoiese, neoplastisch proliferieren (GEORGII und VYKOUPIL, 1976; THIELE et al., 1976 a, b). Neuere Licht- und elektronenmikroskopische Untersuchungen von Biopsien des Knochenmarkes haben neben der chronischen auch eine akute blastäre Form der megakaryozytär-granulozytären Myelose erkennen lassen, die auch vom Blastenschub der reinzelligen CML abgegrenzt werden muß (DEMMLER et al., 1970; HUHN und ASCHER, 1975; GEORGII et al., 1976; FUSCO et al., 1976).

Die Behauptung von der Mischzelligkeit dieser Entität stützt sich ganz wesentlich auf die feinstrukturellen Untersuchungen der Zellen des Knochenmarkes. Besonders die chronisch verlaufenden Formen zeigen eine atypische Proliferation beider Zellreihen, die manchmal von einer geringen Hyperplasie der Erythropoiese begleitet wird. Eine grobe quantitative Abschätzung aus großen Übersichts-Rekonstruktionsaufnahmen (kleiner Ausschnitt als Abb. 67) läßt die Beziehungen zwischen Granulopoiese und Megakaryopoiese in einem Verhältnis von 5 oder 4 : 1 erscheinen. Die Granulopoiese zeigt dabei alle die morphologischen Veränderungen, die bei der CML schon besprochen worden sind. Die Megakaryopoiese ist sowohl durch blastäre Frühformen als auch durch Degeneration und Überalterung bestimmt, wobei diese beiden kon-

---

Abb. 67. CMGM, Übersicht (kleiner Ausschnitt) mit frühem Megakaryoblasten (*Mb*), der zahlreiche Tubuli des sich entwickelnden Demarkationssystems im Zytoplasma aufweist. Großer gelappter Kern mit ausgedehnten spongiösen Nukleolen. Daneben ein fast vollständig degenerierter Megakaryozyt (*DM*) mit hyperlobiertem Kern, kondensiertem Chromatin und wenigen Resten eines Zytoplasmasaumes. Die Granulopoiese mit Reifungsstörung: Hypogranulierte, segmentierte reife Granulozyten (*SG*) und später Metamyelozyt (*MM*) mit Hypergranulierung. Frühe und späte Promyelozyten (*PM*), Myelozyten (*MY*) und Blasten (Lymphoblast? *B*). Vergr.: 5000fach

5.5. Chronische myeloische Leukämie

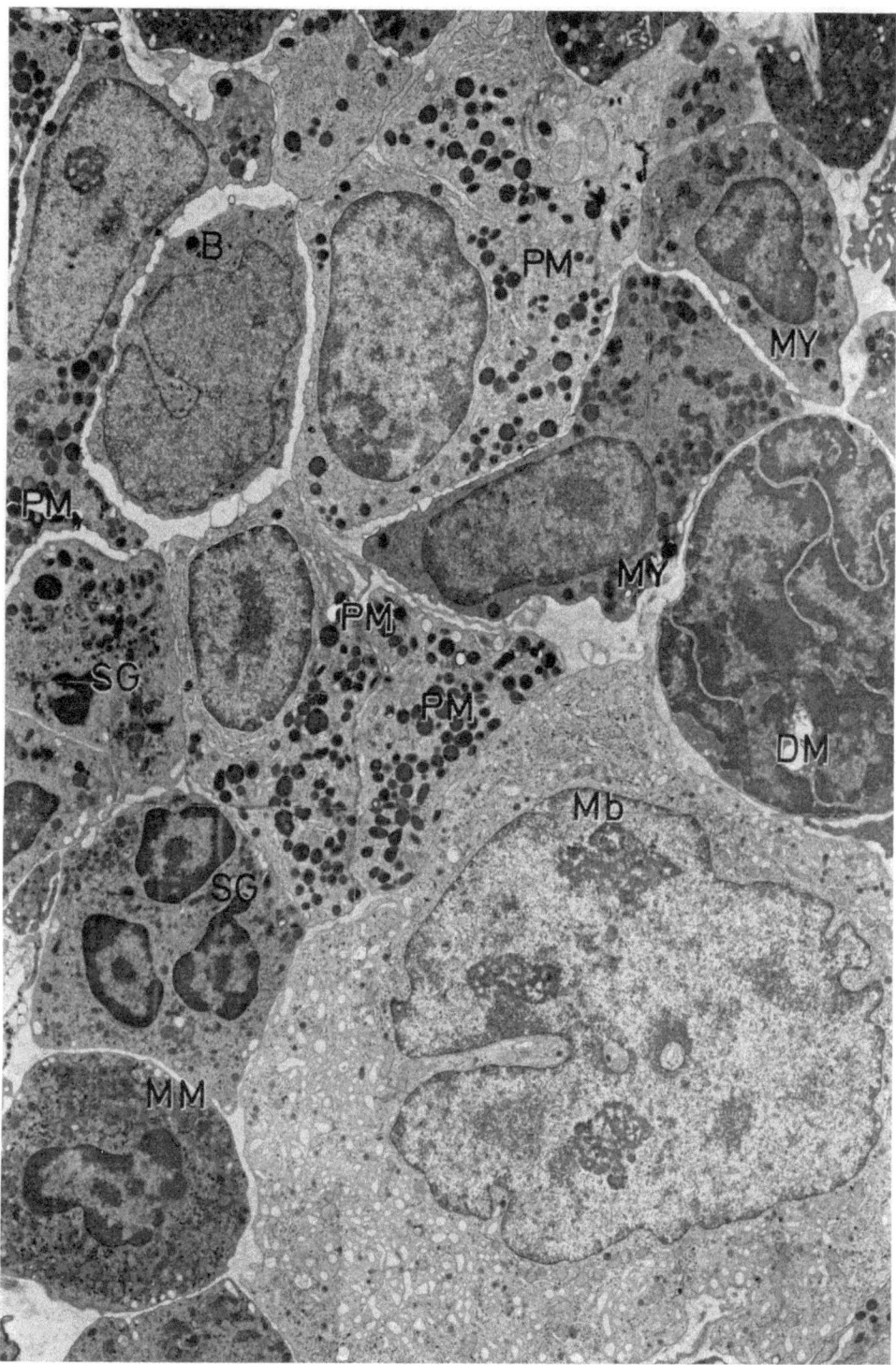

Abb. 67

trären Erscheinungen oft unmittelbar nebeneinander vorliegen (Abb. 67); dies bedeutet also gleichzeitig eine ausgeprägte Links- und Rechtsverschiebung der Megakaryopoiese. Die Megakaryoblasten sind lichtmikroskopisch kaum von Myeloblasten zu unterscheiden, und deshalb ist durch eine alleinige lichtmikroskopische Auswertung einer Markbiopsie das Ausmaß der Megakaryopoiese kaum sicher abzuschätzen. Neben dieser Entwicklungsstörung der Zytologie der Megakaryopoiese, die einem „hiatus leucaemicus" vergleichbar ist, besteht eine auffällige Beziehung der Zellbildung zu den Ufern der Sinus des Markraumes. In Bestätigung der lichtmikroskopischen Beobachtungen findet sich auch elektronenmikroskopisch eine ausgeprägte peri- und intrasinusoidale Megakaryopoiese, wobei durch die Infiltration von proliferierenden Megakaryoblasten die Sinuswände zerstört werden können (Abb. 68 a). Die charakteristische Lokalisation dieser Zellen in unmittelbarer Nachbarschaft zu den Sinusufern unterscheidet sich topographisch von der Granulopoiese, die an den Knochenbälkchen liegt. Dadurch allein können auch lichtmikroskopisch die undifferenzierten blastären Zellformen der Megakaryopoiese oder Granulopoiese zugeordnet werden. Neben diesen Differenzierungsstörungen hat die Megakaryopoiese aber auch viele völlig normal ausreifende Zellen (THIELE et al., 1976 c), wodurch auch hier die Annahme einer klonal fixierten neoplastischen Zellproliferation in Übereinstimmung mit der Situation bei der CML naheliegen könnte.

Die gestörte Entwicklung der Megakaryozyten zeigt Abweichungen in der Koordination der Zelldifferenzierung, die in Analogie zu denen der Granulopoiese bei CML stehen. Am eindrucksvollsten sind die Dissoziationen der Kern-Zytoplasma-Reifung mit Ausbildung abnormer Zellstrukturen und atypischer Mikroformen (THIELE et al., 1975; THIELE et al., 1976 a). Die Reifungsstörung von Kern-Zytoplasma bezieht sich hauptsächlich auf eine asynchrone Entwicklung des Kernes, seiner Lappung sowie die Entstehung des Demarkationssystems und der spezifischen Granula (Abb. 68 a und b). Am häufigsten kontrastieren die gut differenzierten Zellkerne, die denen granulärer Megakaryozyten entsprechen, mit ganz unreifen Organellen des Zytoplasmas. Dies betrifft besonders das primitive Demarkationssystem (dense compartment; BEHNKE, 1968), das aus schwammartig gebauten, verzweigten Tubuli besteht (Abb. 69 a und b). Die schwerste Störung ist dabei, daß das Demarkationssystem oft überhaupt fehlt (ROESSNER et al., 1975). Die andere, viel häufigere Form der Dissoziation ist an den Entwicklungen der Granula zu sehen; teils sind die Zellen hypogranuliert oder die Entwicklung hinkt sehr stark nach oder die spezifischen Granula fehlen überhaupt. Als Folge

---

Abb. 68 a und b. a CMGM, pathologische Megakaryopoiese um und in den Sinus. Übersicht mit Sinuslichtung (SL), Erythrozyt (E), Sinusendothel (SE). Früher Megakaryoblast (Mb) mit primitivem Demarkationssystem (D) in der Lichtung des Sinus. Perisinusoidal zwei Megakaryoblasten (Mb), daneben ein reifer granulärer Megakaryozyt (GM), ein atypischer Mikromegakaryozyt (oder kernhaltiger Thrombozyt? AM) und ein neutrophiler Granulozyt (SG). b Atypischer Mikromegakaryozyt mit Organellen, die mehr einem kernhaltigen Riesenthrombozyten entsprechen. Zahlreiche spezifische Granula, Hypertrophie des glatten spongiösem Systems. Vergr.: a 5000fach, b 16 000fach

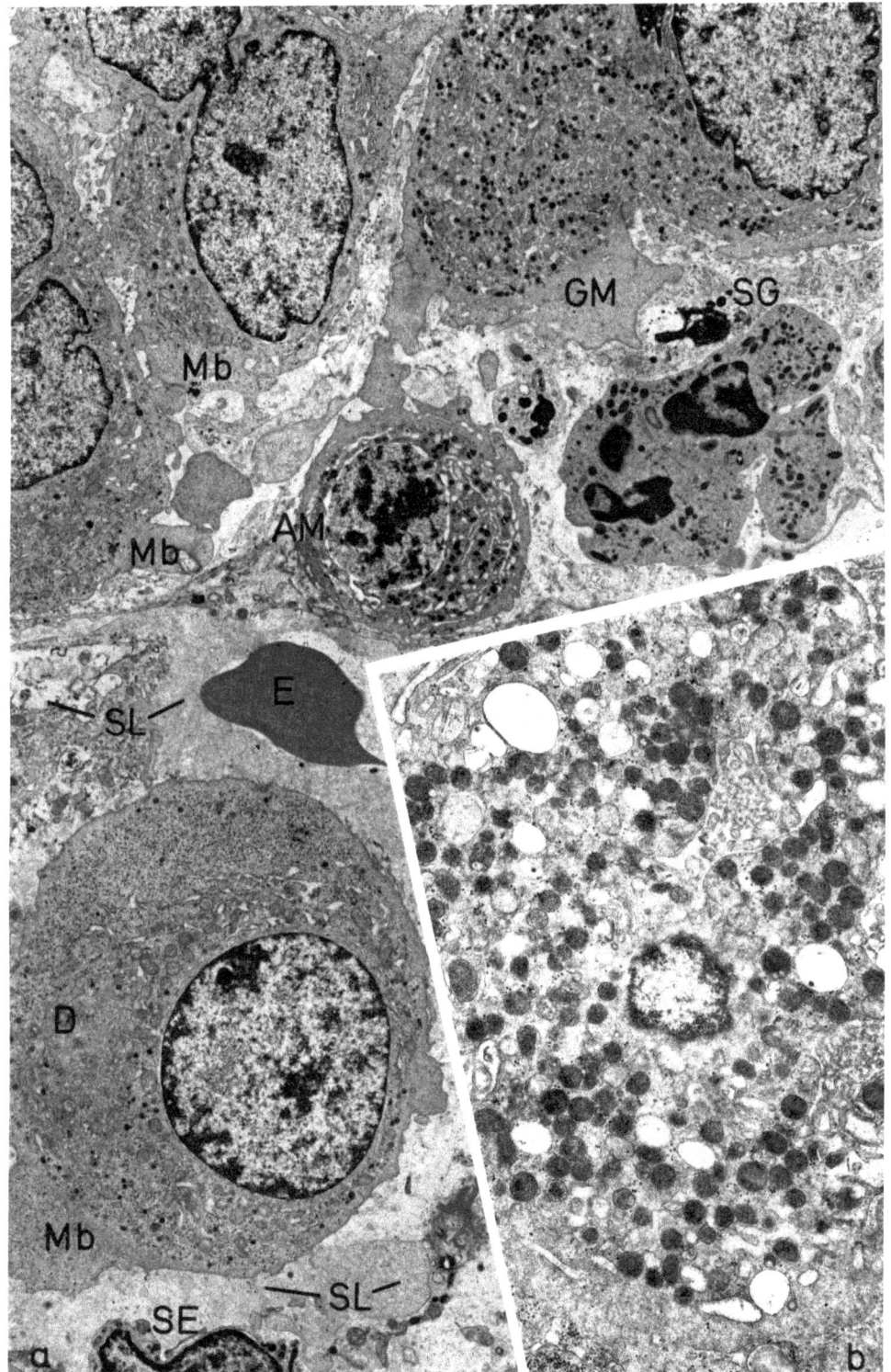

Abb. 68 *a* und *b*

solcher Reifungsstörungen des Demarkationssystems und der spezifischen Granula müssen atypische Thrombozyten resultieren, die Kernreste enthalten oder abnorme Strukturen ihres Zytoplasmas haben können und damit kaum noch von pathologischen Mikroformen der Megakaryopoiese zu unterscheiden sind (Abb. 68 b). Schließlich sind als weitere Atypien noch Kerneinschlüsse zu erwähnen, die fibrillär (Abb. 69 c) oder manchmal auch nodulär elektronendicht erscheinen und Reste von degenerierten Nukleolen sein können.

Mikromegakaryozyten mit abnormen Zellorganellen sind wiederholt im peripheren Blut bei chronisch oder akut verlaufenden Formen der megakaryozytären Myelose elektronenmikroskopisch entdeckt worden (BRETON-GORIUS et al., 1972, 1973; MALDONADO, 1974; HUHN und ASCHER, 1975). Der für diese Erkrankung oft gebrauchte Ausdruck „aleukämische megakaryozytäre Myelose" sollte deshalb vorsichtig verwendet werden, um so mehr, als im Differentialblutbild oft Mikroformen und Megakaryoblasten als blastäre und lymphozytoide Zellen erscheinen (BRETON-GORIUS et al., 1973). Die Quelle dieser atypischen, aber auch bei anderen Hämoblastosen zu beobachtenden Mikroformen (TRAUTMANN, 1961; LOBDELL und EUROPA, 1962; ALBRECHT und FÜLLE, 1974) ist das Knochenmark (THIELE et al., 1976 a), während die metaplastischen Herde in der Milz mit ihrer atypischen Granulo- und Megakaryopoiese (TAVASSOLI und WEISS, 1973) nur in Fällen mit fortgeschrittener Markverödung durch Osteomyelofibrose wesentlich werden können. Diese abnorme Entwicklung der Megakaryopoiese bedeutet eine neoplastische Zellproliferation, die damit die zweite umgewandelte Zellinie neben der Granulopoiese ist. Diese These wird durch die Ergebnisse von UNDRITZ und NUSSELT-BOHAUMILITZKY (1970), SMITH et al. (1973) sowie QUEISSER et al. (1974) nachdrücklich gestützt, weil auch dort abnorme Megakaryozyten mit Hypo- oder Polyploidisierung in Fällen von Präleukämien, akuten Leukosen und megakaryozytären Myelosen (QUEISSER et al., 1976) nachgewiesen worden sind. Ein weiterer Hinweis für die neoplastische Natur sind schließlich die zytochemisch gefundenen Atypien der Enzymausstattung der Megakaryopoiese bei sogenannten essentiellen (malignen) Thrombozythämien (KASS, 1973). Nach unserer Erfahrung entspricht das Krankheitsbild der Thrombozythämie (Übersichten bei GUNZ, 1960; OZER et al., 1960) wohl in den meisten Fällen einer mischzelligen Myelose, die wir chronische megakaryozytäre-granulozytäre Myelose (CMGM) nennen.

Wir ersetzen damit die bisherigen Begriffe, wie hyperplastische Panmyelopathie oder Panmyelose, die früher für diese und andere Markveränderungen gebraucht worden sind (zuletzt HILL und SCHÄFER, 1976). Nachdem darunter

---

Abb. 69 a—d. CMGM. a Gefrierbrechung eines Megakaryoblasten mit Kern (K) und schwammartig gebautem Demarkationssystem (D) mit zahlreichen umgebenden kugeligen spezifischen Granula. b Primitives Demarkationssystem („dense compartment") aus schwammartig gebauten anastomosierenden Tubuli, die von großen spezifischen Granula umgeben werden. c Kerneinschlüsse, teils fibrillär (F), teils gitterartig (G) im gelappten Kern eines reifen Megakaryozyten. d Extrazellulärer Raum um Megakaryoblasten mit Filz aus Mikrofilamenten und wenigen kollagenen Fasern mit angedeuteter Periode (Pfeil). Vergr.: a und c 16 000fach, b und d 40 000fach

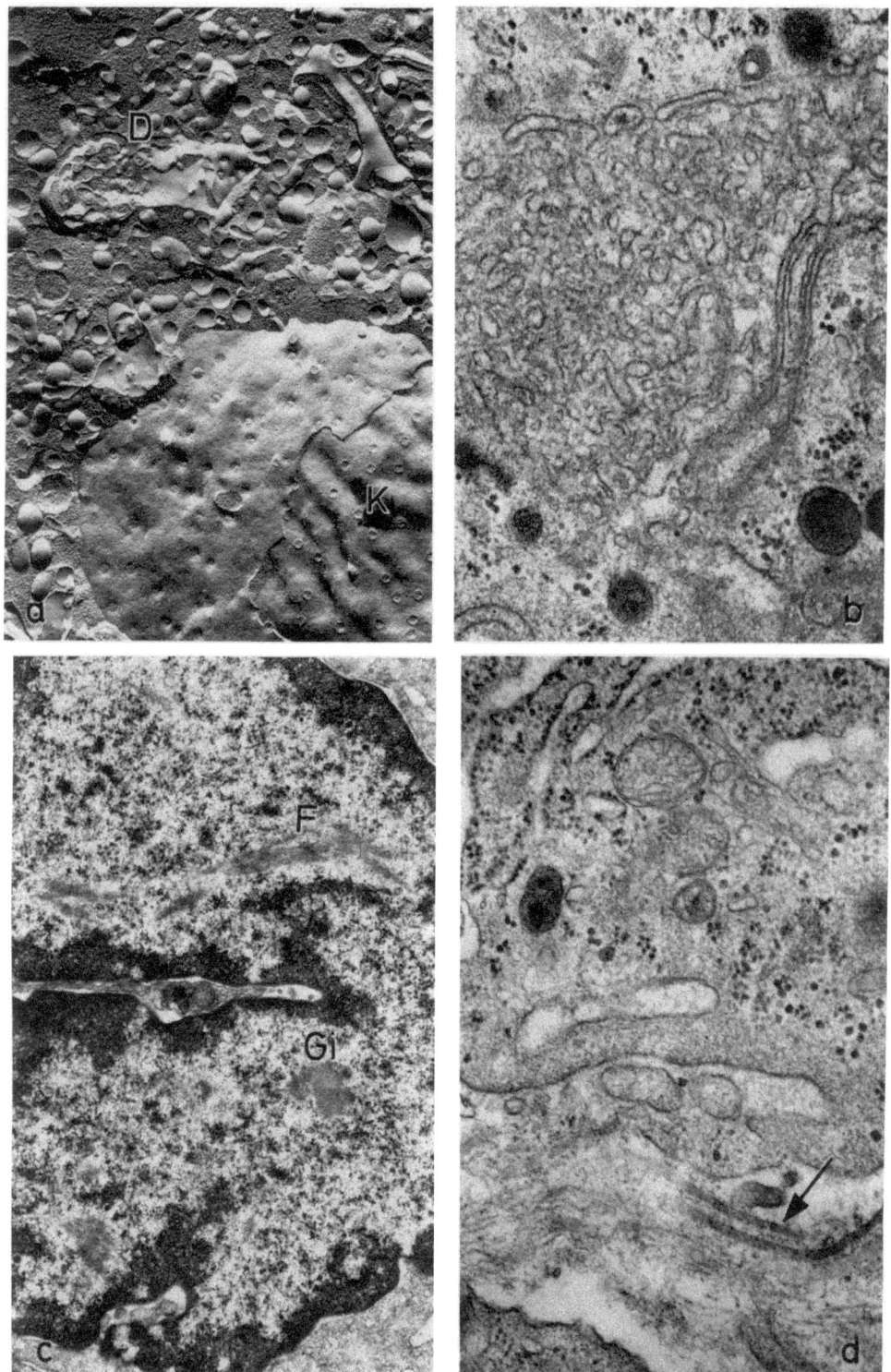

Abb. 69 a—d

aber so verschiedenartige Erkrankungen wie die Polyzythämie und auf der anderen Seite die mischzelligen megakaryozytären Myelosen verstanden werden können, ist deren Verwendung bei der guten feinstrukturellen Differenzierungsmöglichkeit von Zellen des Knochenmarks nicht mehr gerechtfertigt. Unsere Bezeichnung CMGM ist im übrigen nur die konsequente Synthese der verschiedenen alten Begriffe, wie „aleukämische megakaryozytäre Myelose" oder „megakaryozytäre Leukämie", die in verschiedenen Variationen seit Jahren für besonders eindrucksvolle Kasuistiken gebraucht worden sind (GEORGII und VYKOUPIL, 1972; GEORGII und VYKOUPIL, 1976). Bei den heute möglichen bioptisch-histologischen Verfahren und der zunehmenden Bedeutung morphologischer Diagnosen für die Chemotherapie erschien uns die Akzentuierung der Mischzelligkeit dieser myeloproliferativen Erkrankung auch von praktischer Bedeutung zu sein. Schließlich hängt damit auch die Frage der Entstehung von Myelofibrosen als Endzustände von Myelosen eng zusammen, deren Ursache aber oft allein in der Chemotherapie mit Busulfan (Myleran®) gesehen wird, eine Annahme, die jedoch einer kritischen Untersuchung nicht standhält (SCHÄFER et al., 1975).

Zwischen der atypischen Proliferation von Megakaryoblasten bei CMGM und der Ausbildung von Mikrofibrillen und von einzelnen kollagenen Fasern besteht eine auffallende Beziehung (Abb. 69 d). Schon in einem Stadium, in dem lichtmikroskopisch keine Vermehrung von Gitterfasern im Knochenmark erkennbar ist, kann dies elektronenmikroskopisch beobachtet werden (THIELE et al., 1976 a). Diese frühe Umspinnung der Megakaryoblasten durch Faserstrukturen ist wohl verantwortlich für die häufig mangelhafte Markaspiration bei der Sternalmarkpunktion, was eben auch schon in Frühfällen der CMGM zutrifft. Im Sternalausstrich solcher Patienten wird deshalb oft die Diagnose einer CML gestellt, also eine monophasische, reinzellige Myelose angenommen.

Vereinzelte klinische und morphologische Untersuchungen haben gezeigt, daß ein enger Zusammenhang zwischen der Proliferation atypischer Megakaryozyten und dem Osteomyelofibrose- respektive Sklerosesyndrom besteht (BLOCK et al., 1975; FISCHER und FÖLSCH, 1975). Diese Erkrankung kann klinisch sehr unterschiedliche Verlaufsformen haben (LICHT et al., 1973; ESTEVEZ et al., 1974) und läßt im Knochenmark auffallende Atypien der Megakaryopoese und Granulopoese erkennen, besonders wenn ein akuter Blastenschub untersucht wird (GEORGII et al., 1976). Es ist daher anzunehmen, daß die ganz überwiegende Zahl der Fälle einer sogenannten „agnogenic

---

Abb. 70 a—e. Atypische Riesenthrombozyten bei CMGM. a Übersicht mit Riesenthrombozyt mit Hyperplasie der Granulagenese und des glatten spongiösen Membransystems. Megakaryoblast (Mb). b Glattes System, bestehend aus dem kanalikulären, mit der Oberfläche verbundenem System (Pfeil) und tubulären Strukturen. c Gefrierbrechung eines Riesenthrombozyten mit flach gebrochenem glatten System (SM) und zahlreichen großen kugeligen spezifischen Granula. d Glattes System im Querbruch, aus einem Schwamm untereinander verbundener tubulärer Strukturen bestehend, umgeben von spezifischen Granula. e Stärkere Vergrößerung des flach gebrochenen glatten Systems aus Abb. 70 c mit erkennbaren Perforationen der Oberfläche. Vergr.: a 5000fach, b 40 000fach, c 16 000fach, d 40 000fach e 30 000fach

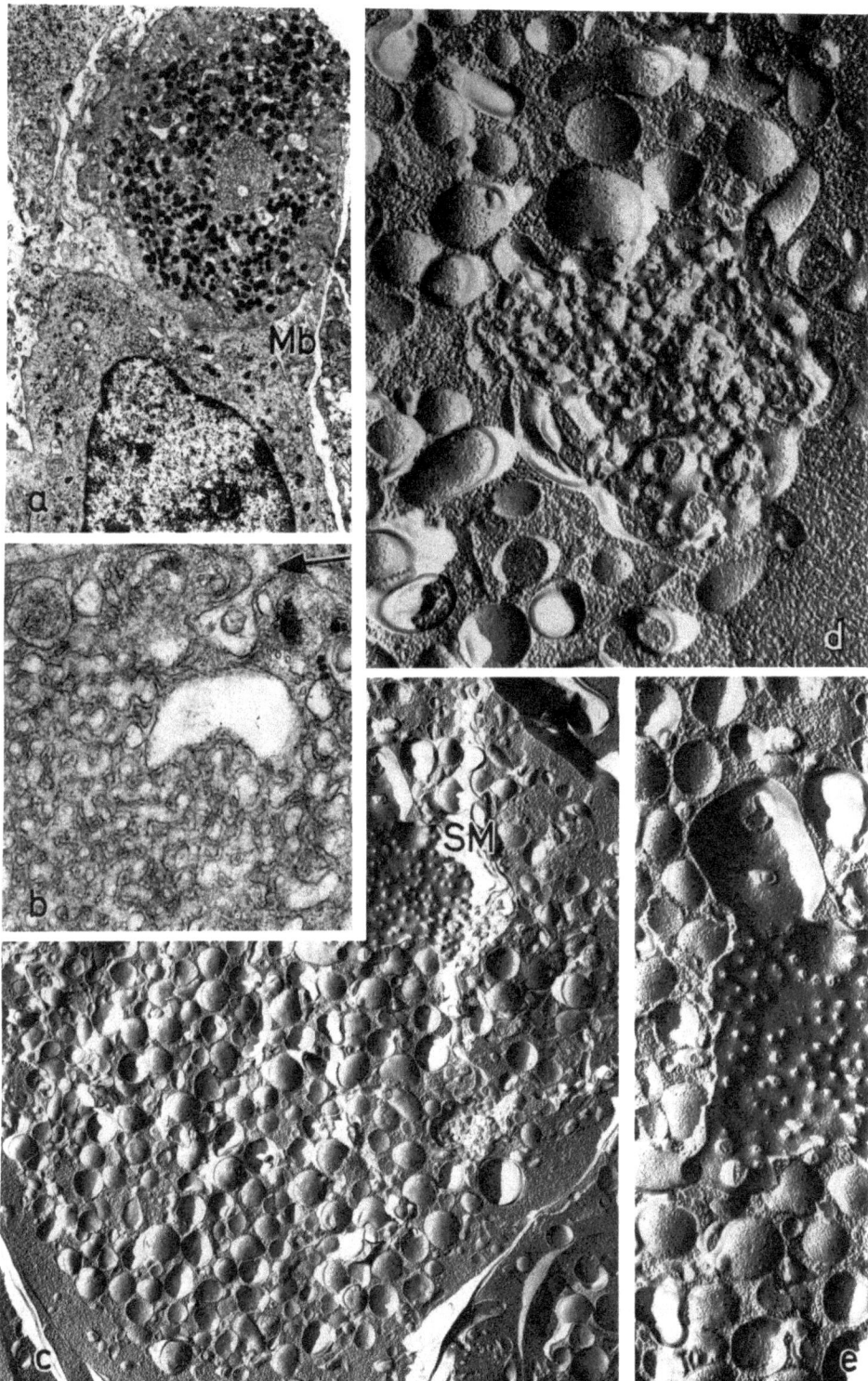

Abb. 70 a—e

myeloid metaplasia" Endstadien der CMGM sind, also einer ausgebrannten Form einer mischzelligen Myelose entsprechen (GEORGII und VYKOUPIL, 1976), was für die Myelofibrose aus einer Polyzythämie nicht zutrifft. Aus den wenigen Verlaufskontrollen dieser Erkrankung mit wiederholten Myelotomien folgern wir (GEORGII und VYKOUPIL, 1976), daß die CMGM neben der möglichen akuten bzw. blastären Verlaufsform, die in jedem Stadium der Erkrankung eintreten kann, nach patho-morphologischen und klinischen Befunden in vier Stadien einzuteilen ist: 1. atypische Hyperplasie der beiden Zellreihen ohne Markfibrose; 2. frühe Myelofibrose mit Sklerose der Sinuswand; 3. ausgeprägte Myelofibrose; 4. Osteomyelosklerose. Dieser These ist die Expertenkommission über Fragen des Myelofibrose-Osteomyelosklerose-Syndroms (MOS) grundsätzlich gefolgt, hat allerdings die Graduierung auf drei Stadien vereinfacht (BLOCK et al., 1975).

Die Übergänge aus der rein zellulären Phase einer CMGM ohne Faservermehrung in eine Myelofibrose sind aus den elektronenmikroskopischen Befunden heraus wenigstens teilweise zu erklären. Die feinstrukturelle Auswertung des Knochenmarkes zeigt nämlich, insbesondere an großen Übersichtsbildern, die schon erwähnte enge Beziehung zwischen proliferierenden Megakaryoblasten und der Entwicklung erster Fasern. Es könnte daher vermutet werden, daß die atypisch proliferierenden Megakaryoblasten Bausteine für die Fibrillogenese liefern, um so mehr, als sie mit den dafür notwendigen Zellorganellen reichlich ausgestattet sind (THIELE et al., 1975; THIELE et al., 1976 a). Andererseits führt die peri- und intrasinusoidale Megakaryopoiese zu einer partiellen oder sogar totalen Obliteration der Lichtungen von Sinus und Gefäßen und damit zu einer Störung der geordneten Perfusion des Knochenmarkraumes. Dies bedeutet eine lokale Ischämie mit nachfolgender Aktivierung von periadventitiellen fibroblastischen Zellen und eine Vernarbung, die als sogenannte Sinuswandsklerose bereits lichtmikroskopisch gut zu sehen ist. Dieser Ablauf einer fortschreitenden Vernarbung infolge Beeinträchtigung der normalen Blutzirkulation im Knochenmark könnte durch Selbstperpetuation, vergleichbar etwa der Pathogenese der Leberzirrhose, fortschreiten (GEORGII und VYKOUPIL, 1976; THIELE et al., 1976 a). Die von einigen Autoren für die Initiierung der Fibrose für wesentlich gehaltenen Fibrinsterne, die eine faserige Organisation von Fibrinablagerungen sein sollen (Übersicht bei LENNERT et al., 1975; siehe auch BLOCK et al., 1975), können nach bioptischen Befunden weder funktionell noch morphologisch entscheidend

---

Abb. 71 a—d. Chronische Myelose mit Vermehrung der Megakaryozyten. *a* Übersicht über die Granulopoiese mit mehreren frühen und späten Myelozyten (*MY*) mit ausgeprägter Granulagenese und Reifungsdissoziation. In einem Granulozyten (*SG*) segmentierter Kern mit kondensierten Chromatin und Granula, überwiegend vom sekundären und primären Typ, entsprechend dem frühen Reifungsstadium eines Myelozyten. *b* Früher granulärer Megakaryozyt von regelrechtem Aussehen mit deutlicher Zonierung des Zytoplasmas durch gut entwickeltes Demarkationssystem. *c* Später thrombozytogenischer Megakaryozyt nach fast völliger Abgabe der Thrombozyten. Hyperlobierter Kern mit Chromatinkondensation. Atypischer Metamyelozyt mit Kernschleife in der Umgebung *(MM)*. *d* Gefrierbrechung des regulären Demarkationssystems aus abgeflachten, perforierten Zisternen bestehend. Vergr.:
a 5000fach, *b* und *c* 3600fach, *d* 16 000fach

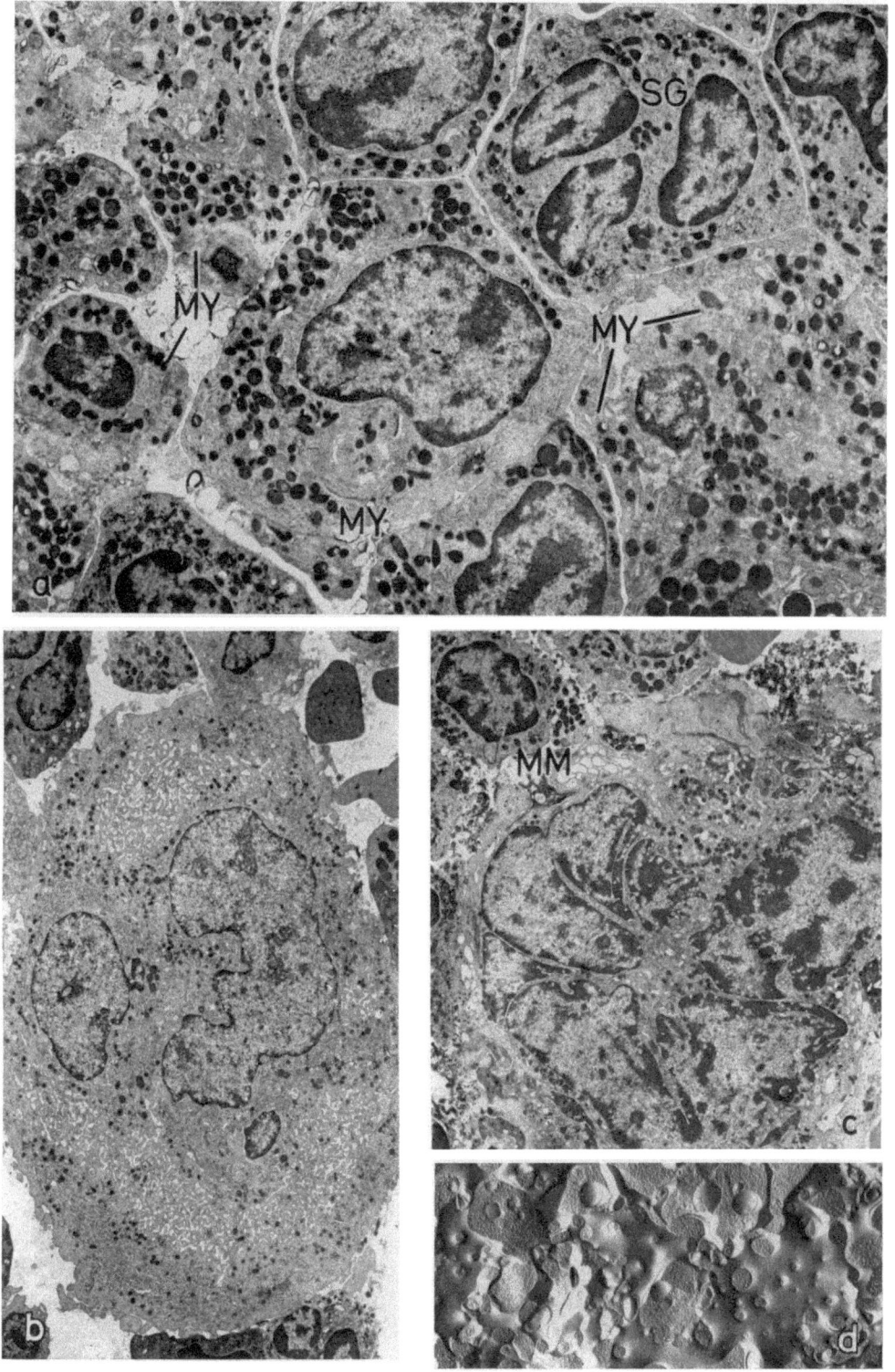

Abb. 71 a—d

sein, weil wir sie elektronenmikroskopisch niemals gesehen haben. Ein weiterer Vorgang, der wahrscheinlich parallel zur Aufhebung der regelrechten Sinusstrukturen durch die atypisch proliferierende Megakaryopoiese abläuft und die Faserbildung unterhält, dürfte die Wirkung der biogenen Amine, vor allem des Serotonins, sein. Diese Substanzen können besonders aus den atypischen, fragilen Riesenthrombozyten in großer Menge freigesetzt werden, wie es von ZUCKER-FRANKLIN (1975) herausgestellt wird. Experimentelle und klinische Befunde deuten nämlich auf eine abnorme Funktion der Thrombozyten bei vielen myeloproliferativen Erkrankungen hin, besonders wenn sie mit einer Myelofibrose einhergehen (DIDISHEIM und BUNTIN, 1966; MCCLURE et al., 1966; INCEMAN und TANGÜN, 1972). Als morphologisches Substrat finden sich abnorme Riesenplättchen (Abb. 70 a und c), die als eine Folge der Entwicklungsstörung des Demarkationssystems und der nachfolgenden Thrombozytenbildung aufzufassen sind (THIELE et al., 1976 c). Diese Riesenplättchen zeigen eine Hyper-, auch eine Hypogranulierung, große Mengen von Glykogen, manchmal einen sehr großen Golgi-Apparat und als besonders auffallendes Merkmal eine exzessive Hyperplasie ihres glatten tubulären Membransystems (Abb. 70 a—e). Dieses Membransystem (sogenannter intermural interwoven membrane complex; WHITE, 1972) besteht aus dem kanalikulären, mit der Oberfläche verbundenem System und dichten Tubuli (Abb. 70 b), die, wie besonders in Präparaten der Gefrierbrechung zu erkennen ist, einen schwammartig gebauten Membrankomplex bilden (Abb. 70 d und e). Ähnliche Riesenthrombozyten mit abnormen Organellen wurden im peripheren Blut bei Osteomyelofibrose von BRETON-GORIUS et al. (1972, 1973), MALDONADO (1974) und MALDONADO et al. (1974) gesehen und auch bei akuten Formen von megakaryozytärer Myelose bzw. essentieller Thrombozythämie beschrieben (BUSSI et al., 1966; CHAN et al., 1971). Auch bei der May-Hegglin-Anomalie (Übersichten bei TANAKA und GOODMAN, 1972; BESSIS, 1973) und bei dem sogenannten Grauen-Plättchen-Syndrom (RACCUGLIA, 1971) können vergleichbare Riesenthrombozyten auftreten, die auch bei anderen seltenen, familiär verlaufenden Thrombozytopathien beobachtet werden (Übersicht bei MALDONADO et al., 1974).

5.5.3. Chronische Myelose mit Vermehrung von Megakaryozyten (intermediärer Typ)

In einer Reihe von Fällen von CML können klinisch im Verlauf der Erkrankung spontan auftretende Thrombozytosen beobachtet werden (Literatur bei VODOPICK et al., 1972). Diese Vermehrung von Thrombozyten im peripheren Blut wird aber kaum je durch Thrombosen oder Hämorrhagien bei den Patienten kompliziert (MASON et al., 1974), wie sie für die essentielle Thrombozythämie bzw. CMGM oder Polyzythämie üblich sind. Hierin liegt also ein wesentlicher klinischer Unterschied. Bei lichtmikroskopischer Untersuchung des Knochenmarkes solcher Patienten mit CML und spontaner Thrombozytose wird neben der hyperplastischen Granulopoiese, die Zellatypien hat, auch eine Vermehrung der Megakaryozyten gefunden. Elektronenmikroskopisch bestätigt sich die Proliferation abnormer myeloider Zellen — zumeist Promyelozyten und Metamyelozyten — mit Atypien der Zellreifung, vor allem der Granulopoiese (Abb. 71 a). Die gleichzeitig vermehrten Megakaryozyten haben in ihren frühen Formen (früher granulärer Megakaryozyt, Abb. 71 b) und späten Entwicklungsformen (später thrombozytogenischer Megakaryozyt, Abb. 71 c) immer regelrechte Zelldifferenzierungen (Literatur bei CAWLEY und HAYHOE, 1973; BESSIS, 1973). Insbesondere ist das Demarkationssystem überall gut entwickelt und besteht, wie die Gefrierbrechung zeigt, aus abgeflachten perforierten Zisternen (Abb. 71 d). Die Atypien der Megakaryozyten und Thrombozyten, wie sie bei der CMGM auftreten (vgl. Abb. 71 b und c mit den Abb. 67, 68 a und b), lassen sich gewöhnlich nicht erkennen, was dem von der klinischen Untersuchung her bekannten Fehlen von abnormen Eigenschaften der Blutplättchen entspricht, weshalb, wie erwähnt, die Hämorrhagien oder Thrombosen so selten sind (MASON et al., 1974). Diese elektronenmikroskopischen Befunde einer weitgehend normalen Megakaryopoiese bei CML wurden von LAGERLÖF und FRANZÉN (1972) bestätigt, die in zahlreichen untersuchten Megakaryozyten außer einer geringen Hypoplasie keine nennenswerten Atypien gefunden haben. Andererseits ist zuzugeben, daß es manchmal schwierig ist, zwischen einer reaktiven, transienten Vermehrung von Megakaryozyten bei einer CML und einer hochdifferenzierten CMGM sicher zu unterscheiden. Eine abschließende Festlegung wird daher nur unter Einsatz bester Techniken der Untersuchung einschließlich der elektronenmikroskopischen Zellanalyse möglich sein.

5.5.4. Chronische myelo-monozytäre Myelose (CMMM, mischzellige Myelose)

Die Monozytenleukämie ist eine besondere Form einer Leukose (Typ Schilling oder Naegeli), die in der überwiegenden Zahl klinisch als akute unreifzellige Myelose verläuft und morphologisch einer reinen monozytoiden oder myelo-monozytären Myelose entspricht (Übersicht bei HUHN et al., 1971). Nur in wenigen Fällen wurden klinisch-chronische Verläufe im Kindesalter (PEARSON und DIAMOND, 1958) oder bei Erwachsenen (BEATTIE et al., 1951; SINN und DICK, 1956; SELIGSOHN und RAMOT, 1967; SAARNI und LINMAN, 1971; BERNADOU et al., 1972; MISCHER und FARQUET, 1974; GEARY et al., 1975) beschrieben und vor allem die chronische myelo-monozytäre Myelose (CMMM) als besondere Form herausgestellt (ZITTOUN, 1976). Die elektronenmikroskopische Untersuchung eines solchen Falles zeigt im Knochenmark eine atypische Proliferation der Granulopoiese mit Ausdifferenzierung in Granulozyten und Monozyten, also eine myelo-monozytäre Mischform (Typ Naegeli) (Abb. 72 a). Bei der Granulopoiese überwiegen die unreifen Formen mit Myeloblasten-Promyelozyten und Atypien der Zellreifung, wie sie einer CML entsprechen. Daneben gibt es aber auch Zellen, die zwischen den eigentlichen Monozyten und denen der Granulopoiese stehen und indirekt auf den gemeinsamen Ursprung dieser beiden Zellreihen hindeuten. Die monozytäre Reihe (Verhältnis Monozyten zu Granulozyten geschätzt etwa 1:1) ist aber weitgehend durch reife Zellformen ausgezeichnet (Abb. 72 a und b). Diese Zellen haben einen stark gelappten Kern mit dichtem Chromatinsaum und vereinzelten schmalen Chromatinbrücken bzw. Kernschleifen, die zwar auch in normalen Monozyten gefunden wurden (HUHN, 1967), aber doch häufiger bei atypischen leukämischen Monozyten anzutreffen sind (FREEMAN und JOURNEY, 1971). Ebenso sind der ausgedehnte Golgi-Apparat, die spezifischen Granula sowie die kleinen Zisternen des granulierten endoplasmatischen Retikulums charakteristisch für die anscheinend normal ausreifende Monozytopoiese (Übersichten bei TANAKA und GOODMAN, 1972; BESSIS, 1973; CAWLEY und HAYHOE, 1973). Gegen die übrigen Zellen der Myelopoese gut abzugrenzen und daher auffallend sind fibrilläre perinukleäre Strukturen des Zytoplasmas sowie die unregelmäßige Zellmembran mit vielen Ausläufern und der Bildung von Vesikeln als Ausdruck einer starken Mikropinozytose (Abb. 72 a und b). Diese Zytoplasmaausläufer können so zahlreich und stark entwickelt sein, daß die Monozyten den atypischen Zellen der sogenannten „hairy cell leukaemia" ähneln, bei der neben der lymphozytoiden auch eine monozytoide Genese diskutiert worden ist (Übersicht bei VYKOUPIL et al., 1976). Ähnliche Befunde am Knochenmark einer ausreifenden Monozytenpopulation bei CMMM wurden bisher von GEARY et al. (1975) an zwei untersuchten Fällen erhoben. Dort fanden sich, wie bei uns, zwischen den voll ausdifferenzierten Monozyten immer auch Monoblasten und Promonozyten mit großen primären Granula, zahlreichen Polysomen und vielen Mitochondrien im Zytoplasma und mit ganz unregelmäßig konturierten Kernen und fein verteiltem Kernchromatin (Abb. 72 c). Im Vergleich zu den chronischen Verlaufsformen sind elektronenmikroskopisch bei der akuten Monozytenleukämie die Vorläuferformen und unreifen Monozyten der überwiegende Teil der proliferierenden Zellpopulation (FREEMAN und JOURNEY, 1971; HUHN et al., 1971; GLICK und HORN, 1974), was auch für die gemischtzelligen akuten myelo-monozytären Myelosen gilt (WULF-HEKEL et al., 1975). Bei der lichtmikroskopischen Untersuchung dieser seltenen Form einer CMMM, die vorwiegend bei älteren Patienten auftritt, kann die Granulopoese anscheinend so vorherrschen, daß die monozytären Zellen als Myeloblasten fehlgedeutet werden. Als Folge davon wird der beginnende Blastenschub einer CML diagnostiziert, was im Gegensatz zum klinischen Befund und zum weiteren Verlauf der Erkrankung bei solchen Patienten steht.

5.5.5. Blastenschub bei reinzelligen und mischzelligen chronisch-myeloischen Leukämien

Die akute blastische Transformation (Blastenkrise) bei CML wird von manchen Autoren als das eigentliche neoplastische Verhalten in der Entwicklung dieser Erkrankung gewertet, das sich auf eine präleukämische Vorphase

---

Abb. 72 a—c. Chronische myelo-monozytäre Myelose. a Übersicht mit mehreren ausreifenden Monozyten, die neben einer Kernlappung mit teilweiser Brückenbildung nur wenige spezifische Granula aufweisen. Die Granulopoese mit Promyelozyten (PM). b Reifer Monozyt mit gelapptem Kern, Chromatinbrücke und stark vergrößertem Golgi-Feld mit Produktion von spezifischen Granula. Dichte (lysosomale?) Körper (DK) im Zytoplasma und wenige Mitochondrien (M) sowie zahlreiche Zellfortsätze und Vesikel der Mikropinozytose (V). c Monoblast mit rundlichem Kern und feinverteiltem Chromatin. Zytoplasma mit zahlreichen Mitochondrien, Polysomen und spezifischen primitiven Granula (primären Granula). Daneben reifer Monozyt mit marginaler Chromatinverdichtung des Kernes und reifen Granula (Pfeil). Vergr.: a 5000fach, b und c 10 000fach

5.5. Chronische myeloische Leukämie

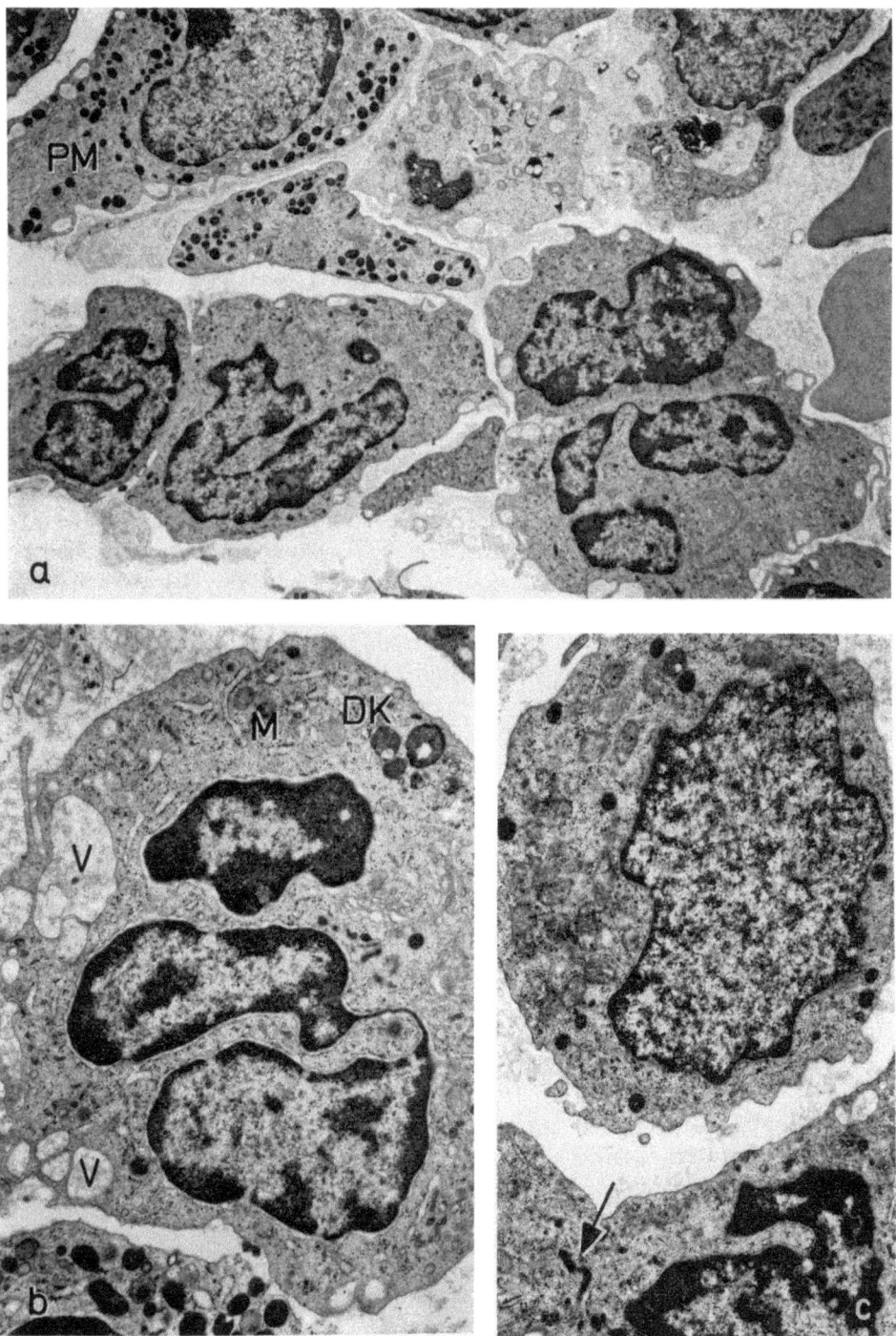

Abb. 72 a—c

— der CML — aufpfropft (Literatur bei PEDERSEN, 1973, KILLMANN und MULLER-BÉRAT, 1976). Diese Zellproliferation ist gekennzeichnet durch viele unreife Vorstufen der Granulopoiese, besonders Myeloblasten und Promyelozyten mit starken Atypien, die teilweise bei der CML besprochen worden sind. Klinisch und morphologisch besteht das Bild einer akuten Leukämie, die bis zur reinen Blastenleukämie und zum Blastenmark durch ungranulierte Zellen reicht (Abb. 73 a). Diese Zellen können feinstrukturell Merkmale der hämatopoietischen Stammzelle — Hämozytoblast — zeigen, wie sie von DICKE et al. (1973) sowie RUBINSTEIN und TROBAUGH (1973) beschrieben wurde. Vor allem ist die zugunsten des Kernes verschobene Relation zum Zytoplasma bemerkenswert, und oft finden sich mehrere große Nukleolen und im Zytoplasma besonders viele Polysomen (Abb. 73 a). Die etwas höher differenzierten Blasten (Abb. 73 b) haben neben wenigen Organellen oft riesige, spongiös gebaute Nukleolen, die von SMETANA et al. (1969) in myeloblastischen Zellen akuter Leukämien näher untersucht worden sind. Weiterhin bestehen häufig eigentümliche, zirkulär-fibrillär gebaute Kerneinschlüsse (Abb. 73 c), deren Entstehung ungeklärt ist und die im Zellkern sehr verschiedener Tumoren (BOUTEILLE et al., 1967; KRISHAN et al., 1967) und auch bei akuten Leukosen gesehen wurden (BESSIS, 1973). In seltenen Fällen kommen auch ausgedehnte fibrilläre Strukturen in Anhängen des Kernes, sogenannte Nebenkerne vor (BESSIS, 1973). Weitere Abnormitäten des Kernes sind die sogenannten Kernschleifen oder Kernblasen mit schmalen Chromatinbrücken, die in vielen Zellen vermehrt und oft bizarr ausgebildet sind (Abb. 74 a und b). Diese Ausstülpungen der Kernhülle sind am besten in Myeloblasten (Abb. 74 a) und in Metamyelozyten (Abb. 74 b) bei beginnender blastischer Transformation (hier bei einer CMGM) zu untersuchen. Neben doppelten Einstülpungen mit Umschließen größerer Anteile des Zytoplasmas kommen ausgedehnte Proliferationen glatter tubulärer Systeme in solchen Kernblasen vor (TANAKA und GOODMAN, 1972; AHEARN et al., 1974). Manchmal ist eine periodische Gliederung der zentralen Chromatinlamelle angedeutet (Abb. 74 a), die von DAVIES und SMALL (1968) erstmals beschrieben wurde. Eine Häufung solcher atypischer Kernausstülpungen ist immer wieder als charakteristisch für eine maligne Zellproliferation bezeichnet worden (EPSTEIN und ACHONG, 1965; ACHONG und EPSTEIN, 1966; McDUFFIE, 1967; MOLLO und STRAMIGNONI, 1967; SMITH und O'HARA, 1968). Insbesondere wurde darauf hingewiesen, daß diese Kernabnormitäten besonders gehäuft nach DNA-Synthese-hemmenden Substanzen (STALZER et al., 1965; AHEARN et al., 1967) oder nach Bestrahlung (DUPLAN et al., 1969) auftreten, also ganz allgemein mit einer Störung der DNA-Synthese zusammenhängen. AHEARN et al. (1974) konnten in Zellen

---

Abb. 73 a—c. Blastenschub bei CML. a Vollständige blastäre Transformation des Knochenmarkes mit Überwucherung durch primitive Blasten (Myeloblasten?) mit großen Kernen, die ausgedehnte spongiöse Nukleolen enthalten; das Zytoplasma ohne Granula. b Höhere Vergrößerung eines etwas besser differenzierten Blasten mit großen spongiösen Nukleolen und Zytoplasma mit Golgi-Apparat, Mitochondrien (M) und zahlreichen Polysomen. c Kerneinschlüsse (Pfeile) von zirkulär-fibrillärer Struktur (sogenannte Nukleosomen). Vergr.: a 5000fach, b 15 000fach, c 26 000fach

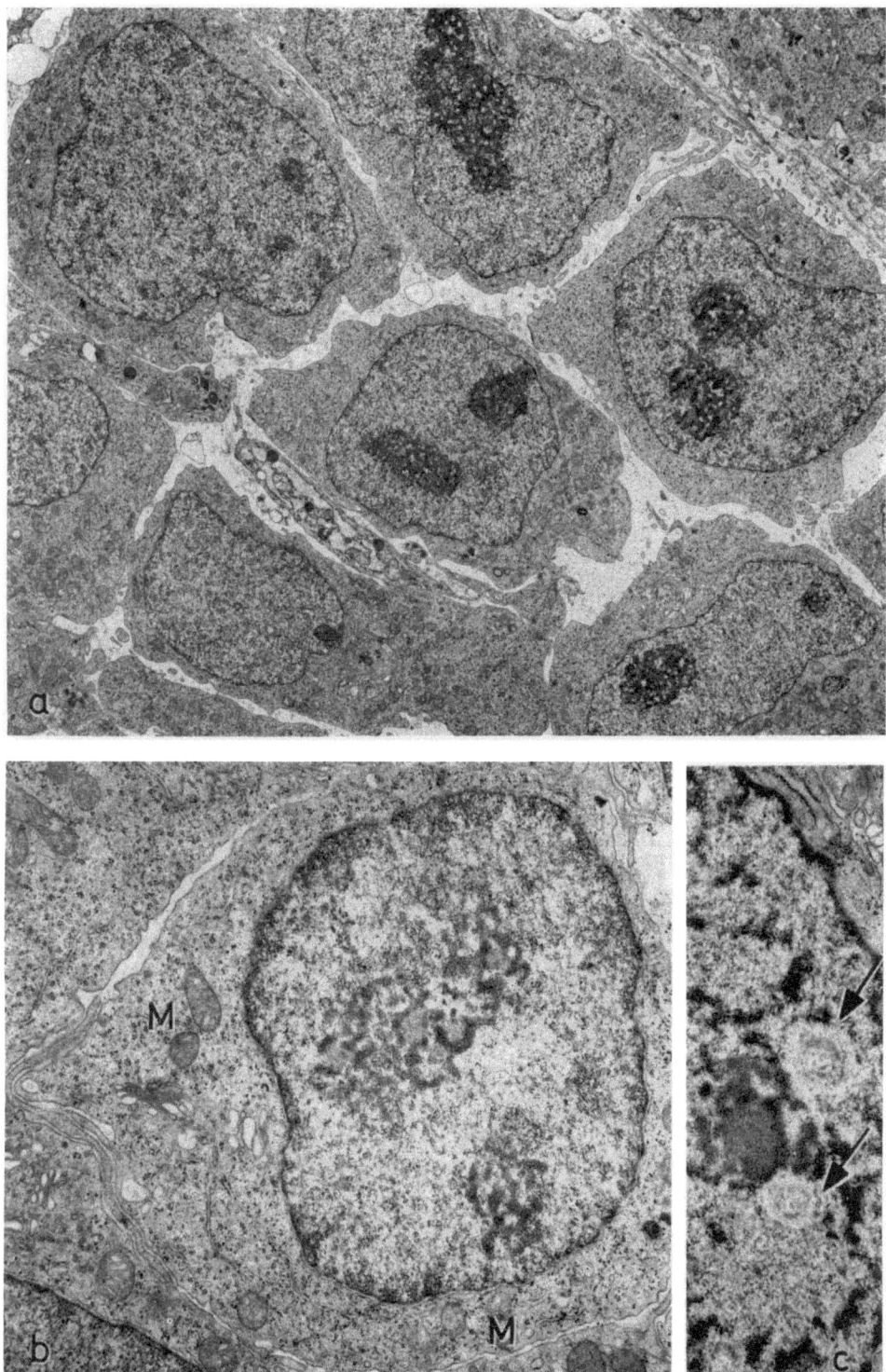

Abb. 73 a—c

akuter Leukämien die enge Beziehung zwischen Aneuploidie und Vorkommen dieser abnormen Kernblasen sichern. Damit sind sie ein Hinweis für die neoplastische Proliferation der Myelopoiese. Die Atypien der Organellen und Strukturen des Zytoplasmas sind besonders in Zellen der Granulopoiese ausgebildet, die weiter eine Hypo- oder Hypergranulierung zeigen kann, was den Veränderungen bei der CML entspricht (siehe dort). Weiterhin kommt es vereinzelt zur Ausbildung von Auer-Stäbchen, deren Entwicklung und Feinstruktur im Kapitel über die akuten Myelosen näher beschrieben ist.

Die CMGM kann in allen Stadien ihres Verlaufes, auch in denen der Myelofibrose oder Osteomyelosklerose, in eine akute blastäre Transformation übergehen und klinisch dann als akute Leukämie imponieren (Literatur bei ALLEGRA und BRODERICK, 1970; BRETON-GORIUS et al., 1973; HUHN und ASCHER, 1975), was bisher im Knochenmark solcher Fälle kaum elektronenmikroskopisch untersucht worden ist (GEORGII et al., 1976). Der Markraum ist dabei von atypischen Zellen der Megakaryo- oder Granulopoiese überwuchert, wobei die Zellen mit Feinstrukturen der akuten granulozytären Myelose stark überwiegen (Abb. 74 a und b). Doch lassen sich in diesen scheinbaren Myeloblastenleukämien elektronenmikroskopisch immer noch Reste atypischer Megakaryoblasten und -zyten erkennen, die in enger Beziehung zum Fasernetz einer Myelofibrose liegen (Abb. 74 c). Sehr selten ist dagegen eine akute blastäre Transformation der Megakaryopoiese, also die akuten megakaryoblastären Myelosen, wobei wir auch bei ihnen die Reste einer atypischen, neoplastischen Granulopoiese schon in unseren lichtmikroskopischen Auswertungen gefunden haben. Durch diese Befunde beim Blastenschub einer Myelofibrose resp. CMGM wird unsere These von der mischzelligen, biphasisch-neoplastischen Myelose erhärtet, um so mehr, als jede der beiden Zellreihen transformiert werden und die Leukämie bestimmen kann. Auch in diesen Entwicklungsstadien imponiert die starke räumliche Beziehung der atypischen Megakaryoblasten zum Fasernetz des Markraumes (Abb. 74 c), was erneut an den Anstoß zur Fibrillogenese durch die Megakaryozyten denken läßt.

Bei einer chronisch verlaufenden CMMM entwickelt sich eine Blastenkrise anders: Bei einem von uns untersuchten älteren Patienten fand sich im Knochenmark eine vollständige Überwucherung der Granulopoiese durch atypische Vorläuferzellen der Monozyten (Abb. 75 a), wie sie auch in Fällen akuter Monozytenleukämien beschrieben worden sind (HUHN et al., 1971; GLICK und HORN, 1974). Wie bei allen Blasten, ist die Kern-Plasmarelation zugunsten des Kernes verschoben (Abb. 75 a). Neben den bizarr gelappten Kernen mit

---

Abb. 74 a—c. Blastenschub bei CMGM und Osteomyelofibrose. a Myeloblast mit atypischer schleifenförmiger Ausstülpung der Kernhülle, schmaler Chromatinbrücke und angedeuteter periodischer Gliederung (Striche). Das Innere der Kernschleife durch hyperplastische glatte Tubuli ausgefüllt. b Metamyelozyt mit gedoppelter abnormer Kernschleife, die dichte Körper (primäre Granula?) umschließt. c Primitiver Megakaryoblast, umgeben von Bündeln kollagener Fasern bei blastischer Transformation einer Osteomyelofibrose. Der Megakaryoblast ohne Demarkationssystem, jedoch mit spezifischen Granula vom „bull's eye"-Typ (Pfeile). Vergr.: a und b 40 000fach, c 10 000fach

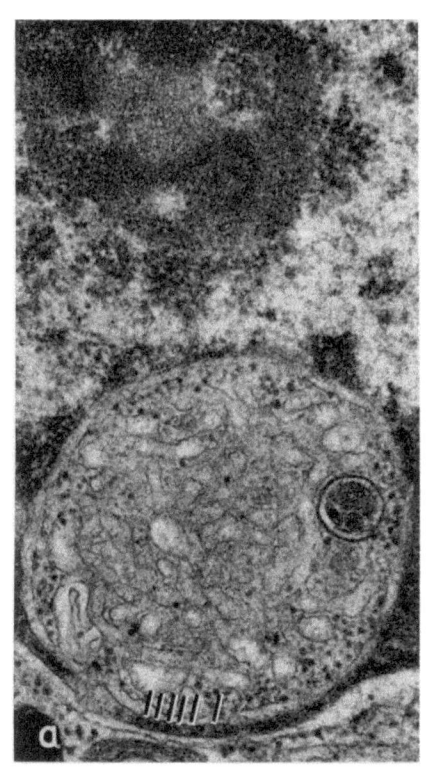
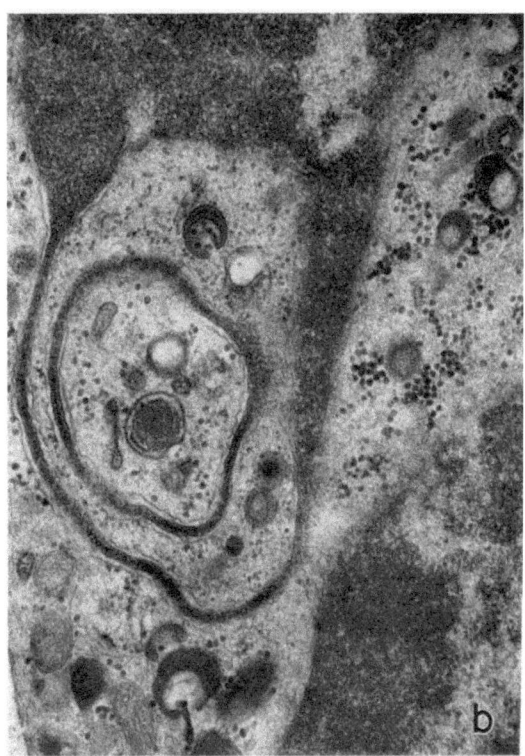
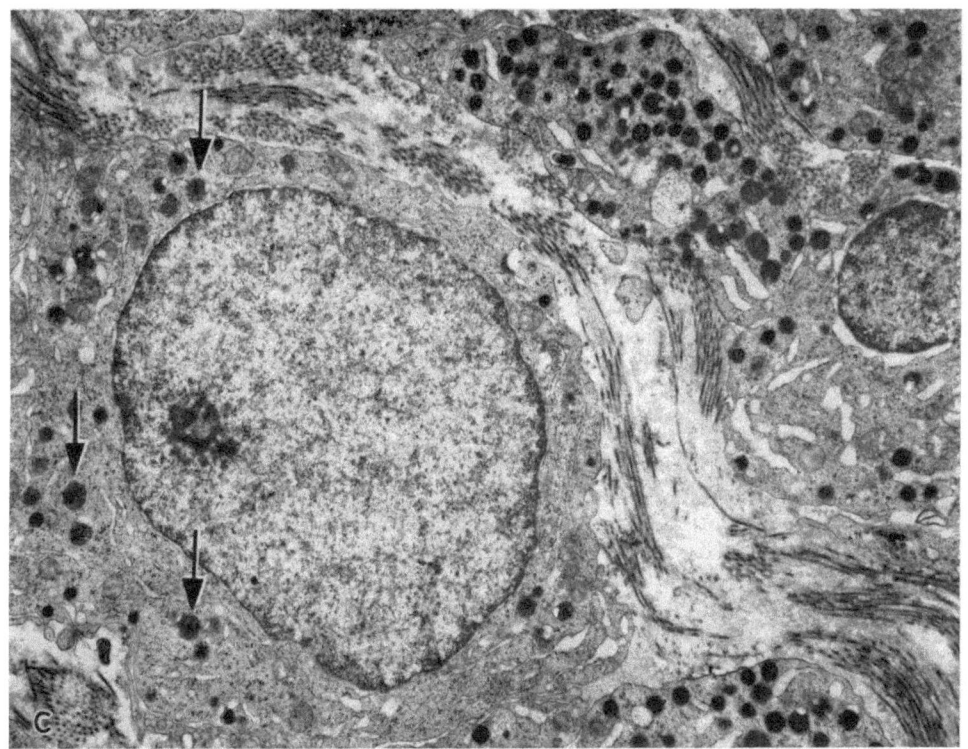

Abb. 74 a—c

ausgedehnten Kernbrücken und -schleifen (Abb. 75 a und b) finden sich große elektronendichte Nukleolen (Abb. 75 c) und wenige Reste spezifischer Granula (Abb. 75 b). Auffallend sind die vielen, von Membranen umgebenen, scheinbar leeren Vakuolen des Zytoplasmas, die wohl lipidhaltige Einschlüsse sind (Abb. 75 a und b). Durch histochemische Untersuchungen wurde in einigen Fällen von akuten Leukämien ein erhöhter Gehalt an Lipiden in den atypischen Zellen dargestellt (STORTI und PERUGINI, 1951). Auch durch licht- und elektronenmikroskopische Untersuchungen wurden bei akuten Blastenkrisen einer CML manchmal reichlich Lipidgranula in der Granulopoiese gesehen (STAVEM et al., 1969; POLLIACK und TIMBERG, 1972). Diese Identität der Befunde ist gut verständlich, weil die Monozytenleukämien Sonderformen der granulozytären Myelosen sind. Auch die in vielen Fällen beobachteten „lamellae annulatae", die mit den Zisternen des granulierten endoplasmatischen Retikulums verbunden sein können (Abb. 75 c und d), unterstreichen den Differenzierungsverlust dieser Zellen. Übrigens wurden entsprechende Strukturen auch in undifferenzierten Zellen des Knochenmarks der Maus nach Behandlung mit Urethan gesehen, was bekanntlich leukämogen wirkt (BERMAN und STICE, 1970), und sie wurden auch in Erythroblasten mehrerer Patienten mit verschiedenen Störungen der Erythropoiese beschrieben (VERWILGHEN et al., 1975, dort auch weitere Literatur).

5.5.6. Chromosomenanalyse

Die feinstrukturelle Charakterisierung von chronischen myeloproliferativen Erkrankungen kann nicht ohne einen Blick auf die oft kennzeichnende chromosomale Störung in den leukämischen Zellen bleiben. Das Ph-1- oder Philadelphia-Chromosom ist dabei zuerst zu besprechen. Es wird in etwa 85% der Fälle einer CML gefunden und kann auch bei allen anderen myeloproliferativen Erkrankungen vorkommen, wobei allerdings die Häufigkeit sehr unterschiedlich angegeben wird (Literatur bei BESSIS, 1973; STRYCKMANS, 1974). Dieses „marker chromosome" entsteht durch einen Verlust etwa der Hälfte des distalen langen Segmentes von Chromosom 22 mit anschließender Translokierung des Bruchstückes auf verschiedene andere Chromosomen (zumeist Chromosom Nr. 9), was vor allem die Bandentechniken der Chromosomendarstellung ergeben haben (Literatur bei HAYATA et al., 1975; ROWLEY, 1975). Die Konstanz dieser chromosomalen Abnormität über den ganzen Verlauf

---

Abb. 75 a—d. Blastenschub bei myelo-monozytärer Myelose. a Übersicht mit vollständiger Überwucherung des Knochenmarkes durch atypische Monoblasten (teilweise auch promonozytäre und paramonoblastische Zellen). Kerne unterschiedlich gelappt mit Bildung von Kernschleifen und großen kondensierten Nukleolen. b Starke Vergrößerung eines atypischen Promonozyten mit mehreren Kernschleifen, stark gelapptem Kern und Resten spezifischer Granula (Pfeile). Im Zytoplasma mehrere scheinbar leere membranumgebene (lipidhaltige?) Vakuolen. c Monoblastische Zelle mit gelapptem Kern und dichten großen Nukleolus. Im Zytoplasma „lamellae annulatae" mit Verbindung zum granulierten endoplasmatischen Retikulum (Pfeil) und scheinbar isoliert liegender Kernschleife in der Umgebung (KS). d Lamellae annulatae bei stärkerer Vergrößerung in monoblastärer Zelle. Vergr.: a 4000fach, b 10 000fach, c 12 000fach, d 40 000fach

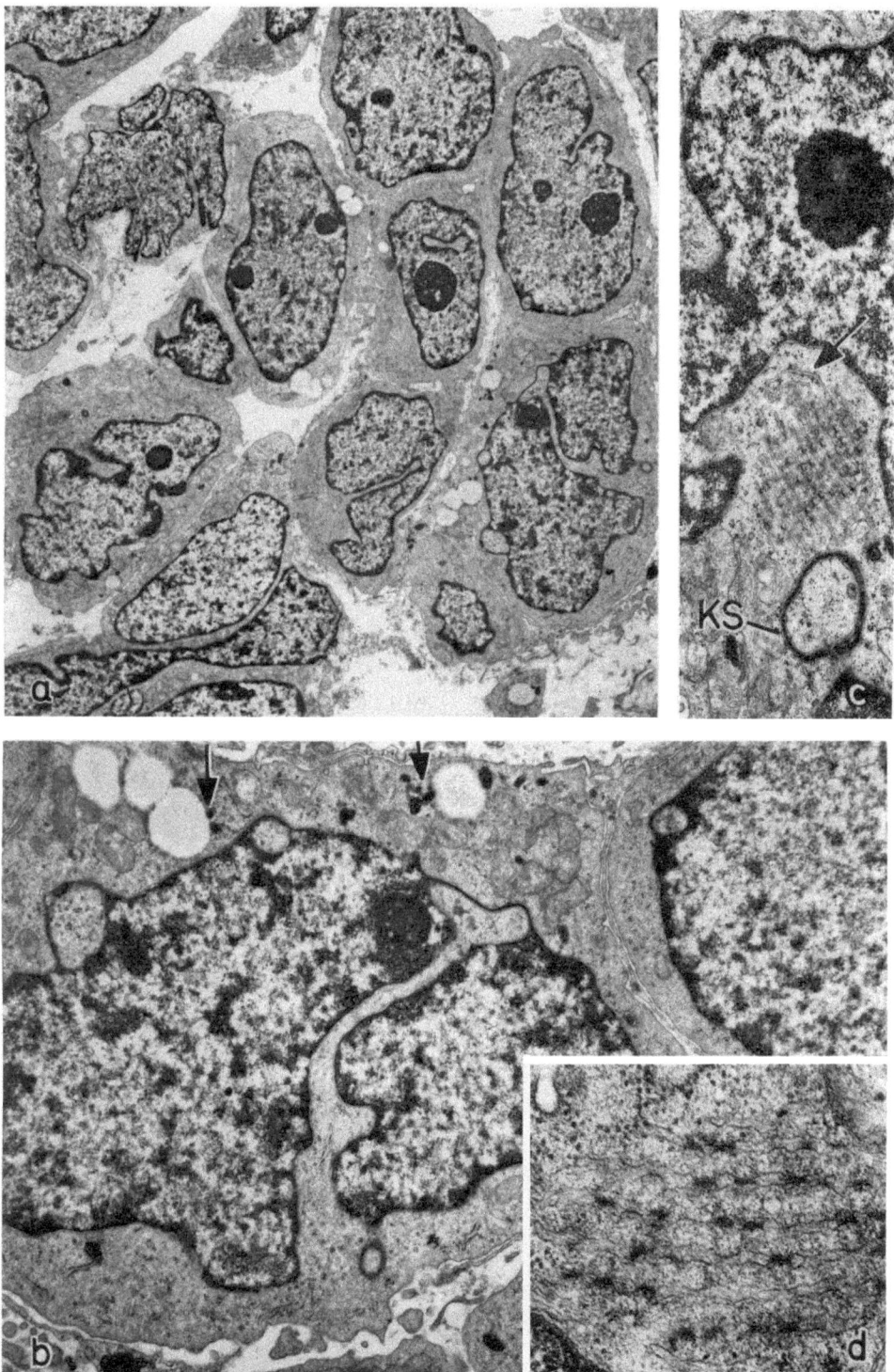

Abb. 75 a—d

einer Leukämie hinweg, die auch während einer blastischen Transformation, ebenso in Phasen der Remission in allen drei myeloischen Zellarten — Erythrozyten, Granulozyten und Megakaryozyten — erhalten bleibt, haben WHANG et al. (1963) herausgestellt. Übrigens hat die erworbene Chromosomenanomalie eine klinisch praktische Bedeutung (Literatur bei STRYCKMANS, 1974), und ihr Fehlen in den myeloischen Zellen bei CML kann sogar prognostisch bedeutungsvoll sein. Die Ph-1-negativen Fälle sind im Kindesalter oder bei älteren Patienten häufiger und haben oft niedrigere Leukozyten- und Thrombozytenwerte im peripheren Blut (WHANG-PENG et al., 1968). Diese Patienten haben eine schlechtere Prognose mit kürzerer Lebenswerwartung, was durch die früher einsetzende Blastenkrise und schlechteres Ansprechen auf die Chemotherapie verursacht wird. Neben dem Ph-1-Chromosom wird auch anderen chromosomalen Anomalien, die übrigens manchmal mit ihm gemeinsam vorkommen können, eine prognostische Bedeutung zugesprochen. Dazu gehört besonders das Fehlen des Y-Chromosoms, bei Ph-1-positiver (LAWLER et al., 1974; HAYATA et al., 1975) oder Ph-1-negativer (HOSSFELD und WENDEHORST, 1974) Form einer CML. Andere Atypien des Chromosomensatzes mit verschiedenen Arten von Translokiierung sind von GOH et al. (1964), ENGEL et al. (1975) und HAYATA et al. (1975, dort weitere Literatur) bei chronischem Verlauf dieser Erkrankungen und in der Blastenkrise von ROWLEY (1975) sowie SHARP et al. (1975) beschrieben worden. Weitere Aberrationen des Chromosomensatzes, wie eine Polyploidie einzelner Chromosomengruppen, sind nach PEDERSEN (1971, 1973) ähnlich wie die Erscheinung des Ph-1-Chromosoms als Ausdruck der neoplastischen Zelländerung einer CML zu verstehen, was insbesondere in der Blastenkrise einer CML deutlich wird.

Der klonale Ursprung der CML ist sowohl in chronischen als auch akuten Phasen dieser Erkrankung an Hand von Karyogrammen mit kennzeichnenden Chromosomensätzen dargestellt worden (MOTOMURA et al., 1973; HAYATA et al., 1974; HOSSFELD und WENDEHORST, 1974; MOORE et al., 1974; PHILIP, 1975).

Zu erwähnen sind noch die Untersuchungen, die das Vorkommen des Philadelphia-Chromosoms und anderer zytogenetischer Anomalien bei der mischzelligen megakaryozytären Myelose (CMGM) und der Osteomyelofibrose betreffen. Bei der CMGM, die nur in wenigen Fällen untersucht worden ist, haben DOUGAN et al. (1967) ebenso wie wir selbst das typische Ph-1-Chromosom im Karyogramm gefunden (Abb. 76 a). Andererseits sind bei den besser untersuchten Osteomyelofibrosen (GRALNICK et al., 1971) in vielen Fällen das Ph-1-Chromosom in leukämischen Zellen gesichert und sogar noch weitere chromosomale Aberrationen gefunden worden (GANNER-MILLONIG, 1974; MOAKE et al., 1974), wie sie grundsätzlich auch bei der CML beschrieben werden. Im Fall eines Blastenschubes einer Osteomyelofibrose, die aus einer CMGM entstanden war, haben wir in der Hälfte der Metaphasen des Knochenmarks einen Chromosomensatz von 46, XY/48—54, XY, + C, also überzählige Chromosomen gefunden, die vor allem der C-Gruppe angehören (Abb. 76 b).

Die Entstehung des Philadelphia-Chromosoms, die bei der CMGM und

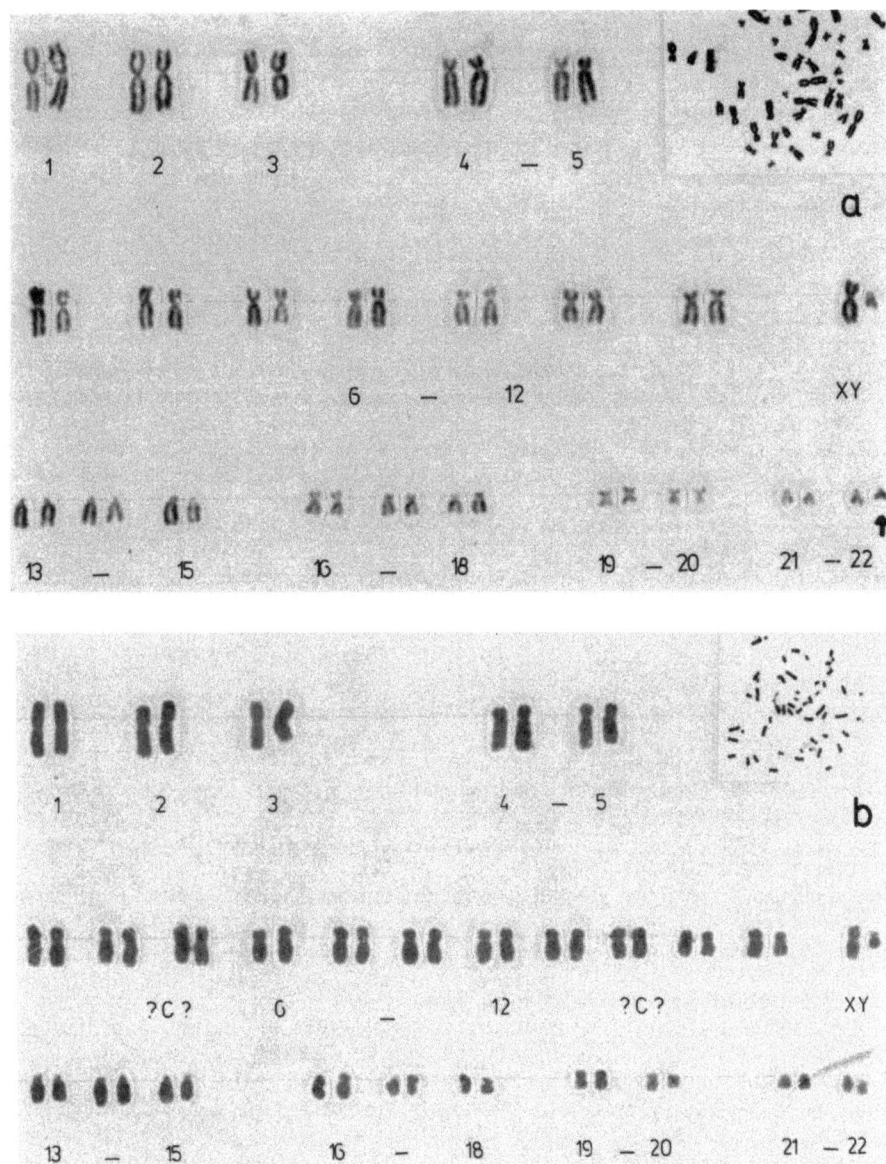

Abb. 76 a und b. Chromosomenanalyse bei CMGM und Osteomyelofibrose. a Karyogramm bei CMGM (derselbe Patient wie in Abb. 67), Karyotyp 46, XY, Philadelphia Chromosom positiv (Pfeil). b Karyogramm bei Osteomyelofibrose mit akuter blastischer Transformation, Chromosomensatz in vielen Metaphasen, 48—54, XY, überzählige Chromosomen der C-Gruppe

Osteomyelofibrose ebenso wie in den meisten Fällen von CML beobachtet wird, deutet auf enge zytogenetische Beziehungen zwischen diesen Erkrankungen hin, die an eine neoplastische Transformation der hämatopoietischen Stammzelle denken lassen. Für die These von der Entstehung der Osteomyelofibrose aus einer CMGM (GEORGII und VYKOUPIL, 1976) ist diese Beobachtung dieser gleichartigen chromosomalen Anomalien bei den beiden myeloproliferativen Erkrankungen von einiger Bedeutung.

Literatur

ACHONG, B. G., EPSTEIN, M. A.: Fine structure of the Burkitt tumor. J. Nat. Cancer Inst. **36**, 877—897 (1966).

AHEARN, M. J., LEWIS, C. W., CAMPBELL, L. A., LUCE, J. K.: Nuclear bleb formation in human bone marrow cells during cytosine arabinoside therapy. Nature (London) **215**, 196—197 (1967).

AHEARN, M. J., TRUJILLO, J. M., CORK, A., FOWLER, A., HART, J. S.: The association of nuclear blebs with aneuploidy in human acute leukemia. Cancer Res. **34**, 2887—2896 (1974).

ALBRECHT, M., FÜLLE, H.-H.: Morphologie der Megakaryozyten bei Blutkrankheiten. Blut **28**, 109—121 (1974).

ALLEGRA, S. R., BRODERICK, P. A.: Acute aleukemic megakaryocytic leukemia: report of a case. Amer. J. clin. Path. **55**, 197—205 (1970).

BARLAS, O.: A propos d'un cas de leucémie chronique a basophiles. Sang **25**, 147—156 (1954).

BEATTIE, J. W., SEAL, R. M. E., CROWTHER, K. V.: Chronic monocytic leukaemia. Quart. J. Med. **20**, 131—139 (1951).

BEHNKE, O.: An electron microscope study of the megakaryocyte of the rat bone marrow. I. The development of the demarcation membrane system and the platelet surface coat. J. Ultrastruct. Res. **24**, 412—433 (1968).

BENVENISTI, D. S., ULTMANN, J. E.: Eosinophilic leukemia. Report of five cases and review of the literature. Ann. int. Med. **71**, 731—745 (1969).

BERMAN, I., STICE, C. C.: Annulate lamellae in an undifferentiated mouse marrow cell. Tissue and Cell **2**, 11—17 (1970).

BERNADOU, A., ZITTOUN, R., BILSKI-PASQUIER, G., BOUSSER, J.: Les leucémies myélo-monocytaires subaiguës à propos de 27 observations. Ann. Méd. intern. **123**, 449—458 (1972).

BESSIS, M.: Ultrastructure of normal and leukemic granulocytes. In: Proceedings of the International Conference on Leukemia-Lymphoma, pp. 281—303 (ed. ZARAFONETIS, C. J. D.). Philadelphia: Lea and Febiger, 1968.

BESSIS, M., BRETON-GORIUS, J.: Pathologie et asynchronisme de développement des organelles cellulaires au cours des leucémies aiguës granulocytaires. Etude au microscope electronique. Nouv. Rev. Franc. Hémat. **9**, 245—277 (1969).

BESSIS, M.: Living blood cells and their ultrastructure. Berlin-Heidelberg-New York: Springer, 1973.

BLOCK, M. H., BURKHARDT, R., CHELLOUL, N., DEMMLER, K., DUHAMEL, G., GEORGII, A., KIRSTEN, W. H., LENNERT, K., NÉZELOF, C., TE VELDE, J.: Pathology and morphology (Working paper). Proceedings of the Dahlem workshop on myelofibrosis-osteosclerosis-syndrome. Advances in the Biosciences **16**, pp. 219—240 (eds. BERNHARD, S., SAAR, U.). Pergamon Press Vieweg, 1975.

BRETON-GORIUS, J., DREYFUS, B., SULTAN, C., BASCH, A., D'OLIVEIRA, J. G.: Identification of circulating micromegakaryocytes in a case of refractory anemia: an electron microscopic-cytochemical study. Blood **40**, 453—463 (1972).

BRETON-GORIUS, J., DANIEL, M. T., FLANDRIN, G., KINET-DENOËL, G.: Fine structure and peroxidase activity of circulating micromegakaryoblasts and platelets in a case of acute myelofibrosis. Br. J. Haematol. **25**, 331—339 (1973).

BOTTOMLEY, R. H., LOVIG, C. A., HOLT, R., GRIFFIN, M. J.: Comparison of alkaline phosphatase from human normal and leukemic leukocytes. Cancer Res. **29**, 1866—1884 (1969).

BOUTEILLE, M., KALIFAT, S. R., DELARUE, J.: Ultrastructural variations of nuclear bodies in human diseases. J. Ultrastruct. Res. 19, 474—486 (1967).

BURKHARDT, R.: Präparative Voraussetzungen zur klinischen Histologie des menschlichen Knochenmarkes. Blut 14, 30—46 (1966).

BUSSI, L., JEAN, G., LE COULTRE, L.: Ultrastructural aspects of platelets and megakaryocytes in a case of "primary" thrombocythaemia. Acta haemat. 35, 113—128 (1966).

CHAN, B. W. B., FLEMANS, R. J., ZBINDEN, G.: Acute leukemia with megakaryocytic predominance. Cancer 28, 1343—1349 (1971).

CAWLEY, J. C., HAYHOE, F. G. J.: Ultrastructure of haemic cells. London-Philadelphia-Toronto: W. B. Saunders Comp. Ltd., 1973.

DAMESHEK, W.: Some speculations on the myeloproliferative syndromes. Blood 2, 372—375 (1951).

DARTE, J. M., DACIE, J. V., MCSORLEY, J. G. A.: Pelger-like leucocytes in chronic myeloid leukaemia. Acta haemat. 12, 117—124 (1954).

DAVIES, H. G., SMALL, J. V.: Structural units in chromatin and their orientation on membranes. Nature (London) 217, 1122—1125 (1968).

DEMMLER, K., BURKHARDT, R., PRECHTEL, K.: Megakaryoblastische Myelose. Klin. Wschr. 48, 1168—1173 (1970).

DICKE, K. A., NOORD, M. J. VAN, MAAT, B., SCHAEFER, U. W., BEKKUM, D. W. VAN: Identification of cells in primate bone marrow resembling the hemopoietic stem cell in the mouse. Blood 42, 195—208 (1973).

DIDISHEIM, P., BUNTING, D.: Abnormal platelet function in myelofibrosis. Amer. J. clin. Path. 45, 566—573 (1966).

DÖHLE, V.: Leukocyteneinschlüsse bei Scharlach. Zentralbl. Bakt. 61, 63—67 (1911).

DORR, A. D., MOLONEY, W. C.: Acquired pseudo-Pelger anomaly of granulocytic leukocytes. New Engl. J. Med. 261, 742—746 (1959).

DOUGAN, L., WOODLIFF, H. J., ONESTI, P.: Cytogenetic studies in megakaryocytic myelosis. Med. J. Austr. 54, 62—65 (1967).

DUPLAN, J. F., BESSIS, M., BRETON-GORIUS, J.: Les appendices nucléaires (caryoschizes) des granulocytes aprés irradiation générale. Etude au microscope électronique. Nouv. Rev. Franc. Hémat. 9, 205—214 (1969).

ENGEL, E., MCGEE, B. J., FLEXNER, J. M., KRANTZ, S. B.: Translocation of the Philadelphia chromosome onto the 17 short arm in chronic myeloid leukemia: a second example. N. Engl. J. Med. 293, 666—667 (1975).

EPSTEIN, M. A., ACHONG, B. G.: Fine structure organization of human lymphoblasts of a tissue culture strain (EB$_1$) from Burkitt's lymphoma. J. Nat. Cancer Inst. 34, 241—253 (1965).

ESTEVEZ, J. M., URUETA, E. E., MORAN, T. J.: Acute megakaryocytic myelofibrosis. Case report of an unusual myeloproliferative syndrome. Amer. J. clin. Path. 62, 52—59 (1974).

FISCHER, W., FÖLSCH, E.: Chronisch-myeloische Leukämie und Osteomyelofibrose — zwei verschiedene Erkrankungen? Dtsch. med. Wschr. 18, 1025—1028 (1975).

FREEMAN, A. I., JOURNEY, L. J.: Ultrastructural studies on monocytic leukaemia. Br. J. Haematol. 20, 225—231 (1971).

FREEMAN, J. A., SAMUELS, M. S.: The ultrastructure of a "fibrillar formation" of leukemic human blood. Blood 13, 725—731 (1958).

FUSCO, F. A., GIORDANO, D., BERTOCCHI, I., BACIGALUPO, A., MARMONT, A. M.: Megacaryocytic myelosis as an example of myeloproliferative disease. Report of a case associated with acquired hemoglobin H. In: Erkrankungen der Myelopoese. Leukämien, myeloproliferatives Syndrom, Polyzythämie, pp. 326—328 (eds. STACHER, A., HÖCKER, P.). Wien: Urban und Schwarzenberg, 1976.

GANNER-MILLONIG, E.: Ungewöhnlicher Chromosomensatz (46, XX, Dq-) bei Osteomyelofibrose. Blut 28, 411—414 (1974).

GEARY, C. G., CATOVSKY, D., WILTSHAW, E., MILNER, G. R., SCHOLES, M. C., NOORDEN, S. VAN, WADSWORTH, L. D., MULDAL, S., MAC IVER, J. E., GALTON, D. A. G.: Chronic myelomonocytic leukaemia. Br. J. Haematol. 30, 289—301 (1975).

GEORGII, A., VYKOUPIL, K. F.: Pathologische Anatomie der megakaryocytären Myelose. In: Leukämie, pp. 25—28 (eds. GROSS, R., VAN DE LOO, J.). Berlin-Heidelberg-New York: Springer, 1972.

GEORGII, A., VYKOUPIL, K. F.: Histologisch-bioptische Klassifizierung myeloproliferativer Erkrankungen. In: Erkrankungen der Myelopoese. Leukämien, myeloproliferatives Syndrom, Polyzythämie, pp. 47—58 (eds. STACHER, A., HÖCKER, P.). Wien: Urban und Schwarzenberg, 1976.

GEORGII, A., THIELE, J., VYKOUPIL, K. F.: Acute blastic crisis in chronic megakaryocytic-granulocytic leukaemia and osteomyelofibrosis. An electron microscopic study. In Vorbereitung (1976).

GLICK, A. D., HORN, R. G.: Identification of promonocytes and monocytoid precursors in acute leukaemia of adults: ultrastructural and cytochemical observations. Br. J. Haematol. 26, 395—413 (1974).

GOH, K.-O., SWISHER, S. N., TROUP, S. B.: Submetacentric chromosome in chronic myelocytic leukemia. Arch. int. Med. 114, 439—443 (1964).

GOLDE, D. W., CLINE, M. J.: Regulation of granulopoiesis. N. Engl. J. Med. 291, 1388—1395 (1974).

GRALNICK, H. R., HARBOR, J., VOGEL, C.: Myelofibrosis in chronic granulocytic leukemia. Blood 37, 152—162 (1971).

GUNZ, F. W.: Hemorrhagic thrombocythemia: a critical review. Blood 15, 706—723 (1960).

HAYATA, I., KAKATI, S., SANDBERG, A. A.: On the monoclonal origin of chronic myelocytic leukemia. Proc. Jap. Acad. 50, 381—385 (1974).

HAYATA, I., SAKURAI, M., KAKATI, S., SANDBERG, A. A.: Chromosomes and causation of human cancer and leukemia. XVI Banding studies of chronic myelocytic leukemia, including five unusual Ph[1] translocations. Cancer 36, 1177—1191 (1975).

HENNEKEUSER, H.-H., FISCHER, R., TALKE, H., MAINZER, K.: Pseudo-Pelger-Zellen vom homozygoten Typ bei unreifzelliger myeloischer Leukämie. Dtsch. med. Wschr. 94, 2284—2288 (1969).

HILL, K., SCHÄFER, R.: Die histologische Klassifizierung der Myelosen im Myelotomiepräparat. In: Erkrankungen der Myelopoese. Leukämien, myeloproliferatives Syndrom, Polyzythämie, pp. 59—64 (eds. STACHER, A., HÖCKER, P.). Wien: Urban und Schwarzenberg, 1976.

HOSSFELD, D. K., WENDEHORST, E.: Ph[1]-negative chronic myelocytic leukemia with a missing Y chromosome. Acta haemat. 52, 232—237 (1974).

HUHN, D.: Nuclear pockets in normal monocytes. Nature (London) 216, 1240 (1967).

HUHN, D., SCHMALZL, F., DEMMLER, K.: Monozytenleukämie. Licht- und elektronenmikroskopische Morphologie und Zytochemie. Dtsch. med. Wschr. 96, 1594—1604 (1971).

HUHN, D., ASCHER, S.: Mikrokaryoblastenschub bei chronischer Myelose. Acta haemat. 53, 183—190 (1975).

INCEMAN, S., TANGÜN, Y.: Platelet defects in the myeloproliferative disorders. Ann. N. Y. Acad. Sci. 201, 251—261 (1972).

ITOGA, T., LASZLO, J.: Döhle bodies and other granulocytic alterations during chemotherapy with cyclophosphamide. Blood 20, 668—673 (1962).

KAKEFUDA, T.: Electron microscopy of normal and leukemic cells. In: Pathology of leukemia, pp. 82—124 (ed. AMROMIN, G. D.). New York-Evanston-London: Hoeber, Harper and Row Publ., 1968.

KASS, L.: Enzymatic abnormalities in megakaryocytes. Acta haemat. 49, 193—199 (1973).

KILLMANN, S.-A. MULLER-BÉRAT, C. N.: Chronic myeloid leukemia: preleukemia or leukemia? In: Erkrankungen der Myelopoese. Leukämien, myeloproliferatives Syndrom, Polyzythämie, pp. 307—310 (eds. STACHER, A., HÖCKER, P.). Wien: Urban und Schwarzenberg, 1976.

KRISHAN, A., UZMAN, B. G., HEDLEY-WHYTE, E. T.: Nuclear bodies: a component of cell nuclei in hamster tissues and human tumors. J. Ultrastruct. Res. 19, 563—572 (1967).

LAGERLÖF, B., FRANZÉN, S.: The ultrastructure of megakaryocytes in polycythaemia vera and chronic granulocytic leukaemia. Acta path. microbiol. scand. 80, 71—83 (1972).

LAWLER, S. D., LOBB, D. S., WILTSHAW, E.: Philadelphia-chromosome positive bone-marrow cells showing loss of the Y in males with chronic myeloid leukaemia. Br. J. Haematol. 27, 247—251 (1974).

LENNERT, K., NAGAI, K., SCHWARZE, E.-W.: Patho-anatomical features of the bone marrow. In: Clinics in Haematology, Vol. 4, pp. 331—351 (ed. VIDEBAEK, A.). London-Philadelphia-Toronto: W. B. Saunders Comp. Ltd., 1975.

LICHT, A., MANY, N., RACHMILEWITZ, E. A.: Myelofibrosis, osteolytic bone lesions and hypercalcemia in chronic myeloid leukemia. Acta haemat. 49, 182—189 (1973).

LOBDELL, D. H., EUROPA, D. L.: The megakaryocytes in myelofibrosis with myeloid metaplasia. Lab. Invest. 11, 58—64 (1962).

MALDONADO, J. E., PINTADO, T., PIERRE, R. V.: Dysplastic platelets and circulating megakaryocytes in chronic myeloproliferative diseases. I. The platelets: ultrastructure and peroxidase reaction. Blood 43, 797—809 (1974).

MALDONADO, J. E.: Dysplastic platelets and circulating megakaryocytes in chronic myeloproliferative diseases. II. Ultrastructure of circulating megakaryocytes. Blood 43, 811—820 (1974).

MASON, J. E., Jr., DEVITA, V. T., CANELLOS, G. P.: Thrombocytosis in chronic granulocytic leukemia: incidence and clinical significance. Blood 44, 483—487 (1974).

McCLURE, P. D., INGRAM, G. I. C., STACEY, R. S., GLASS, U. H., MATCHETT, M. O.: Platelet function tests in thrombocythaemia and thrombocytosis. Br. J. Haematol. 12, 478—498 (1966).

McDUFFIE, N. G.: Nuclear blebs in human leukaemic cells. Nature (London) 214, 1341—1342 (1967).

MIESCHER, P. A., FARQUET, J. J.: Chronic myelomonocytic leukemia in adults. Sem. Hematol. 11, 129—139 (1974).

MITUS, W. J., KIOSSOGLOU, K. A.: Leukocytic alkaline phosphatase in myeloproliferative syndrome. Ann. N. Y. Acad. Sci. 155, 976—979 (1968).

MOAKE, J. L., LEBOS, H., WARREN, R. J.: Chromosomal abnormalities in a patient with adolescent myelofibrosis. Acta haemat. 52, 173—179 (1974).

MOLLO, F., STRAMIGNONI, A.: Nuclear projections in blood and lymph node cells of human leukaemias and Hodgkin's disease and in lymphocytes cultured with phytohaemagglutinin. Br. J. Cancer 21, 519—523 (1967).

MOORE, M. A. S., EKERT, H., FITZGERALD, M. G., CARMICHAEL, A.: Evidence for the clonal origin of chronic myeloid leukemia from a sex chromosome mosaic: clinical, cytogenetic, and marrow culture studies. Blood 43, 15—21 (1974).

MOTOMURA, S., OGI, K., HORIE, M.: Monoclonal origin of acute transformation of chronic myelogenous leukemia. Acta haemat. 49, 300—305 (1973).

OZER, F. L., TRUAX, W. E., MIESCH, D. C., LEVIN, W. C.: Primary hemorrhagic thrombocythemia. Amer. J. Med. 28, 807—823 (1960).

PEARSON, H. A., DIAMOND, L. K.: Chronic monocytic leukemia in childhood. J. Pediatr. 53, 259—270 (1958).

PEDERSEN, B.: Relation between karyotype and cytology in chronic myelogenous leukaemia. Scand. J. Haemat. 8, 494—504 (1971).

PEDERSEN, B.: The blastic crisis of chronic myeloid leukaemia: acute transformation of a preleukaemic condition? Br. J. Haematol. 25, 141—145 (1973).

PHILIP, P. E.: Trisomy 11 in acute phase of chronic myeloid leukemia. Acta haemat. 54, 188—191 (1975).

POLLIACK, A., TIMBERG, R.: Electron microscopy of leukaemic myeloblasts with numerous lipid-containing vacuoles. Scand. J. Haemat. 9, 437—441 (1972).

QUATTRIN, N.: Leucémies aiguës a basophiles. Nouv. Rev. Franc. Hémat. 13, 745—754 (1973).

QUEISSER, W., QUEISSER, U., ANSMANN, M., BRUNNER, G., HOELZER, D., HEIMPEL, H.: Megakaryocyte polyploidization in acute leukaemia and preleukaemia. Br. J. Haematol. 28, 261—270 (1974).

QUEISSER, W., WEIDENAUER, G., QUEISSER, U., KEMPGENS, U., MÜLLER, U.: Megakaryocyte polyploidization in myeloproliferative disorders. Blut 32, 13—20 (1976).

RACCUGLIA, G.: Gray platelet syndrome: a variety of qualitative platelet disorder. Amer. J. Med. 51, 818—828 (1971).

ROESSNER, A., BACKWINKEL, K.-P., BAUMEISTER, G., BÜCHNER, T., THEMANN, H.: Feinstruktur der Megakaryozyten bei aleukämischer megakaryozytärer Myelose. Blut 31, 213—218 (1975).

Rowley, J.: Abnormalities of chromosome 1 in myeloproliferative disorders. Cancer 36, 1748—1757 (1975).

Rubinstein, A. S., Trobaugh, F. E. Jr.: Ultrastructure of presumptive hematopoietic stem cells. Blood 42, 61—80 (1973).

Saarni, M. I., Linman, J. W.: Myelomonocytic leukemia: disorderly proliferation of all marrow cells. Cancer 27, 1221—1230 (1971).

Schäfer, R., Schneider, H.-M., Hill, K.: Histologisch-bioptische Knochenmarkbefunde bei behandelten und unbehandelten Myelosen. Verh. Dtsch. Ges. Path. 59, 478 (1975).

Schmalzl, F., Huhn, D., Asamer, H., Rindler, R., Braunsteiner, H.: Cytochemistry and ultrastructure of pathologic granulation in myelogenous leukemia. Blut 27, 243—260 (1973).

Seligsohn, U., Ramot, B.: Chronic monocytic leukemia: a case with an eight-year survival. Isr. J. Med. Sci. 3, 868—874 (1967).

Sharp, J. C., Potter, A. M., Guyer, R. J.: Karyotypic abnormalities in transformed chronic granulocytic leukaemia. Br. J. Haematol. 29, 587—591 (1975).

Sinn, C. M., Dick, F. W.: Monocytic leukemia. Amer. J. Med. 20, 588—602 (1956).

Smetana, K., Gyorkey, F., Gyorkey, P., Busch, H.: On the ultrastructure of nucleoli in human leukemic myeloblasts. Exp. Cell Res. 58, 303—311 (1969).

Smith, G. F., O'Hara, P. T.: Structure of nuclear pockets in human leukocytes. J. Ultrastruct. Res. 21, 415—423 (1968).

Smith, W. B., Ablin, A., Goodman, J. R., Brecher, G.: Atypical megakaryocytes in preleukemic phase of acute myeloid leukemia. Blood 42, 535—540 (1973).

Stalzer, R. C., Kiely, J. M., Pease, G. L., Brown, A. L., Jr.: Effect of 5-Fluorouracil on human hematopoiesis. Cancer 18, 1071—1078 (1965).

Stavem, P., Hjort, P. F., Jeremic, M., Dedichen, H. G.: Numerous lipid-containing vacuoles in the myeloblasts of two patients with acute leukaemia. Scand. J. Haemat. 6, 39—41 (1969).

Storti, E., Perugini, S.: Cytochemical researches on the lipids of the hematic cells with particular attention to those of acute leukosis. Acta haemat. 5, 321—333 (1951).

Stryckmans, P. A.: Current concepts in chronic myelogenous leukemia. Semin. Hematol. 11, 101—127 (1974).

Tanaka, Y., Goodman, J. R.: Electron microscopy of human blood cells. New York-Evanston-San Francisco-London: Harper and Row, Publ., 1972.

Tavassoli, M., Weiss, L.: An electron microscopic study of spleen in myelofibrosis with myeloid metaplasia. Blood 42, 267—279 (1973).

Thiele, J., Vykoupil, K. F., Georgii, A., Ballard, A.-Ch.: Elektronenmikroskopische Befunde im Knochenmark bei der chronischen megakaryozytären-granulozytären Myelose. Verh. Dtsch. Ges. Path. 59, 480 (1975).

Thiele, J., Ballard, A.-Ch., Georgii, A., Vykoupil, K. F.: Chronic megakaryocytic-granulocytic myelosis: an electron microscopic study. I. Megakaryocytes and thrombocytes. Virchows Arch., Abt. A, Path. Anat. and Histol., eingereicht (1976 a).

Thiele, J., Ballard, A.-Ch., Georgii, A., Vykoupil, K. F.: Chronic megakaryocytic-granulocytic myelosis: an electron microscopic study including freeze-fracture. II. Granulocytes, erythrocytes, plasma cells, and myeloid stroma. Virchows Arch., Abt. A, Path. Anat. and Histol., eingereicht (1976 b).

Thiele, J., Ballard, A.-Ch., Georgii, A.: Freeze-fracture of the normal and pathologic megakaryocytic lineage in chronic megakaryocytic-granulocytic myelosis. Virchows Arch., Abt. B, Cellpath., in press (1976 c).

Trautmann, F.: Besondere Formen von Megakariozyten (Mikromegakariozyten) im Sternalpunktat der chronischen myeloischen Leukose. Berl. Med. 21, 484—486 (1961).

Ullyot, J. L., Bainton, D. F.: Azurophil and specific granules of blood neutrophils in chronic myelogenous leukemia: an ultrastructural and cytochemical analysis. Blood 44, 469—482 (1974).

Undritz, E., Nusselt-Bohaumilitzky, K.: Über das Auftreten von diploiden Megakaryoblasten, Promegakaryozyten und Megakaryozyten bei schweren Hämopathien, ein Rückgriff in die Phylogenese. Blut 20, 242—245 (1970).

VERWILGHEN, R. L., BROECKAERT-VAN ORSHOVEN, A., HEYNEN, M. J.: Dyserythropoiesis and annulate lamellae. Br. J. Haematol. **30**, 307—310 (1975).

VODOPICK, H., RUPP, E. M., EDWARDS, C. L., GOSWITZ, F. A., BEAUCHAMP, J. J.: Spontaneous cyclic leukocytosis and thrombocytosis in chronic granulocytic leukemia. N. Engl. J. Med. **286**, 284—290 (1972).

VYKOUPIL, K. F., THIELE, J., GEORGII, A.: Hairy cell leukemia: bone marrow findings in 24 patients. Virchows Arch., Abt. A, Path. Anat. and Histol., in press (1976).

WHANG, J., FREI, E. III, TJIO, J. H., CARBONE, P. P., BRECHER, G.: The distribution of the Philadelphia chromosome in patients with chronic myelogenous leukemia. Blood **22**, 664—673 (1963).

WHANG-PENG, J., CANELLOS, G. P., CARBONE, P. P., TJIO, J. H.: Clinical implications of cytogenetic variants in chronic myelocytic leukemia (CML). Blood **32**, 755—766 (1968).

WHITE, J. G.: Interaction of membrane systems in blood platelets. Amer. J. Path. **66**, 295—312 (1972).

WULFHEKEL, U., DÜLLMANN, J., BARTELS, H., HAUSMANN, K.: Zur Ultrastruktur und Cytochemie von eosinophil-myelomonocytären Leukämien. Virchows Arch., Abt. A., Path. Anat. und Histol. **365**, 289—308 (1975).

ZITTOUN, R.: Subacute and chronic myelomonocytic leukaemia: a distinct haematological entity. Br. J. Haematol. **32**, 1—7 (1976).

ZUCKER-FRANKLIN, D.: Ultrastructural studies of hematopoietic elements in relation to the myelofibrosis-osteosclerosis syndrome, megakaryocytes and platelets (MMM or MOS). Proceedings of the Dahlem workshop on myelofibrosis-osteosclerosis-syndrome. Advances in the Biosciences **16**, pp. 127—141 (eds. BERNHARD, S., SAAR, U.). Pergamon Press Vieweg, 1975.

6. Feinstruktur der Thrombozytopoese und ihre Störungen

Von

E. Morgenstern, Homburg

6.1. Die Megakaryozyten und ihre Vorstufen

6.1.1. Die Stammzellen

Die Megakaryozyten scheinen sich bei Säugern von einer pluripotenten Stammzelle abzuleiten, die auch die myelozytäre und erythrozytäre Reihe hervorbringt (BECKER et al., 1963, weitere Literatur bei BESSIS, 1973; STOHLMANN, 1974 und JACKSON, 1974). Die sich von dieser Stammzelle abgrenzenden unipotenten Vorläufer der Megakaryozyten (committed precoursors) mit diploidem Chromosomensatz reifen unter ständiger Replikation der DNA zu polyploiden differenzierten Zellen heran. Während die diploiden Vorläufer der unreifen Megakaryozyten sich normal teilen (genetischer Typ), unterbleibt die Teilung des Zytoplasmas (Zytokinese) bei einigen unter Zunahme des Ploidiegrades (somatischer Typ). Ab dem 4 N-Ploidiegrad sind die Vorstufen nicht mehr zur Zytokinese fähig und zeigen — während weitere Karyokinesen stattfinden — eine langsame Zunahme und Differenzierung ihres Zytoplasmas (BEHNKE und PETERSEN, 1974). Mit abgeschlossener Replikation der DNS, beim Menschen mit einem Ploidiegrad von 8, 16, 32 oder 64 N, nimmt die Entwicklung des Zytoplasmas rasch zu (Übersicht bei ODELL, 1974).

6.1.2. Die unreifen Megakaryozyten (Megakaryoblast und Promegakaryozyt)

Mit dem 8 N-Stadium sind die Zellen als unreife Megakaryozyten oder Megakaryoblast erkennbar und von anderen zellulären Komponenten des Markes auch feinstrukturell abzugrenzen. Sie sind größer als andere Zellen und erreichen Durchmesser von 20 bis über 50 µm. Ihr großer, sehr euchromatinreicher Kern ist selten mehr oder weniger rund, oft findet man Einbuchtungen, die nur schmale Karyoplasmabrücken zwischen den einzelnen Segmenten einschnüren. Die im lichtmikroskopischen Bild (Ausstrich) sichtbare Lappung ist im Schnittbild öfters dargestellt (Abb. 77). Die Kernhülle ist auch in späteren Stadien porenreich (Abb. 78, 84), das Heterochromatin randständig als schmaler Saum erkennbar, und häufig beobachtet man Nukleolenareale im Schnittbild. Das Zytoplasma ist unregelmäßig begrenzt und sehr homogen mit Ribosomen und Polysomen durchsetzt. Zisternen des granulären endoplasmatischen Retikulums sind bis in die Zellperipherie ausgebildet, Golgi-Diktyosome sind zentral zu finden. Große Mitochondrienanschnitte sind sehr häufig in Megakaryoblasten (Abb. 79). Granuläre bzw. lysosomale und vesikuläre oder canalikuläre Zellstrukturen (siehe unten) können vorhanden sein.

Die Nomenklatur der einzelnen Entwicklungsstadien orientiert sich am Ploidiegrad oder am lichtmikroskopischen Erscheinungsbild (gefärbter Aus-

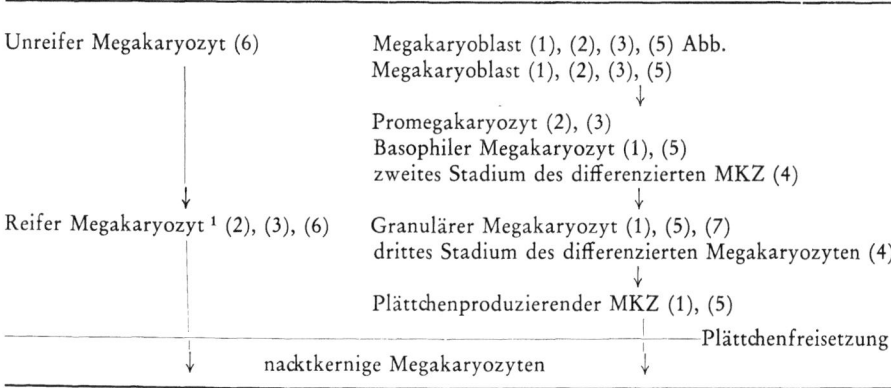

Tabelle 4

(1) BEGEMANN, 1975. (2) SCHULZ, 1968. (3) HUHN und STICH, 1969. (4) EBBE, 1971. (5) BESSIS, 1974. (6) ODELL, 1974. (7) BEHNKE und PEDERSON, 1974.

[1] Manchmal werden Zellen, die in dieser Übersicht als reife MKZ im granulären Stadium aufgeführt sind, als unreife Formen bezeichnet (FALCÃO und GAUTIER, 1967; MALDONADO und PINTADO, 1974). Erst die MKZ mit prospektiven Plättchenfeldern gelten danach als ausgereift.

strich). Da die Entwicklungsstufe des genetischen Materials wenig bestimmend für die Differenzierung des Zytoplasmas ist — Megakaryozyten können vom 8 N-Stadium an funktionsfähige Plättchen freigeben —, sind morphologische Kriterien für eine Beschreibung des Reifegrades dieser Zellen sehr wertvoll. In Tabelle 4 wird versucht, die verschiedenen in der Literatur verwendeten Synonyme einzelner Stadien gegenüberzustellen.

Dabei sind die Übergangsformen zwischen den einzelnen Stadien schwer einzuordnen. Ob die Unterscheidung in Megakaryoblasten oder Promegakaryozyten gerechtfertigt ist, mag dahingestellt sein. Feinstrukturell können lediglich quantitative Veränderungen Hinweise für eine höhere Reifestufe geben. Ein höherer Grad der Kernsegmentierung wird im Schnittbild sichtbar, und die Golgi-Strukturen, die lysosomalen Granula und vesikuläre Systeme nehmen zu (Abb. 77 und 78). Die Bezeichnung basophiler Megakaryozyt charakterisiert den Reichtum an freien Ribosomen und granulärem endoplasmatischen Retikulum im breiteren Zytoplasmasaum des Promegakaryozyten.

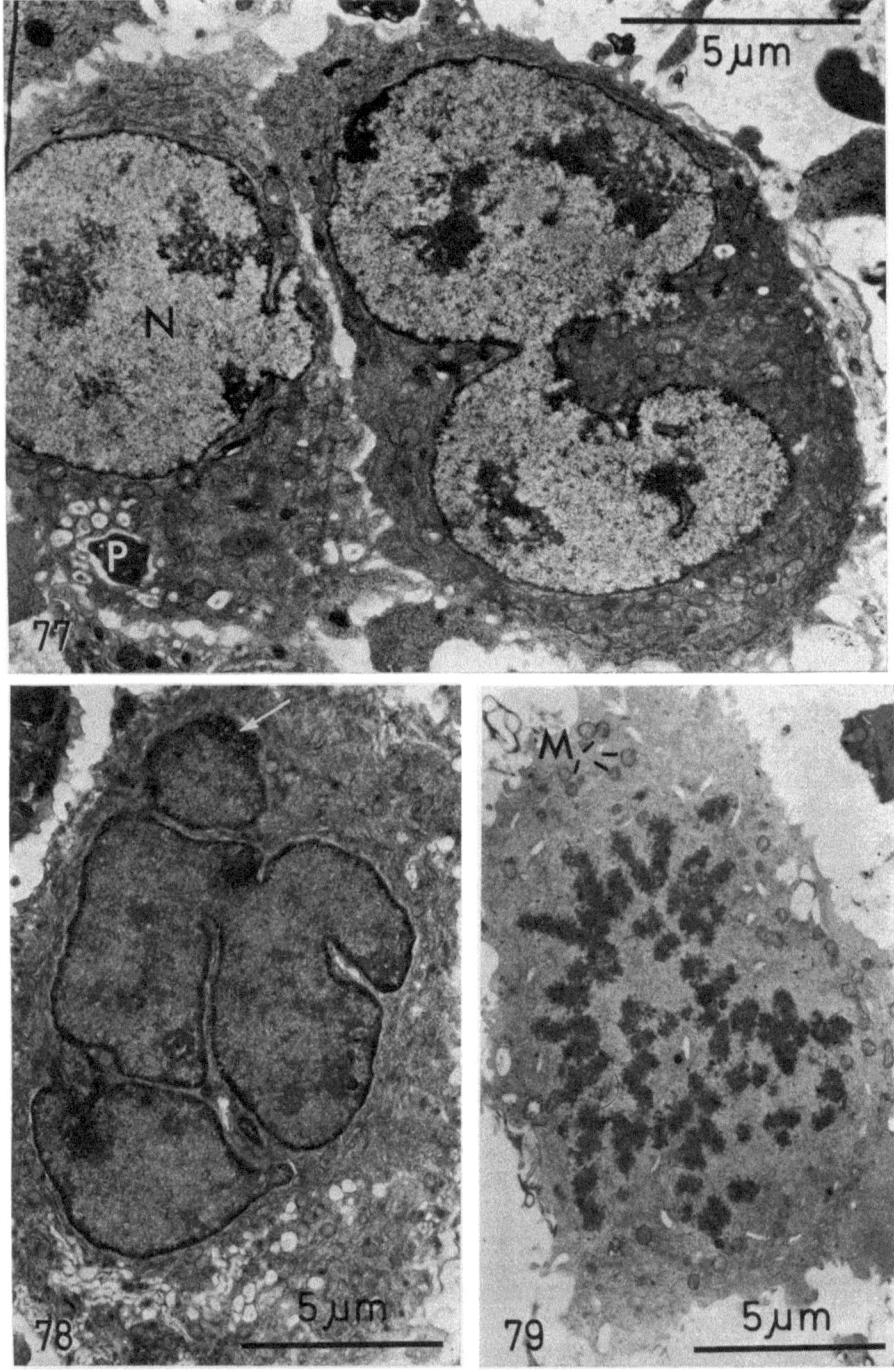

Abb. 77. Megakaryoblast (links) und Promegakaryozyt (rechts). Kern und Kernsegmente zeigen wenig Heterochromatin und reichlich Nukleolenanschnitte. Im Zytoplasma finden sich viele große Mitochondrien und ein gut ausgebildetes granuläres endoplasmatisches Retikulum. Im Promegakaryozyten sind bereits einige (elektronendichte) lysosomale Granula zu erkennen. Im Zytoplasma des Blasten ist ein Plättchen eingeschlossen. (Maßstab = 5 μm)

Abb. 78. Promegakaryozyt mit vielen Kernsegmentanschnitten. Bei Schräganschnitten der Kernmembran (Pfeil) ist die Vielzahl an Kernporen auffällig. Im Zytoplasma befinden sich neben Lysosomen (dunkle Granula) auch Vesikel. (Maßstab = 5 μm)

Abb. 79. Megakaryoblast in Karyokinese. Aus dem Bereich der Metaphasenplatte mit den Chromosomenanschnitten sind die großen Mitochondrien verdrängt. (Maßstab = 5 μm)

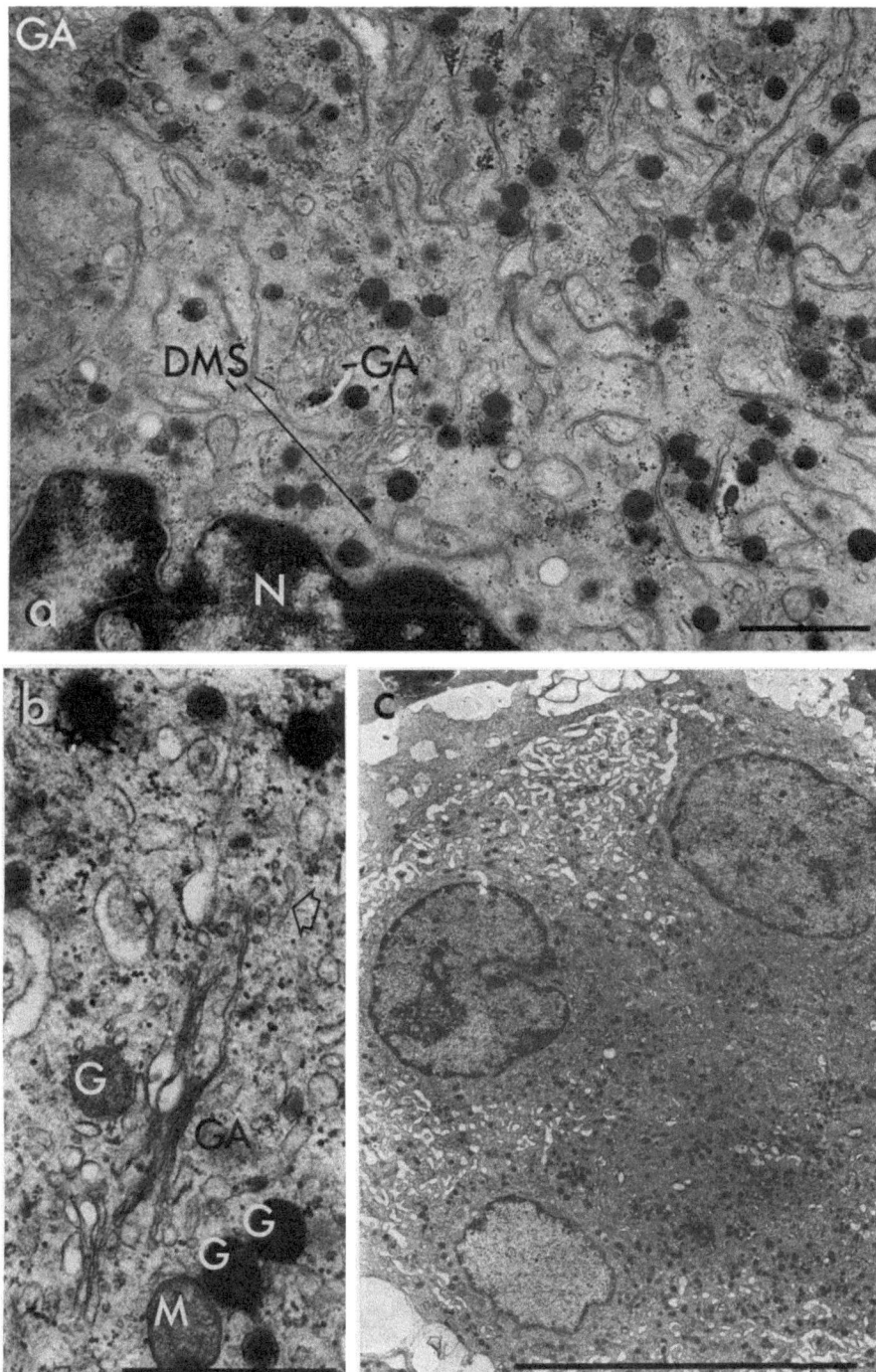

Abb. 80. Granulärer Megakaryozyt. *a* Anschnitt aus dem kernnahen Zytoplasma mit einigen Golgi-Diktyosomen, die mit den Demarkationssystem in Verbindung stehen. (Maßstab = 1 μm). *b* Golgi-Diktyosom mit Vesikelabschnürung (Pfeil). In den Vesikeln ist ein elektronendichter Inhalt zu erkennen, manchmal in einem Nukleoid konzentriert. Reife lysosomale Granula sind hier z. T. sehr elektronendicht (Maßstab = 1 μm). *c* Granulärer Megakaryozyt aus einem Knochenmark mit Megakaryozytose. Die lysosomalen Granula sind verteilt und nicht in Feldern konzentriert. Das Ektoplasma (links oben) ist hier frei von Organellen. Die Mitochondrienanschnitte sind kleiner als bei den Vorstufen (vergl. Abb. 77 und 78). Auffallend ist die starke Ausbildung von erweiterten Strukturen des DMS. (Maßstab = 10 μm)

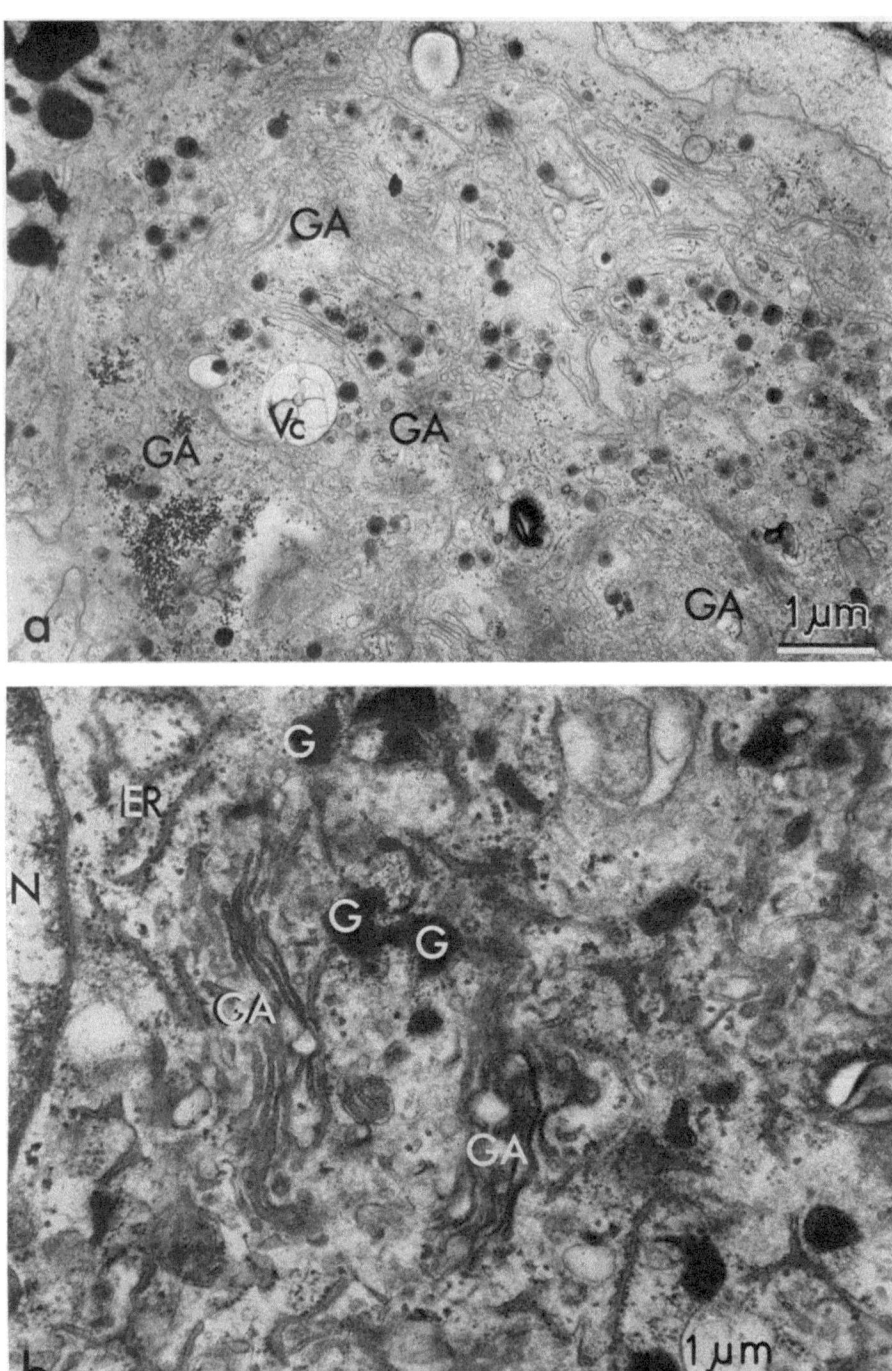

Abb. 81. Granuläre Megakaryozyten bei Thrombozytose (Myelose). *a* Extensive Bildung von Demarkationssystemen aus hypertrophiertem Golgi-Apparat, vereinzelt größere Vakuolen. (Maßstab = 1 μm). *b* Elektronendichter Inhalt im granulären endoplasmatischen Retikulum und Golgi-Apparat (Maßstab = 1 μm)

6.1.3. Die reifen Megakaryozyten

a) Granuläre Megakaryozyten

Die Unterteilung in granuläre und plättchenbildende Megakaryozyten scheint nach den morphologischen Befunden gerechtfertigt. Die im Markausstrich eine homogen das Zytoplasma durchsetzende Granulation zeigenden großen Zellen machen bis zu 70% der Megakaryozyten aus. Im Elektronenmikroskop sind viele, manchmal zusammenhängende, manchmal isolierte runde Kernanschnitte zu sehen. Auch in diesem Stadium ist Heterochromatin oft nur als Randsaum vorhanden, Nukleolen sind fast immer angeschnitten. Der Zytoplasmaanteil am Gesamtvolumen ist stark gestiegen (Abb. 80). Im Grundplasma, das weniger Ribosomen als die Vorstufen aufweist, findet man oft gleichmäßig verteiltes granuläres endoplasmatisches Retikulum. Auffällig ist die Zunahme von Golgi-Strukturen, die sich im Zellzentrum und in Kernnähe befinden, oft aber auch das gesamte Zytoplasma durchsetzen (Abb. 80 a). Ausgehend von den lateralen Bezirken einzelner Golgi-Diktyosomen kann man die Kondensation elektronendichteren Materials in den Golgi-Vesikeln und die Entstehung von Granula mit einem dunklen Nukleoid beobachten (Abb. 80 b), (JONES, 1960; SORENSON, 1960). Diese typischen Granula finden sich in jungen Zellen gleichmäßig im gesamten Zytoplasma bis zur Zellgrenze (Abb. 80 c, 82, 83). Spätere Differenzierungsstadien lassen daneben ein ausgedehntes System von Vesikeln und Tubuli erkennen. Die Strukturen können dabei mehr oder weniger weit erscheinen und mit unterschiedlich dichtem Inhalt angefüllt sein (vergl. Abb. 81 a mit Abb. 81 b). Dieses Endomembransystem läßt Beziehungen zum Golgi-Apparat (Abb. 80 a), aber auch zum Plasmalemm erkennen (Abb. 91). Weil durch diese Strukturen bei weiterer Ausreifung des Megakaryozytenplasmas die einzelnen Plättchen abgegrenzt werden, bezeichnet man sie als Demarkationsmembranen (DM). Diese Befunde wurden sowohl an menschlichem Knochenmark (KAUTZ und DE MARSH, 1955; ZAMBONI, 1965; FALCÂO und GAUTIER, 1967; SCHULZ, 1968; HUHN und STICH, 1969; CAWLEY und HAYHOE, 1973) als auch bei anderen Spezies beschrieben (PEASE, 1956; YAMADA, 1957, weitere Literatur bei BEHNKE, 1968, und MCPHERSON, 1972). Oft umgibt die differenzierten granulären Megakaryozyten ein organellenarmer Zytoplasmasaum (Ektoplasma, vergl. Abb. 80 c, 82). Eine blasenartige Segmentierung dieses Saumes wird häufig bei Mensch und Tier beobachtet (PEASE, 1955; KAUTZ und DE MARSH, 1955; PEASE, 1956; SCHULZ, 1958). Er ist nicht selten unvollständig ausgebildet und kann Ribosomen, Glykogen oder Filamente enthalten. Aber auch in späteren Entwicklungsstadien sind dort gelegentlich Granula und andere Zellorganellen anzutreffen (Abb. 87). Neben freien Ribosomen enthalten die granulären Megakaryozyten immer Glykogen in kleineren oder größeren Arealen im gesamten Grundplasma.

b) Die plättchenbildenden Megakaryozyten

Eine auffällige Strukturierung des Zytoplasmas charakterisiert dieses Entwicklungsstadium, während der Kernaspekt durchaus noch früheren Stufen entsprechen kann. Die Demarkierung der Plättchen durch mit dem Plasmalemm in Verbindung stehende Endomembransysteme (siehe oben) gliedern das

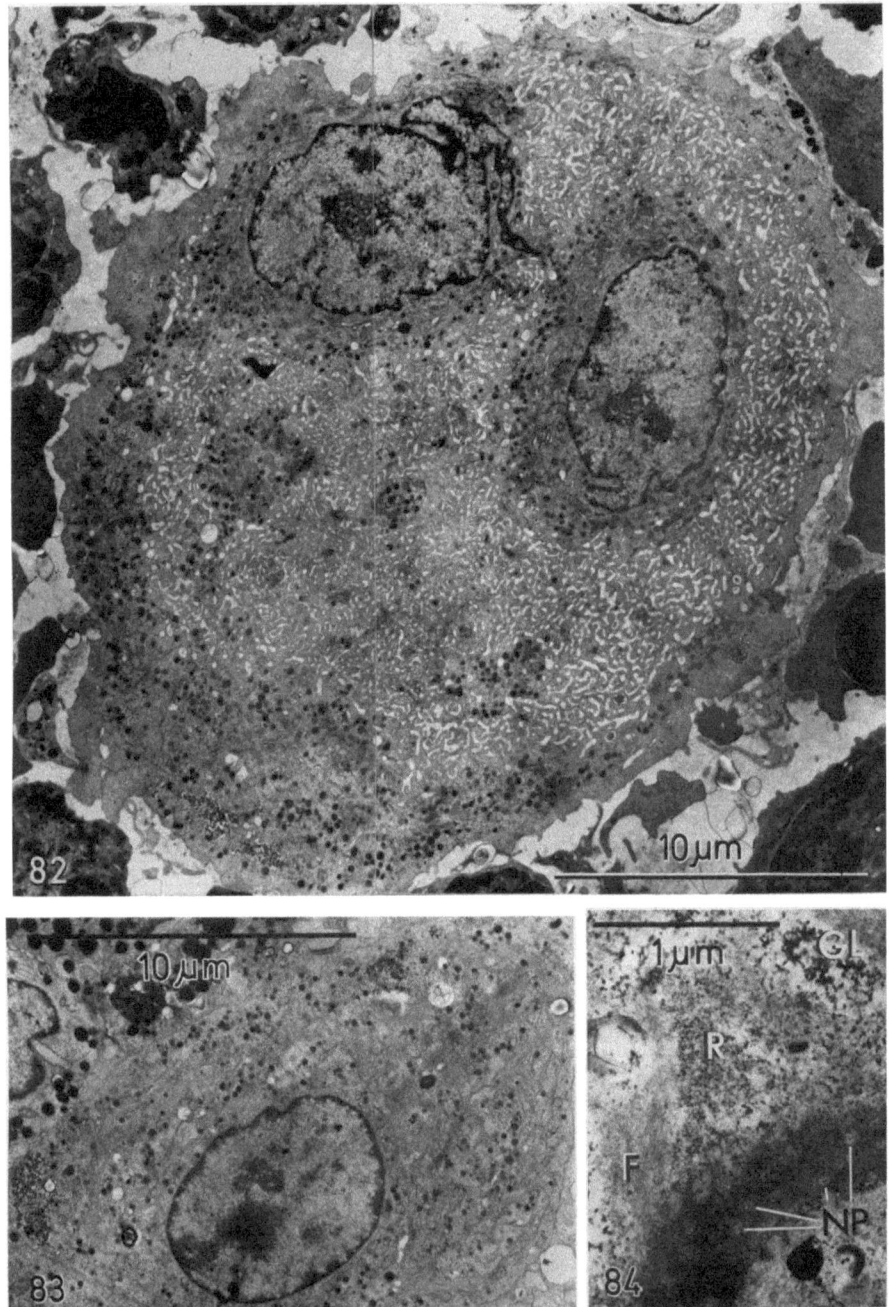

Abb. 82. Granulärer Megakaryozyt bei Thrombozytose (Myelose). Weite Teile des Zytoplasmas sind einzig von einem vesikulo-kanalikulär erweitertem DMS durchsetzt, die Zellorganellen in kern- oder ektoplasmanahen Bezirken zusammengedrängt. Große Nukleolen sind angeschnitten. (Maßstab = 10 µm)

Abb. 83. Granulärer Megakaryozyt bei Myelose. In diesem Mark fanden sich nur kleinflächige Anschnitte von Megakaryozyten. Bei der gewählten Vergrößerung sind die hypertrophierten Golgi-Strukturen eben zu erkennen. (Maßstab = 10 µm)

Abb. 84. Anschnitt aus einem granulärem Megakaryozyten. Die Kernmembran ist schräg geschnitten und zeigt zahlreiche Poren. Ribosomen, z. T. wahrscheinlich Besatz der äußeren Lamelle der Kernzisterne, sind hier sehr zahlreich. Daneben sind Glykogen und Mikrofilamente dargestellt. (Maßstab = 1 µm)

6.1. Die Megakaryozyten und ihre Vorstufen

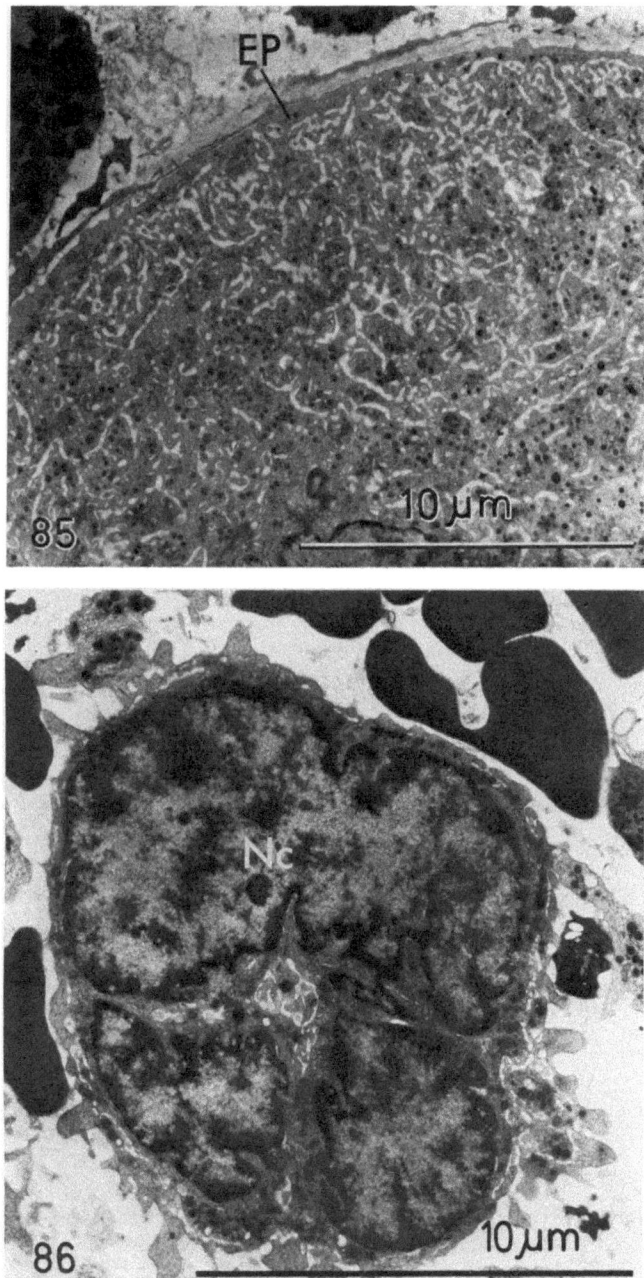

Abb. 85. Ausschnitt aus einem plättchenbildenden Megakaryozyten mit dünnem Ektoplasmasaum. Die einzelnen Plättchenareale sind z. T. abgegrenzt. (Maßstab = 10 µm)

Abb. 86. Megakaryozyt nach Plättchenabgabe. Oben links und unten rechts Plättchen bei der Freisetzung. Der Kern zeigt größere Mengen von Heterochromatin, Nukleolen sind selten und klein. (Maßstab = 10 µm)

172 6. Feinstruktur der Thrombozytopoese und ihre Störungen

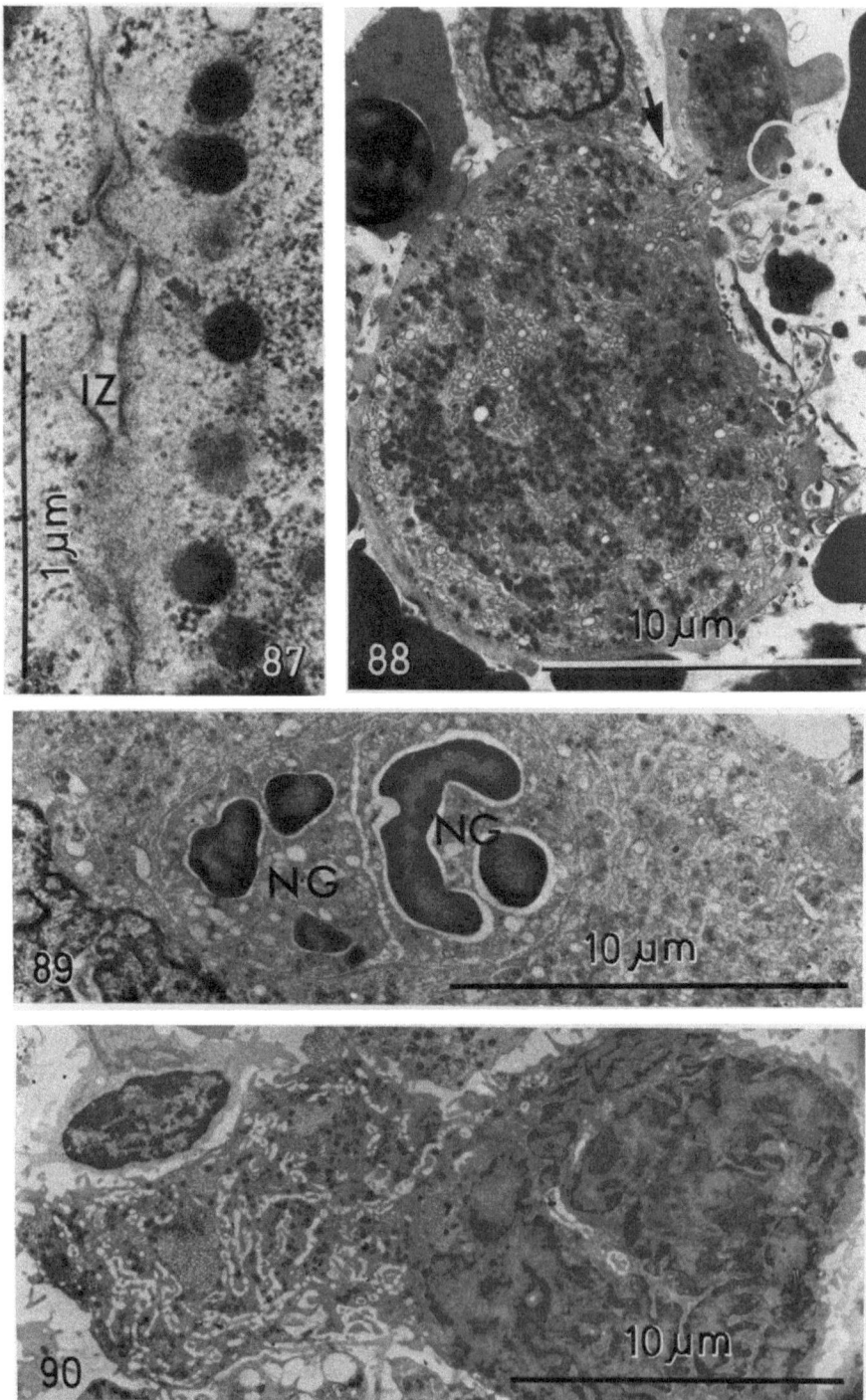

Abb. 87—90

6.1. Die Megakaryozyten und ihre Vorstufen

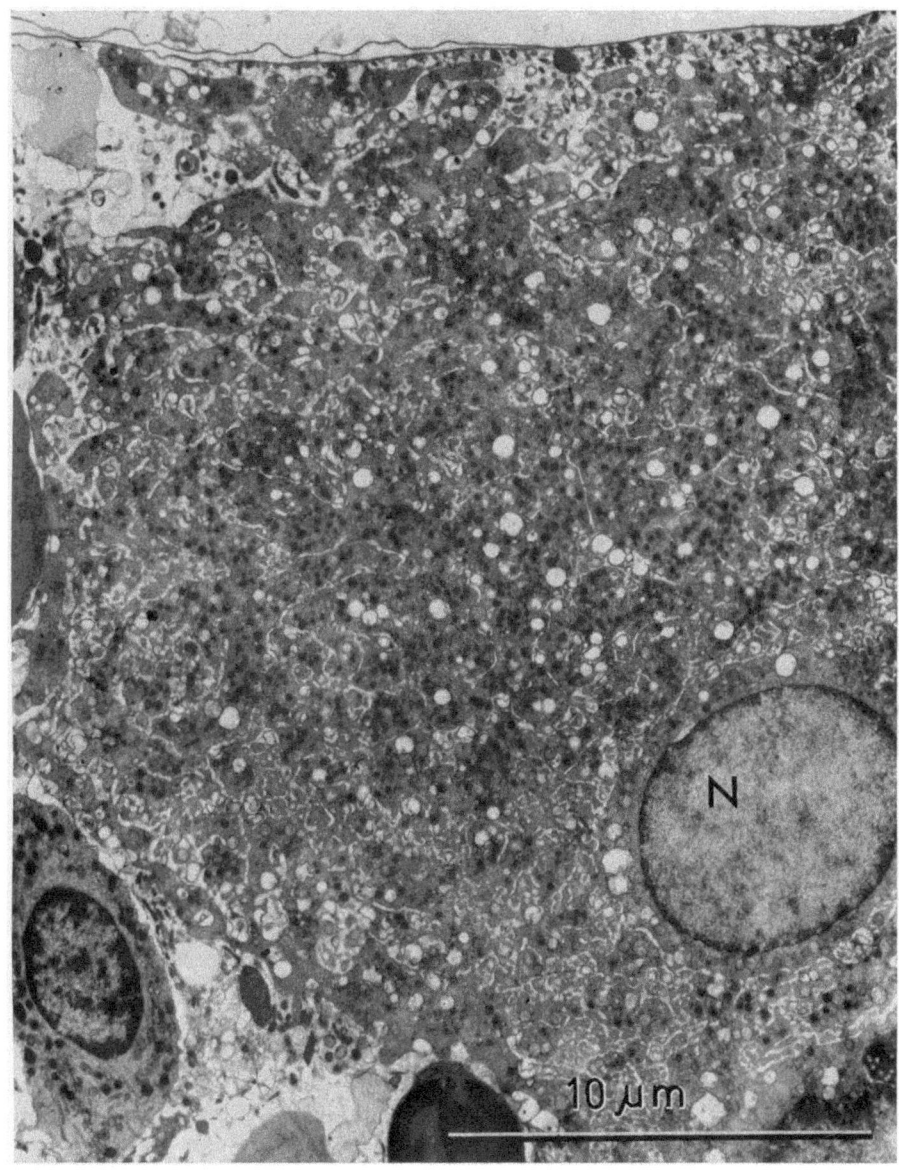

Abb. 87. Im Ektoplasma der plättchenbildenden Megakaryozyten sind neben Glykogen, freien Ribosomen und Mikrofilamenten, oft auch Organellen zu finden, (Maßstab = 1 μm)
Abb. 88. Ein plättchenbildender Megakaryozyt durchdringt die Wand eines Sinus mit einem organellenhaltigen Ausläufer. (Maßstab = 10 μm)
Abb. 89. Vom Zytoplasma eines Megakaryozyten eingeschlossene neutrophile Granulozyten. (Maßstab = 10 μm)
Abb. 90 und 91. Plättchenfreisetzende Megakaryozyten. Offensichtlich findet hier die Abgabe im Markraum statt. Das Ektoplasma ist weitgehend aufgelöst, die Plättchen einzeln gut zu erkennen. Während der heterochromatinreiche, stark segmentierte und gelappte Kern in Abb. 90 typisch für dieses Stadium ist, ist der Kern in Abb. 91, ein Mark bei Myelose mit Megakaryozytose, ungewöhnlich euchromatinreich. Die Plättchenfreisetzung zeigt dagegen ein normales Bild, die größeren Vakuolen findet man auch im gesunden Mark gelegentlich. (Maßstab = 10 μm)

gesamte Zytoplasma in Räume, die den späteren Plättchen entsprechen und prospektive Plättchenzonen genannt werden. In diesen unregelmäßig begrenzten Regionen sind die meisten Strukturen des späteren Plättchen sichtbar (Abb. 85). Das Hyaloplasma enthält wenig Ribosomen, aber größere Mengen von Glykogen. Glykogen und freie Ribosomen sind oft nebeneinander anzutreffen (Abb. 84) und werden deshalb wohl manchmal nicht richtig identifiziert. Während man Mikrotubuli sehr selten sieht, sprechen Beobachtungen von BEHNKE und PEDERSEN (1974) für das Vorhandensein der monomeren Tubulusproteine und ihre Synthese im Zytoplasma der Megakaryozyten. Die Mitochondrien sind im Schnittbild kleiner als in den früheren Entwicklungsstadien. Während lysosomale Granula und Vesikelsystem immer zu sehen sind, ist das bei den Plättchen (siehe unten) beschriebene dense tubular System (DTS) selten zu identifizieren. Zytochemische Befunde sprechen dafür, daß sich diese Plättchenorganellen aus dem granulären endoplasmatischen Retikulum der Megakaryozyten ableiten (BEHNKE, 1969). Beim menschlichen Megakaryozyten findet man in Uranylazetat- und Bleizitrat-kontrastierten Schnitten gelegentlich in Golgi-Strukturen und granulärem EPR einen elektronendichten Inhalt wie im DTS der Plättchen (Abb. 81 b). Bei Vogelthrombozyten entwickelt sich das DTS aus dem Golgi-Apparat (MORGENSTERN und JANZARIK, in Vorbereitung). Serotoningranula kann man nur äußerst selten antreffen. Die Speicherung von 5-Hydroxytryptamin ist auch im Megakaryozyten nachgewiesen. Sie geht mit der Bildung von Granula mit einer sehr elektronendichten Matrix einher (TRANZER et al., 1972).

Der Ektoplasmasaum ist meist gut erkennbar, bei späteren Stadien, kurz vor der Plättchenfreisetzung, fehlt er (vergl. Abb. 85 mit Abb. 91).

c) Freisetzung der Plättchen

Freigebende Megakaryozyten entlassen die Plättchen als Zytoplasmafragmente in ihre Umgebung. Das kann in den Markraum hinein erfolgen. Oft durchdringen Teile des Megakaryozyten schon vor ihrer völligen Ausreifung die sinosoidale Begrenzung (Abb. 88) und geben die Plättchen wahrscheinlich erst in den Sinosoiden des Markes frei. Die Mikrofilamente des Ektoplasmas spielen bei diesen motilen Prozessen womöglich eine Rolle (vergl. auch HUHN und STICH, 1969). Bei der Ratte findet man, vom Ektoplasma ausgehend, reichlich Pseudopodien, die in die Sinosoide hineinragen und hier die vorgebildeten Plättchen entlassen (GRAF KEYSERLINGK und ALBRECHT, 1968; BEHNKE und PEDERSEN, 1974). Das Karyoplasma der freisetzenden Megakaryozyten kann euchromatinreich, wie das der Vorstufen sein. Oft jedoch ist eine Zunahme des kondensierten Chromatins zu sehen (Abb. 86, 90, 94 a). Nukleolen sind auch in diesem Stadium anzutreffen. Während bei den plättchenformenden Megakaryozyten die sphärischen Anschnitte mit dem Kern in der Zellmitte vorherrschen, sieht man nun oft einen asymmetrischen Zelleib (Abb. 90, Literatur bei SCHULZ, 1968; BESSIS, 1974). Man darf annehmen, daß die Freisetzung der Plättchen in bestimmten Zytoplasma-Räumen bis in die Kernnähe erfolgt und später andere Zytoplasmaregionen erfaßt, bis die sogenannte nacktkernige Zelle übrigbleibt (GAUTIER und FALCÂO, 1966). Der Ultradünnschnitt erlaubt naturgemäß keine Aussage, ob eine nacktkernige Zelle vorliegt. Endstufen können aber von unreifen Vorstufen mit stark gelappten Kernen

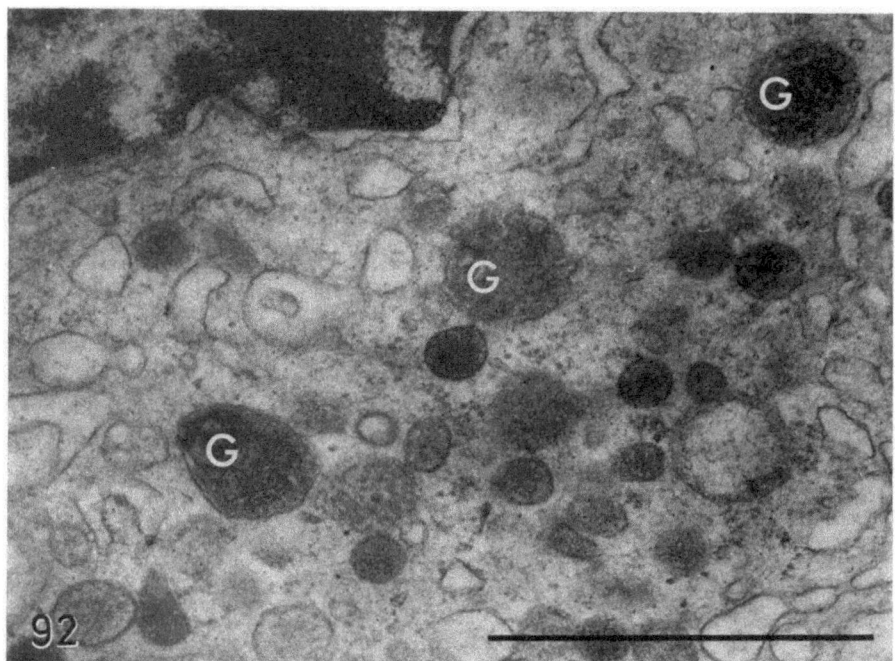

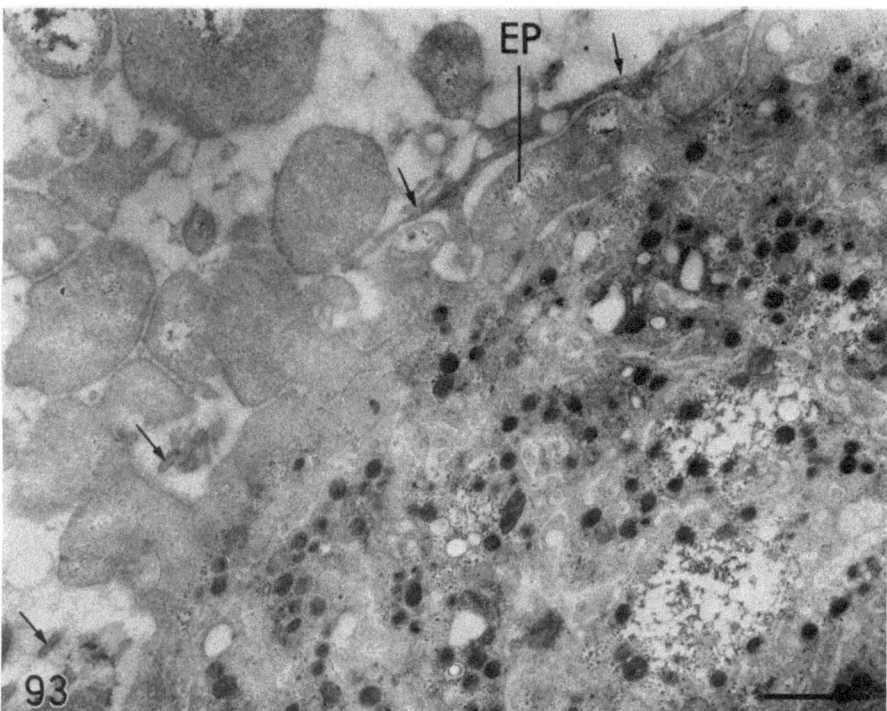

Abb. 92. Riesengranula im kernnahen Zytoplasma bei einer myeloproliferativen Erkrankung. (Maßstab = 1 µm)

Abb. 93. Ektoplasmasaum eines Megakaryozyten bei Polyzythaemia vera mit blasigen Abschnürungen in den Sinusraum. Im organellenfreien Hyaloplasma ist oft eine filamentäre Zeichnung zu sehen. Die Pfeile kennzeichnen die Sinuswand. (Maßstab = 1 µm)

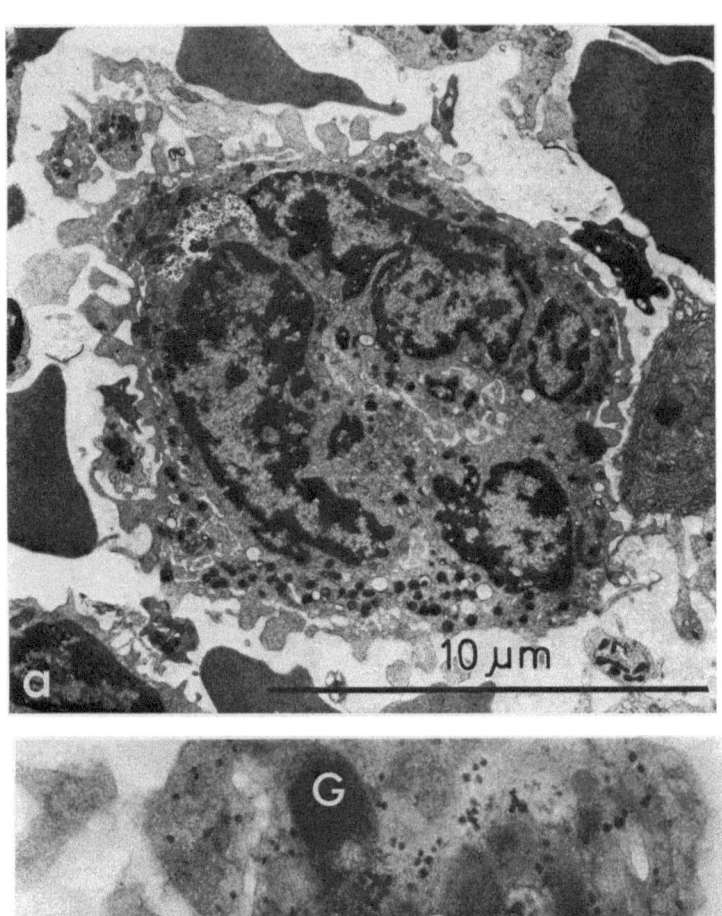
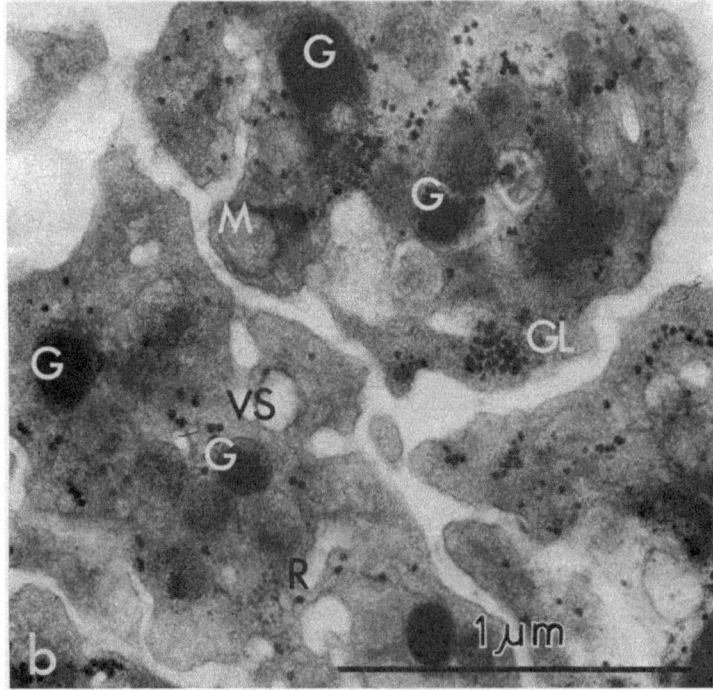

Abb. 94. Plättchenfreisetzender Megakaryozyt (*a*) und freigesetzte Plättchen im Knochenmark (*b*). Die Plättchen sind unregelmäßig begrenzt, ihre Organellen bereits normal ausgebildet. Im Hyaloplasma sind Ribosomen und Glykogen, aber keine Mikrotubuli zu finden. (Maßstab *a* = 10 µm; *b* = 1 µm)

(Abb. 78) am sichersten durch die charakteristische Zunahme des Heterochromatins im Kern unterschieden werden (Abb. 86, 94 a). Die nacktkernige Zelle scheint eine Endstufe zu sein, die von retikulohistiozytären Zellen abgebaut wird.

Die freigesetzten Plättchen haben eine unregelmäßige Form und besitzen viele Pseudopodien. Auch hier (Abb. 94 b) fehlen 5-HT-Granula, dense tubular System und Mikrotubuli nahezu völlig. Die diskoide Form der zirkulierenden Plättchen mit ihrem mikrotubulären Zytoskelet wird wahrscheinlich erst in der Blutbahn ausgebildet. Hinzugefügt werden muß aber, daß die jungen Plättchen im Knochenmark nur unzulänglich fixierbar sind, während zirkulierende Plättchen durch Fixation bei der Entnahme aus dem Venenblut sofort stabilisiert werden. Da Formveränderungen und Pseudopodienbildung einerseits und die Ausbildung eines mikrotubulären Zytoskeletes andererseits sehr rasch vor sich gehen, bedarf dieses methodische Problem weitere Untersuchungen.

Am Rande sei eine Besonderheit, die Emperiopolesis (LARSEN, 1970), d. h. das Durchwandern des Megakaryozytenplasma durch Granulozyten (Abb. 89) oder Plättchen (Abb. 77) erwähnt. Digestive Vorgänge an den eingedrungenen Zellen werden nicht beobachtet.

6.2. Die zirkulierenden Plättchen

Im peripheren Blut besitzen die Plättchen Diskusform. Ihre Oberfläche ist weitgehend glatt, Pseudopodien fehlen. Um diese Form durch die Präparationsgänge für die Elektronenmikroskopie zu erhalten, müssen die Plättchen bei der Entnahme fixiert werden (STOCKINGER et al., 1969). So werden die bei der Plättchenisolierung in antikoagulanshaltigem Plasma entstehenden Formveränderungen (MORGENSTERN und STARK, 1975; MORGENSTERN et al., 1976) vermieden. Bei einer Größe von 1—5 µm (durchschnittlich 2,5 µ) im weiten und 0,5 bis 1 µm im schmalen Durchmesser und einem mittleren Volumen von etwa 5 bis 10 µm^3 (Übersicht bei MAUPIN, 1969) ist das Verhältnis der Plättchenoberfläche zum Volumen 8,3 µm^2/µm^3. Letztere Relation ist vergleichbar mit der von Granulozyten oder Monozyten (MORGENSTERN und STARK, 1975). Die Plättchenoberfläche ist von einer ausgeprägten Glykokalix überzogen (BEHNKE, 1968; WHITE, 1971). Die Glykokalix ist Sitz von Enzymen, insbesondere Phosphatasen und Glykosyltransferasen (Übersicht bei JAMIESON, 1974). Andererseits sind spezifischere Moleküle wie Gerinnungsfaktoren dort lokalisiert (Plättchenfaktor 3) oder adsorbiert (z. B. Plasmafaktoren, Übersicht bei HOLMSEN, 1972, oder Fibrinogen, vergl. LÜSCHER, 1967). Kurze Mikrofilamente strahlen vom Plasmalemm in das Hyaloplasma ein (WHITE, 1971).

Im Hyaloplasma befinden sich neben membranbegrenzten Organellen Mikrotubuli, Mikrofilamente, Glykogen und gelegentlich Ribosomen. Die quantitative Verteilung der einzelnen Plättchenstrukturen zeigt Abb. 95. Im quergeschnittenen Plättchen läßt sich eine organellenfreie Außenzone von der lichtmikroskopisch als Granulomer bezeichneten Innenzone abgrenzen (Abb.

96 a). In der Außenzone verlaufen als marginales Bündel 8—24 Mikrotubuli, die ihrerseits aus etwa 12 Subfilamenten bestehen (Übersicht bei BEHNKE, 1970). Der Ausdruck Sol-Gel-Zone (vergl. auch WHITE, 1971) kennzeichnet ein Gleichgewicht zwischen der Polymerisation linearer Makromoleküle

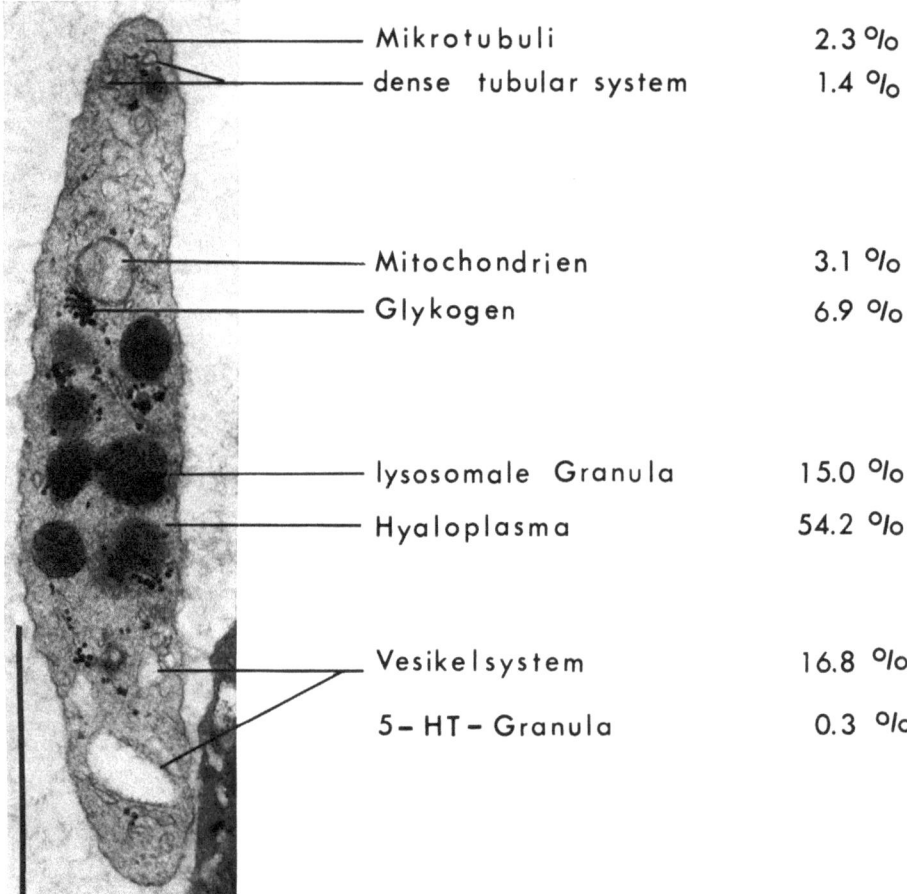

Abb. 95. Ultrastruktur des zirkulierenden Plättchens und ihre prozentualen Anteile am Gesamtvolumen. Die Irrtumswahrscheinlichkeit der Werte von Glykogen und Serotoningranula liegen außerhalb 5%, die der anderen Strukturen innerhalb 5%. (Maßstab = 1 µm)

(Mikrofilamente und -tubuli), also Gelisierung, und deren Abbau unter bestimmten Bedingungen (vergl. BEHNKE, 1970) in globuläre Untereinheiten (Solzustand). Die nahe dem weitesten Durchmesser verlaufenden Mikrotubuli — sie sind einzeln möglicherweise als geschlossene Reifen ausgebildet — bilden das formgebende Zytoskelet. Formveränderungen der Plättchen gehen dabei mit einem Verlust der Mikrotubuli einher. Während Filamente mit einem Durchmesser von 5—10 nm überall im Hyalomer vorkommen können (Abb. 98 b), findet man die 20—25 nm weiten Mikrotubuli sonst nur noch in bestimmten starren Fortsätzen der Plättchen, den sogenannten spines oder Dornfortsätzen (vergl. BEHNKE, 1970; HOVIG, 1974). Sehr selten werden ungeordnet in den Plättchen verlaufende Mikrotubuli beobachtet (WHITE, 1971).

Wahrscheinlich spielt das mikrotubuläre Zytoskelet am Anfang der gerinnungsbedingten Formveränderungen noch eine Rolle, wo es sich dicht um die zentralgelegenen Organellen schließt (WHITE, 1971) und einen weiten peripheren Hyaloplasmasaum frei läßt. Mit zunehmender Aggregation findet dann die Umbildung in Mikrofilamente statt. Die Gesamtheit der filamentären Strukturen der Plättchen sind extrahierbare, kontraktile Proteine (Thrombosthenine), die ähnliche Eigenschaften wie die Proteine der Myofilamente haben (BETTEX-GALLAND und LÜSCHER, 1965; LÜSCHER und BETTEX-GALLAND, 1971) und bei vielen Plättchenfunktionen (z. B. Pseudopodienbildung, Retraktion des Blutgerinnsels) eine Rolle spielen.

Nächst den Mikrotubuli gelegen, findet man die Strukturen des dense tubular Systems (DTS), bezeichnet nach seiner Form und seinem elektronendichterem Inhalt (Abb. 95, 96 a). Seine engen Beziehungen zu den Mikrotubuli ließen schon lange vermuten, daß es mit dem Aufbau der Mikrotubuli zu tun hat (BEHNKE, 1967; HOVIG, 1968; Übersicht bei WHITE, 1971). Nach diesen Befunden und eigenen Untersuchungen (MORGENSTERN und WEBER, 1974; MORGENSTERN und JANZARIK, unveröffentlicht) kann man das DTS oder seinen Inhalt als Leitstruktur für den Aufbau von Mikrotubuli aus ihren Untereinheiten an Vogelthrombozyten, wo sich das Zytoskelet während der Zellreifung bildet, gut belegen. Als Leitstrukturen („nucleating centers") in anderen Zellen gelten z. B. die Zentriolen oder ihre Satellitenstrukturen oder die Kinetochoren der Chromosomen für die Bildung von Spindeltubuli während der Mitose.

Das DTS steht sowohl mit den Granula als auch mit dem Vesikelsystem in Verbindung (WHITE, 1972; MORGENSTERN und WEBER, 1974). Es ist sehr wahrscheinlich, daß es im Golgi-Apparat der Megakaryozyten gebildete Substrate sind, die den Aufbau des Zytoskeletes beeinflussen.

Die lysosomalen Granula der Plättchen, früher als α-Granula bezeichnet (vergl. SCHULZ, 1969), enthalten lysosomale Enzyme (BAK et al., 1968; MORGENSTERN et al., 1971; MURATA et al., 1973) und sind, wie in anderen Zellen auch, an der Bildung von Phagozytosevakuolen und an der Digestion beteiligt. Andererseits dienen sie als Speicherorganellen für Plättchenfaktoren (PF 3, ein Phospholipoprotein, PF 4 „Antiheparinsubstanz" und den „cationic permeability factor", beides kationische Proteine), die bei der sogenannten Freisetzungsreaktion („release reaction") im Verlauf der Gerinnung abgegeben werden (Literaturübersicht bei MORGENSTERN und WEBER, 1974). Die Granulamatrix besitzt zwei Phasen, ein elektronendichtes Nukleoid und eine hellere umgebende Phase. Alle im Granulum zytochemisch nachweisbaren Stoffe (Enzyme, Mucopolysaccharide, Glykoproteine, basische Proteine und Lipide) sind konzentriert im Nukleoid vorhanden. Die normalerweise 0,3 μm großen, runden Granula können beim Gesunden bereits mannigfaltige Formen aufweisen (Abb. 96 b, c, d, vergl. auch WHITE, 1972). Sie sind leicht von den mit sehr elektronendichtem Inhalt angefüllten Serotoningranula („dense bodies") (TRANZER et al., 1967) zu unterscheiden. Beim Menschen ist die

Matrix dieser Granula auch in Ultradünnschnitten frisch isolierter Plättchen oft nur unvollständig erhalten, während sie in unfixierten, aufgetrockneten Plättchen homogen dicht erscheinen (WHITE, 1971), ein Befund, der auf eine Extraktion während der Präparation schließen läßt. Wie einige Befunde zeigen (Abb. 96), sind weder die Lysosomen noch Serotonin-Vesikel (WHITE, 1971) oder auch die anschließend besprochene Endomembransysteme starre Gebilde, wie vielleicht der elektronenmikroskopische Aspekt vermuten läßt. Es sind im Gegenteil äußerst dynamische Gebilde, die während der Gerinnung oder der Stoffaufnahme sehr schnell ihre Gestalt verändern können. So sind die in der Literatur beschriebenen Lysosomenformen keine besonderen Organellen, sondern Funktionszustände der im nicht-irritierten Plättchen vorhandenen Organellenformen. Im pathologischen Bereich kommt diesen Beobachtungen (vergl. Abschnitt 6.3. und 6.4.) kein spezifischer Krankheitswert zu. Die „Organellenanomalien" sind eher als Zeichen einer Zellreaktion auf die erhöhten Umsätze der Plättchen bei den verschiedenen Störungen der Haemopoese zu betrachten.

Die Plättchen sind durchzogen von einem System kanalikulärer und vesikulärer Strukturen mit wenig elektronendichtem Inhalt, das mit dem Plasmalemm in Verbindung steht („élément clair", FEISSLY et al., 1958; „gamma-granulomer", SCHULZ und HIEPLER, 1958; „surface connected system", BEHNKE, 1968; „open canalicular system", WHITE, 1974). Seine Struktur und Funktion (Endo- und Exozytose) sind gut vergleichbar mit dem sogenannten vesikulären Apparat anderer Zellen. Beziehungen zu Lysosomen, Golgi-Strukturen und dem endoplasmatischen Retikulum sowie zur Zelloberfläche sind generell für dieses Endomembransystem charakteristisch. Auch in den Plättchen findet man solche Zusammenhänge: Stoffabgabe aus den lysosomalen Granula oder Phago- und Pinozytose erfolgt durch das Vesikelsystem (Übersicht bei DAVID-FERREIRA, 1964; WHITE, 1971; MORGENSTERN et al., 1971). Seine Membranen zeigen Eigenschaften der Plättchenoberfläche (BEHNKE, 1968), und bei Pseudopodienbildung oder Aggregation ermöglichen die Endomembranen des Vesikelsystems eine rasche Vergrößerung der Oberfläche (MORGENSTERN et al., 1973; ADINATA und MORGENSTERN, unveröffentlicht): Tabelle 5.

Die Mitochondrien der Plättchen sind — ähnlich wie die der neutrophilen Granulozyten — arm an Cristae. Ihr Volumenanteil ist allerdings nur wenig kleiner als der von Mitochondrien in Monozyten und deutlich höher als der in Neutrophilen. Selten findet man Reste des Golgi-Apparates der Megakaryozyten oder Zentriolen in den Plättchen.

Abb. 96. *a* Teil eines quergeschnittenen Plättchens mit dem Verlauf der Mikrotubuli im marginalen Band und ihre Beziehungen zum „dense tubular system". *b* Granulaformen in einem Plättchen nach Inkubation in Zitratplasma bei 37 °C (30 Minuten). Der Pfeil kennzeichnet ein serotoninhaltiges Vesikel. *c* Sogenannte Trommelschlegelgranula in 15 nm dicken Gefrierschnitt (Methode bei MORGENSTERN et al., 1972) sind gut zu erkennen (Siliziumwolframat-Kontrast). *d* Plättchen aus Normalblut mit vielfältigen Granulaformen. *e* Plättchen aus dem Blut eines Patienten mit Hyperlipaemie. Nach Fettmahlzeiten kommen solche Plättchen auch beim Gesunden vor. (Maßstab = 1 µm)

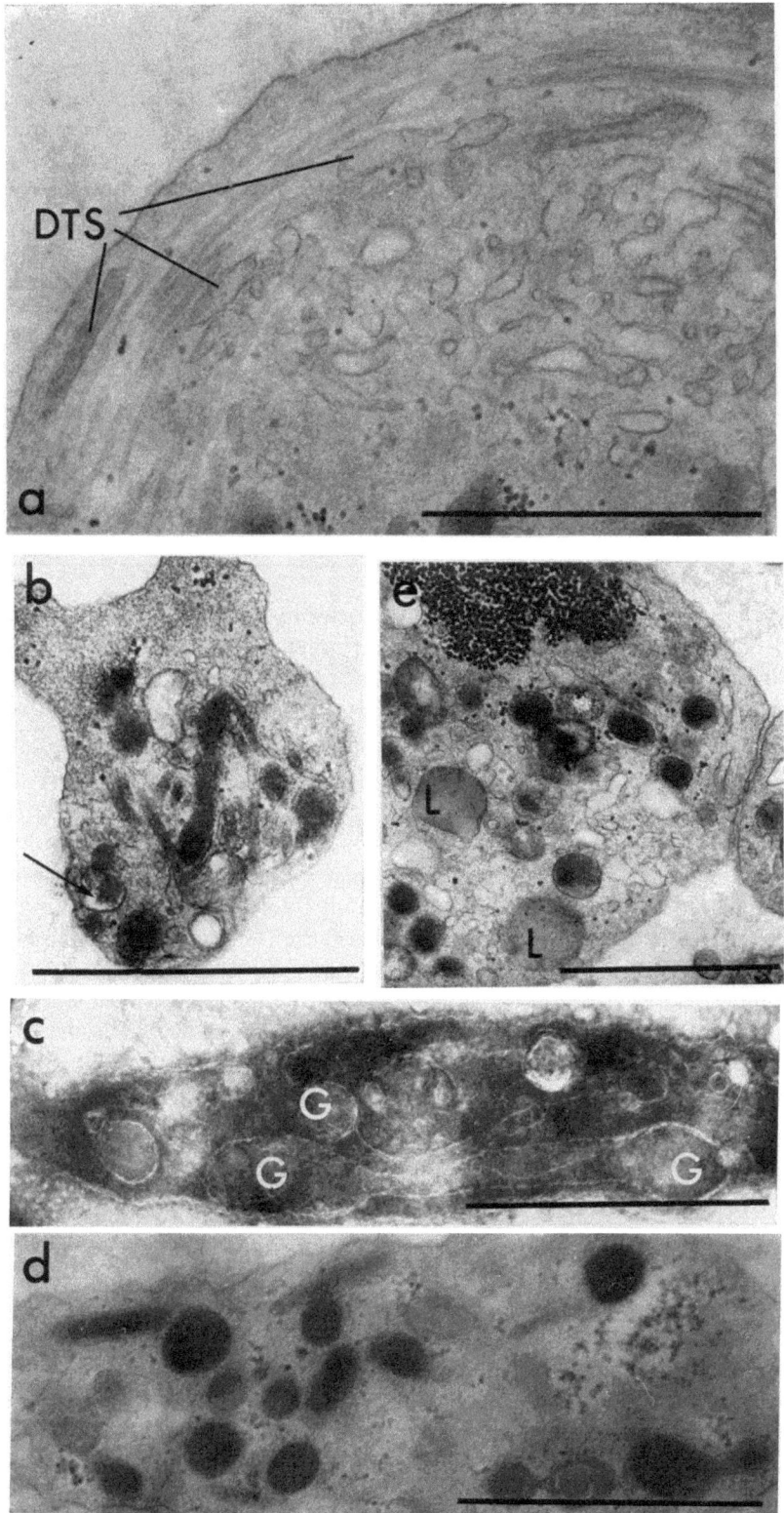

Abb. 96 a—e

Nach morphologischen Kriterien lassen sich verschiedene Populationen von Plättchen unterscheiden (WEBER und FIRKIN, 1965; Übersicht bei VAINER, 1972). Plättchen mit einem elektronendichteren Hyaloplasma sind größer, haben ein höheres spezifisches Gewicht und sollen weniger lysosomale Granula und einen geringeren Glykogenbestand haben. Diese jungen, funktionell aktiven Plättchen mit höherem Energiestoffwechsel unterscheiden sich durch eine größere Oberfläche von den kleineren, gealterten Plättchen mit geringerer Elektronendichte (vergl. auch MORGENSTERN und STARK, 1975).

Tabelle 5. *Pseudopodienreiche Zitratplättchen zeigen morphometrisch eine starke Zunahme der Zelloberfläche, während die Oberfläche des Vesikelsystems zurückgeht. Meßwerte = $\mu m^2/\mu m^3$*

	Plasmalemmoberfläche	Vesikeloberfläche
Normalplättchen	8,3	10,3
Plättchen in Zitratplasma inkubiert 30 Minuten bei 37 °C	14,2	8,6

Neuere Methoden der Ultrastrukturforschung wie die Rasterelektronenmikroskopie haben die auf lichtmikroskopischen Befunden basierenden Vorstellungen kaum erweitert. Die Untersuchungen mit der Gefrierätztechnik (BEHNKE, 1967; RUSKA und SCHULZ, 1968; KEYHANI, 1970) bestätigen die im Ultradünnschnitt gewonnen Details.

6.3. Die Plättchenfunktionen

Die Funktionen der Plättchen kann man in spezifiische, d. h. gerinnungswirksame und unspezifische Reaktionen, wie sie von allen Zellen bekannt sind, einteilen. Die Bedeutung der Plättchenoberfläche (Glykokalix) mit ihrem Gehalt an Rezeptoren, Gerinnungsfaktoren und Fibrinogen wurde oben schon erwähnt. Die Adhäsion der Plättchen an Oberflächen, Zellen oder aneinander ist eine Funktion der Plättchenoberfläche. Dabei scheint der Rolle der Glykoproteine und ihrer Enzyme (JAMIESON, 1974) und der Polypeptide (STEINER, 1974) eine große Bedeutung zuzukommen. Auf fremden Oberflächen (Glas, Stahl, vergl. Abb. 98 a) oder an verletzten Endothelien haften die Plättchen und degranulieren dabei (JOHNSON, 1971; BRINKHOUS und SHERMER, 1971; STEMERMAN, 1974, dort weitere Literatur). Bindegewebebestandteile (Kollagen, Elastin, Basalmembranmaterial) sind die auslösenden Faktoren. Zwischen Oberfläche und Plasmalemm kann immer ein Spaltraum mit fibrinoiden Material beobachtet werden (Abb. 98 a).

Das Anhaften auf Oberflächen geht mit einer Ausbreitung einher, die als Kriterium für die Funktionstüchtigkeit der Plättchen diagnostisch genützt wird (BREDDIN, 1968). Auch elektronenoptisch ist das Phänomen der Ausbreitung im aufgetrockneten oder fixierten Vollpräparat untersucht worden (SIEBECK, 1941; BRAUNSTEINER, 1955; MARX und KÖPPEL, 1955; KÖPPEL, 1958) und mit den lichtmikroskopischen Beobachtungen verglichen worden (RUZICKA und FIERKENS, 1971). Zwischen einzelnen Pseudopodien bildet sich ein dünner

6.3. Die Plättchenfunktionen

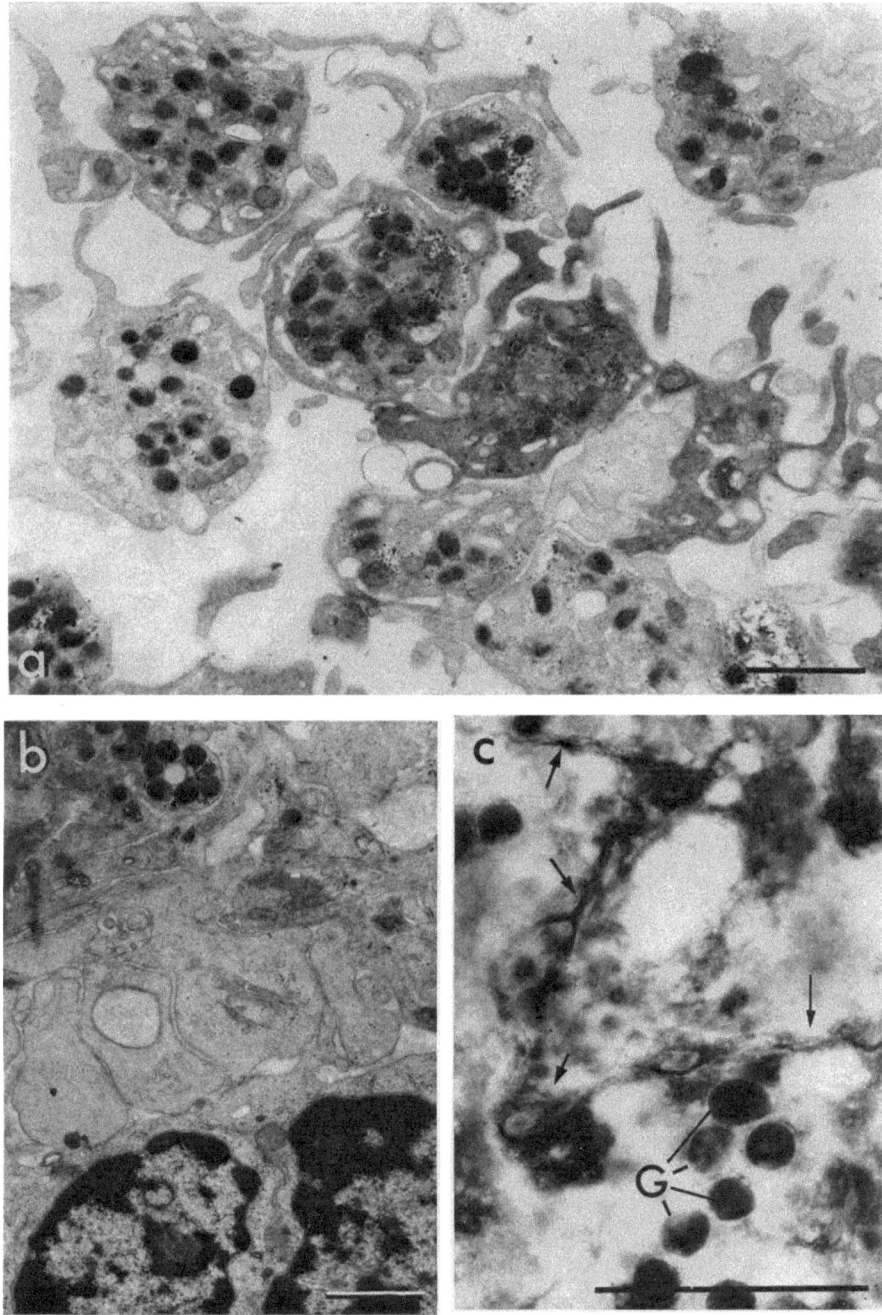

Abb. 97. Spontan aggregierte Plättchen aus zitratarmen Plasma (Zitratkonzentration 3%). *a* Lockeres Aggregat pseudopodienreicher Plättchen mit beginnender Degranulation (unten rechts!). *b* Rand eines irreversiblen Plättchenaggregates mit Plättchen nach Degranulation. Unten Leukozyt. *c* Gefrierschnitt aus irreversiblem Aggregat (Methode wie bei Abb. 96 c. Siliziumwolfram-positives Material in den lysosomalen Granula und zwischen den aggregierten Zellen (Pfeile!). (Maßstab = 1 μm)

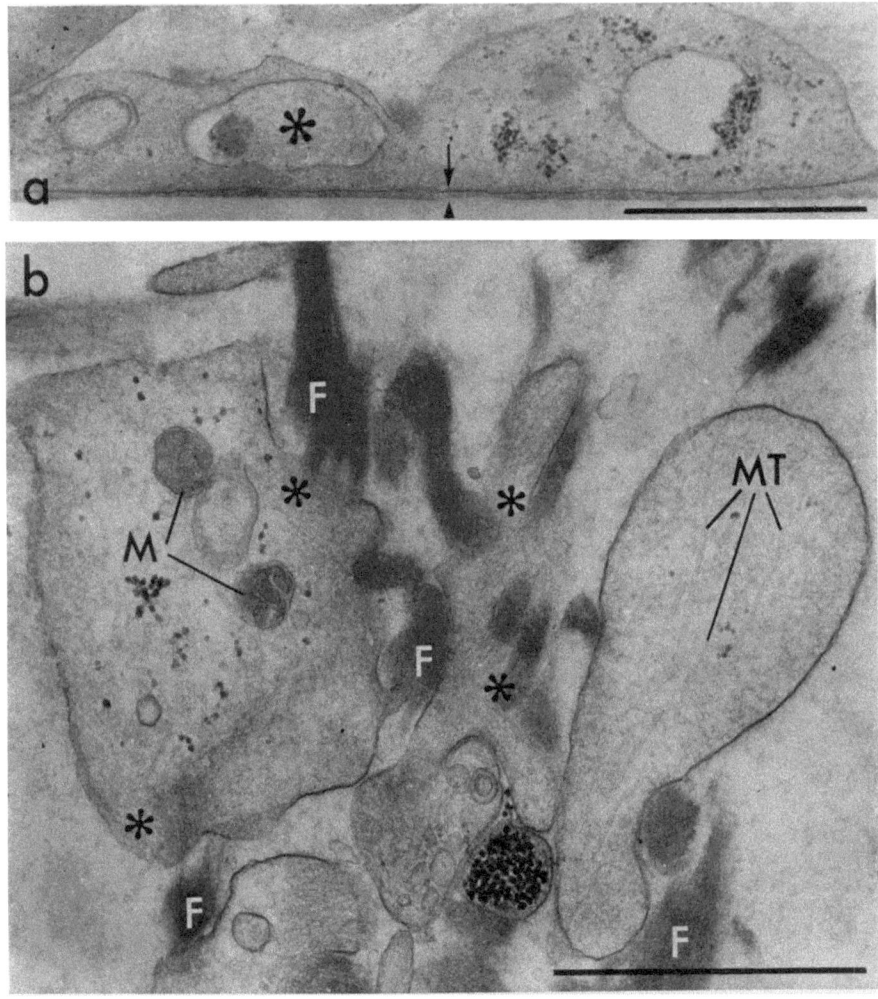

Abb. 98. Degranulierte Plättchen im Rheosimulator nach HARTERT. *a* Adhäsion der Plättchen an der Stahlwand (unten). Zwischen Stahlwand und Plättchenplasmalemm ist eine fibrinoide Schicht sichtbar (Pfeile). Das Sternchen kennzeichnet eine Vakuole mit elektronendichtem Inhalt (Matrix eines sich auflösenden lysosomalen Granulums?). *b* Kleines Gerinnsel im Rheosimulator. Plättchen nach "release reaction" nur noch Mitochondrien und Vesikeln enthaltend. Fibrinbildung von den Plättchen ausgehend, die Sternchen indizieren submembranäre Mikrofilamente im Hyaloplasma als Fortsetzung der Fibrinfäden. Mikrotubuli und Glykogen sind sichtbar. (Maßstab = 1 µm)

organellenfreier Hyaloplasmasaum aus. Bei vollständiger Ausbreitung schauen nur die Spitzen der Pseudopodien über diesen Saum hinaus.

In vivo wird zunächst der Endotheldefekt von den Plättchen abgedeckt (vergl. auch JOHNSON, 1971). Bei größeren Läsionen treten immer mehr Plättchen hinzu, aggregieren miteinander und bilden einen primären haemostatischen Propf. Das zunächst lockere, reversible Aggregat (vergl. Abb. 97 *a*) verfestigt sich durch engere Aneinanderlagerung der Plättchen (Abb. 97 *b*), die dabei ihre Organellen im Zentrum zusammenziehen (WHITE, 1971). Danach kommt es zu einer Degranulation der Plättchen, und die in den lysosomalen Granula enthaltenden Substanzen werden freigesetzt („release reaction" vergl. SEEGERS, 1971; HOLMSEN, 1974). Neben ADP, das die Aggregation stark fördert, sind das die Plättchenfaktoren, die zur Thrombinbildung notwendig sind. Material aus den Plättchengranula, z. B. saure Phosphatase (MORGENSTERN et al., 1971), oder mit bestimmten Kontrastierungsmedien darstellbare Substanzen werden dann zwischen den aggregierten Plättchen aufgefunden (Abb. 97 b und c). Anschließend beginnt die Fibrinbildung, die am Plättchenfibrinogen — lokalisiert in den Lysosomen — via Vesikelsystem beginnen kann (vergl. HOVIG, 1974). Die Abb. 98 b zeigt ein im Rheosimulator (HARTERT, 1975) entstandenes Gerinnsel aus plättchenreichem Plasma. Die Fibrinfäden scheinen an den Plättchen zu inserieren, an einigen Stellen ist ihre Fortsetzung in Form von submembranären Mikrofilamenten offensichtlich.

Neben den Substanzen aus dem Granula wird auch Serotonin und Histamin aus den dense bodies abgegeben, so daß viele Plättchen im Gerinnsel (Abb. 98 b) nur noch Mitochondrien enthalten. Die Retraktion des verfestigten Propfes ist ebenfalls eine Plättchenfunktion, basierend auf ihrem Gehalt an kontraktilem Protein.

Ihre unspezifischen Funktionen kennzeichnen die Plättchen als Zytoplasmafragmente. Fetttröpfchen, Thorotrast, Goldsol, Latex, Viruspartikel etc. werden von den Plättchen oft besser phagozytiert als von Mikrophagen (Übersicht bei MUSTARD und PACKHAM, 1968). Die Bildung echter Phagozytosevakuolen ist häufig beschrieben (Literatur bei MORGENSTERN et al., 1971; HOVIG, 1974). Mit der Abgabe von lysosomalem Material in die Vakuolen und damit auch in das vesikuläre System kommt es natürlich zum Austritt aggregierender Substanzen (ADP, Serotonin) und damit — zumindest in vitro — zu einer Aggregation. Eine Hyperkoagulabilität bei der Hyperlipaemie, wo man regelmäßig Fetttröpfchen in den Plättchen findet (Abb. 96 e), kann dadurch erklärt werden. Das vermehrte Vorkommen von Lipideinschlüssen, z. B. von JEAN et al. (1963) in pathologischen Thrombozyten beobachtet, ist von anderen Untersuchern nicht bestätigt worden.

6.4. Pathologie der Thrombopoese

6.4.1. Thrombopenien

Thrombopenien können eine vererbbare Bildungsstörung der Plättchen als Ursache haben. Hierzu gehören u. a. das *Fanconi*-Syndrom, eine Panzytopathie, das *Wiskott-Aldrich*-Syndrom und die kongenitale thrombozytäre Dystrophie (BERNARD-SOULIER). Elektronenmikroskopisch untersucht sind die Plättchen beim *Wiskott-Aldrich*-Syndrom (LECHNER et al., 1967; LECHNER und STOCKINGER, 1969; GRÖTTUM, 1969; WHITE, 1972). Die Plättchen sind kleiner als gewöhnlich und enthalten weniger, manchmal gar keine lysosomalen Granula. Auch die Mitochondrien scheinen vermindert. Während das vesikuläre System kaum verändert ist, sind die dense tubules in vielen Plättchen auffällig vermehrt und nicht nur im marginalen Bereich, sondern auch im Zentrum zu finden. Die Mikrotubuli sind als regelrecht beschrieben (GRÖTTUM et al., 1969), man findet jedoch oft eine Anisozytose und Abrundung der Plättchen. In den granulaarmen Plättchen scheinen auch die Serotonin-Granula und das Glykogen vermindert.

Während ALAGILLE et al. (1964) in Plättchen bei der *Bernard-Soulier-Dystrophie*, die mit Riesenplättchen einhergeht, keine außergewöhnliche Befunde beschrieben, beobachteten NIEWIAROWSKI et al. (1969) Veränderungen im mikrotubulären Zytoskelet.

Bei der *May-Hegglin-Anomalie* findet man deformierte Plättchen und ebenfalls Makrothrombozyten mit normaler Organellenausstattung (LECHNER et al., 1969, dort weitere Literatur). Bei den eben beschriebenen vererblichen Bildungsstörungen ist vermutlich die Strukturproteinsynthese defekt und der Aufbau eines regulären Zytoskeletes nicht möglich.

Toxische, meist arzneimittelbedingte Plättchenbildungsstörungen (Übersicht bei BEGEMANN, 1975, S. 750) sind elektronenoptisch wenig untersucht. Acetylsalizylsäure verursacht in vitro in hohen Konzentrationen eine Depolymerisation der Mikrotubuli und eine starke Zunahme des DTS (WHITE, 1971) mit entsprechender Formveränderung der Plättchen (Abrundung). Nach Gabe von Aspirin (1000 mg, diese 5 Tage lang), das die Thrombopoese nicht beeinträchtigt, wurden bei gesunden Probanden keine qualitativen Plättchenveränderungen gefunden. Zytoskelet und DTS schienen normal ausgebildet (HAHN und MORGENSTERN, unveröffentlichte Befunde), eine quantitative Analyse ist noch nicht abgeschlossen. Während durch toxische, Plättchenbildungs-verdrängende oder Vitaminmangel-bedingte Thrombozytopenien wenig ultrastrukturelle Befunde vorliegen, sind bei der durch einen antithrombozytären Plasmafaktor hervorgerufenen *thrombozytopenischen Purpura* (ITP, Morbus WERLHOF) oder ihren Äquivalenten Alterationen der Megakaryozyten beschrieben. Vakuolisierung des Zytoplasmas, vor allen Dingen im Bereich der prospektiven Plättchenfelder (SCHULZ, 1969) und die verzögerte und gestörte Bildung der Demarkierungsmembranen (DMS) wurden beobachtet (FALCÂO und GAUTIER, 1967). Die Lumina des DMS sind vakuolig erweitert. Nach Milzexstirpation bilden sich diese Veränderungen zurück (FALCÂO et al., 1969). FALCÂO und Mitarbeiter (1971) beschreiben auch die Feinstruktur bei einer hypogranulären Form der ITP. In den Megakaryozyten ist die Bildung lysosomaler Organellen stark vermindert, und prospektive Plättchenfelder sind nicht regelrecht ausgebildet. Auch die Plättchen besitzen deutlich weniger Granula.

6.4.2. Thrombopathien

Zu den elektronenmikroskopisch gut untersuchten Thrombozytopathien — Plättchendefekten bei normaler Plättchenzahl — zählt die *Thrombasthenie Glanzmann-Naegeli*. Die autosomal vererbte Krankheit äußert sich durch gut definierte Funktionsstörungen der Plättchen. Bei normaler Zahl der Plättchen findet man verminderte Adhäsion oder verminderte Aggregation durch ADP und eine mehr oder weniger stark gestörte Retraktion des Gerinnsels bei verzögerter Blutungszeit (Literatur bei LECHNER et al., 1968; BOWIE und OWEN, 1971; WEISS, 1974). Biochemisch läßt sich ein Mangel an Fibrinogen (CAEN et al., 1966, vergl. auch NACHMAN und MARCUS, 1968) und anderen Plättchenproteinen (Thrombosthenin, Immunglobulin M) nachweisen. Der Protein- und Kohlehydratstoffwechsel und der Energiehaushalt scheinen gestört (vgl. MARCUS und ZUCKER, 1965). Schon in den Anfängen der Elektronenmikroskopie wurde im Auftrocknungspräparat eine veränderte und verlangsamte Pseudopodienbildung gefunden (BRAUNSTEINER, 1955; MARX und KÖPPEL, 1956). Im Ultradünnschnitt sind mehr oder weniger charakteristische Organellenveränderungen wie Mitochondrienverminderung oder -schwellung (GROSS et al., 1960; MARX und JEAN, 1962) abnorme Formen und Verminderung der Granula sowie eine Zunahme der Zahl und Größe der Vesikel (MARX und JEAN, 1962; JEAN et al., 1963; FRIEDMAN et al., 1964; CASTALDI, 1964; CAEN et al., 1966 und 1967; FALCÂO et al., 1967; LECHNER et al., 1967; LECHNER, 1968; (FALCÂO, 1974) oder Schwankungen im Glykogengehalt (MARX und JEAN 1962) festgestellt worden. In den Megakaryozyten findet man Reifestörungen: elektronendichter Inhalt der Demarkationssysteme, Vesikelreichtum und charakteristische Veränderungen des granulären endoplasmatischen Retikulums (FALCÂO, 1974). Diese halbmondförmigen Deformationen des Retikulums werden auch in den Plättchen beobachtet. Sie treten aber gelegentlich in normalen Plättchen und unter bestimmten Bedingungen — Plättchen im EDTA-Plasma bei 4 °C inkubiert zeigen solche Deformationen (STARK und MORGENSTERN, unveröffentlicht) — ebenso auf.

Daneben sind besonders die direkten Hinweise für ein morphologisches Korrelat der Funktionsstörungen interessant. Neben den Beobachtungen bei der Pseudopodienbildung (siehe oben) und der typischen Anisozytose (MARX und JEAN, 1962) sind die Verminderung der Mikrotubuli in lysosomalen Pseudopodien der Plättchen (RODMAN, 1967) Hinweise für eine Störung der Synthese oder des Zusammenbaus von Strukturproteinen in den Plättchen und damit eine Beeinträchtigung ihrer funktionellen Eigenschaften wie Kontakt oder Kontraktibilität. Gelegentlich sind auch hypertrophierte dense tubules gefunden worden (LECHNER und STOCKINGER, 1969), die dann auftreten, wenn eine Störung im Aufbau des Zytoskeletes vorhanden ist. Quantitative Analysen bei der Thrombasthenie scheinen erfolgversprechend und wünschenswert, um die noch fehlenden Zusammenhänge zwischen funktionellem und biochemischen Defekt und Plättchenstruktur aufzuklären.

Die Feinstruktur der Plättchen ist bei einigen erblichen Erkrankungen mit und ohne haemorrhagischen Diathesen untersucht worden. Der von HERMANSKY und PUDLAK (1959) beschriebenen *Gerinnungsstörung bei Patienten mit Albinismus* liegt eine Störung der Speicherung und Abgabe von Adeninnukleotiden, Serotonin und Adrenalin in den Plättchen zugrunde (WHITE, 1972; HARDISTY et al., 1972, dort weitere Literatur). In den Plättchen fehlen die dense bodies nahezu völlig, während sonst morphologisch und funktionell keine Abweichungen festzustellen sind.

Zu den Plättchenabnormalitäten, die trotz schwerer Strukturschäden mit relativ geringen Funktionsstörungen einhergehen, gehört das Fehlen von lysosomalen Granula („*Gray platelet Syndrom*", RACCUGLIA, 1971). Neben den

Organellendefekt ist die Plättchenform verändert (Abrundung), und Riesenplättchen sind häufig (vergl. auch WHITE, 1972). Ohne wesentliche Funktionsstörungen gehen auch die Plättchendefekte beim *Lesch-Nyhan-Syndrom* einher (SCHNEIDER et al., 1976; MORGENSTERN et al., 1976). Eine Verminderung der Zelloberfläche bei meist fehlendem Zytoskelet mit Anisozytose der Plättchen, irregulärem und vermehrten DTS und reduzierten Zellorganellen (Abb. 100) ist womöglich die Folge einer gestörten Proteinsynthese durch das Fehlen eines Enzymes im Purinstoffwechsel (Hypoxanthin-Guanin-Phosphoribosyltransferase). Die beeinträchtigte Synthese von Guanin-Nukleotiden, die für die Polymerisation der Mikrotubuli aus ihren Untereinheiten wichtig sind, könnte andererseits den Aufbau des Zytoskeletes verhindern.

Offensichtlich sind weder die normale Ausbildung der lysosomalen Granula als Speicherorganellen (vergl. auch WHITE, 1972) noch das Zytoskelet (vergl. auch BEHNKE, 1970; WHITE, 1974) für die spezifischen Funktionen der Plättchen wichtig.

Eine Anzahl feinstruktureller Beobachtungen wurde als charakteristisch für eine Gerinnungsstörung erachtet, an der die Plättchen nur mittelbar beteiligt sind. Das genetisch determinierte Fehlen eines Glykoproteins im Blutplasma (v.-Willebrand-Faktor), das dem Faktor VIII assoziiert ist (Übersicht bei SALZMAN, 1971; HOLMBERG und NILSON, 1972; WEISS, 1974), ist die Ursache des *v.-Willebrand-Jürgens-Syndrom*. Die Plättchen selbst können ihre normalen Funktionen (z. B. die durch Ristocetin induzierte Aggregation) ausführen, wenn sie im Blutplasma Gesunder suspendiert sind.

Die Feinstruktur der Megakaryozyten ist wenig auffällig. Anomalien der Granula („Trommelschlegelgranula", stäbchenförmige und große Granula) werden beschrieben (SCHULZ et al., 1958; SCHULZ, 1969). Häufiger sind diese Granulatypen in den Plättchen zu sehen (SCHULZ et al., 1958; JEAN et al., 1963; MARX und JEAN, 1964). Quantitative Messungen ergaben jedoch lediglich eine Vermehrung dieser Formen beim *v.-Willebrand-Jürgens-Syndrom* (LECHNER et al., 1967), auch beim Gesunden sind sie anzutreffen. Neben diesen ultrastrukturellen Veränderungen sind Vergrößerungen der Vesikel (SCHULZ, 1969) und Veränderungen des Glykogengehaltes beobachtet worden (JEAN und GAUTIER, 1961).

6.4.3. Thrombozytosen bzw. Thrombozythämien

Thrombozythämien gehen ebenfalls mit uncharakteristischen Veränderungen einher. Dabei sind die Ursachen der gesteigerten Thrombopoese von untergeordneter Bedeutung. Als Beispiel mag das Auftreten von extensiven Golgistrukturen bei Megakaryozyten im Falle der Polyzythaemia vera (vergl.

Abb. 99. Ausschnitt aus Megakaryozyten bei Thrombozytose im Verlauf einer Myelose. Eigenartige Struktur (*), extensive Vermehrung des Golgi-Apparates. Vesikelbildung und Erweiterung der Kernzisterne. (Maßstab = 1 µm)

Abb. 100. Plättchen bei Lesch-Nyhan-Syndrom. Abrundung, Plasmalemm mit pinozytotischen Vorgängen (Pfeilspitzen). Das DTS ist vermehrt und auch zentral zu finden, Mikrotubuli fehlen. (Maßstab = 1 µm)

6.4. Pathologie der Thrombopoese

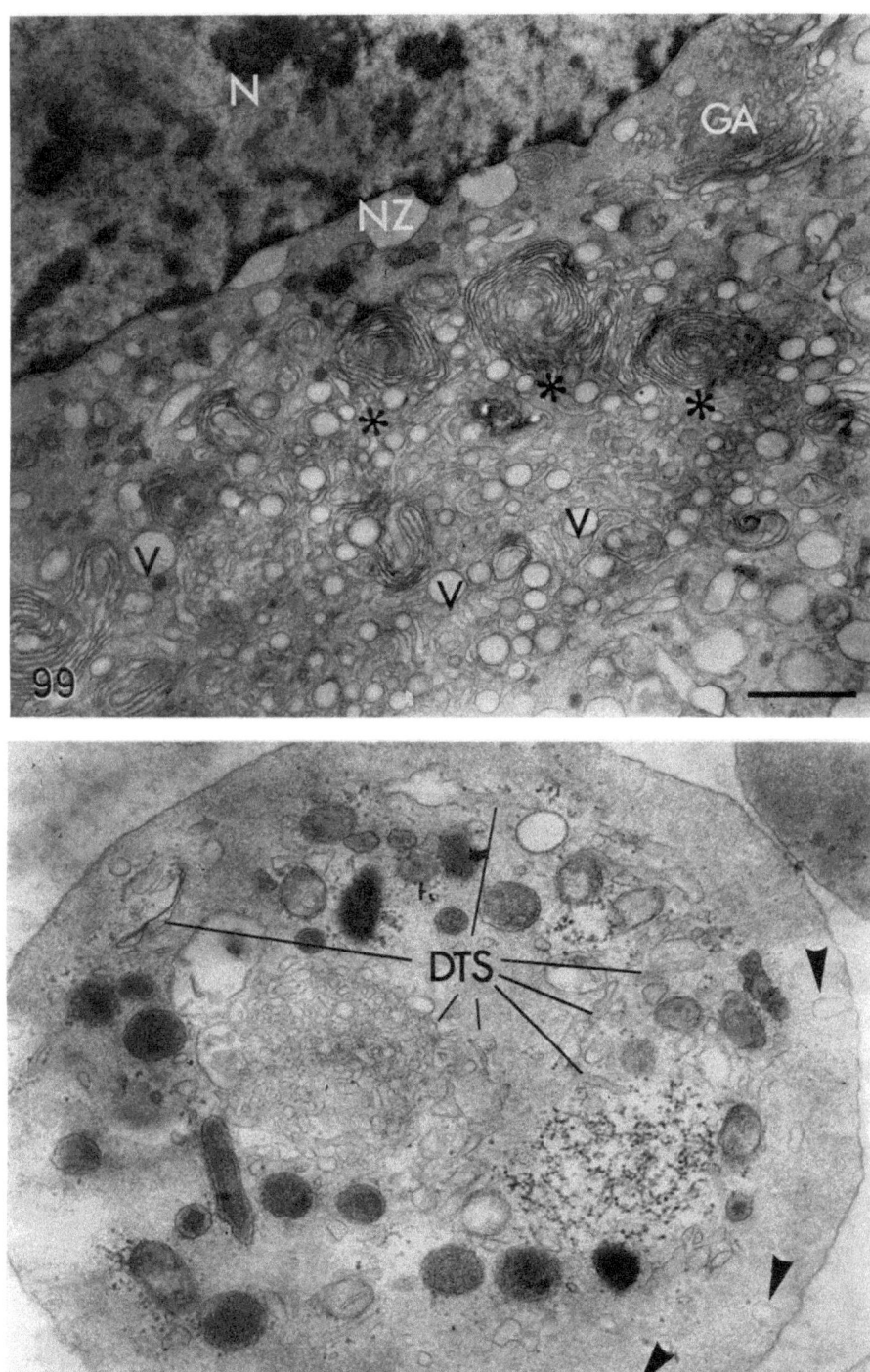

Abb. 99 und 100

SCHULZ, 1969, Abb. 11, S. 20) und praktisch identischen Strukturveränderungen bei Myelose (Abb. 99) gelten.

Einmal gehen reaktive Thrombozytosen und myeloproliferative Erkrankungen mit Plättchenzahlen über 600 000 oft mit einer Zunahme großer Megakaryozyten einher. In diesen Megakaryozyten (Übersicht bei PENINGTON et al., 1974) findet man alle Zeichen einer gesteigerten Struktursynthese: erhöhter Ploidiegrad, nucleolenreiche Kernanschnitte, viele Kernporen, Vermehrung der Ribosomen und Polysomen sowie des granulären endoplasmatischen Retikulums und des Golgi-Apparates (Abb. 81 a und b). Oft sind die Endomembransysteme einschließlich des DMS mit elektronendichtem Inhalt angefüllt (Abb. 81 b). Die lysosomalen Granula (Abb. 92), Golgi-Apparat (Abb. 99) und das DMS (Abb. 82) können ungewöhnlich strukturiert sein (JEAN et al., 1963; JEAN et al., 1966; FALCÂO und GAUTIER, 1967; HUFNAGL et al., 1971; PENINGTON et al., 1974). Bei der subakuten und chronischen Myelose oder Vitamin-B_{12} refraktären Anämien findet man darüber hinaus Veränderungen der Größe und Ausreifung der Megakaryozyten, und die Organellenveränderungen sind stärker ausgeprägt. Typisch sind kleine Megakaryozyten (ca. 20 µm im Durchmesser, vergl. Abb. 83), die geringe Ploidiegrade aufweisen (QUEISER et al., 1972; SMITH et al., 1973; MALDONADO und PINTADO, 1974). Mikromegakaryoblasten und -zyten — zu identifizieren durch den Peroxidasenachweis im endoplasmatischen Retikulum — werden auch bei refraktärer Anämie oder bei Myelofibrose im peripheren Blut angetroffen (BRETON-GORIUS et al., 1972 und 1973; PAULUS et al., 1974). Die Plättchenabgabe kann gestört sein, und eine Reihe von Plättchenalterationen ist beschrieben worden: erweitertes und vermehrtes Vesikelsystem (HAGUENAU et al., 1963), große und deformierte Granula (HATTORI, 1967; MARX et al., 1969; BRETON-GORIUS et al., 1973) sowie abnorm geformte und sehr große Plättchen. HATTORI sowie BRETON-GORIUS und Mitarbeiter beschreiben auch Plättchen mit sonst sehr seltenen Strukturen (Golgi-Diktyosomen und granuläres endoplasmatisches Retikulum). Oft ist die Dysthrombopoese mit einer Bildung von Riesenplättchen vergesellschaftet. Diese Makrothrombozytose scheint nicht nur auf das Vorhandensein junger Plättchen (siehe oben) zurückzuführen zu sein, sondern auf eine anomale Demarkation in kleinen Megakaryozyten (PAULUS et al., 1974), die niedrige Ploidiegrade aufweisen. Riesenplättchen findet man aber auch z. B. bei der *May-Hegglin-Anomalie* oder beim *Lesch-Nyhan-Syndrom* (siehe oben) sowie bei komplizierteren, multiplen genetischen Defekten mit Blutungsstörungen (SCHNEIDER et al., 1971). Die Megakaryozyten sind bei diesen Erkrankungen noch nicht ausreichend untersucht, Hinweise auf Alterationen des DMS sind vorhanden (LECHNER et al., 1969).

Die ultrastrukturellen Veränderungen bei Störungen der Thrombopoese sind offensichtlich uncharakteristische, allgemeine Zeichen der gestörten Zellreifung. Die Abgrenzung eines bestimmten Krankheitsbildes (z. B. reaktive Megakaryozytose oder myeloproliferative Erkrankung) dürfte allein aus der Ultrastruktur des Knochenmarkes nicht möglich sein. Organellenanomalien der Plättchen (z. B. „abnorme" Granulaformen, vergl. auch Abschnitt 6.2.) sind Ausdruck einer gesteigerten, manchmal vielleicht auch ineffektiven Funktion der Plättchen bei allen Krankheiten mit erhöhtem Plättchenumsatz. Unter experimentellen Bedingungen findet man ebensolche Funktionszustände. Die Diskusform der Plättchen geht bei vielen Erkrankungen, die die Synthese der Strukturproteine beeinträchtigen, verloren. Da Schlüsse auf die Funktion der Plättchen daraus nicht ohne weiteres gezogen werden dürfen, führen solche Befunde zu neuen Erkenntnissen über die Zusammenhänge zwischen Struktur und anderen Parametern. Für beurteilende Aussagen sind sie aber allein nicht ausschlaggebend.

Zu den elektronenmikroskopischen Abbildungen:

Wenn nicht anders erwähnt, sind die folgenden Präparationsverfahren angewendet worden.

Venöses Blut wird nach einer von STOCKINGER und Mitarbeiter (1969) beschriebenen Methode bei der Entnahme mit einer weiten Stahlkanüle mit Glutaraldehyd vorfixiert. Die Fixierlösung enthält 0,1 ml 5% Glutaraldehyd, 0,4 ml 0,1 M Cacodylatpuffer pH 7,2 und 1% EDTA in 1 ml 0,8prozentiger NaCl-Lösung und wurde für 8,5 ml Blut verwendet. Nach Zentrifugation wurde die über Erytrozyten und Leukozyten liegende Plättchenschicht nach Dekantieren des Plasmas mit 5% Glutaraldehyd in Puffer wie oben unter Zusatz von 7,5 g Saccharose/100 ml nachfixiert, abgehoben und in Blöckchen geschnitten. Markpunktate und Sedimente aus plättchenreichem Plasma wurden in 3prozentigem Glutaraldehyd wie oben gepuffert fixiert. Nach Waschen in Puffer mit Saccharosezusatz sind die glutaraldehydfixierten Präparate mit OsO_4 nach CAULFIELD nachfixiert und nach Azetonentwässerung in Araldit eingebettet worden. Die Ultradünnschnitte wurden kontrastiert mit Uranylazetat und Bleizitrat.

Zeichenerklärungen der Abbildungen

DMS = Plättchendemarkierendes Membransystem. *DTS* = dense tubular system, *EP* = Ektoplasma, *ER* = endoplasmatisches Retikulum, *F* = Fibrin, *G* = lysosomale Granula, *GA* = Golgi-Apparat, *GL* = Glykogen, *IZ* = Interzellularspalt, *L* = Lipidtröpfchen, *M* = Mitochondrien, *MT* = Mikrotubuli, *N* = Zellkern, *NG* = Granulozyt, *NP* = Kernporen, *NZ* = Kernzisterne, *P* = Plättchen, *R* = Ribosomen, *V* = Vesikel, *VS* = Vesikelsystem, *VC* = Vakuolen.

Literatur

ALLAGILLE, D., JOSSO, F., BINET, J.-L., BLIN, M. L.: La dystrophie thrombocytaire hémorrhagipare. Nouv. Rev. Franc. Hémat. **4**, 755—790 (1964).

BAK, I. J., MAY, B., HASSLER, R.: Electron microscopical demonstration of acid phosphatase in blood platelets. Z. Zellforsch. **96**, 641—648 (1968).

BECKER, A. J., MCCULLOCH, E. Ä., TILL, J. E.: Cytological demonstration of the clonal nature of spleen colonies derived from transplanted mouse marrow cells. Nature **197**, 452—454 (1963).

BEHNKE, O.: Electron microscopie observations on the membrane systems of the rat blood platelets. Anat. Rec. **158**, 121—137 (1967).

BEHNKE, O.: Electronmicroscopical observations on the surface coating of human blood platelets. J. Ultrastruct. Res. **24**, 51—69 (1968).

BEHNKE, O.: An electron microscope study of the megakaryocyte of the rat bone marrow. I. The development of the demarcation membrane system and the platelet surface coat. J. Ultrastruct. Res. **24**, 412—433 (1968).

BEHNKE, O.: An electron microscope study of the rat megakaryocyte. II. Some aspects of platelet release and microtubules. J. Ultrastruct. Res. **26**, 111—129 (1969).

BEHNKE, O.: Microtubules in disk-shaped blood cells. Int. Rev. of Exp. Path. 9, 1—91 (1970).
BEHNKE, O., PEDERSEN, N.: Ultrastructural aspects of megakaryocyte maturation and platelet release. In: Platelet, pp. 21—31 (eds. BALDINI, M. G., EBBE, S.). New York-San Francisco-London: Grune and Stratton, 1974.
BEGEMANN, HERBERT (Hrsg.): Klinische Hämatologie, S. 730—768. Stuttgart: G. Thieme Verlag, 1975.
BETTEX-GALLAND, M., LÜSCHER, E.: Thrombosthenin, the contractile protein from blood platelets and its relation to other contractile proteins. Adv. Prot. Chem. 20, 1—46 (1965).
BOWIE, E. J. W., OWEN, C. A.: Clinical disorders related to blood platelets. In: The circulating platelet, pp. 473—539 (ed. JOHNSON, S. A.). New York-London: Acad. Press, 1971.
BRAUNSTEINER, H.: Thrombopathie und Thrombasthenie. Wien. Z. Inn. Med. 36, 421—471 (1955).
BREDDIN, K.: In-vitro-Methoden zur Beurteilung der Plättchenfunktion. Blut 18, 84—89 (1968).
BRETON-GORIUS, J., DREYFUS, B., SULTAN, C., BASCH, A., D'OLIVEIRA, J. G.: Identification of circulating micro-megakaryocytes in a case of refractory Anemia: An electron microscopic-cytochemical studie. Blood 40, 453—463 (1972).
BRETON-GORIUS, J., DANIEL, M. T., FLANDRIN, G., PENOEL, G. K.: Fine structure and peroxidase activity of circulating micromegakaryoblasts and platelets in a case of acute myelofibrosis. Brit. J. Haemat. 25, 331—339 (1973).
BRINKHOUS, K. M., SHERMER, R. W.: The platelet in perspective. In: The platelet, pp. 387 to 408 (ed. BRINKHOUS, K. M., et al.). Baltimore: Williams and Wilkins Comp., 1971.
CAEN, J. P., CASTALDI, P. A., LECLERC, J. C., INCEMAN, S., LARRIEU, M. J., PROBST, M., BERNARD, J.: Congenital bleeding disorders with long bleeding time and normal platelet count. Amer. J. Med. 41, 4—26 (1966).
CAEN, J. P., VAINER, H., GAUTIER, A.: Thrombasthenia. In: Platelets, their role in hemostasis and thrombosis, pp. 224—237 (ed. BRINKHOUS, K. M., et al.). Stuttgart: F. K. Schattauer, 1967.
CASTALDI, P. A.: A morphological study of platelets in Glanzmann's disease. Austr. J. Exp. Biol. Med. Sci. 42, 86—88 (1964).
CAWLEY, J. C., HAYHOE, F. G. J.: Ultrastructure of haemic cells. London-Philadelphia-Toronto: W. B. Saunders Comp., 1973.
DA PRADA, M., PLETSCHER, A., TRANZER, J. P., KNUCHEL, H.: Subcellular localization of 5-hydroxytryptamine and histamine in blood platelets. Nature 216, 1315—1317 (1967).
DAVID-FERREIRA, J. F. C.: The blood platelet: Electron microscopic studies. Int. Rev. Cytol. 17, 99—148 (1964).
EBBE, S.: The megakaryocyte: Maturation and self-renewal. In: The platelet, pp. 1—12 (ed. BRINKHOUS, K. M., et al.). Baltimore: Williams and Wilkins Comp., 1971.
EBBE, S.: Origin, production, and life-span of blood platelets. In: The circulating platelet, pp. 19—43 (ed. HOHNSON, S. A.). New York-London: Acad. Press, 1971.
FALCÂO, L., PROBST, M., GAUTIER, A.: Liste analytique des travaux de recherche ultrastructurelle, concernant les thrombocytes et les mégacaroycytes. Thrombos. Diathes. Haemorrh. 15, 303—325 (1966).
FALCÂO, L., GAUTIER, A.: Ultrastrukturelle Veränderungen menschlicher Megakaryozyten bei Blutkrankheiten. In: Der Thrombozyt, S. 29—33 (ed. MARX, R.). München: Lehmanns Verlag, 1967.
FALCÂO, L., PROBST, M., GAUTIER, A., VAINER, H., MICHEL, H., CAEN, J. P.: L'ultrastructure des plaquettes thrombosténiques (Effects de l'ADP et du fibrinogène bovin). Thromb. Diathes. Haemorrh. 18, 692—704 (1967).
FALCÂO, L., GAUTIER, A.: Recherches ultrastructurales sur la libération des plaquettes par le mégacaryocytes humaines. Blut 16, 57—64 (1967).
FALCÂO, L., CAEN, J., GAUTIER, A.: Etude évolutive de l'ultrastructure des mégacaryocytes dans un cas de purpura thrombopénique idiopathique avant, 12 jours et 5 mais aprés splénectomie. Blut 19, 156—171 (1969).

FALCÂO, L., LIBÁNSKÁ, J., GAUTIER, A.: Hereditary hypogranular thrombopathic thrombocytopenia with deficient thrombopoiesis. In: Platelet kinetics, pp. 258—263 (ed. PAULUS, J. M.). Amsterdam-London: North-Holland Publ. Comp., 1971.

FALCÂO, L.: Etude ultrastructurale des mégacaryocytes dans le thrombasthénie de GLANZMANN. Blut **28**, 337—350 (1974).

FEISSLY, R., GAUTIER, A., MARCOVICI, I.: Etude au microscope électronique des modifications morphologiques des plaquettes dans le sang conservé. Proc. 7th. Congr. Intern. Soc. Blood Transfusion, pp. 931—935. Rom-Basel-New York: S. Karger, 1958.

FRIEDMAN, L. L., BROWN, A. L., OWEN, C. A., BOWIE, E. J. W., THOMPSON, J. H.: Familial Glanzmann's Thrombasthenie. Mayo Clinic Proc. **39**, 908—918 (1964).

GAUTIER, A., JEAN, G., PROBST, M., FALCÂO, L.: Ultrastructure du mégacaryocyte et problémes de plaquettogenèse. Arch. Ital. Anat. Istol. pat. **37**, 503—521 (1963).

GRÖTTUM, K. A., HOVIG, T., HOLMSEN, H., ABRAHAMSEN, A. F., JEREMIC, M., SEIP, M.: Wiskott-Aldrich syndrome: qualitative platelet defects and short platelet survival. Brit. J. Haematol. **17**, 373—388 (1969).

HAGUENAU, F., HOLLMANN, K. H., LEVY, J.-P., BOIRON, M.: Etude au microscope électronique de plaquelles sanguines dans les leucémies humaines. J. Microscopie **2**, 529—538 (1963).

HARDISTY, R. M., MILLS, D. C. B., KANCHANA, K.: The platelet defect in albinism. Brit. J. Haemat. **23**, 679—692 (1972).

HARTERT, H.: Clotting in layers in the Rheo-simulator. Biorheology **12**, 249—252 (1975).

HATTORI, A.: Some observations on the ultrastructure of blood platelets in normal and some clinical conditions, with special references to its abnormality. Jap. J. of Electr. Microsc. **16**, 239—258 (1967).

HERMANSKY, F., PUDLAK, P.: Albinism associated with haemorrhagic diathesis and unusual pigmented reticular cells in the bone marrow. Report of two cases with histochemical studies. Blood **14**, 162—169 (1959).

HOLMBERG, L., MANUCCI, P. M., TURESSON, I., RUGGERI, Z. M., NILSON, I. M.: Factor VIII antigen in the vessel wales in von Willebrand's disease and haemophilia A. Scand. J. Haemat. **13**, 33—38 (1974).

HOLMSEN, H.: The platelet: its membrane, physiology and biochemistry. Clinics in Haematol. **1**, 235—266 (1972).

HOLMSEN, H.: Are platelet shape change, aggregation and release reaction tangible manifestation of one basic platelet function? In: Platelets, pp. 207—220 (eds. BALDINI, M. G., EBBE, S.). New York-San Francisco-London: Grune and Stratton Inc., 1974.

HOVIG, T.: The ultrastructure of blood platelets in normal and abnormal states. Ser. Haemat. **1**, 3—64 (1968).

HOVIG, T.: The ultrastructural basis of platelet function. In: Platelets, pp. 221—233 (eds. BALDINI, M. G., EBBE, S.). New York-San Francisco-London: Grune and Stratton Inc., 1974.

HUFNAGL, D., MEISER, R. J., MORGENSTERN, E.: Zur Zytologie und Feinstruktur der Megakaryozyten des Knochenmarkes. Verh. dtsch. Ges. inn. Med. **77**, 406—409 (1971).

HUHN, D., STICH, W: Fine structure of blood and bone marrow. München: J. F. Lehmann, 1969.

JACKSON, C. W.: Some characteristics of rat megacaryocyte precoursos identified using cholinesterase as a marker. In: Platelets, pp. 33—49 (eds. BALDINI, M. G., EBBE, S.). New York-San Francisco-London: Grune and Stratton, 1974.

JAMIESON, G. A.: Interaction of platelet and collagen. In: Platelets, pp. 171—175 (eds. BALDINI, M. G., EBBE, S.). New York-San Francisco-London: Grune and Stratton Inc., 1974.

JEAN, G., GAUTIER, A., Microscopic électronique biologique. Essais de cytochemie ultrastructurale. Sur la mise en évidence du glycogéne dans les thrombocytes humains normaox et pathologiques. C. R. Acad. Sci. (Paris) **253**, 2274—2276 (1961).

JEAN, G., MARX, R., GAUTIER, A.: Applications de la recherche ultrastructurale a l'étude des thrombocythémies. Nouv. Rev. Franc. d'Haémat. **6**, 591—610 (1966).

JEAN, G., RACINE, J., MARX, R., GAUTIER, A.: Sur la présence de graisses neutres dans les thrombocytes humains normaux et pathologiques. Thrombos. Diathes. Haemorrh. **9**, 1—11 (1963).

Jean, G., Racine, L., Gautier, A., Marx, R.: Granulations denses anomales dans les thrombocytes humaines. Thrombos. Diathes. Haemorrh. 10, 42—60 (1963).

Johnson, S. A.: Endothelial supporting function of platelets. In: The circulating platelet, pp. 283—299 (ed. Johnson, S. A.). London-New York: Acad. Press, 1971.

Johnson, S. A.: Platelets in haemostasis and thrombosis. In: The circulating platelet, pp. 355—393 (ed. Johnson, S. A.). New York-London: Acad. Press, 1971.

Jones, O. P.: Origin of megakaryocyte granules from Golgi vesicles. Anat. Rec. 138, 105—113 (1960).

Kautz, J., Demarh, Q. B.: Electron microscopy of sectioned blood and bone marrow elements. Rev. d'Haemat. 10, 314—323 (1955).

Keyhani, E.: Etude au microscope électronique de la structure des cobaye par la technique de cryo-décapage. J. Microscopie 9, 63—74 (1970).

Köppel, G.: Elektronenmikroskopische Untersuchungen zur Funktionsmorphologie der Thrombozyten und zum Gerinnungsablauf im normalen menschlichen Nativblut. Z. Zellforsch. 47, 401—439 (1958).

Larsen, T. E.: Emperipolesis of granular leukocytes within megakaryocytes in human hemopoetic bone marrow. Amer. J. Clin. Path. 53, 485—489 (1970).

Lechner, K., Stockinger, L., Graf, J.: Elektronenmikroskopische Untersuchungen an Thrombozyten von Patienten mit Thrombopathien. Thrombos. Diathes. Haemorrh. Suppl. 24, 175—194 (1967).

Lechner, K., Moser, K., Deutsch, E.: Biochemical and ultrastructural findings in thrombasthenia. Exp. Biol. Med. 3, 155—163 (1968).

Lechner, K., Breddin, K., Moser, K., Stockinger, L., Wenzel, E.: May-Hegglinsche Anomalie. Acta haemat. 42, 303—320 (1969).

Lechner, K., Stockinger, L.: Ultrastrukturelle Veränderungen der Thrombozyten bei Thrombopathien. In: Der Thrombozyt, S. 86—89 (ed. Marx, R.). München: Lehmanns Verlag, 1969.

Lüscher, E. F.: Fibrinogen und Thrombosthenin. Thrombos. Diathes. haemorrh. 26, 135—142 (1967).

Lüscher, E. F., Bettex-Galland, M.: Thrombosthenin. In: The circulating platelet, pp. 225—239 (ed. Johnson, S. A.). New York-London: Acad. Press, 1971.

Mac Pherson, G. G.: Origin and development of the demarcation system in megakaryocytes of rat bone marrow. J. Ultrastruct. Res. 40, 167 (1972).

Maldonado, J. E., Pintado, T.: Ultrastructure of the megakaryocytes in refractory anemia and myelomonocytic leukemia. In: Platelets, pp. 105—114 (eds. Baldini, M. G., Ebbe, S.). New York-San Francisco-London: Grune and Stratton Inc., 1974.

Marcus, A. J., Zucker, M. B.: The physiology of blood platelets. New York: Grune and Stratton, 1965.

Marx, R., Köppel, G.: Elektronenmikroskopische Funktionsmorphologie der Thrombozyten im Ablauf der Blutgerinnung bei einer Familie mit Thrombopathie vom Typus Naegeli. V. Kongr. Europ. Ges. Haemat. 1955, S. 801. Berlin-Göttingen-Heidelberg-New York: Springer, 1956.

Marx, R., Jean, G., Gautier, A.: Thrombozythämiestudien. In: Der Thrombozyt, S. 153. Klin. Wschr. 40, 942—953 (1962).

Marx, R., Jean, G.: Zur Pathogenese der v. Willebrand-Jürgens-Syndrome. Eine klinische und submikroskopische Studie. Klin. Wschr. 42, 491—501 (1964).

Marx, R., Jean, G., Gautier, A.: Thrombozythämiestudien. In: Der Thrombozyt, S. 153 bis 163 (Hrsg. Marx, R.). München: Lehmann, 1968.

Maupin, B.: Blood platelets in man and animals, 1, p. 69 ff. London: Pergamon Press, 1969.

Morgenstern, E., Walter, E., Weber, E.: Functional aspects of lysosomal organelles in blood platelets. Z. Zellforsch. 118, 283—293 (1971).

Morgenstern, E., Weber, E., Walter, E.: Platelet membranes during various functional states. In: Erythrocytes, Thrombocytes, Leukocytes, pp. 240—243 (ed. Gerlach, E., et al.). Stuttgart: G. Thieme, 1973.

Morgenstern, E., Werner, G., Neumann, K., Hufnagl, D.: Gefrierultramikrotomie des Knochenmarkes. Blut. 26, 250—260 (1973).

MORGENSTERN, E., WEBER, E.: Lokalisierung von Polysacchariden, Proteinen und Lipiden in Blutplättchen von Mensch und Schwein. Histochemistry 40, 69—88 (1974).
MORGENSTERN, E., STARK, G.: Morphometric analysis of platelet ultrastructure in normal and experimental conditions. In: Platelets recent advances in basic research and clinical aspects, pp. 37—42 (ed. ULUTIN, N. T.). Amsterdam: Excerpta Med., 1975.
MORGENSTERN, E., STARK, G., DOENECKE, C.: Quantitative Veränderungen der Plättchenaußen- und endomembranen unter dem Einfluß von Antikoagulantien. 19. Tgg. Dtsch. Arbeitsgem. Blutgerinnungsforsch., 1975, im Druck.
MORGENSTERN, E., SCHNEIDER, W., MAAS, E.: Veränderungen der Plättchenstruktur bei einer Störung des Purinstoffwechsels (Lesch-Nyhan-Syndrom). 20. Tgg. Dtsch. Arbeitsgem. Blutgerinnungsforsch., Gießen, Februar 1976, im Druck.
MURATA, F., HARDIN, J. H., SPICER, S. S.: Coexistence of acid phosphatase and acid mucosubstance in the nucleoid of human blood platelet granules. Histochemie 35, 319—392 (1973).
MUSTARD, J. F., PACKHAM, M. A.: Platelet phagocytosis. Ser. Haematol. 2, 168—184 (1968).
NACHMAN, R. L., MARCUS, A. J.: Immunological studies of proteins associated with the subcellular fractions of thrombasthenie and afibrinogenaemic platelets. Brit. J. Haemat. 15, 181—189 (1968).
NIEWIAROWSKI, S., POPLAWSKI, A., PROKOPOWICZ, J., KANSKA, B., LECHNER, K., STOCKINGER, L.: Abnormalities of platelet function and ultrastructure in macrothrombocytic thrombopathia. Scand. J. Haemat. 6, 377—385 (1969).
ODELL, T. T.: Megakaryocytopoiesis and its response to stimulation and suppression. In: Platelets, pp. 11—20 (eds. BALDINI, M. G., EBBE, S.). New York-San Francisco-London: Grune and Stratton, Inc., 1974.
PAULUS, J. M., BRETON-GORIUS, J., KINET-DENOËL, C., BONIVIER, J.: Megakaryocyte ultrastructure and ploidy in human macrothrombocytosis. In: Platelets, pp. 131—141 (eds. BALDINI, M. G., EBBE, S.). New York-San Francisco-London: Grune and Stratton, Inc., 1974.
PEASE, D. C.: An electron microscopic study on red bone marrow. Blood 11, 501—526 (1956).
PENINGTON, D. G., STREATFIELD, K., WESTE, S. M.: Megakaryocyte ploidy and ultrastructure in stimulated thrombozoiesis. In: Platelets, pp. 115—130 (eds. BALDINI, M. G., EBBE, S.). New York-San Francisco-London: Grune and Stratton, Inc., 1974.
QUEISER, A., OLISCHLÄGER, A., QUEISER, W., HEIMPEL, H.: Cell poliferation in the "preleukaemic" phase of acute leukaemia. Acta Haemat. 47, 21—32 (1972).
RACCUGLIA, G.: Gray platelet syndrome; a variety of qualitative platelet disorders. Amer. J. Med. 51, 818—828 (1971).
RODMAN, N. F.: Platelet microtubules. Blood 30, 540 (1967).
RUSKA, C., SCHULZ, H.: Elektronenmikroskopische Darstellung von Thrombozyten mit der Gefrierätztechnik. Klin. Wschr. 46, 689—696 (1968).
RUZICKA, F., FIERKENS, D.: Thrombozytenausbreitungstest im Elektronenmikroskop. Thrombos. Diathes. Haemorrh. 25, 1—12 (1971).
SALZMAN, E. W.: Von-Willebrand's Disease: a platelet disorder? In: The platelet, pp. 251—263 (ed. BRINKHOUS, K. M., et al.). Baltimore: Williams and Wilkins Comp., 1971.
SCHNEIDER, W., HÜBNER, G., SCHEURLEN, P. G., JOIST, J., KÜBLER, W., LECHLER, E., HELLRIEGEL, K. P., GROSS, R.: Morphologische, biochemische und eiweißanalytische Untersuchungen bei einem Fall von Riesenplättchen-Thrombozytopathie mit Bence-Jones Proteinurie. Thrombos. Diathes. Haemorrh. 25, 201—213 (1971).
SCHNEIDER, W., MORGENSTERN, E., SCHINDERA, I.: Lesch-Nyhan Syndrom ohne Selbstverstümmelungstendenz. Biochemische und morphologische Untersuchungen an Blutzellen eines Patienten. Dtsch. med. Wschr. 101, 167—172 (1976).
SCHULZ, H., JÜRGENS, R., HIEPLER, E.: Die Ultrastruktur der Thrombozyten bei der konstitutionellen Thrombopathie (v.-Willebrand-Jürgens) mit einem Beitrag zur submikroskopischen Orthologie der Thrombozyten. Thrombos. Diathes. Haemorrh. 2, 300—323 (1958).

Schulz, H.: Thrombozyten und Thrombose im elektronenmikroskopischen Bild. Berlin-Heidelberg-New York: Springer, 1968.

Seegers, W. H.: Role of platelets in blood clotting. In: The circulating platelet, pp. 301—354 (ed. Johnson, S. A.). London-New York: Acad. Press, 1971.

Siebeck, R.: Medizinische Forschung und Übermikroskopie. In: Das Übermikroskop als Forschungsmittel, S. 13—19. Berlin: W. de Gruyter und Co., 1941.

Smith, W. B., Ablin, A., Goodman, J. R., Brecher, G.: Atypical megakaryocytes in preleukemic phase of acute myeloid leukemia. Blood 42, 535—540 (1973).

Sorenson, G. D.: An electron microscopic study of heamatopoiesis in the liver of the fetal rabbit. Amer. J. Anat. 106, 27—40 (1960).

Steiner, M.: The role of membrane proteins in platelet aggregation. In: Platelets, pp. 197—206 (eds. Baldini, M. G., Ebbe, S.). New York-San Francisco-London: Grune and Stratton, Inc., 1974.

Stemerman, M. B.: Platelet interaction with intimal connective tissue. In: Platelets, pp. 157—170 (eds. Baldini, M. G., Ebbe, S.). New York-San Francisco-London: Grune and Stratton, Inc., 1974.

Stockinger, L., Weissel, M., Lechner, K.: Thrombozytenpräparation und Auswertung. Mikroskopie 25, 362—377 (1969).

Stohlman, F.: Stem cell regulation. In: Platelets, pp. 1—9 (eds. Baldini, M. G., Ebbe, S.). New York-San Francisco-London: Grune and Stratton, Inc., 1974.

Tranzer, J. P., Daprada, M., Pletscher, Ä.: Ultrastructural localization of 5-hydroxytryptamine in blood platelets. Nature 212, 1574—1575.

Tranzer, J. P., Daprada, M., Pletscher, A.: Storage of 5-hydroxy-tryptamine in megakaryocytes. J. Cell Biol. 52, 191—197.

Vainer, H.: The platelet populations. Advanc. exp. Med. Biol. 34, 191—217.

Weber, A. J., Firkin, B. G.: Two populations of platelets. Nature 205, 1332 (1965).

Weiss, H. J.: Pathophysiology and detection of clinically significant platelet dysfunction. In: Platelets, pp. 253—275 (eds. Baldini, M. G., Ebbe, S.). New York-San Francisco-London: Grune and Stratton, Inc., 1974.

White, J. G.: Platelet morphology. In: The circulating platelet, pp. 45—121 (ed. Johnson, S. A.). New York-London: Acad. Press, 1971.

White, J. G.: Ultrastructural physiology and cytochemistry of blood platelets. In: The platelet, pp. 83—115 (ed. Brinkhous et al.). Baltimore: Williams and Wilkins Comp., 1971.

White, J. G.: Interaction of membrane systems in blood platelets. Amer. J. Path. 66, 295—306 (1972).

White, J. G.: Ultrastructural defects in congenital disorders of platelet function. Ann. (N.Y.) Acad. Sci. 201, 205—233 (1972).

White, J. F.: Physicochemical dissection of platelet structural physiology. In: Platelets, pp. 235—252 (eds. Baldini, M. G., Ebbe, S.). New York-San Francisco-London: Grune and Stratton, Inc., 1974.

Yamada, E.: The fine structure of the megakaryocyte in the mouse spleen. Acta anat. 29, 267—290 (1957).

7. Lymphozytopoese

Von

D. Huhn, München

7.1. Entwicklung zum Lymphozyten

7.1.1. Einleitung

Unter dem Einfluß der beiden primären lymphatischen Organe, Thymus und Bursaäquivalent, erlangen die im Knochenmark gebildeten Stammzellen die Fähigkeit, sich zu zwei immunkompetenten Zellreihen zu differenzieren: Unter dem Einfluß des Thymus differenziert sich die lymphatische Stammzelle innerhalb des Thymus zum Thymozyten und besiedelt als *T-Lymphozyt* die Thymus-abhängigen Regionen von Milz und Lymphknoten. T-Lymphozyten sind durch bestimmte morphologische und funktionelle Merkmale gekennzeichnet und gelten als Träger der zellulären Immunität.

Eine zweite Lymphozytengruppe wird durch das beim Menschen hypothetische Bursaäquivalent geprägt: Als Bursa- oder Knochenmark-abhängige *B-Lymphozyten* siedeln sich diese Zellen in Thymus-unabhängigen Regionen peripherer lymphatischer Organe an, wandeln sich nach Antigenexposition zu Antikörper-bildenden Zellen um und sind somit für die humorale Immunität verantwortlich (Übersichten bei: COHNEN, 1975; ELVES, 1972; MILLER, 1971; NOSSAL und ADA, 1971; PIETSCHMANN, 1972).

Im folgenden werden morphologische Aspekte der lymphatischen Organe und der sie bevölkernden lymphatischen Zellen behandelt. Funktionelle Gesichtspunkte sollen nur so weit berücksichtigt werden, wie sie für eine sinnvolle und verständliche Wiedergabe der morphologischen Befunde erforderlich sind.

7.1.2. Ursprung des Lymphozyten; Knochenmark

In den letzten Jahren ergaben sich zunehmend Hinweise dafür, daß das *Knochenmark* ein wichtiges Organ für die ständige Bildung und Ausschwemmung kleiner Lymphozyten darstellt. Kombinierte morphologische und ^{3}H-Thymidin-autoradiographische Untersuchungen machen folgende Zusammenhänge wahrscheinlich: 1. Eine kleine lymphatische Zelle im Knochenmark teilt sich selbst nicht, wird aber aus einem Pool größerer lymphatischer Zellen ständig erneuert und aus dem Knochenmark ins Blut ausgeschwemmt. Dieser kleine Lymphozyt macht (beim Meerschweinchen) mehr als 50% der Knochenmarklymphozyten aus, er hat eine hohe Kern-Zytoplasma-Relation und ein dichtes Kernchromatin. 2. Die proliferierende lymphatische Zelle des Knochenmarks ist größer, ihr Kerndurchmesser liegt in Ausstrichpräparaten über 8 µm, das Kernchromatin ist locker, die Kerne zeigen Einbuchtungen, das Zytoplasma ist reich an Ribosomen. Diese größeren lymphatischen Zellen gelten als Ursprungszellen der kleinen, nicht proliferierenden Lymphozyten (OSMOND et al., 1973; ROSSE, 1971; YOFFEY, 1973; Übersicht: ELVES, 1972). Die Passage kleiner lymphatischer Zellen durch die Sinuswände im Knochenmark wurde bei verschiedenen Versuchstieren elektronenmikroskopisch beobachtet (CAMPBELL, 1972; DEBRUYN et al., 1971; HUDSON und YOFFEY, 1966; WEISS, 1970): Lymphozyten zwängen sich unter hantelförmiger Verformung von Zelleib und Kern durch kleine Öffnungen der sonst geschlossenen Sinuswand.

Es besteht somit eine ständige Neubildung und Ausschwemmung lymphatischer Zellen durch das Knochenmark. Das Knochenmark liefert einen ständigen Nachschub an Lymphozyten. Ein Teil dieser Zellen scheint schon im Knochenmark Kennzeichen des *B-Lymphozyten* zu erlangen. Bei der Maus konnte jedoch durch kombinierte morphologische und autoradiographische Studien an syngenetischen Tieren gezeigt werden, daß etwa 50% der neu gebildeten kleinen Lymphozyten zunächst weder B- noch T-Zell-Eigenschaften besitzen („O-Zellen"). Erst nachdem diese Zellen aus dem Knochenmark ausgeschwemmt wurden und in die Milz gelangten, erwarben sie die Kennzeichen des B-Lymphozyten (RYSER und VASSALLI, 1974).

In der Gruppe kleiner lymphatischer Zellen des Knochenmarks ist die *hämopoetische Stammzelle* zu suchen. Die Feinstruktur dieser wenig differenzierten Zellen wurde bei der Maus (VAN BEKKUM et al., 1971) und beim Menschen (DICKE et al., 1973; FUKUDA, 1973; RUBINSTEIN und TROBAUGH, 1973) beschrieben: Ihr Durchmesser liegt im Dünnschnitt bei 8—10 µm; der Kern ist rund mit kleinen Einbuchtungen, viel Euchromatin und ein bis zwei Nukleolen; der schmale Zytoplasmasaum ist arm an Zellorganellen. Diese Stammzelle ist zumindest die Ursprungszelle der drei hämopoetischen Zellreihen, wahrscheinlich aber auch der Lymphozytenreihe (NOWELL et al., 1970; OSMOND et al., 1973).

7.1.3. Ursprung des Lymphozyten; Thymus

Der Thymus nimmt unter den lymphatischen Organen eine Sonderstellung ein: Er entwickelt sich aus dem Entoderm. Er stellt in der Embryogenese das erste Organ dar, in welchem lymphatisches Gewebe nachzuweisen ist; dies entsteht aus hämatopoetischen Stammzellen, die aus dem fetalen Dottersack in den Thymus einwandern und sich zu *Thymozyten* umformen. Im späteren Leben wird der Thymus wahrscheinlich von Knochenmarksstammzellen besiedelt, die sich unter dem Einfluß des Thymus zu Thymozyten differenzieren. Letztere verlassen den Thymus, um als T-Lymphozyten die thymusabhängigen Regionen von Milz und Lymphknoten zu besiedeln und als langlebige Lymphozyten zwischen Blut und peripheren lymphatischen Geweben zu rezirkulieren (CHAKRAVARTY et al., 1975; GOWANS und KNIGHT, 1964; Übersicht: ELVES, 1972).

Die Thymusrinde enthält neben retikulären Zellelementen dichtgepackt *kleine Thymozyten* (Abb. 101). Diese Zellen und ihre Kerne sind rund; der schmale Zytoplasmasaum ist sehr reich an Ribosomen, aber arm an weiteren Zellorganellen; die Zellen sind etwas kleiner als Lymphozyten der Lymphknotenrinde, entsprechen aber den kleinen Lymphozyten aus den Thymus-

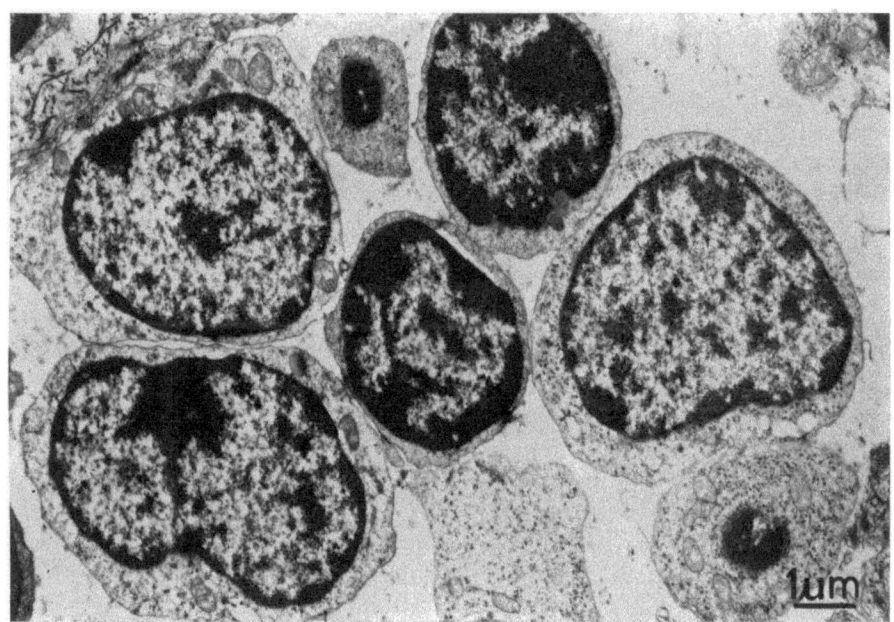

Abb. 101. Thymozyten aus kindlichem Thymus

abhängigen Regionen der Milz; sie sind empfindlich gegenüber Corticoiden (CLARK, 1963; VAN HAELST, 1967; HEINIGER et al., 1967). Dieser kleine Thymozyt dürfte in den Pool kleiner, langlebiger und rezirkulierender T-Lymphozyten einfließen (ABE und ITO, 1970).

Die *größeren Thymozyten* aus dem Thymusmark sind unregelmäßiger geformt; ihre Kerne sind gebuchtet, der größere Zytoplasmaleib enthält weniger Ribosomen, aber mehr Organellen (ABE und ITO, 1970; MURRAY et al., 1965; SANEL, 1967).

7.2. Lymphozyten-Funktion

7.2.1. Periphere lymphatische Organe; Lymphknoten

Die Lymphozyten des Blutes stehen mit denen der Lymphknoten in ständigem Austausch: Der Weg vom Blut führt einerseits direkt über postkapilläre Venolen des Lymphknotens, andererseits auf dem Umweg durch die Gewebe und die afferenten Lymphgefäße in die Lymphknoten. Von dort gelangen die Lymphknoten vorwiegend durch efferente Lymphgefäße und

Ductus thoracicus wieder ins Blut (FORD und GOWANS, 1969; KOTANI et al., 1974).

Im Lymphknoten sind nach funktionellen und morphologischen Gesichtspunkten drei Zonen zu unterscheiden (NOPAJAROONSRI et al., 1971): *Zone 1* umfaßt die lymphatischen Sinus und die Blutgefäße, insbesondere im Bereich des Hilus; sie enthält einige lymphatische Zellen, Plasmazellen und Retikulumzellen in lockerer Anordnung. *Zone 2* entspricht der eigentlichen Lymphknotenrinde und den parakortikalen Anteilen. Es handelt sich hier um die Thymus-abhängige Lymphknotenregion. Kleine Lymphozyten mit morphologischen und funktionellen Kennzeichen des T-Lymphozyten liegen hier dichtgepackt. Durch entsprechenden Antigen-Kontakt werden sie zu großen, Ribosomen-reichen T-Immunoblasten (BROOKS und SIEGEL, 1966; LENNERT et al., 1975; MOE, 1964). *Zone 3* schließlich umfaßt die *Keimzentren*, die sich im wesentlichen aus lymphatischen Zellen der B-Zellreihe zusammensetzen und sich auf Antigenstimulus hin ausdehnen. Aus kleinen lymphatischen Zellen der B-Reihe können sich hier unter der Einwirkung eines Antigens zwei B-Zellarten entwickeln: erstens die für die Keimzentren typischen *Zentroblasten* (= Germinoblasten) und *Zentrozyten* (= Germinozyten); zweitens große Ribosomen- und Ergastoplasma-reiche *B-Immunoblasten*. Zentroblasten und Zentrozyten sind morphologisch gekennzeichnet durch eingebuchtete Kerne mit lockerem Chromatin, das randständig zu Heterochromatin kondensiert ist und Nukleolen deutlich hervortreten läßt. Ihr Zytoplasma ist reich an Ribosomen. Immunoblasten sind sehr groß, die Kerne enthalten Euchromatin, große Nukleolen liegen oft in Nachbarschaft der Kernmembran, das Zytoplasma ist sehr reich an Polyribosomen, Ergastoplasmalamellen nehmen zu, die Zellen scheinen sich zu Plasmazellen differenzieren zu können (LENNERT et al., 1975; LUKES und COLLINS, 1975; MORI et al., 1969; MORI und LENNERT, 1969).

7.2.2. Periphere lymphatische Organe; Milz

Neben ihren vielfältigen hämatologischen Funktionen stellt die Milz ein wichtiges lymphatisches Organ dar. Sie enthält beim jungen erwachsenen Menschen mit etwa 70×10^9 Lymphozyten 15% der gesamten Lymphozytenmenge (TREPEL, 1974). Bei der Maus gehören 40—50% dieser Lymphozyten zur T-Zellreihe, 50—60% zur B-Zellreihe (HUHN et al., 1974 a, b). Als Thymus-abhängig gelten die periarteriolären Regionen der Milz, als nicht-Thymus-abhängig die weiße Pulpa. Die Feinstruktur der Milz und ihrer lymphatischen Anteile wurde ausführlich beschrieben (BURKE und SIMON, 1970; MOORE et al., 1964; CARR, 1970). Mit kombinierter elektronenmikroskopisch-autoradiographischer Methodik konnte in den Keimzentren der Antigen-stimulierten Mäusemilz die Proliferation von zwei großen Lymphozytenformen nachgewiesen werden: Beide Zellarten waren durch Euchromatin-reiche Kerne mit großen Nukleolen ausgezeichnet; bei der einen Zellform war das Zytoplasma reich an Polyribosomen, bei der anderen enthielt es weitere Zellorganellen, auch Ergastoplasma. Kleine Lymphozyten nahmen ^{3}H-Thymidin nicht auf (SWARTZENDRUBER und HANNA, 1965). Neben einer Stätte der Lymphozytenneubildung scheint die Milz ein wichtiger Umschlagplatz für den rezirkulierenden Lymphozytenpool zu sein, mit dessen Hilfe die Lymphozyten des Bluts täglich mehrfach ausgetauscht werden können (TREPEL und SCHICK, 1974).

7.2.3. Ductus thoracicus-Lymphozyten

Wird beim Menschen die Lymphe des Ductus thoracicus aus dem Körper abgeleitet, so läßt sich täglich eine Lymphozytenmenge entfernen, die dem Ein- bis Zweifachen der zirkulierenden Blutlymphozytenzahl entspricht. Der durch Ductus-thoracicus-Drainage zu mobilisierende und somit „leicht austauschbare" Lymphozytenpool ist etwa 15- bis 30mal so groß wie der Pool der zirkulierenden Blutlymphozyten und enthält beim erwachsenen Menschen mit $150-300 \times 10^9$ Zellen die Hälfte des Gesamtlymphozytenbestandes des Körpers. Dieser leicht zu mobilisierende und über den Ductus thoracicus zirkulierende Pool umfaßt den größten Teil der Blutlymphozyten, die meisten Lymphozyten der Lymphknotenrinde und etwa die Hälfte der Lymphozyten der weißen Milzpulpa; dies entspricht der Lokalisation thymusabhängiger T-Lymphozyten in den sekundären lymphatischen Organen (TREPEL und SCHICK, 1974). Es war daher anzunehmen, daß die Zellen der Ductus-thoracicus-Lymphe vorwiegend aus T-Lymphozyten bestehen, was auch durch Marker-Untersuchungen bestätigt wurde (BASTEN et al., 1972). Bei elektronenmikroskopischer Untersuchung setzen sich die Ductus-Lymphozyten bei Nagern (HEBEL und LIEBICH, 1969; WIVEL et al., 1970) und beim Menschen (LIEBICH, 1972; ZUCKER-FRANKLIN, 1963) zu über 95% aus kleinen Lymphozyten mit einem Durchmesser von 5—6,3 µm zusammen. Diese Zellen besitzen meist rundliche Kerne mit einem hohen Anteil an Heterochromatin und mit kleinen Nukleolen; ihr Zytoplasma ist reich an Monoribosomen; nur wenige Zellen enthalten Ergastoplasma, multivesikuläre Körper oder Fibrillenbündel.

7.2.4. Blut-Lymphozyten

Die Elektronenmikroskopie hat fundamentale Fragen der Funktion lymphatischer Zellen nicht klären können. Einteilungsversuche verschiedener Formen von Blutlymphozyten, welche allein auf morphologischen Kriterien beruhten, wurden durch immunhistochemische Methoden überholt (HUHN und STICH, 1969).

Etwa 10% peripherer Lymphozyten enthalten längere *Ergastoplasmazisternen* (ZUCKER-FRANKLIN, 1969); durchschnittlich 2% der Blutlymphozyten gesunder Personen zeigen ausgedehnte Ergastoplasmalamellen, welche einen Großteil des Kerns in mehreren konzentrisch angeordneten Schalen umfassen, und zeigen somit Übergänge zu Blutplasmazellen (Abb. 102) (HUHN, 1968 a).

Strukturen, die gelegentlich im Blutlymphozyten des Gesunden, häufiger bei verschiedenen Erkrankungen zu beobachten sind, sollen im folgenden aufgezählt werden.

Selten bilden beim Gesunden Lymphozyten Verdoppelungen der Kernmembran, die wie eine Tasche Zytoplasma einschließen: sogenannte *Kern-*

taschen (Abb. 103 a). Gelegentlich enthält das Zytoplasma Bündel feiner *Fibrillen*, die meist paranukleär lokalisiert sind (Abb. 103 b). Intrazytoplasmatische Einschlüsse, die aus kleinen *Tubuli* von je 200—300 Å Durchmesser zusammengesetzt sind, finden wir in 1—5% der Blutlymphozyten (HUHN, 1968 b) (Abb. 103 c). Diese Einschlußkörper erreichen einen Durchmesser von 0,7 µm; sie sind nur unvollständig von einer Membran eingeschlossen; meist

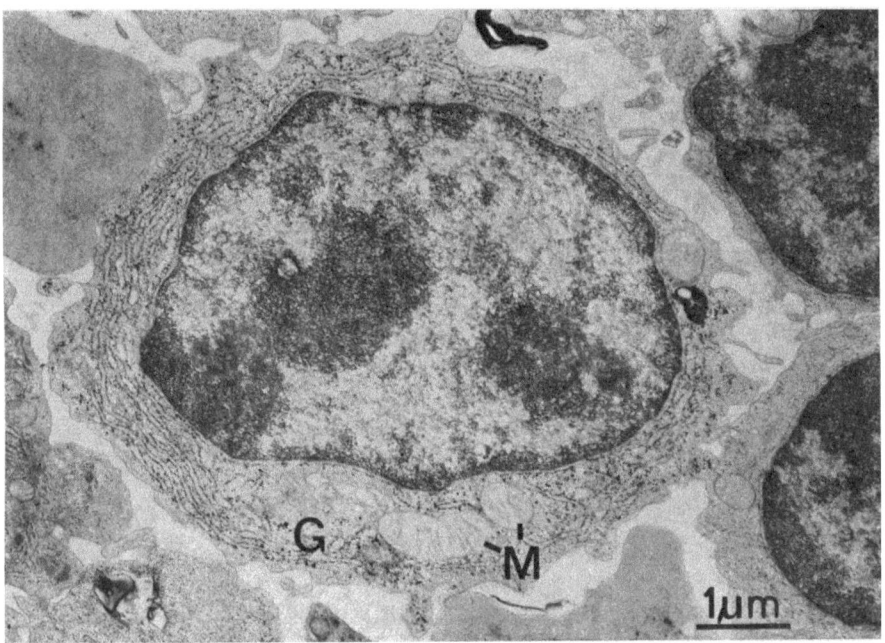

Abb. 102. Plasmazellulärer Lymphozyt aus dem Blut einer gesunden Person. Im Zytoplasma konzentrisch angeordnete Ergastoplasmazisternen; kleines Golgi-Feld (G); einige Mitochondrien (M)

finden sie sich in T-Lymphozyten; sie enthalten Phospholipide und werden gehäuft bei lymphoproliferativen Erkrankungen, bei Virusinfekt und chronischer Polyarthritis gesehen; ihre Bedeutung ist nicht bekannt (BRUNNING und PARKIN, 1975; HOVIG et al., 1968). *Kristalloide Einschlüsse* lassen sich gelegentlich im Zytoplasma des Gesunden (ZUCKER-FRANKLIN, 1969) oder bei Virusinfekt (HUHN und ASAMER, 1973) feststellen (Abb. 104).

7.2.5. T-Lymphozyt

Etwa 80—85% der menschlichen Blutlymphozyten gehören zur Gruppe der T-Lymphozyten (BROWN und GREAVES, 1974; HUBER et al., 1972). Zur Kennzeichnung des T-Lymphozyten wurden insbesondere die folgenden beiden Marker verwendet: Seine Fähigkeit, mit Schafserythrozyten spontan Rosetten zu bilden (BENTWICH et al., 1973; JONDAL et al., 1972); der Nachweis von besonderen Membranantigenen des T-Lymphozyten durch spezifische heterologe Antiseren (BOBROVE et al., 1974; RODT et al., 1975).

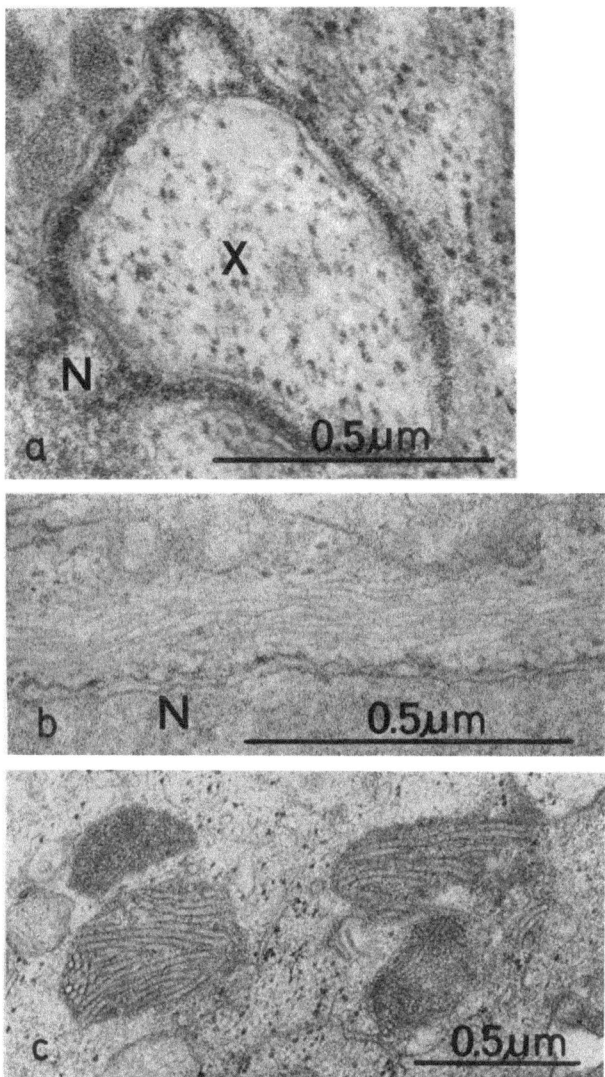

Abb. 103. Seltenere Strukturen aus Lymphozyten gesunder Personen. *a* Eine Doppelung der Kernmembran bildet eine sogenannte „Kerntasche", welche Anteile von Zytoplasma ($\times$) umschließt. *b* In Nachbarschaft des Zellkerns im Zytoplasma ein Bündel feiner Fibrillen; jede einzelne Fibrille hat einen Durchmesser von etwa 100—150 Å. *c* 1—5% der Blutlymphozyten enthalten tubuläre Einschlüsse. Diese Zytosomen sind nur teilweise von einer Membran eingeschlossen; sie erreichen einen Durchmesser von bis zu 0,7 μm und sind aus kleinen Tubuli von 200—300 Å Durchmesser zusammengesetzt; einige dieser tubulären Strukturen enthalten zusätzlich ein feingranuläres Material

Rosettenbildende Lymphozyten können insbesondere dann elektronenmikroskopisch untersucht werden, wenn die Schafserythrozyten mit Neuraminidase vorbehandelt wurden (SEILER et al., 1972): Während die Spezifität der Reaktion und der prozentuale Anteil rosettenbildender Lymphozyten

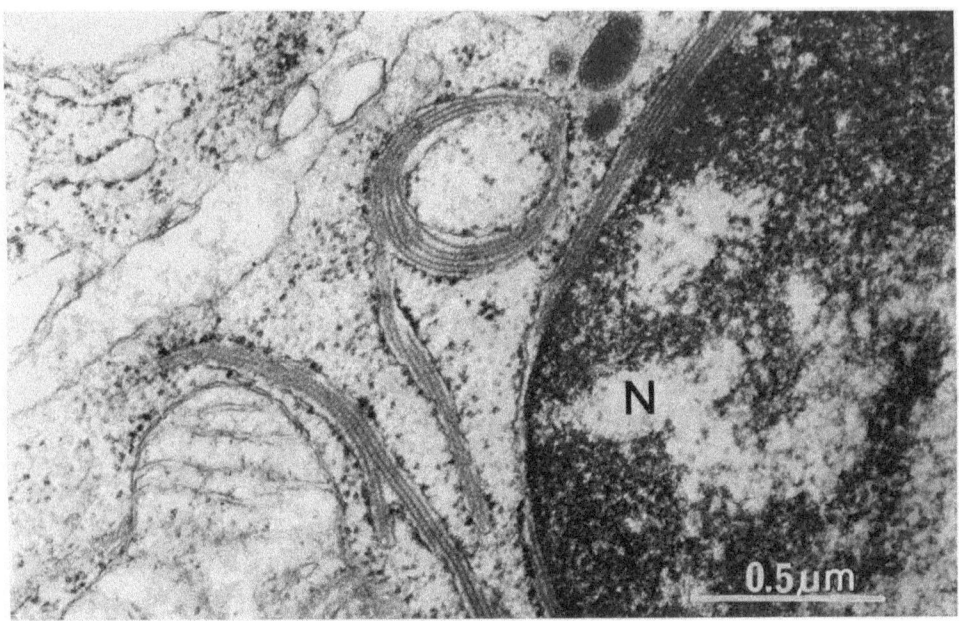

Abb. 104. Lymphozyt aus dem Blut eines Patienten, der an Röteln erkrankt war. Der perinukleäre Spalt und die Ergastoplasmazisternen enthalten Lamellenbündel; die einzelnen Lamellen besitzen einen Durchmesser von etwa 100 Å; der Abstand von Lamelle zu Lamelle beträgt etwa 150 Å

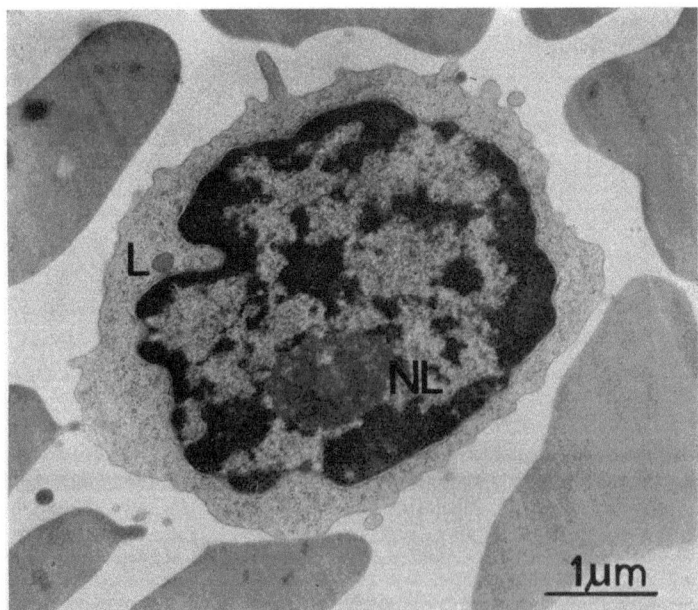

Abb. 105. Kleiner, wenig differenzierter T-Lymphozyt aus dem Blut einer gesunden Person. Rosetten-Bildung mit Neuraminidase-vorbehandelten Schafserythrozyten. Der Kern des Lymphozyten enthält einen deutlichen Nukleolus (NL) und große Anteile von Heterochromatin. Im Zytoplasma Monoribosomen, ein kleines Lysosom (L), sonst wenige Organellen

durch die Maßnahme kaum beeinflußt werden, haften die vorbehandelten Schafserythrozyten fester am T-Lymphozyten und werden durch die elektronenmikroskopischen Präparationsmaßnahmen nicht so leicht abgelöst (Abb. 105).

Der Nachweis des T-Membranantigens läßt sich in der Elektronenmikroskopie durchführen, sofern die verwendeten spezifischen Antiseren mit einem elektronendichten Marker gekoppelt werden. Ferritin ist hierfür wenig ge-

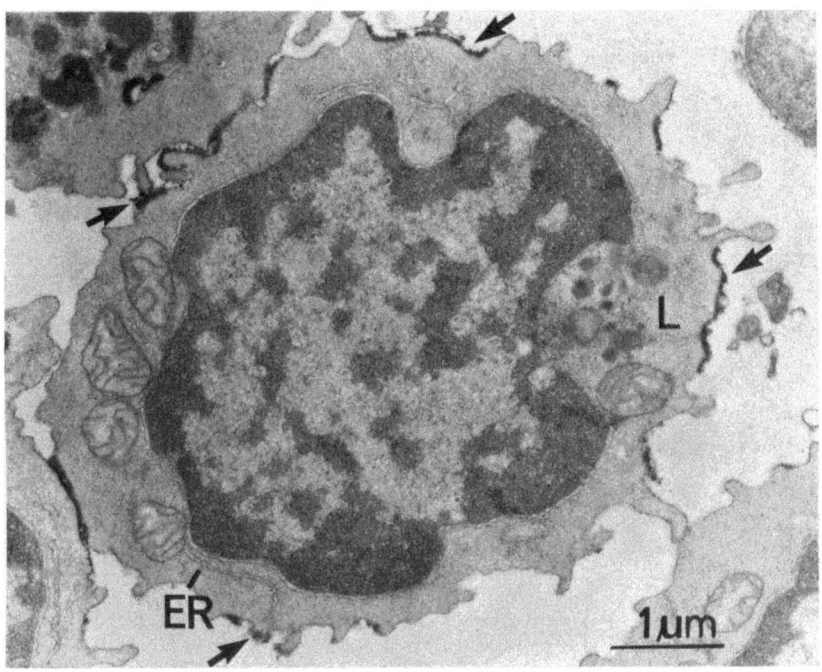

Abb. 106. Größerer Organellen-reicher T-Lymphozyt einer gesunden Person. In der Kernbucht eine Gruppe von Lysosomen (L). Mehrere große Mitochondrien; Ergastoplasmazisternen (ER). Das T-Zell-spezifische Membranantigen ist durch spezifische und mit Peroxidase konjugierte Antikörper markiert worden (Pfeile)

eignet, da es sich auch unspezifisch an Lymphozyten anlagert (STEIDLE und HUHN, 1974). Gut reproduzierbar und relativ einfach zu erzielen sind die Ergebnisse, wenn als Marker *Peroxidase* verwendet wird (AVRAMEAS, 1969 und 1970): Dieses Enzym kann durch Glutaraldehyd mit einem Immunglobulin konjugiert werden; nachdem die Benzidin-Reaktion durchgeführt wurde, ergibt sich ein dunkles, elektronenoptisch sichtbares Reaktionsprodukt, welches die Oberfläche des T-Lymphozyten deutlich sichtbar markiert (HUHN et al., 1974 a und b; MATTER et al., 1972). Im peripheren Blut des Menschen lassen sich zwei Arten von T-Lymphozyten unterscheiden (HUHN et al., 1976): 1. ein kleiner undifferenzierter Lymphozyt (Abb. 105); 2. ein größerer, organellenreicher Lymphozyt, der einige Mitochondrien, meist wenig Ergastoplasma, häufig aber Gruppen von Zytosomen besitzt (Abb. 106).

Die Bildung typischer *Uropoden* wird fast ausschließlich bei T-Lymphozyten beobachtet. Uropoden sind fußartige Ausbuchtungen des Zelleibs, die einen Großteil der Zellorganellen enthalten können. Im Bereich der Abschnürungsstelle des Uropods finden sich Mikrotubuli, die mit intrazytoplasmatischen Bewegungsvorgängen in Verbindung gebracht werden. Die Bedeutung der Uropod-Bildung wird in der Interaktion von Lymphozyten mit Lymphozyten oder von Lymphozyten mit Zielzellen im Rahmen von Abwehrreaktionen der zellulären Immunität vermutet (ROSENSTREICH et al., 1972).

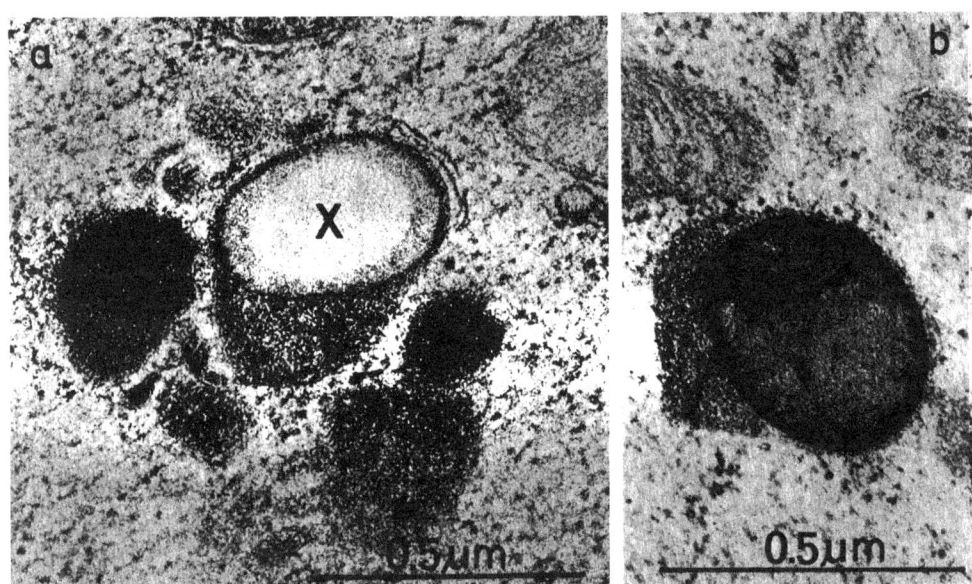

Abb. 107. Lysosomen aus Lymphozyten einer gesunden Person. *a* In der Kernbucht eine Gruppe von Lysosomen, von denen einer einen hellen, homogenen Einschluß enthält (×). Lichtmikroskopisch dürfte dieser Einschluß als „Gall'scher Körper" imponieren. *b* Zytochemischer Nachweis saurer Phosphatase um einen solchen Einschluß herum

Insbesondere T-Lymphozyten sind reich an *Lysosomen*, die meist in einer Gruppe paranukleär angeordnet sind. Diese Organellen enthalten Aktivität saurer Phosphatase; wenn sie eine Größe von etwa 0,3 µm überschreiten, sind sie lichtmikroskopisch als azurophile Granula oder als Gallsche Körper zu erkennen (Abb. 107).

7.2.6. B-Lymphozyt

Die folgenden Marker wurden zur Kennzeichnung des B-Lymphozyten bevorzugt: ein Membranrezeptor für Immunglobulin (PERNIS et al., 1971; UNANUE et al., 1971); ein Rezeptor für Antigen-Antikörper-Komplement-Komplexe (= C_3'-Rezeptor) (BIANCO et al., 1970); ein Rezeptor für das Fc-Stück des Immunoglobulinmoleküls (= Fc-Rezeptor) (BASTEN et al., 1972). Nur B-Lymphozyten besitzen einen Rezeptor für das Epstein-Barr-Virus. Gegen ein B-Lymphozyten-spezifisches Membranantigen konnten bisher zwar bei der Maus (HUHN et al., 1974 b), nicht aber beim Menschen wirklich spezifische heterologe Antiseren gewonnen werden. Der Anteil von B-Lymphozyten im Blut des Gesunden wird, je nach angewandter Methodik, mit 10—20% angegeben (FRØLAND und NATVIG, 1973).

Werden B-Lymphozyten des Menschen durch spezifische und mit Peroxidase konjugierte Antikörper markiert, welche z. B. gegen den Immunglobulinrezeptor ihrer Membran gerichtet sind, so lassen sich — entsprechend dem Differenzierungsgrad der Zellen — verschiedene Formen unterscheiden (HUHN et al., 1976): 1. eine kleine Zelle mit rundlichem Kern, schmalem Zytoplasma-

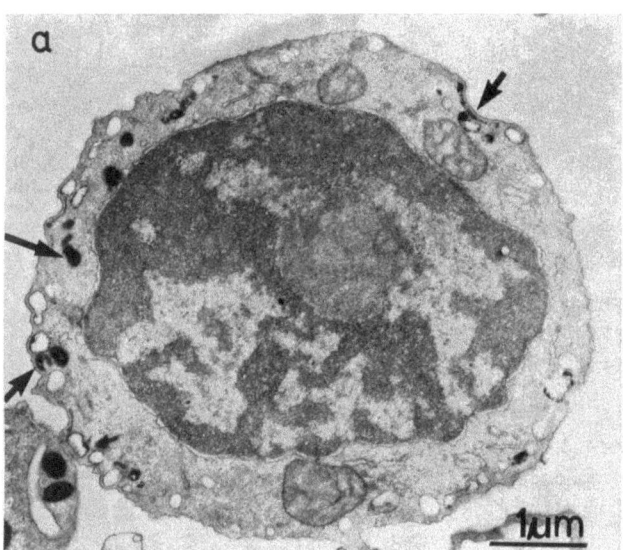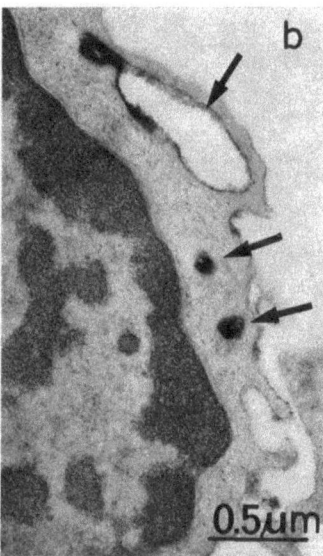

Abb. 108. Großer Organellen-reicher B-Lymphozyt aus dem Blut eines Gesunden. *a* Kern mit großem Nukleolus und reichlich Heterochromatin. Im Zytoplasma große Mitochondrien und einige Ergastoplasmalamellen. Die für den B-Lymphozyten kennzeichnenden Membran-Immunglobuline wurden durch ein spezifisches und mit Peroxidase gekoppeltes Antiserum gekennzeichnet; die so markierten Membrananteile wurden teilweise von der Zelle aufgenommen (Pfeile). *b* Markierte und von der Zelle durch Membraneinstülpungen aufgenommene Membrananteile eines B-Lymphozyten (Pfeile)

saum, wenigen Organellen; 2. eine größere Zelle, reicher an Mitochondrien und an Ergastoplasmalamellen (Abb. 108); 3. eine Blutplasmazelle mit zahlreichen, konzentrisch angeordneten Ergastoplasmalamellen (Abb. 102).

Unfixierte B-Lymphozyten, die mit Peroxidase-konjugierten Antikörpern inkubiert wurden, invaginieren Antikörper-Membran-Komplexe (Abb. 108 *b*). B-Lymphozyten sind besonders reich an Mikrovilli-artigen Membranausstülpungen und lassen sich hierdurch, insbesondere nach Kritischer-Punkt-Trocknung und Betrachtung im Rasterelektronenmikroskop, von T-Lymphozyten unterscheiden (POLLIACK et al., 1973).

Werden die Zellorganellen bei einer großen Anzahl von B-Lymphozyten einerseits und von T-Lymphozyten andererseits pro Zelle ausgezählt, so zeigt sich: T-Lymphozyten sind durchschnittlich reicher an Lysosomen, B-Lymphozyten an Ergastoplasmalamellen (HUHN et al., 1976).

7.2.7. Mischformen von B- und T-Lymphozyten

Der Vollständigkeit halber sollen einige einschränkende Bemerkungen angefügt werden: Durch die weiter oben genannten Zellmarker lassen sich B- und T-Lymphozyten für die meisten Fragestellungen mit hinreichender Genauigkeit kennzeichnen. Dennoch sind die Untersuchungen im Fluß; die mit verschiedenen Markern bestimmten Lymphozytengruppen sind nicht unbedingt identisch bzw. ergänzen sich nicht zu 100%; es gibt Überschneidungen (Übersicht: BENTWICH und KUNKEL, 1973).

a) „Fehlende" Markereigenschaften einer Lymphozytengruppe

Zunehmend häufiger werden Lymphozytenpopulationen beschrieben, die zwar das T-Zell-spezifische Membranantigen, nicht aber die Fähigkeit zur Rosettenbildung besitzen (MILLS et al., 1975). Eine Lymphozytengruppe mit Fc- oder mit Fc- und C'_3-Rezeptor, aber ohne Membran-Immunglobulin und ohne Fähigkeit zur Rosettenbildung wurde nachgewiesen. Möglicherweise handelt es sich hier um Effektorzellen zellgebundener Zytotoxizität (FRØLAND und NATVIG, 1973; PERLMANN et al., 1975). Bei simultaner Doppelmarkierung mit einem B- und einem T-Zell-Marker bleiben einige Lymphozyten unmarkiert; hier könnte es sich um unreife Zellformen handeln, welche ihre spezifischen Membraneigenschaften noch nicht ausbildeten.

b) Gemischte B- und T-Zell-Eigenschaften einer Lymphozytengruppe

Wiederholt wurde bei einer kleinen Untergruppe von T-Lymphozyten (ausgewiesen durch das T-Antigen oder durch die Fähigkeit zur spontanen Rosettenbildung mit Schafserythrozyten) gleichzeitig der Fc-Rezeptor nachgewiesen (BASTEN et al., 1975; DICKLER et al., 1974; WINCHESTER et al., 1975). Es ist noch strittig, ob dieser Lymphozytengruppe eine besondere biologische Bedeutung zukommt (RUBIN und HERTEL-WULFF, 1975). Membran-Immunglobulin wurde auf T-Lymphozyten in geringen Konzentrationen gefunden (GREY et al., 1972). Auch hier ist es strittig, ob es sich um zufällig absorbierte Immunglobuline handelt (HUNT und WILLIAMS, 1974) oder ob diese Globuline eine biologisch wichtige Funktion unterstützen (RIEBER und RIETHMÜLLER, 1974).

7.2.8. Zytochemie

Lymphozyten sind zur oxydativen Phosphorylierung und Glykolyse befähigt. Sie besitzen Enzyme zum Abbau von Kohlehydraten und Fettsäuren sowie verschiedene Hydrolasen (Übersicht PIETSCHMANN, 1972).

Von diagnostischer Bedeutung ist der Nachweis von Polysacchariden durch die *PAS-Reaktion*. Etwa 25% der Blutlymphozyten zeigen eine granuläre PAS-Färbung. Beim PAS-anfärbbaren Material handelt es sich gewöhnlich um Glykogen (MÄHR, 1970), nur bei bereits Immunglobulinsynthetisierenden Zellen („Immunozyten") auch um IgM-Ablagerungen.

Lipide lassen sich mit der Sudan-Schwarz-B-Reaktion im Lymphozyten gewöhnlich nicht nachweisen. In kultivierten und transformierten Lymphozyten traten Vakuolen auf, die mit Neutralfett gefüllt waren (TANAKA und LIDDY, 1966).

7.2. Lymphozyten-Funktion

In der Enzymzytochemie erlangten beim Lymphozyten nur wenige Enzyme praktische Bedeutung. In kombinierten biochemischen und zytochemischen Untersuchungen wurde gezeigt, daß die Granula des Lymphozyten *saure Hydrolasen* (saure Phosphatase) enthalten, somit die Kriterien von Lysosomen erfüllen (Abb. 107 b) (BRITTINGER et al., 1968). Ein anderes lysosomales Enzym des Lymphozyten ist die β-Glukoronidase (LORBACHER et al.,

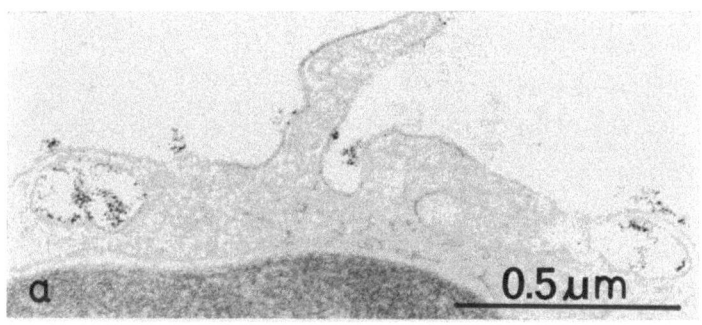

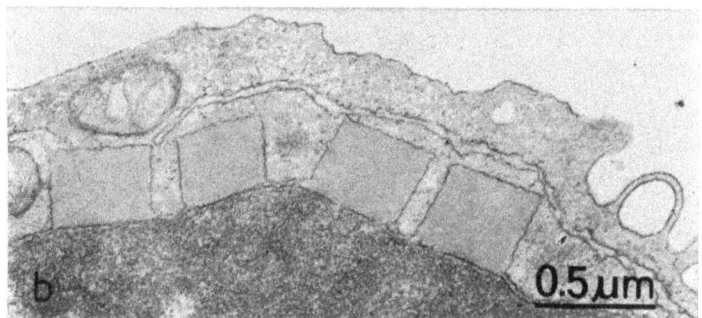

Abb. 109 a. Inkubation normaler menschlicher Lymphozyten in einem Ferritin-haltigen Medium. Die Zellen wurden nach der Inkubation mehrmals in Pufferlösung gewaschen. Dennoch haften Ferritin-Partikel an der Zellmembran und werden durch kleine Membraneinstülpungen aufgenommen

Abb. 109 b. Blutlymphozyt („Immunozyt") eines Patienten mit einer Erkrankung, die klinisch einer chronischen lymphatischen Leukämie entspricht. Im perinukleären Spalt kristalloide Ablagerungen von Immunglobulin

1967). Nahezu 100% der Blutlymphozyten zeigen eine geringe Aktivität unspezifischer Esterasen (KAHN und PLEMENTAS, 1972).

Durch unspezifische Anlagerung kolloidaler Schwermetalle (Eisen, Thorium) läßt sich die Glykokalyx elektronenmikroskopisch sichtbar machen, eine dünne Sialoglykoproteinauflagerung auf der Oberfläche des Lymphozyten (FRIESS und LIEBICH, 1972).

7.2.9. Pinozytose

Der Lymphozyt ist nicht zur Phagozytose größerer Partikel, wohl aber zur pinozytotischen Aufnahme flüssiger oder kolloidaler Stoffe befähigt. Werden Lymphozyten in Ferritin-haltiger Pufferlösung inkubiert, so wird dies temperaturunhabhängig durch kleine Membraneinstülpungen und Vesikel aufgenommen (Abb. 109 a) (STEIDLE und HUHN, 1974). Ähnlich werden Peroxidase-markierte Membranteile von der Zelle invaginiert (Abb. 108 b).

7.2.10. Antikörperbildung

Mit unterschiedlichen Methoden läßt sich die Antikörperbildung lymphatischer Zellen elektronenoptisch nachweisen und die Feinstruktur der Antikörper-synthetisierenden Zelle analysieren.

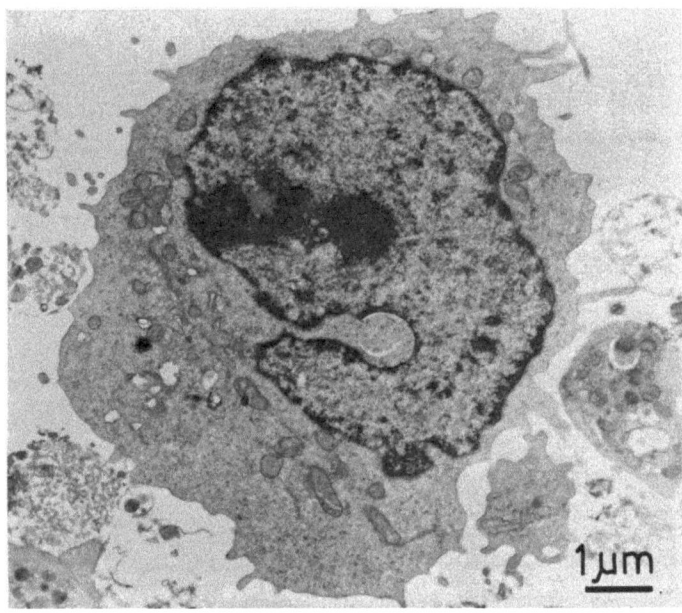

Abb. 110. Menschlicher Lymphozyt nach Stimulation mit Phytohämagglutinin. Der große, gebuchtete Kern enthält fast ausschließlich Euchromatin. Der große Zytoplasmaleib ist reich an Polyribosomen, Mitochondrien, kleinen Vesikeln; er enthält ein großes Golgi-Feld

Mit einer indirekten Methode werden Einzelzellen isoliert und für die elektronenmikroskopische Untersuchung präpariert: Gegen Erythrozyten immunisierte Lymphozyten werden auf einen Erythrozyten-Agar gebracht; Parameter der Antikörperbildung ist der um immunisierte Lymphozyten entstehende Hämolysehof (HUMMELER et al., 1972). Immunhistochemisch lassen sich die intrazellulären Antikörper elegant sichtbar machen, wenn mit Peroxidase immunisiert wurde: Die gegen dieses Enzym gerichteten Antikörper binden in vitro die elektronenoptisch sichtbare Peroxidase (SORDAT et al., 1970). Schließlich fand die elektronenmikroskopische Autoradiographie Anwendung (CLARK, 1966). In seltenen Fällen, meist bei lymphoproliferativen Erkrankungen, kommt es zu intrazytoplasmatischen, innerhalb der Ergastoplasmazisternen oder im perinukleären Spalt lokalisierten Ablagerungen kristalloider Proteine (Abb. 109 b) (HUHN et al., 1975).

Alle diese methodisch unterschiedlichen Untersuchungen zeigen, daß bereits eine kleine, vom üblichen Blutlymphozyten morphologisch nicht abzugrenzende lymphatische Zelle („Immunozyt") zur Antikörperbildung befähigt ist. Diese Zelle differenziert sich sodann zu einer größeren, besonders Ribosomenreichen Zelle, schließlich zur durch ihren Ergastoplasmareichtum ausgezeichneten Plasmazelle.

7.2.11. In-vitro-Transformation

Durch 3- bis 5tägige Inkubation mit pflanzlichen Mitogenen lassen sich Lymphozyten in Kulturen zu Blasten-artigen Zellen transformieren. Diese Transformierbarkeit wurde ein wichtiger Test zur Beurteilung der Lymphozytenfunktion und erbrachte neue Einsichten in die morphologische Wandlungsfähigkeit des Lymphozyten (Übersicht: COHNEN, 1975).

Durch Stimulierung mit Phytohämagglutinin werden wahrscheinlich fast ausschließlich T-Lymphozyten transformiert. Die transformierte Zelle nimmt an Größe zu, der Kern enthält Euchromatin und große Nukleolen; das Zytoplasma wird reich an Organellen, insbesondere an Mitochondrien, Polyribosomen und Lysosomen (Abb. 110) (BIBERFELD, 1971).

Durch Pokeweed-Mitogen lassen sich vermutlich zusätzlich B-Lymphozyten stimulieren: Wir finden in der Zellkultur jetzt zwei Typen transformierter Zellen: Blasten, die denjenigen nach Phytohämagglutinin-Stimulierung gleichen; Zellen mit Ergastoplasma, die sich zu Plasmazellen entwickeln (DOUGLAS, 1973).

Literatur

ABE, K., ITO, T.: Fine structure of small lymphocytes in the thymus of the mouse: Qualitative and quantitative analysis by electron microscopy. Z. Zellforsch. 110, 321 (1970).
AVRAMEAS, S.: Coupling of enzymes to proteins with glutaraldehyde. Use of the conjugates for the detection of antigens and antibodies. Immunochemistry 6, 43 (1969).
AVRAMEAS, S.: Immunoenzyme techniques: Enzymes as markers for the localization of antigens and antibodies. Int. Rev. Cytol. 27, 349 (1970).
BASTEN, A., MILLER, J. F. A. P., SPRENT, J., PYE, J.: A receptor for antibody on B lymphocytes. I. Method of detection and functional significance. J. exp. Med. 135, 610 (1972).
BASTEN, A., WARNER, N. L., MANDEL, T.: A receptor for antibody on B lymphocytes. II. Immunochemical and electron microscopy characteristics. J. exp. Med. 135, 627 (1972).
BASTEN, A., MILLER, J. F. A. P., WARNER, N. L., ABRAHAM, R., CHIA, E., GAMBLE, J.: A subpopulation of T cells bearing Fc receptors. J. Immunol. 115, 1159 (1975).
BEKKUM, D. W. VAN, NOORD, M. J. VAN, MAAT, B., DICKE, K. A.: Attempts at identification of hemopoietic stem cell in mouse. Blood 38, 547 (1971).
BENTWICH, Z., DOUGLAS, S. D., SIEGAL, F. P., KUNKEL, H. G.: Human lymphocyte-sheep erythrocyte rosette formation: Some characteristics of the interaction. Clin. Immunol. Immunopath. 1, 511 (1973).
BENTWICH, Z., KUNKEL, H. G.: Specific properties of human B and T lymphocytes and alterations in disease. Transplant. Rev. 16, 29 (1973).
BIANCO, C., PATRICK, R., NUSSENZWEIG, V.: A population of lymphocytes bearing a membrane receptor for antigen-antibody-complement complexes. I. Separation and characterization. J. exp. Med. 132, 702 (1970).
BIBERFELD, P.: Endocytosis and lysosome formation in blood lymphocytes transformed by phytohemagglutinin. J. Ultrastruct. Res. 37, 41 (1971).
BOBROVE, A. M., STROBER, S., HERZENBERG, L. A., DE PAMPHILIS, J. D.: Identification and quantitation of thymus-derived lymphocytes in human peripheral blood. J. Immunol. 112, 520 (1974).

BRITTINGER, G., HIRSCHHORN, R., DOUGLAS, S. D., WEISSMANN, G.: Studies on lysosomes. XI. Characterization of a hydrolase-rich fraction from human lymphocytes. J. Cell Biol. **37**, 394 (1968).
BROOKS, R. E., SIEGEL, B. V.: Normal human lymph node cells: An electron microscopic study. Blood **27**, 687 (1966).
BROWN, G., GREAVES, M. F.: Cell surface markers for human T and B lymphocytes. Europ. J. Immunol. **4**, 302 (1974).
BRUNNING, R. D., PARKIN, J.: Ultrastructural studies of parallel tubular arrays in human lymphocytes. Amer. J. Path. **78**, 59 (1975).
BURKE, J. S., SIMON, G. T.: Electron microscopy of the spleen. I. Anatomy and microcirculation. Amer. J. Path. **58**, 127 (1970).
CAMPBELL, F. R.: Ultrastructural studies of transmural migration of blood cells in the bone marrow of rats, mice and guinea pigs. Amer. J. Anat. **135**, 521 (1972).
CARR, I.: The fine structure of the mammalian lymphoreticular system. Int. Rev. Cytol. **27**, 283 (1970).
CHAKRAVARTY, A., KUBAI, L., SIDKY, Y., AUERBACH, R.: Ontogeny of thymus cell function. Ann. N. Y. Acad. Sci. **249**, 34 (1975).
CLARK, S. L.: The thymus in mice of strain 129/J, studied with the electron microscope. Amer. J. Anat. **112**, 1 (1963).
CLARK, S. L.: The synthesis and storage of protein by isolated lymphoid cells, examined by autoradiography with the electron microscope. Amer. J. Anat. **119**, 375 (1966).
COHNEN, G.: T- und B-Lymphozyten bei chronischer lymphatischer Leukämie und Lymphogranulomatose. Stuttgart: G. Fischer, 1975.
DE BRYN, P. P. H., MICHELSON, S., THOMAS, T. B.: The migration of blood cells of the bone marrow through the sinusoidal wall. J. Morph. **133**, 417 (1971).
DICKE, K. A., NOORD, M. J. VAN, MAAT, B., SCHAEFER, U. W., BEKKUM, D. W. VAN: Identification of cells in primate bone marrow resembling the hemopoietic stem cell in the mouse. Blood **42**, 195 (1973).
DICKLER, H. B., ADKINSON, N. F. JUN., TERRY, W. D.: Evidence for individual human peripheral blood lymphocytes bearing both B and T cell markers. Nature **247**, 213 (1974).
DOUGLAS, S. D., COHNEN, G., BRITTINGER, G.: Ultrastructural comparison between phytomitogen transformed normal and chronic lymphocytic leukemia lymphocytes. J. Ultrastruct. Res. **44**, 11 (1973).
ELVES, M. E.: The lymphocytes. London: Lloyd-Luke, 1972.
FORD, W. L., GOWANS, J. L.: The traffic of lymphocytes. Sem. Hemat. **6**, 67 (1969).
FRIESS, A. E., LIEBICH, H.-G.: Ultrahistochemische Untersuchungen an der Glykokalyx von Lymphozyten aus dem Ductus thoracicus der Ratte. Z. Zellforsch. **134**, 143 (1972).
FRØLAND, S. S., NATVIG, J. B.: Identification of three different human lymphocyte populations by surface markers. Transplant. Rev. **16**, 114 (1973).
FUKUDA, T.: Undifferentiated mononuclear cell in human embryonic liver; presumptive hematopoietic stem cell. Virchows Arch., Abt. B, Zellpath. **14**, 31 (1973).
GOWANS, J. L., KNIGHT, E. J.: The route of re-circulation of lymphocytes in the rat. Proc. roy. Soc. B. **159**, 257 (1964).
GREY, H. M., KUBO, R. T., CEROTTINI, J.-C.: Thymus-derived (T) cell immunoglobulins. Presence of a receptor site for IgG and absence of large amounts of "buried" Ig determinants on T cells. J. exp. Med. **136**, 1323 (1972).
HAELST, U. VAN: Light and electron microscopic study of the normal and pathological Thymus of the rat. Z. Zellforsch. **80**, 153 (1967).
HEBEL, R., LIEBICH, H.-G.: Elektronenmikroskopische Untersuchungen an kleinen Lymphozyten aus dem Ductus thoracicus der Ratte. Z. Zellforsch. **93**, 232 (1969).
HEINIGER, H. J., RIEDWYL, H., GIGER, H., SORDAT, B., COTTIER, H.: Ultrastructural differences between thymic and lymph node small lymphocytes of mice: Nucleolar size and cytoplasmic volume. Blood **30**, 288 (1967).
HOVIG, T., JEREMIC, M., STAVEM, P.: A new type of inclusion bodies in lymphocytes. Scand. J. Haemat. **5**, 81 (1968).

HUBER, H., MICHLMAYR, G., ASAMER, H., HUBER, CH., BRAUNSTEINER, H.: Die Differenzierung menschlicher Blutlymphocyten mit immunologischen und autoradiographischen Methoden. I. Ergebnisse bei Normalpersonen und bei Patienten mit chronischer Lymphadenose. Klin. Wschr. 50, 504 (1972).

HUDSON, G., YOFFEY, J. M.: The passage of lymphocytes through the sinusoidal endothelium of guinea-pig bone marrow. Proc. roy. Soc. B 165, 486 (1966).

HUHN, D.: Über das Ergastoplasma von Lymphozyten des peripheren Blutes. Dtsch. med. Wschr. 93, 355 (1968).

HUHN, D.: Neue Organelle im peripheren Lymphozyten; Dtsch. med. Wschr. 93, 2099 (1968).

HUHN, D., STICH, W.: Fine structure of blood and bone marrow. An introduction to electron microscopic hematology. München: J. F. Lehmann, 1969.

HUHN, D., ASAMER, H.: Neuartige Einschlüsse im Ergastoplasma peripherer Lymphozyten bei Virusinfekt. Acta haemat. (Basel) 50, 245 (1973).

HUHN, D., RODT, H., THIERFELDER, S.: Immunhistochemische Untersuchungen an T-lymphozyten der Maus. Blut 28, 415 (1974).

HUHN, D., RODT, H., THIERFELDER, S.: Immunhistochemische Untersuchungen an Lymphozyten der Maus. Markierung mit Anti-B-Zell- und Anti-T-Zell-Globulin. Blut 29, 332 (1974).

HUHN, D., THIEL, E., RODT, H.: Immunoglobulin-Ablagerungen in Lymphadenose-Zellen. Klin. Wschr. 53, 317 (1975).

HUHN, D., RODT, H., THIEL, E., FINK, U., RUPPELT, W.: Elektronenmikroskopische immunhistochemische Untersuchungen an menschlichen Lymphozyten. Blut 32, 87 (1976).

HUMMELER, K., HARRIS, T. N., HARRIS, S., FARBER, M. B.: Studies on antibody-producing cells. IV. Ultrastructure of plaque-forming cells of rabbit lymph. J. exp. Med. 135, 491 (1972).

HUNT, S. V., WILLIAMS, A. F.: The origin of cell surface immunoglobulin of marrow-derived and thymus-derived lymphocytes of the rat. J. exp. Med. 139, 479 (1974).

JONDAL, M., HOHN, G., WIGZELL, H.: Surface markers on human T- and B-lymphocytes. I. A large population of lymphocytes forming non-immune rosettes with sheep blood cells. J. exp. Med. 136, 207 (1972).

KAHN, P., PLEMENTAS, H.: Die unspezifische Esteraseaktivität in menschlichen Lymphozyten. In: Der Lymphozyt, S. 53. Wien: Wiener Med. Akad., 1972.

KOTANI, M., NAWA, Y., FUJII, H., FUKUMOTO, R., MIYAMOTO, M., YAMASHITA, A.: Postcapillary venules as the pathway for migrating B lymphocytes. Cell Tissue Res. 152, 67 (1974).

LENNERT, K., STEIN, H., KAISERLING, E.: Cytological and functional criteria for the classification of malignant lymphomata. Brit. J. Cancer 31, 29 (1975).

LIEBICH, H.-G.: Elektronenmikroskopische Untersuchungen an kleinen Lymphocyten aus dem Ductus thoracicus des Menschen. Res. exp. Med. 159, 87 (1972).

LORBACHER, P., YAM, L. T., MITUS, W. J.: Cytochemical demonstration of β-glucuronidase activity in blood and bone marrow cells. J. Histochem. Cytochem. 15, 680 (1967).

LUKES, R. J., COLLINS, R. D.: New approaches to the classification of the lymphomata. Brit. J. Cancer 31, 1 (1975).

MÄHR, G.: Untersuchungen zur Frage der Spezifität der Glykogenfärbung in den Leukozyten. Wien Z. inn. Med. 51, 411 (1970).

MATTER, A., LISOWSKA-BERNSTEIN, B., RYSER, J. E., LAMELIN, J.-P., VASSALLI, P.: Mouse thymus-independent and thymus-derived lymphoid cells. II. Ultrastructural studies. J. exp. Med. 136, 1008 (1972).

MILLER, J. F. A. P.: The thymus and the immune system. Vox. Sang. 20, 481 (1971).

MILLS, B., SEN, L., BORELLA, L.: Reactivity of antihuman thymocyte serum with acute leukemic blasts. J. Immunol. 115, 1038 (1975).

MOE, R. E.: Electron microscopic appearance of the parenchyma of lymph nodes. Amer. J. Anat. 114, 341 (1964).

MOORE, R. D., MUMAW, V. G., SCHOENBERG, M. D.: The structure of the spleen and its functional implications. Exp. molec. Path. 3, 31 (1964).

Mori, Y., Lennert, K.: Electron microscopic atlas of lymph node cytology and pathology. Berlin-Heidelberg-New York: Springer, 1969.
Mori, M., Ishii, Y., Onoé, T.: Studies on the germinal center I. Ultrastructural study of germinal centers in human lymph nodes with correspondence to the zonal differentiation. J. Reticuloendothel. Soc. **6**, 140 (1969).
Murray, R. G., Murray, A., Pizzo, A.: The fine structure of the thymocytes of young rats. Anat. Rec. **151**, 17 (1965).
Nopajaroonsri, Ch., Luk, Sh. C., Simon, G. T.: Ultrastructure of the normal lymph node. Amer. J. Path. **65**, 1 (1971).
Nossal, G. J. V., Ada, G. L.: Antigens, lymphoid cells, and the immune response. New York-London: Academic Press, 1971.
Nowell, P. C., Hirsch, B. E., Fox, D. H., Wilson, D. G.: Evidence for the existence of multipotential lympho-hematopoietic stem cells in the adult rat. J. cell. Physiol. **75**, 151 (1970).
Osmond, D. G., Miller, S. C., Yoshida, Y.: Kinetic and haemopoietic properties of lymphoid cells in the bone marrow. In: Ciba foundation symposium 13 haemopoietic stem cells, p. 131. Amsterdam-London-New York: Elsevier Associated Scientific Publishers, 1973.
Perlmann, P., Perlmann, H., Müller-Eberhard, H. J.: Cytolytic lymphocytic cells with complement receptor in human blood. Induction of cytolysis by IgG antibody but not by target cell-bound C 3. J. exp. Med. **141**, 287 (1975).
Pernis, B., Forni, L., Amante, L.: Immunoglobulins as cell receptors. Ann. N.Y. Acad. Sci. **190**, 420 (1971).
Pietschmann, H.: Zytochemie der Lymphozyten. In: Der Lymphozyt, S. 43. Wien: Wiener Med. Akad., 1972.
Polliack, A., Lampen, N., Clarkson, B. D., Harven, E. De: Identification of human B and T lymphocytes by scanning electron microscopy. J. exp. Med. **138**, 607 (1973).
Rieber, E. P., Riethmüller, G.: Surface immunoglobulin on thymus cells. I. Increased immunogenicity of heterologus anti-Ig bound to thymus cells. Z. Immun-Forsch. **147**, 262 (1974).
Rodt, H., Thierfelder, S., Thiel, E., Götze, D., Netzel, B., Huhn, D., Eulitz, M.: Identification and quantitation of human T-cell antigen by antisera from antibodies cross-reacting with hemopoietic progenitors and other blood cells. Immunogenetics **2**, 411 (1975).
Rosenstreich, D. L., Shevach, E., Green, I., Rosenthal, A. S.: The uropod-bearing lymphocyte of the guinea pig. J. exp. Med. **135**, 1937 (1972).
Rosse, C.: Lymphocyte production and life-span in the bone marrow of the guinea pig. Blood **38**, 372 (1971).
Rubin, B., Hertel-Wulff, B.: Biological significance of Fc receptor-bearing cells among activated T lymphocytes. Scand. J. Immunol. **4**, 451 (1975).
Rubinstein, A. S., Trobaugh, F. E., Jr.: Ultrastructure of presumptive hematopoietic stem cells. Blood **42**, 61 (1973).
Ryser, J.-E., Vassalli, P.: Mouse bone marrow lymphocytes and their differentiation. J. Immunol. **113**, 719 (1974).
Sanel, F. Th.: Ultrastructure of differentiating cells during thymus histogenesis. A light and electron microscopic study of epithelial and lymphoid cell differentiation during thymus histogenesis in C 57 black mice. Z. Zellforsch. **83**, 8 (1967).
Seiler, F. R., Sedlacek, H. H., Kanzy, E. J., Lang, W., Über die Brauchbarkeit immunologischer Nachweismethoden zur Differenzierung funktionell verschiedener Lymphozyten: Spontanrosetten, Komplementrezeptor-Rosetten und Immunglobulinrezeptoren. Behring. Inst. Mitt. **52**, 26 (1972).
Sordat, B., Sordat, M., Hess, M. W., Stoner, R. D., Cottier, H.: Specific antibody within lymphoid germinal center cells of mice after primary immunization with horse radish peroxidase: A light and electron microscopic study. J. exp. Med. **131**, 77 (1970).
Steidle, Ch., Huhn, D.: Elektronenmikroskopische Untersuchungen zur Phagocytose von Blutlymphocyten. Res. exp. Med. **163**, 155 (1974).
Swartzendruber, D. C., Hanna, M. G.: Electron microscopic autoradiography of germinal center cells in mouse spleen. J. Cell. Biol. **25**, 109 (1965).

TANAKA, Y., LIDDY, T. J.: Lipids and acid phosphatase in cultured lymphocytes of peripheral blood. Lab. Invest. 15, 455 (1966).
TREPEL, F.: Number and distribution of lymphocytes in man. A critical analysis. Klin. Wschr. 52, 511 (1974).
TREPEL, F., SCHICK, P.: Dynamik im lymphatischen Zellsystem. Med. Klin. 70, 581 (1975).
UNANUE, E. R., GREY, H. M., RABELLINO, E., CAMPBELL, P., SCHMITKE, J.: Immunoglobulins on the surface of lymphocytes. II. The bone marrow as the main source of lymphocytes with detectable surface-bound immunoglobulin. J. exp. Med. 133, 1188 (1971).
WEISS, L.: Transmural cellular passage in vascular sinues of rat bone marrow. Blood 36, 189 (1970).
WINCHESTER, R. J., FU, S. M., HOFFMAN, T., KUNKEL, H. G.: IgG on lymphocyte surfaces; technical problems and the significance of a third cell population. J. Immunol. 114, 1210 (1975).
WIVEL, N. A., MANDEL, M. A., ASOFSKY, R. M.: Ultrastructural study of thoracic duct lymphocytes of mice. Amer. J. Anat. 128, 57 (1970).
YOFFEY, J. M.: Stem cell role of the lymphocyte—transitional cell (LT) compartment. In: Ciba foundation symposium 13 haemopoietic stem cells, pp. 5. Amsterdam-London-New York: Elsevier Associated Scientific Publishers, 1973.
ZUCKER-FRANKLIN, D.: The ultrastructure of lymphocytes. Sem. Hemat. 6, 4 (1969).
ZUCKER-FRANKLIN, D.: The ultrastructure of cells in human thoracic duct lymph. J. Ultrastruct. Res. 9, 325 (1963).

7.3. Pathologische Veränderungen

7.3.1. Die Lymphogranulomatose im elektronenmikroskopischen Bild

Von

H. E. Schaefer, Köln

Die ultrastrukturelle Erforschung der Lymphogranulomatose steht in einer besonderen Abhängigkeit von histogenetischen Prämissen. Während die meisten Tumor- und Leukämiearten durch mehr oder weniger homogene neoplastische Zellpopulationen gekennzeichnet sind, deren Feinstruktur schon bei der Untersuchung weniger Zellen oder eng begrenzter Gewebsareale analysierbar ist, sind sowohl die licht- als auch die elektronenmikroskopischen Aspekte des Lymphogranuloms von derart verwirrender Vielfalt, daß jede paradigmatische Bilddokumentation Stückwerk bleiben muß. Auch wenn man das Feld der Betrachtung auf die Ultrastruktur der pathognomonischen Hodgkin- und Sternberg-Zellen einschränkt, beinhaltet deren histogenetische Abkunft eine kardinale Problematik.

Selbst unter der Annahme der heute allgemein akzeptierten Vorstellung, daß sich Sternbergsche (Riesen)zellen fließend aus mononukleären Hodgkin-Zellen entwickeln, ergibt sich eine zweifache Fragestellung zur Histogenese dieser Zellen: 1. Stellen Hodgkin- und Sternberg-Zellen eine Tumorzellpopulation mit selbständiger Reduplikationsfähigkeit dar (Homoioplasie), oder findet während der Ausbreitung der Lymphogranulomatose eine beständige Transformation von Zellen des lymphatischen Gewebes zu Hodgkin-Zellen statt (Heteroplasie)? 2. Von welcher Zellart haben sich Hodgkin- und Sternberg-Zellen auch im Falle einer erwiesenen oder postulierten homoioplastischen Proliferationsweise ursprünglich abgeleitet?

Die erste Frage findet in der Literatur eine kontroverse Beantwortung. Die wohl ältere, offensichtlich durch den Eindruck der besonderen zytologischen Vielfalt des Lymphogranuloms geprägte Meinung ist in prononciertester Form zuletzt von LENNERT (1953) formuliert worden: Zwar sei eine mitotische Vermehrung spezifischer Lymphogranulomzellen offensichtlich, zusätzlich sollen sich aber Hodgkin-Zellen heteroplastisch aus kleinen undifferenzierten Retikulumzellen bilden. Auch unter Berücksichtigung des modernen Konzeptes heterogener und funktionell differenter Retikulumzellen, denen nicht mehr die früher zugedachte Stammzellrolle zukommt, bleibt die Tatsache bestehen, daß diese Vorstellung mit objektiven Beobachtungen, nämlich mit lichtmikroskopisch unmittelbar sichtbaren Übergängen zwischen indifferenten Retikulumzellen (oder Zellen, die heute anders benannt sein mögen) und Hodgkin-Zellen begründet worden ist. Auch Elektronenmikroskopiker haben Übergänge zwischen Reed-Sternberg-Zellen und Retikulumzellen erwähnt (FRAJOLA et al., 1958; GIGANTE et al., 1961; OGAWA, 1962; BERNHARD und LEPLUS, 1964). Dabei weisen die mitgeteilten Befunde allerdings nicht unbedingt in die Richtung einer kleinen, undifferenzierten Retikulumzelle. Vielmehr sollen sich von der Sternberg-Zelle Übergänge zur differenzierten großen (auch phagozytierenden) Retikulumzelle (ANDRE et al., 1955; MORI und LENNERT, 1966; BESSIS, 1972), zum Makrophagen (CARR, 1973, 1975; KAY und KADIN, 1975) sowie bei der nodulär sklerosierenden Lymphogranulomatose auch zur Epitheloidzelle (MORI und LENNERT, 1966) ergeben. Leider wird nicht immer klar definiert, ob solche Übergänge Anzeichen für eine sich ständig neu vollziehenden Heteroplasie sind oder ob sie bloß Ähnlichkeiten zwischen einer proliferationsdynamisch autonomen, neoplastischen Zellpopulation und histogenetisch verwandten, jedoch nicht neoplastischen Zellen ausdrücken.

In einem grundsätzlichen Gegensatz hierzu steht das besonders von MOESCHLIN et al. (1950) entwickelte Konzept, daß Hodgkin- und Sternberg-Zellen quasi homoioplastisch autoreproduktive Tumorzellen darstellen, die nach Art einer Neoplasma dissolutum wachsen und eine granulomatöse Entzündungsreaktion des betroffenen lymphatischen Gewebes auslösen. Diese Ansicht stellt letztlich nur eine zytologisch begründete Rückkehr zu der an sich alten, aber vorübergehend verlassenen Auffassung dar, daß nämlich der Morbus Hodgkin eine echte Tumorerkrankung („hartes Lymphosarkom") darstelle (LANGHANS, 1872).

Welche dieser beiden Möglichkeiten auch immer richtig sein mag, in jedem Fall wird die Interpretation elektronenmikroskopischer Befunde entscheidend berührt, da nicht eindeutig differenzierte „atypische" Zellformen entweder als intermediäre Vorläufer von spezifischen Lymphogranulomzellen oder als nicht neoplastische Zellen der granulomatösen Entzündungsreaktion aufzufassen sind.

Sieht man die Hodgkin- und Sternberg-Zellen im Sinne von MOESCHLIN et al. (1950) als Tumorzellen an, so stellt sich nicht minder die Frage nach deren histogenetischer Abkunft. Abgesehen von den mehr historisch interessanten Ableitungen vom Retikuloepithel des Thymus (THOMSON, 1955) oder von Megakaryoblasten (MEDLAR, 1931) ist der histogenetische Ausgangspunkt von den bereits zitierten Autoren entweder im retikulohistiozytären Zellsystem im weitesten Sinne oder aber bei den Lymphozyten vermutet worden.

Die Abstammung vom retikulohistiozytären Zellsystem ist nicht nur mit den im Rahmen der Heteroplasie angeblich fließenden Übergängen begründet worden. So weist CARR (1975) auf elektronenmikroskopisch nachweisbare dichte (lysosomale) Granula sowie auf aktinartige zytoplasmatische Mikrofibrillen hin, wie sie auch bei Makrophagen auftreten. Rasterelektronenmikroskopische Untersuchungen lassen eine gerunzelte Oberflächenstruktur der Reed-Sternberg-Zellen wie bei histiozytären Makrophagen erkennen (KAY und KADIN, 1975). Der elektronenmikroskopische Nachweis, fraglich lysosomaler Granula in Reed-Sternberg-Zellen, schien zunächst eine gewisse Bestätigung durch den lichtmikroskopisch zytochemischen Nachweis entsprechender Enzyme (saure Phosphatase, unspezifische Esterase) in solchen Zellen durch BRAUNSTEIN et al. (1962) gefunden zu haben, ein Befund, der jedoch von DORFMAN (1961) nicht bestätigt wurde und der sich auch nicht mit unseren eigenen Erfahrungen an zytochemischen Ausstrichpräparaten deckt. Es erscheint durchaus fraglich, ob die gelegentlich elektronenmikroskopisch zu beobachtenden dichten Granula zur essentiellen Ausstattung der Hodgkin- und Sternberg-Zellen zählen. In diesem Zusammenhang verdient die Feststellung von BRAUNSTEINER et al. (1957) Beachtung, daß sich bei fünf untersuchten Lymphogranulomatosefällen jeweils 20% der untersuchten Sternberg-Zellen durch einen geringen Gehalt an Ribosomen und eine größere Häufigkeit von 2000 bis 3000 Å großen Granula von der Mehrzahl der Sternberg-Zellen unterscheiden. Solche Beobachtungen erwecken den Verdacht, daß diese besonderen Sternberg-Zellen eher histiozytäre Zellelemente oder Epitheloidzellen darstellen könnten. Tatsächlich ist die sichere Abgrenzung der Hodgkin- und Sternberg-Zellen von großen Histiozyten, Retikulumzellen oder Epitheloidzellen im elektronenmikroskopischen Ultradünnschnitt, der ja häufig nur bedingt repräsentative Zellanschnitte enthält, oft schwieriger als im wesentlich dickeren lichtmikroskopischen Schnittpräparat oder gar im Ausstrichpräparat, welches stets den Überblick über die gesamte Zelle gewährt. Diese Schwierigkeit der elektronenmikroskopischen Bildanalyse kann zwar theoretisch durch eine Untersuchung von Serienschnitten wettgemacht werden. Eine solche Serienschnittuntersuchung wird sich aber aus verständlichen Gründen stets auf wenige Zellindividuen beschränken müssen und erscheint daher gerade beim zellulär ganz inhomogenen Lymphogranulom kaum praktikabel. — Die besonders von CARR (1973, 1975) zugunsten der retikulohistiozytären Histogenese der Hodgkin- und Sternberg-Zellen ins Feld geführten zytoplasmatischen Mikrofibrillen stellen zwar eine typische Ausrüstung von Monozyten und anderen retikulohistiozytären Zellformen dar und sind auch verschiedentlich in Hodgkin- und/oder Sternberg-Zellen beschrieben worden (BERNHARD und LEPLUS 1964, MORI und LENNERT 1969); in unserem Untersuchungsgut treten derartige Formationen inkonstant in Zellen auf, die keineswegs immer eindeutig der Population der Hodgkin- und Sternberg-Zellen zugeordnet werden können. Vor allem aber ist die Verbreitung intrazytoplasmatischer Mikrofibrillen nicht auf das retikulohistiozytäre Zellsystem beschränkt (Übersicht bei SCHAEFER, 1975); Mikrofibrillen können sich insbesondere auch im Rahmen der blastenförmigen Transformation in Lymphozytenmischkulturen bilden (PARKER et al., 1967).

In der jüngeren Literatur wird zunehmend eine lymphozytäre Abkunft diskutiert. Dabei stützen sich die Argumente einerseits auf immunzytologische Ergebnisse. Besonders aber haben DORFMAN et al. (1973) und AZAR (1975) auf die große ultrastrukturelle Ähnlichkeit zwischen Hodgkin-Zellen und Immunoblasten hingewiesen. Die Möglichkeit einer lymphozytären Abkunft der Hodgkin- und Sternberg-Zellen wird auch indirekt durch die Beobachtung unterstützt, daß bei infektiöser Mononukleose im Rahmen der blastären Transformation von Lymphozyten Zellformen auftreten können, die — ohne allerdings von typischen granulomatösen Veränderungen begleitet zu sein — von Reed-Sternberg-Zellen rein zytologisch nicht zu unterscheiden sind (LUKES et al., 1969; AGLIOZZO und REINGOLD, 1971; TINDLE et al., 1972). Auch LENNERT (1953) hat darauf hingewiesen, daß die heteroplastisch aus der kleinen undifferenzierten Retikulumzelle entstehende Hodgkin-Zelle morphologisch eine pathologische Variante des sogenannten Makrolymphozyten darstelle, zumal beide Zellen über ein stark basophiles Zytoplasma verfügen. — Dieser aktuelle Trend zugunsten einer lymphozytären Abkunft der Hodgkin-Zelle stellt übrigens eine (unbewußte?) Rückkehr zu den Anschauungen von FLEISCHHACKER und KLIMA dar, die bereits 1937 mit einer im wesentlichen gleichartigen, lichtmikroskopisch zytologisch begründeten Argumentation die spezifischen Lymphogranulomatosezellen von Lymphozyten abgeleitet und in diesem Zusammenhang auch auf die Analogie der beim Drüsenfieber zu beobachtenden zytologischen Phänomene hingewiesen haben.

Nimmt man die lymphozytäre Abkunft der Hodgkin- und Sternberg-Zellen als gegeben an, so stellt sich die Frage, ob Elemente des B- oder T-Zellsystems maligne entartet sind. Dieser Frage geht eine Reihe immunzytologischer Untersuchungen nach, die freilich zu vollkommen kontroversen Ergebnissen gelangt sind (Übersicht bei SCHAEFER, 1975). Eine genauere Darstellung dieses Komplexes erübrigt sich, da derartige Untersuchungen gegenwärtig noch im Fluß sind. Grundsätzlich erscheint es jedoch nicht ausgeschlossen, daß an den heute zu unterscheidenden vier histologischen Haupttypen der Lymphogranulomatose (LUKES et al., 1966 b) ihrer histogenetischen Natur nach verschiedenartige neoplastische Zellen beteiligt sind. So scheinen insbesondere die sogenannten Lakunenzellen bei der nodulär-sklerosierenden Lymphogranulomatose sowohl lichtmikroskopisch (LUKES et al., 1966 a; STRUM et al., 1970) als auch elektronenmikroskopisch (DORFMAN, 1973) eine gewisse Individualität zu besitzen, die sie von Hodgkin- und Sternberg-Zellen der übrigen Lymphogranulomtypen unterscheidet. In dieser Situation ist es unumgänglich, Angaben zur elektronenmikroskopischen Struktur von Hodgkin- und

---

Abb. 111. Entwicklungsstadien von Hodgkin-Zellen bei Lymphogranulomatose vom Mischtyp. Übergroße Nukleolen (*NL*) mit ausgeprägter Nukleolonemastruktur. Von *a* nach *b* zunehmende Chromatinverdichtung des Kernes (*N*) begleitet von fortschreitender Untergliederung durch Invaginationen (*I*). Das Zytoplasma enthält reichlich (Poly)ribosomen und bei *b* Mitochondrien (*M*) mit aufgelockerter Matrix. Vergr.: 7800fach

7.3. Pathologische Veränderungen

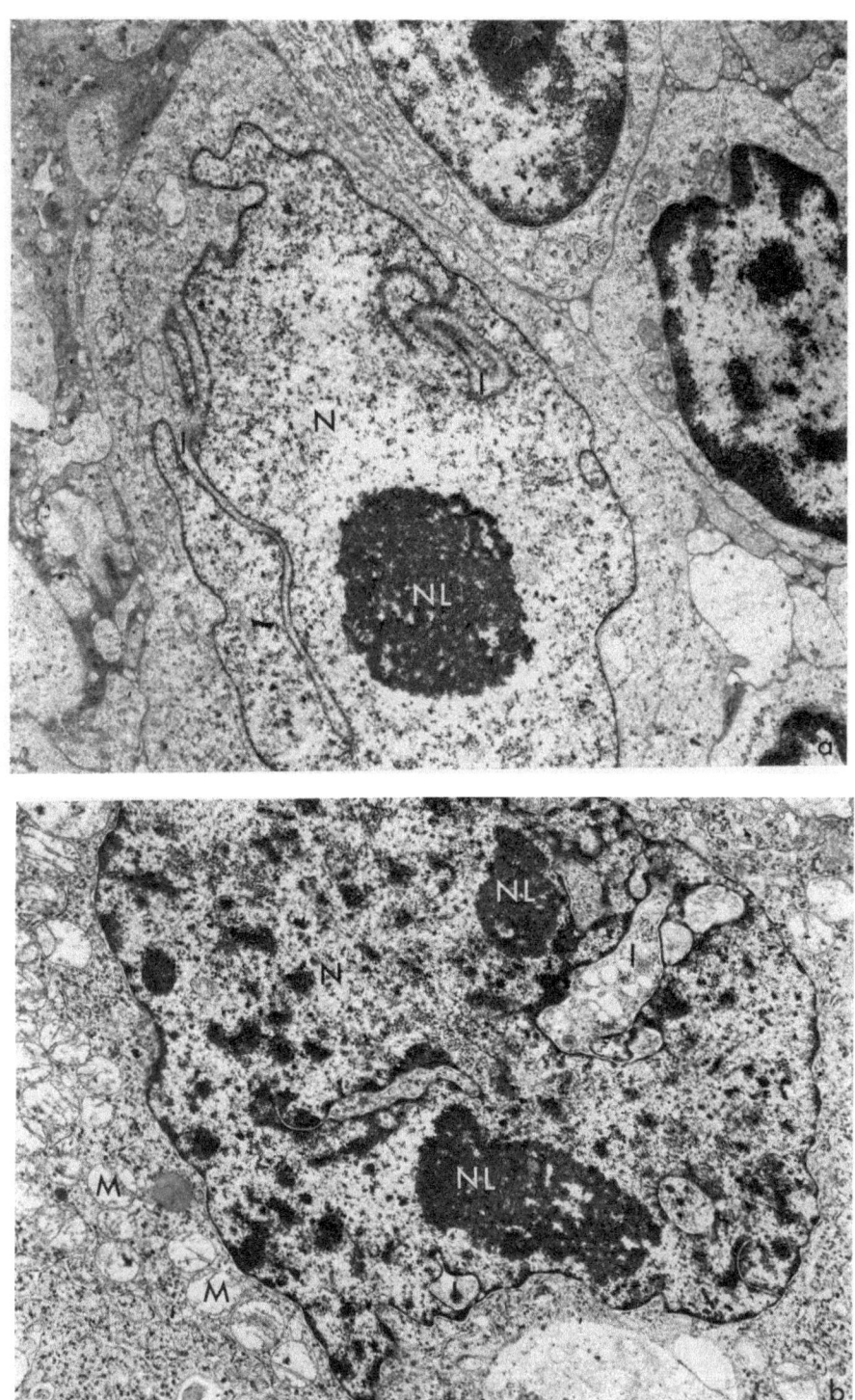

Abb. 111

Sternberg-Zellen stets auf den tatsächlich untersuchten histologischen Lymphogranulomtyp zu beziehen, zumal grundsätzlich mit dem histologischen Typ korrelierte Differenzen in der Ultrastruktur dieser Zellen nicht ausgeschlossen werden können. Möglicherweise beruht ein großer Teil der bisher aufgetretenen Widersprüche auf der Inhomogenität des untersuchten Materials. Von neueren elektronenmikroskopischen Arbeiten (nach 1973) abgesehen, finden sich in den älteren Mitteilungen nur bei Ogawa (1962) —Hodgkin-Sarkom — sowie bei Mori und Lennert (1969) — Lymphogranulomatose vom Mischtyp, nodulär-sklerosierende sowie epitheloidzellige Form — Angaben zur histologischen Standortbestimmung. Auch fehlen meist Angaben über die Art der vorangegangenen Behandlung. Dieser Mangel wiegt um so schwerer, als bereits lichtmikroskopisch Therapiefolgen offenbar sind. Die folgende Bilddokumentation von Hodgkin- und Sternberg-Zellen bezieht sich daher ausschließlich auf Lymphknotenproben unbehandelter Lymphogranulomatosefälle, die anläßlich der primären Diagnosestellung gewonnen wurden. An dieser Stelle sei besonders der guten Zusammenarbeit mit Herrn Dr. Chr. Uhlmann, Hals-Nasen-Ohren-Klinik der Universität zu Köln (Direktor: Prof. Dr. Dr. F. Wustrow) gedacht, dem der größte Teil des vorliegenden Materials zu verdanken ist. Die vorliegende Bilddokumentation beschränkt sich dabei auf die in unserem Kollektiv am häufigsten beobachteten Lymphogranulomatoseformen, nämlich die Lymphogranulomatose vom Mischtyp und die nodulär-sklerosierende Form.

Ähnlich wie bei den anderen Formen, ist auch bei der *Lymphogranulomatose vom Mischtyp* eine kontinuierliche Entwicklung von frühen Stadien der Hodgkin-Zelle bis zur im Spätstadium deutlich regressiv veränderten Sternbergschen Riesenzelle nachweisbar. Am Anfang dieser Entwicklung steht eine einkernige Hodgkin-Zelle, deren Kern durch eine außerordentlich lockere Chromatinstruktur gekennzeichnet ist. Schon in diesem frühen Stadium zeigt die Kernoberfläche auffällige Invaginationen, die sich bei der weiteren Entwicklung verstärken. Von Anfang an tritt ein sehr großer Nukleolus mit deutlicher Nukleolonema-Struktur in Erscheinung. Nukleolus-assoziiertes Chromatin fehlt weitgehend (Abb. 111 a). Noch im Stadium der mononukleären Hodgkin-Zelle kommt es zu einer zunehmenden Untergliederung des Kernes durch Invaginationen, die in Querschnitten als scheinbar allseitig vom Kern umgebene Zytoplasmaeinschlüsse imponieren. Vor allem organisiert sich zunehmend innerhalb des Nukleoplasma ein grobschollig verteiltes Heterochromatin, welches eine nur verhältnismäßig geringe Tendenz zur marginalen Kondensation zeigt (Abb. 111 b). Der Eindruck der Mehrkernigkeit bei fortschreitender Entwicklung zur Sternbergschen Riesenzelle hängt teil-

---

Abb. 112. Entwicklungsstadien von Sternberg-Zellen bei Lymphogranulomatose vom Mischtyp. *a* Ausgeprägte Lobulierung des Kernes (*N*) mit kompakterem Nukleolus (*NL*). Dichte Ribosomengranulierung des Zytoplasma mit Einschluß einzelner Lipidvakuolen (Pfeile); Vergr.: 4000fach. *b* Ausschnittvergrößerung aus einer Zelle (Übersicht links oben) mit extremer Segmentierung des relativ chromatindichten Kernes (*N*). Sackförmige Erweiterung eines vorwiegend glatten endoplasmatischen Retikulum (*ER*) als weiteres Zeichen der Regression. Vergr.: 20 000fach

7.3. Pathologische Veränderungen

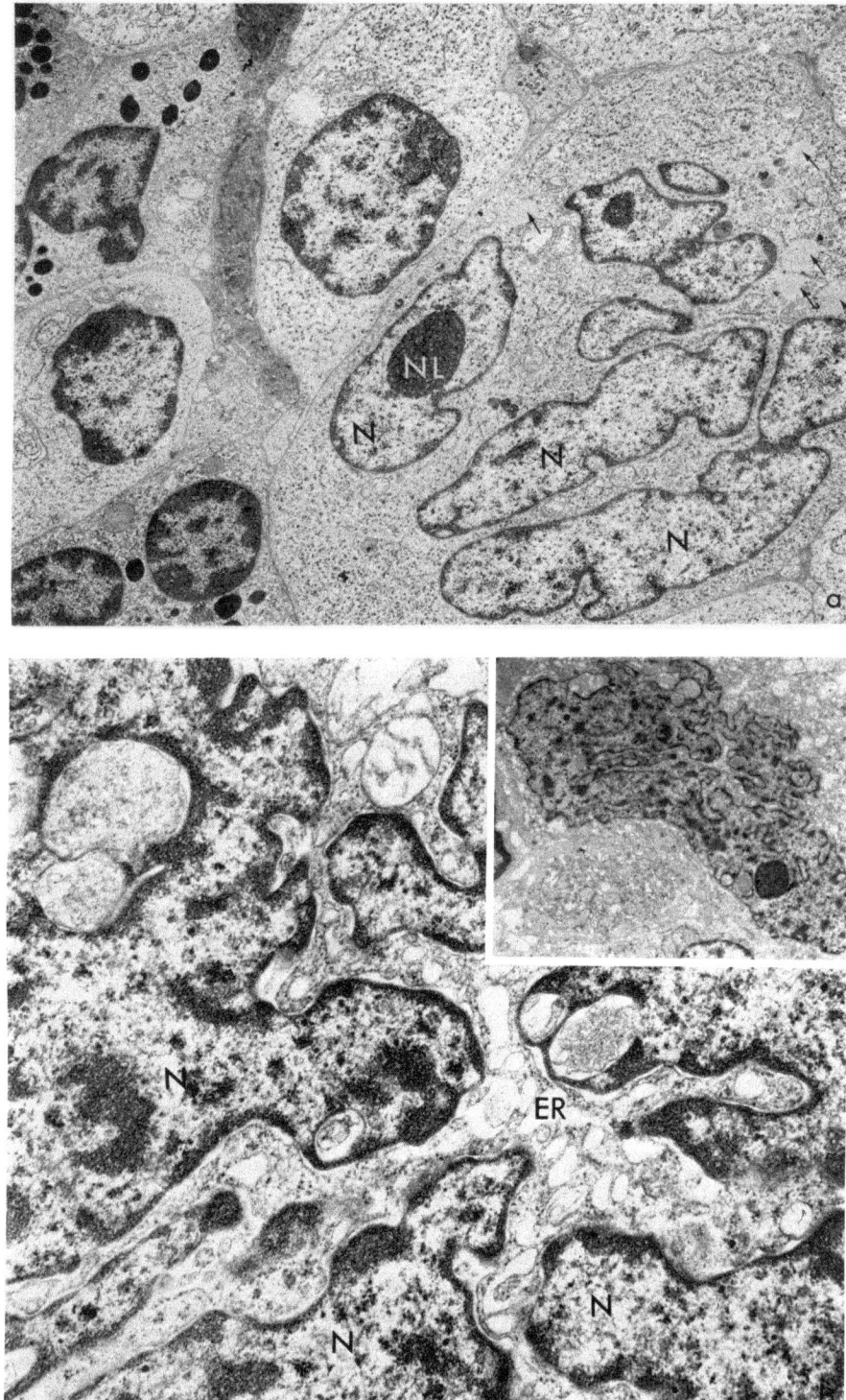

Abb. 112

weise unmittelbar mit einer bald feinlappigen (Abb. 112 b), bald groblappigen (Abb. 112 a) Segmentierung zusammen. Dabei lassen sich zwischen einzelnen Kernsegmenten häufig verbindende Chromatinbrücken nachweisen, die allerdings in den jeweils gegebenen Schnittebenen nicht immer sichtbar sind. Diese Hyperlobulierung trägt teilweise zum lichtmikroskopischen Eindruck der Mehrkernigkeit bei, worauf insbesondere AZAR (1975) hingewiesen hat. Allerdings kommt auch echte Mehrkernigkeit vor. Deren Existenz ist insbesondere von MOESCHLIN et al. (1950) lichtmikroskopisch ausdrücklich beschrieben worden. Der elektronenmikroskopische Nachweis echter Mehrkernigkeit ist theoretisch nur bei Ausschluß von Kernbrücken durch eine restlose Zerlegung der zu untersuchenden Zelle in stufenlose Ultradünnschnitte möglich. Eine andere Nachweismöglichkeit ergibt sich durch die freilich seltene Koexistenz von mitotischen und ruhenden Kernen in ein und derselben Zelle. Ein solches Phänomen demonstriert Abb. 113 a: Eine nur teilweise im Bild erfaßte Sternbergsche Riesenzelle enthält außer einem großnukleolären Interphasekern einen weiteren Kern in Mitose mit deutlich abgrenzbaren Chromosomen, die stellenweise von kurzen Rudimenten der perinukleären Zysterne gesäumt sind. Ein derartiger Befund ist nur erklärbar, wenn tatsächlich Sternbergsche Riesenzellen vorkommen, die unabhängige und nicht mit Brücken untereinander verbundene Kerne besitzen. Offenbar können derartige Kerne asynchron in Mitose gehen.

MOESCHLIN et al. (1950) hatten ursprünglich die Entstehung der mehrkernigen Sternberg-Zellen durch Kernteilungen bei ausbleibender Zytoplasmateilung erklärt und als Beweis auf die meist gerade Anzahl der Kerne in solchen Zellen hingewiesen, ein Umstand, der sich mit synchroner Kernteilung erklären läßt. Allerdings hat LENNERT (1953) auch Sternbergsche Riesenzellen mit ungerader Kernzahl beschrieben. Die in Abb. 113 a nachgewiesene asynchrone Kernteilung beweist nicht nur die Existenz tatsächlich getrennter Kerne, sondern erklärt die Möglichkeit ungerader Kernzahlen, welche aus asynchronen Kernteilungen resultieren. Parallelen ergeben sich aus der experimentellen Zellbiologie. Durch Inhibition der Zytokinese durch Cytochalasin B in Fibroblastenkulturen entstehenden Riesenzellen, deren Kernzahl geradzahlig ist, solange synchrone Mitosen ablaufen; bei Alterung solcher Zellen treten Kernteilungen jedoch zunehmend asynchron auf, so daß schließlich ungerade Kernzahlen entstehen (KRISHAN und CHAUDHURI, 1969).

Wahrscheinlich ist auch bei den Sternbergschen Riesenzellen die mitotische Asynchronie Ausdruck einer insgesamt abnehmenden Mitosebereitschaft. Tatsächlich werden elektronenmikroskopisch die meisten Mitosen bei mononukleären Hodgkin-Zellen beobachtet. Auch die autoradiographisch nachweis-

---

Abb. 113. Lymphogranulomatose vom Mischtyp. *a* Asynchrone Mitose einer Sternbergschen Riesenzelle. Außer Interphasekernen (*N*) mit einem übergroßen Nukleolus (*NL*) befindet sich ein weiterer Kern in Mitose: deutlich demarkierte Chromosomen (*CH*) von Fragmenten der perinukleären Cisterne (Pfeile) teilweise gesäumt. Vergr. 10 000fach. *b* Plump villöse Oberfläche einer Sternberg-Zelle, deren Zytoplasma außer geschwollenen Mitochondrien (*M*) und einigen endoplasmatischen Zisternen zahlreiche Ribosomenrosetten (Pfeile) enthält.
Vergr.: 24 000fach

7.3. Pathologische Veränderungen

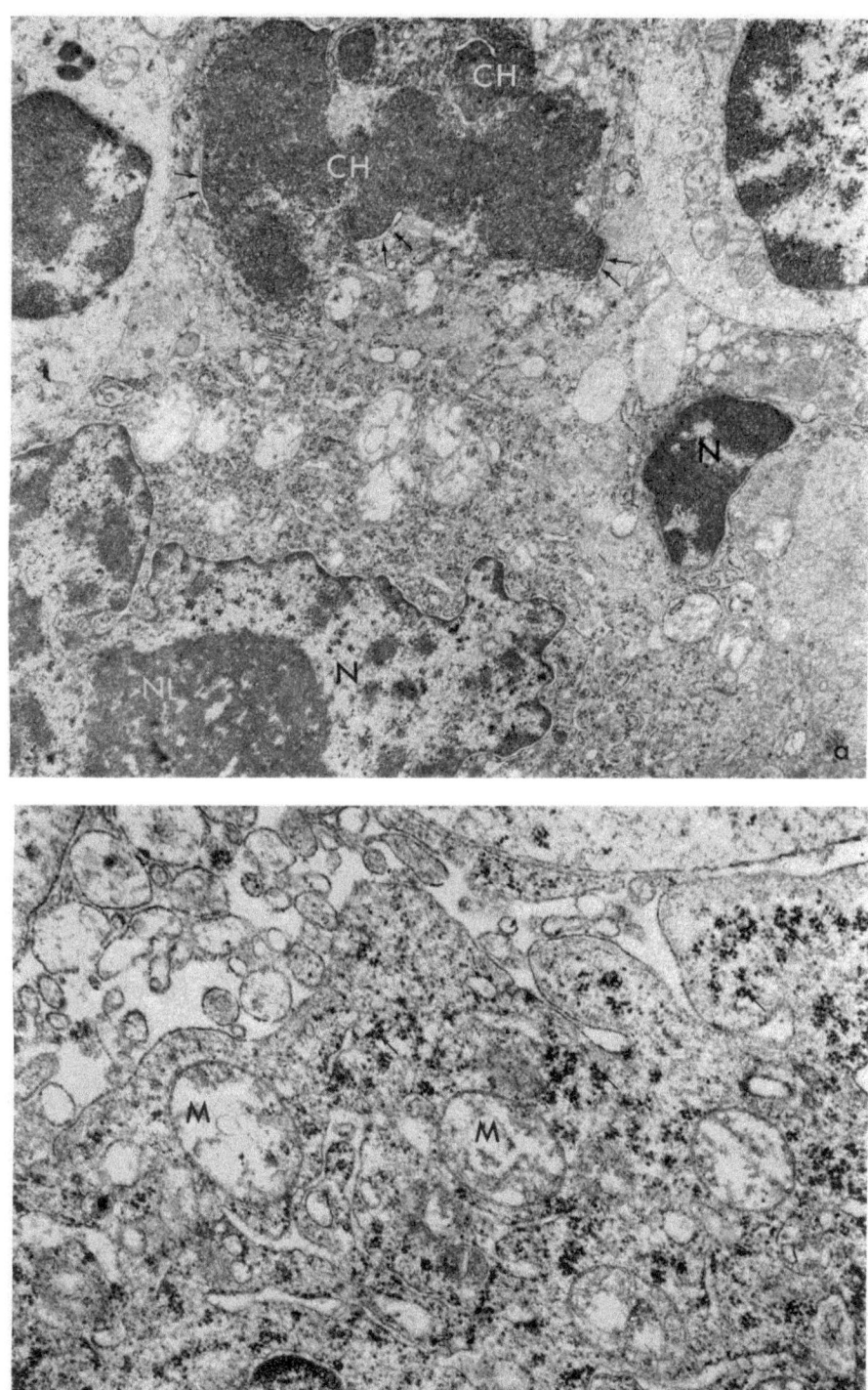

Abb. 113

bare DNS-Synthese nimmt von der Hodgkin-Zelle bis zur Sternbergschen Riesenzelle offenbar kontinuierlich ab (AZAR 1975). Die Seneszenz der Sternberg-Zellen im Terminalstadium findet ihren sichtbaren Ausdruck in einer schließlich extremen, durch Invaginationen der Oberfläche bedingten Zergliederung des Kernes verbunden mit zunehmender Chromatinverdichtung (Abb. 112 b).

Das Zytoplasma der Hodgkin-Zelle sowie der frühen Sternberg-Zelle zeichnet sich durch einen hohen Gehalt an Polyribosomen und freien Ribosomen aus (Abb. 113 b). Daneben ist ein nicht sehr stark betontes endoplasmatisches Retikulum entwickelt, das bei alternden Zellformen auch zu einer sackartigen Dilatation neigt. Dieses Retikulum entspricht vorwiegend dem glatten Typ, wobei allerdings durch eine meist nur geringe Assoziation von Ribosomen auch Übergänge zu mehr rauhen Formen vorkommen. Bei geeigneter Schnittführung ist ein nicht besonders großer Golgi-Apparat nachweisbar. Dichte, lysosomenartige Granula stellen eher eine Ausnahme dar und bilden gemeinsam mit gelegentlichen Lipidvakuolen eine Ausstattung eher der alternden Zellen (Abb. 112 a). Die Zelloberfläche der Hodgkin-Zellen und der jüngeren Sternberg-Zellen ist überwiegend glatt. Es kommen jedoch besonders reifere Sternberg-Zellen vor, die eine sehr plumpe, unregelmäßig villöse Strukturierung im Schnittprofil entwickeln (Abb. 113 b). Es muß offenbleiben, ob solche Formationen mit den von KAY und KADIN (1975) rasterelektronenmikroskopisch beschriebenen lamellenförmigen Oberflächenstrukturen korrelieren oder ob nicht einfach regressiv bedingte Runzelbildungen schrumpfender Zellen vorliegen. Mitochondrien sind meist paranukleär in Gruppen dicht zusammen gelagert, ihre Matrix ist häufig aufgelockert, Cristae sind zum Teil unterentwickelt.

Bei der *nodulär-sklerosierenden Form der Lymphogranulomatose* treten grundsätzlich ähnliche Kern- und Zytoplasmastrukturen in Erscheinung. Freilich sind die Nukleolen sowohl in den Stadien früher Hodgkin-Zellen als auch später weniger prominent entwickelt. Bei geringerer Zergliederung wirken die einzelnen Kernindividuen plumper (Abb. 114 a—b). Besonders die frühen Stadien mononukleärer Hodgkin-Zellen sind bei der nodulär-sklerosierenden Form durch einen außerordentlich großen Reichtum an Polyribosomen ausgezeichnet, während das endoplasmatische Retikulum gering entwickelt ist. Zahlreich treten auch in unbehandelten Fällen Zellnekrosen spontan auf (Abb. 115 a—c). Dabei handelt es sich zum Teil um nekrobiotische Veränderungen, die mit so weitgehenden Alterationen der Kernstruktur verbunden sind, daß die zytologische Diagnose Hodgkin- oder Sternberg-Zelle oft nur noch approximativ (Abb. 115 a) gestellt werden kann. Das Zytoplasma

---

Abb. 114. Lymphogranulomatose vom nodulär-sklerosierenden Typ. *a* Hodgkin-Zelle mit besonders dichter Granulierung des Zytoplasma durch Polyribosomen. Beginnende Invagination (*I*) des Kernes. Vergr.: 10 000. *b* Übergang Hodgkin/Sternberg-Zelle. Nukleolus (*NL*) im Vergleich zum Mischtyp (vergl. Abb. 111) weniger prominent. Beginnende Sequestration eines Autophagosom (Pfeile). Im Vergleich zu benachbarten Zellen (Lymphozyten) außerordentlich transparentes (hydropisches) Zytoplasma (daher Schrumpfung bei Paraffineinbettung mit Bildung sogenannter Lakunenzelle!). Vergr. 4000fach

7.3. Pathologische Veränderungen

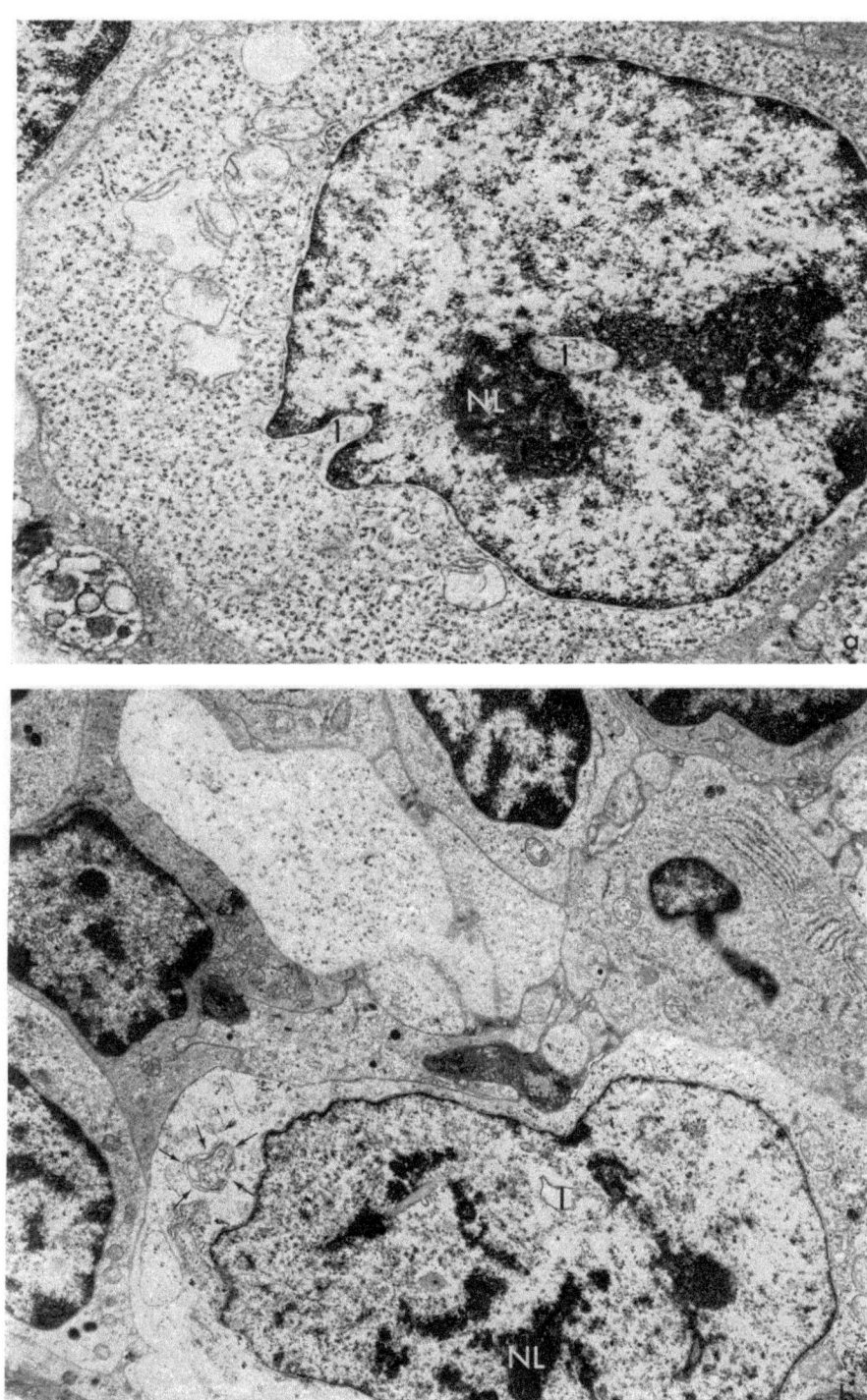

Abb. 114

nekrobiotischer Zellelemente enthält häufig polymorphe, meist dichte und membranbegrenzte Zytoplasmaeinschlüsse teils in der Gestalt von Myelinfiguren.

Wahrscheinlich handelt es sich vorwiegend um autophagozytäre Residuen, kaum aber um primäre lysosomale Granula. Solche Inklusionen können identisch sein mit versilberbaren, granulären Einschlüssen, wie sie JACKSON und PARKER (1947) in Sternbergschen Riesenzellen beschrieben haben. Insgesamt muß die Häufigkeit nekrobiotischer Zellveränderungen bei der nodulär-sklerosierenden Form hervorgehoben werden. Möglicherweise drückt dieses Phänomen in Entsprechung zu der relativ günstigen Prognose dieses Lymphogranulomatosetypes eine gewisse Tendenz zur Selbstbegrenzung des proliferativen Prozesses aus.

Versucht man auf Grund der dargestellten morphologischen Daten eine Antwort auf die offenen histogenetischen Fragen, so läßt die ultrastrukturelle Organisation des Zytoplasmas, besonders der mononukleären Hodgkin-Zellen mit ihrem außerordentlichen Ribosomen-Reichtum, in erster Linie Parallelen zum Immunoblasten erkennen. Auch die Grundzüge der Kernstruktur in diesem Stadium weist analoge Differenzierungen auf, ein Bild, das sich durch die während der „Reifung" eintretenden bizarren Deformitäten zunehmend verfremdet. Freilich stellen reicher zytoplasmatischer Ribosomengehalt und leptochrome, großnukleoläre Kernstruktur kein Privileg der lymphozytären Zellreihe dar. Auch zur Beantwortung der Frage nach einer möglichen heteroplastischen Entstehung der Hodgkin-Zellen aus kleinen Lymphozyten können elektronenmikroskopische Ergebnisse zwar Argumente, aber keine Beweise liefern. Zugunsten der ausschließlich homoioplastischen, autoreproduktiven Proliferation von Hodgkin- und Sternberg-Zellen spricht die Beobachtung, daß unmittelbar an Hodgkin- oder Sternberg-Zellen meist kleine oder mittelgroße Lymphozyten angrenzen, die keine direkten Übergänge zu den pathologischen Zellen erkennen lassen. Solche fehlenden Übergänge zwischen benachbarten Zellen sind schwerlich mit einer kontinuierlichen Entwicklung kleiner Lymphozyten zu Hodgkin-Zellen vereinbar. Freilich läßt sich gegen diese Überlegung einwenden, daß auch die sicher durch mitotische Teilung auseinander hervorgehenden Hodgkin- und Sternberg-Zellen meist in gewissen Abständen und eben nicht in zusammenhängenden Tumorzellgruppen angeordnet sind. Das Problem bleibt — soweit es mit rein morphologischen Methoden überhaupt anzugehen ist — insofern offen.

Die ultrastrukturelle Erforschung der Lymphogranulomatose ist längst nicht abgeschlossen. Die geringe Anzahl neuerer Untersuchungen ist erstaun-

---

Abb. 115. Lymphogranulomatose vom nodulär-sklerosierenden Typ mit unterschiedlichen Degenerations- und Nekroseformen mutmaßlicher Hodgkin- und Sternberg-Zellen. *a* Beginnende Nekrose eines Kernes (*N*) umgeben von aufgetriebener perinukleärer Zisterne (C) und homogenisiertem Zytoplasma. Vergr.: 6000fach. *b* Zellregression mit polymorphen, z. T. membranbegrenzten dichten Zytoplasmaeinschlüssen (Pfeile). Kern (*N*) mit großem Nukleolus (*NL*) noch erhalten. Vergr.: 10 000fach. *c* Koagulierte Totalnekrose umgeben vom hellen Zytoplasma eines Phagozyten. Die ehemalige Lokalisation des Nukleolus (*NL*) ist innerhalb der Residuen des verdichteten Kernes (*N*) noch angedeutet. Vergr. 10 000fach

7.3. Pathologische Veränderungen

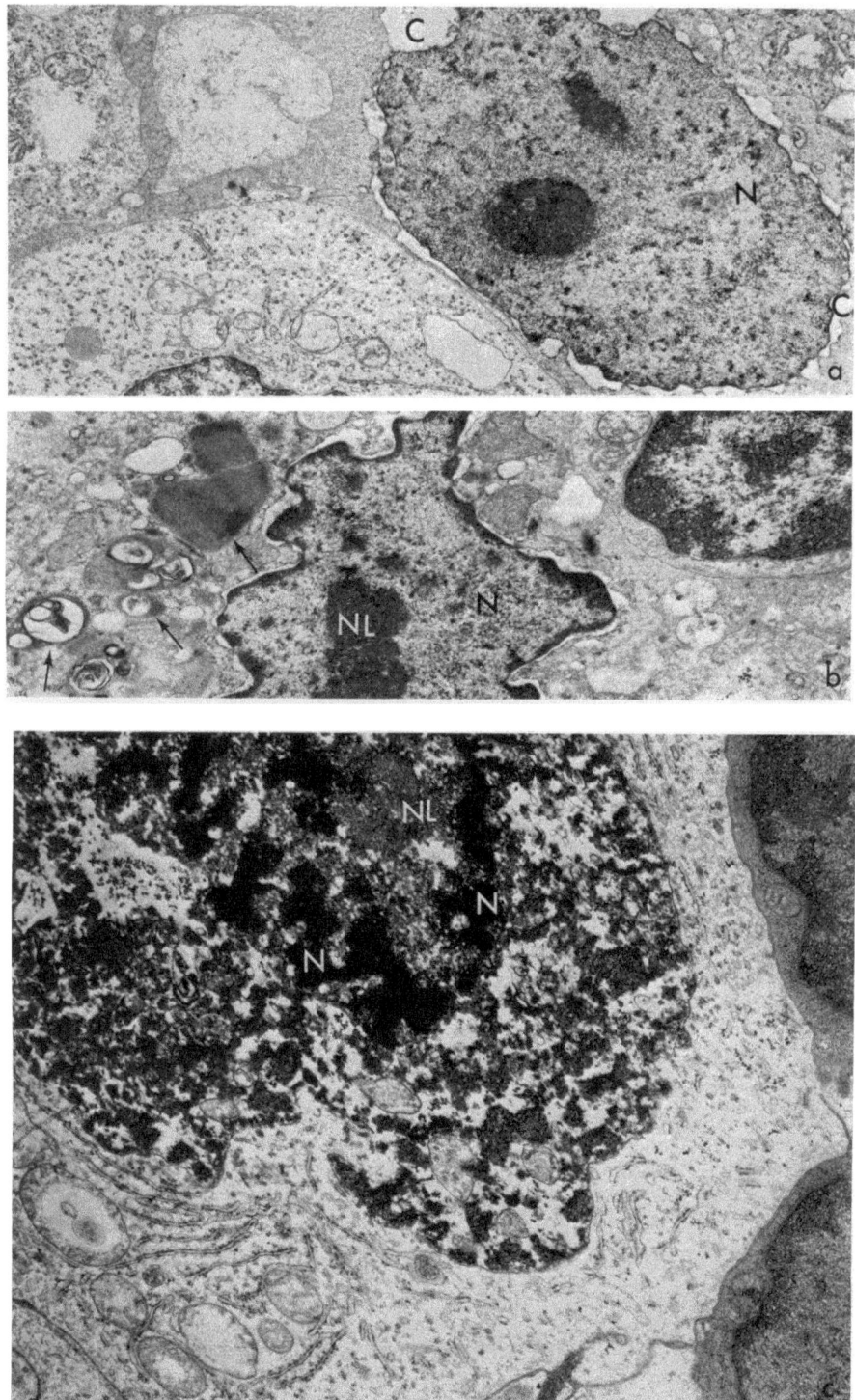

Abb. 115

lich, zumal sich die zahlreicheren älteren Arbeiten ausschließlich der OsO$_4$-Fixierung bedient haben, die besonders die Kernstrukturen schlecht konserviert. Vor allem erscheinen selektiv auf definierte histologische Typen der Lymphogranulomatose bezogene elektronenmikroskopische Untersuchungen notwendig.

Literatur

AGLIOZZO, C. M., REINGOLD, I. M.: Infectious mononucleosis simulating Hodkin's disease: A patient with Reed-Sternberg cells. Amer. J. clin. Path. **56**, 730—735 (1971).

ANDRE, R., DREYFUS, B., BESSIS, M.: La ponction ganglionnaire dans la maladie de Hodgkin examinée au microscope électronique. Presse med. **63**, 967—970 (1955).

AZAR, H. A.: Significance of the Reed-Sternberg cell. Human Path. **6**, 479—484 (1975).

BERNHARD, W., LEPLUS, R.: Structure fine du ganglion humain normal et malin. Paris: Gauthier-Villars, 1964.

BESSIS, M.: Cellules du sang normal et pathologiques. Paris: Masson et Cie., 1972.

BRAUNSTEIN, H., FREIMAN, D. G., THOMAS, W.: A histochemical study of the enzymatic activity of lymph nodes. III. Granulomatous and primary neoplastic conditions of lymphoid tissue. Cancer **15**, 139—152 (1962).

BRAUNSTEINER, H., FELLINGER, K., PAKESCH, F.: Electron microscopic investigations on sections from lymph nodes and bone marrow in malignant blood disease. Blood **12**, 278—294 (1957).

CARR, I.: The macrophage. A review of ultrastructure and function. London: Academic Press, 1973.

CARR, I.: Ultrastructure of malignant reticulum and Reed-Sternberg cells. Lancet **I**, 926 (1975).

DORFMAN, R. F.: Enzyme histochemistry of the cells in Hodkin's disease and allied disorders. Nature **190**, 925—926 (1961).

DORFMAN, R. F., RICE, D. F., MITCHELL, A. D., KEMPSON, R. L., LEVINE, G.: Ultrastructural studies of Hodgkin's disease. Nat. Cancer Inst. Monogr. **36**, 221—238 (1973).

FLEISCHHACKER, H., KLIMA, R.: Zellbilder von Lymphknotenpunktaten und ihre diagnostische Verwertbarkeit. Münchner med. Wschr. **17**, 661—664 (1937).

FRAJOLA, W. J., GREIDER, M. H., BOURONCLE, B. A.: Cytology of the Sternberg-Reed cell as revealed by the electron microscope. Ann. N.Y. Acad. Sci. **73/1**, 221—236 (1958).

GIGANTE, D., MAROTTA, U., TOMASSINI, N.: Osservazioni al microscopio elettronico di linfonodi in condizioni normali e patologiche (leucemia linfoide cronica, granuloma maligno e linfosarcoma). Rend. dell'Ist. sup. di Sanità **24**, 128—138 (1961).

KAY, M. M. B., KADIN, M.: Surface characteristics of Hodgkin's cells. Lancet **I**, 748—749 (1975).

KRISHAN, A., CHAUDHURI, R. R.: Asynchrony of nuclear development in cytochalasin induced multinucleate cells. J. Cell Biol. **43**, 618—621 (1969).

LANGHANS, TH.: Das maligne Lymphosarkom (Pseudoleukämie). Virchows Arch. **54**, 509—537 (1872).

LENNERT, K.: Histologische Studien zur Lymphogranulomatose. I. Die Cytologie der Lymphogranulomzellen. Frankfurter Zschr. Path. **64**, 209—234 (1953).

LUKES, R. J., BUTLER, J. J.: The pathology and nomenclature of Hodgkin's disease. Cancer Res. **26**, 1063—1081 (1966).

LUKES, R. J., CRAVER, L. F., HALL, T. C., RAPPAPORT, H., RUBEN, P.: Report of the nomenclature comittee. Cancer Res. **26**, 1311 (1966).

LUKES, R. J., TINDLE, B. H., PARKER, J. W.: Reed-Sternberg-like cells in infectious mononucleosis. Lancet **II**, 1003—1004 (1969).

MEDLAR, E. M.: Interpretation of the nature of Hodgkin's disease. Amer. J. Path. **7**, 499—514 (1931).

MOESCHLIN, S., SCHWARZ, E., WANG, H.: Die Hodgkin-Zellen als Tumorzellen. Schweiz. med. Wschr. **41**, 1103—1112 (1950).

MORI, Y., LENNERT, K.,: Electron microscopic atlas of lymph node cytology and pathology. Berlin-Heidelberg-New York: Springer, 1969.

OGAWA, K.: Elektronenoptische Untersuchungen bei einem Fall von sogenanntem Hodgkin-Sarkom. Frankfurter Zschr. Path. 71, 677—693 (1962).
PARKER, J. W., WAKASA, J., LUKES, R. J.: Cytoplasmic fibrils in mixed lymphocyte cultures. Blood 29, 608—615 (1967).
SCHAEFER, H. E.: Ultrastruktur maligner Lymphome. Referat, Tagung der Deutschen und Österreichischen Gesellschaft für Hämatologie, Bad Nauheim 1975; Blut, im Druck.
STRUM, S. B., PARK, J. K., RAPPAPORT, H.: Observations of cells resembling Sternberg-Reed cells in conditions other than Hodgkin's disease. Cancer 26, 176—190 (1970).
THOMSON, A. D.: The thymic origin of Hodgkin's disease. Brit. J. Cancer 9, 37—50 (1955).
TINDLE, B. H., PARKER, J. W., LUKES, R. J.: "Reed-Sternberg cells" in infective mononucleosis? Amer. J. Clin. Path. 58, 607—617 (1972).

7.3.2. Nicht-Hodgkin-Lymphome

Nach wie vor ist die Einteilung der Nicht-Hodgkin-Lymphome problematisch. Viele Jahre hindurch war die Einteilung in Lymphosarkome, Retikulosarkome und follikuläre Lymphome gültig.

Tabelle 6. *Nach* RAPPAPORT, *1966. Klassifikation der lymphoproliferativen Erkrankungen*

Gruppe	Vorherrschender Zelltyp	Initial lokalisierte Tumoren	Systemisch prolifer. Erkrankungen
1	Primitive retikuläre Zellen	Undifferenziertes, malignes Lymphom, Burkitt's Lymphom	
2	Histiozyten	Histiozytäres malignes Lymphom (Retikulumzellsarkom), M. Hodgkin	Maligne Histiozytose
3	Histiozyten und Lymphozyten	Gemischtzelliges malignes Lymphom	
4	Wenig differenzierte Lymphozyten	Wenig differenziertes, lymphozytäres, malignes Lymphom	Lymphosarkomzelleukämie
5	Differenzierte Lymphozyten	Gut differenziertes, lymphozytäres, malignes Lymphom	CLL, Morbus Waldenström

RAPPAPORT ersetzte 1966 diese einfache Einteilung durch eine klinisch brauchbare Klassifikation: Er teilte die malignen Lymphome erstens nach dem vorherrschenden Zelltyp ein, zweitens nach dem Vorhandensein oder Fehlen von follikulären Strukturen, drittens danach, ob eine lokalisierte oder eine generalisierte Form vorlag (Tab. 6).

Neue Einsichten in die Physiologie und Pathologie des Lymphozytensystems führten zu neuen Klassifikationsversuchen (LUKES und COLLINS, 1975; LENNERT et al., 1975; DORFMAN, 1974; BENNETT et al., 1974; GÉRARD-MARCHANT et al., 1974; DIEBOLD, 1974). Diese Einteilungen berücksichtigten insbesondere die Befunde, die mit immunologischen Methoden gewonnen wurden: Durch immunzytologische Zellmarkieruntersuchungen wurden zwei verschiedene Lymphozytenpopulationen, T- und B-Lymphozyten, unterschieden. Diese Untersuchungen zeigten, daß Vorläufer der Plasmazellen (B_2-Lymphozyten) in großer Zahl in den Keimzentren produziert werden (NIEUWENHUIS und KEUNING, 1974) und daß Lymphozyten sich zu großen Blasten transformieren (T- und B-Immunoblasten) können, aus denen sich schließlich entweder T-Lymphozyten oder Plasmazellen der B-Zellserie entwickeln. Eine moderne Lymphomklassifikation sollte versuchen, einerseits die Zugehörigkeit des malignen Zellklons zur B- und T-Zellreihe, zweitens den Differenzierungsgrad der malignen Zellen zu berücksichtigen. So wurden bei einigen Formen maligner Lymphome neue pathophysiologische Vorstellungen ermöglicht, die ihren Niederschlag in einer neuartigen Nomenklatur finden. Einige Beispiele sollen dies verdeutlichen. Von STEIN et al. (1972), LENNERT et al. (1973) wurde gezeigt, daß bei malignen Lymphomen vom Typ des Morbus Waldenström das monoklonale Immunglobulin öfters nicht im peripheren Blut, sondern lediglich in den malignen Zellen nachzuweisen ist. Derartige Lymphome wurden von diesen Autoren daher als lymphoplamozytoide Immunozytome bezeichnet, da sie aus Lymphozyten und plasmozytoiden Zellen bestehen.

Ferner ist nach STEIN et al. (1974) das Retikulosarkom bzw. das histiozytäre maligne Lymphom in Wirklichkeit gewöhnlich als ein immunoblastisches Lymphom meist vom B-Zelltyp aufzufassen.

Alle diese Überlegungen führten zur sogenannten „Kieler Klassifikation" (GÉRARD-MARCHANT et al., 1974). Diese Klassifikation unterscheidet zwischen Lymphomen geringen und hohen Malignitätsgrades. Die erstere Gruppe enthält lymphozytische, lymphoplasmozytoide (immunozytische), zentrozytische und zentrozytisch/zentroblastische Lymphome; die zweite Gruppe der hochgradig malignen Lymphome umfaßt die zentroblastischen, lymphoblastischen und immunoblastischen Lymphome. Alle Lymphome können auch eine leukämische Ausbreitung erreichen, einige können mit der Bildung eines monoklonalen Immunglobulins einhergehen.

Im folgenden sollen die Nicht-Hodgkin-Lymphome nach der Kieler Klassifikation eingeteilt und besprochen werden, obwohl auch diese Einteilung keine endgültige sein kann. Allerdings wird nur das für den Hämatologen notwendige über die Feinstruktur von Zellen, die bei Nicht-Hodgkin-Lymphomen in leukämischen Zustand auftreten, beschrieben, da eine Histopathologie dieser Erkrankungen den Rahmen dieses Buches sprengen würde.

7.3.2.1. Geringgradige Malignität

7.3.2.1.1. Lymphozytisch

a) Chronisch lymphatische Leukämie (CLL)

Nach BEGEMANN (1970) handelt es sich bei der chronisch lymphatischen Leukämie (oder chronischen Lymphadenose) um eine „generalisierte Erkrankung des lymphatischen Gewebes, die mit einer Vermehrung der Lymphozyten im peripheren Blut und einer abnormen Wucherung lymphatischer Zellen in den Lymphgeweben und anderen Organen einhergeht".

Die Zahl der Leukozyten schwankt im peripheren Blut zwischen leicht erhöhten Werten und einer Vermehrung auf mehrere Hunderttausend pro mm^3. Im Knochenmark mit einer Vermehrung der Lymphozyten bis zu mehr als 90% und in den lymphatischen Organen findet sich eine zunehmende lymphozytäre Infiltration. Nach LENNERT (1975), ist für den histologischen Schnitt eines Lymphknotens bei CLL ein pseudofollikuläres Bild, mit hellen Herden charakteristisch. Da die CLL-Lymphozyten mehr Glykogen als normale Lymphozyten enthalten, sind sie auch PAS-positiver als jene (RUZICKA et al., 1972).

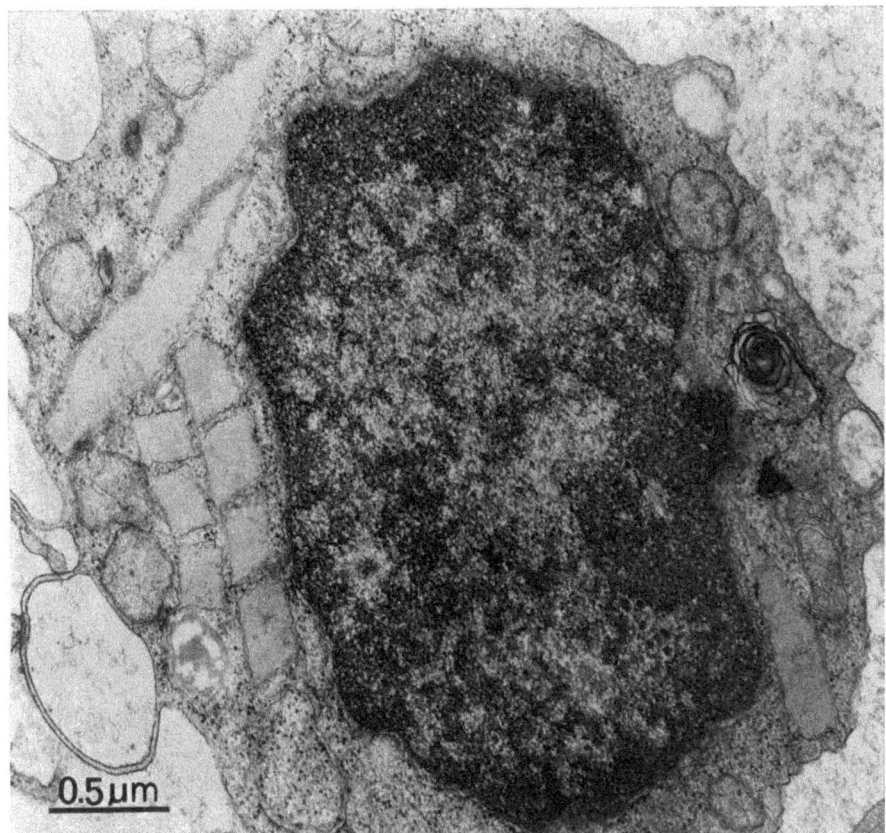

Abb. 116. Leukämische Zelle eines Patienten, der unter den klinischen Zeichen einer chronischen lymphatischen Leukämie erkrankt war. Im Zytoplasma dieser Zelle sind monoklonale Immunglobuline in kristalloider Form in den Zisternen des endoplasmatischen Retikulums abgelagert, werden von der Zelle aber nicht sezerniert. (Aufn.: D. HUHN)

Wie schon beschrieben (siehe normale Lymphozytopoese), gibt es mindestens zwei immunologisch und morphologisch unterscheidbare Lymphozytenformen, die B- und die T-Lymphozyten. Bei der CLL handelt es sich gewöhnlich um eine monoklonale Vermehrung kleiner, nicht-immunglobuline synthetisierender B-Lymphozyten. Bei einigen wenigen CLL-Fällen findet sich aber eine monoklonale Vermehrung von Lymphozyten mit T-Zell-Eigenschaften (THIEL, 1976, im Druck).

Zwischen normalen B- und T-Lymphozyten und B- und T-Zellen von Patienten mit CLL zeigen sich im allgemeinen keine ultrastrukturellen Unterschiede (TANAKA und GOODMAN, 1972; BESSIS, 1973; HUHN et al., im Druck). Von Patient zu Patient verschieden, finden sich allerdings Anomalien, die bei Lymphozyten gesunder Personen nicht zu beobachten sind. So werden in seltenen Fällen stäbchenförmige Einschlüsse beschrieben (BESSIS, 1951; BERNARD et al., 1959; MAN und MEINERS, 1962). Ihre Form ist rechteckig bis rhomboedrisch mit 1—10 µm Länge und 0,1—0,5 µm Breite. Diese Einschlüsse sind von Membranen umgeben. Die Periodizität dieser kristalloiden Körper beträgt 80 Å (BESSIS und THIÉRY, 1962); sie sind nicht azurophil. HUHN et al., (1975) fanden in einem klinisch typischen Fall von B-zellulärer CLL

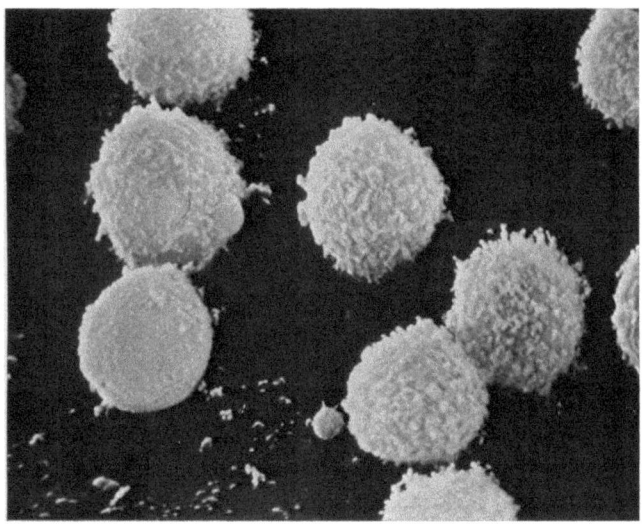

Abb. 117. Oberfläche von B-Zellen bei chronisch lymphatischer Leukämie. Vergr.: 3000fach

ähnliche kristalloide Immunglobulinablagerungen (Abb. 116) in den Zisternen des Ergastoplasmas und im perinukleären Spalt. Es scheint sich hier um Beispiele zu handeln, bei denen die leukämischen Zellen zwar ein monoklonales Immunglobulin bilden, es aber nicht sezernieren können. Nach neuerer Auffassung müßten derartige Krankheitsfälle eher zur Gruppe der Immunozytome gerechnet werden.

Bei rasterelektronenmikroskopischer Untersuchung ist eine Kombination mit immunologischen Methoden notwendig, um B- und T-Lymphozyten auch in Fällen von lymphatischen Erkrankungen sicher differenzieren zu können (POLLIACK und DE HARVEN, 1975). Diese Autoren fanden bei CLL, daß es neben den üblichen B-Zellen mit villöser Oberfläche B-Lymphozyten mit glatter Oberfläche gibt. Im allgemeinen finden sich aber bei CLL B-Zellen mit villöser Oberfläche (Abb. 117).

b) Haarzelleukämie

Haarzelleukämie („Hairy cell leukemia", oder leukämische Retikuloendotheliose) ist durch einen subakuten Verlauf, starke Neutropenie, Anämie, Thrombozytopenie, eine oftmals massive Splenomegalie und das Vorhandensein sogenannter „Haarzellen" (hairy cells oder Tricholeukozyten) im peripheren Blut, dem Knochenmark und der Milz gekennzeichnet (BURKE et al., 1974; CATOVSKY et al., 1974; FLANDRIN et al., 1973; TRUBOWITZ et al., 1971; YAM et al., 1971). Zytochemisch ist für Haarzellen das Auftreten einer Tartratresistenten sauren Phosphatase kennzeichnend, aber nicht unbedingt in jedem Fall vorhanden (YAM et al., 1971; KATAYAMA und YAM, 1972; SCHÄFER, Blut

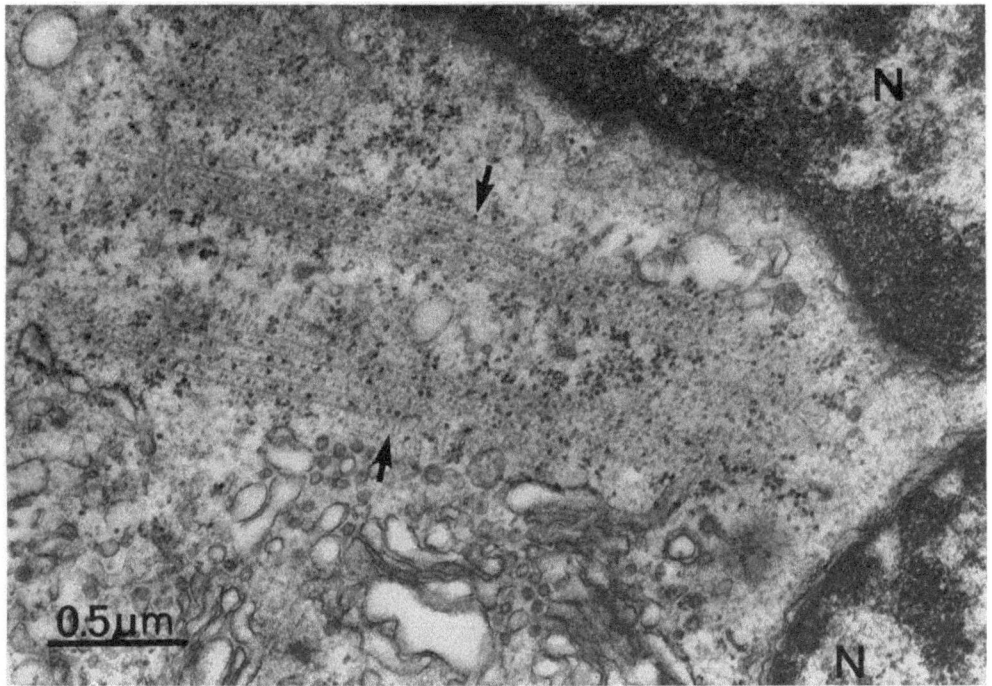

Abb. 118. Haarzell-Leukämie. Ein Ausschnitt der leukämischen Zelle zeigt an der rechten Bildhälfte Anteile des Kerns (N), in der Bildmitte einen sogenannten Ribosomen-Lamellen-Komplex (Pfeile). Dieser besteht hier aus zweimal fünf parallel angeordneten Lamellen des rauhen endoplasmatischen Retikulums. (Aufn.: D. HUHN)

1976). Die Natur dieses Zelltyps wurde noch nicht geklärt, Haarzellen werden als Monozyten, Histiozyten angesehen (DANIEL und FLANDRIN, 1974; JAFFE et al., 1974; RAPPAPAPORT, 1966), da sie zu aktiver Phagozytose fähig sind und auf Glas haften. Andere Autoren halten die Haarzellen für Lymphozyten (RUBIN et al., 1969; AISENBERG et al., 1973; CATOVSKY et al., 1974), wieder andere als kombiniert lymphozytär — histiozytär (BOIRON et al., 1968). LENNERT (1975) stellt fest, daß in den Lymphknoten die Infiltration in den B-Zell-Regionen erfolgt, die Zellen locker liegen, eine Polymorphie der Kerne zeigen und diese Zellen manchesmal monozytoid erscheinen. Er konnte niemals Blasten feststellen. STEIN und KAISERLING (1974) halten die Haarzellen auf Grund ihrer Beobachtung, daß sich an der Oberfläche der Tricholeukozyten verschiedene Ig-Klassen nachweisen lassen, für B-zellverwandt.

Elektronenmikroskopisch wurden die Zellen dieses Krankheitsbildes mehrfach untersucht (BURNS und HOOK, 1973; CATOVSKY et al., 1974; FLANDRIN et al., 1973; GHADIALLY und SKINDER, 1972; KATAYAMA et al., 1972; TRUBOWITZ et al., 1971). Es handelt sich um mononukleäre Zellen mit ovalem bis

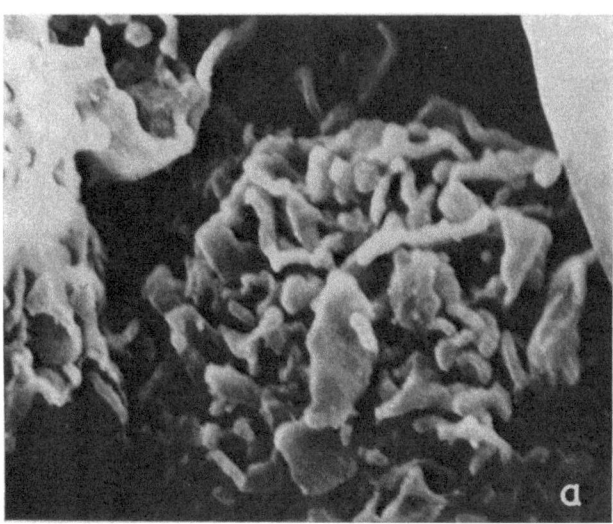

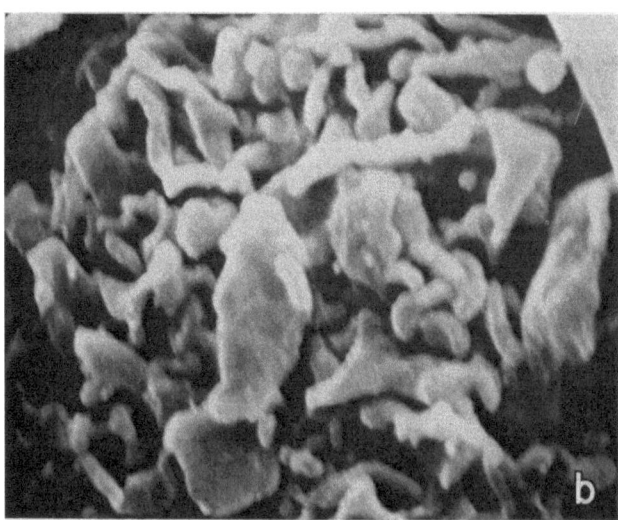

Abb. 119. *a* Haarzell-Leukämie. Oberfläche einer leukämischen Zelle. Viele lange „mikrovilli-artige" Fortsätze, die die ganze Zelle bedecken. Vergr.: 10 000fach. *b* Dieselbe Zelle. Vergr.: 12 500fach

rundem Kern, der manchesmal Einbuchtungen zeigt. Entlang der Kernmembran ist das Chromatin schollig verdichtet. Es findet sich ein nicht sehr prominenter Nukleolus. Die Zellen zeigen feine zytoplasmatische Ausläufer mit 0,1—0,5 µm Durchmesser und 0,3—3 µm Länge (FLANDRIN et al., 1973). Das Zytoplasma ist arm an Ribosomen und endoplasmatischem Retikulum. Das Golgi-Feld ist nur schwach entwickelt. Im Zytoplasma liegen zahlreiche

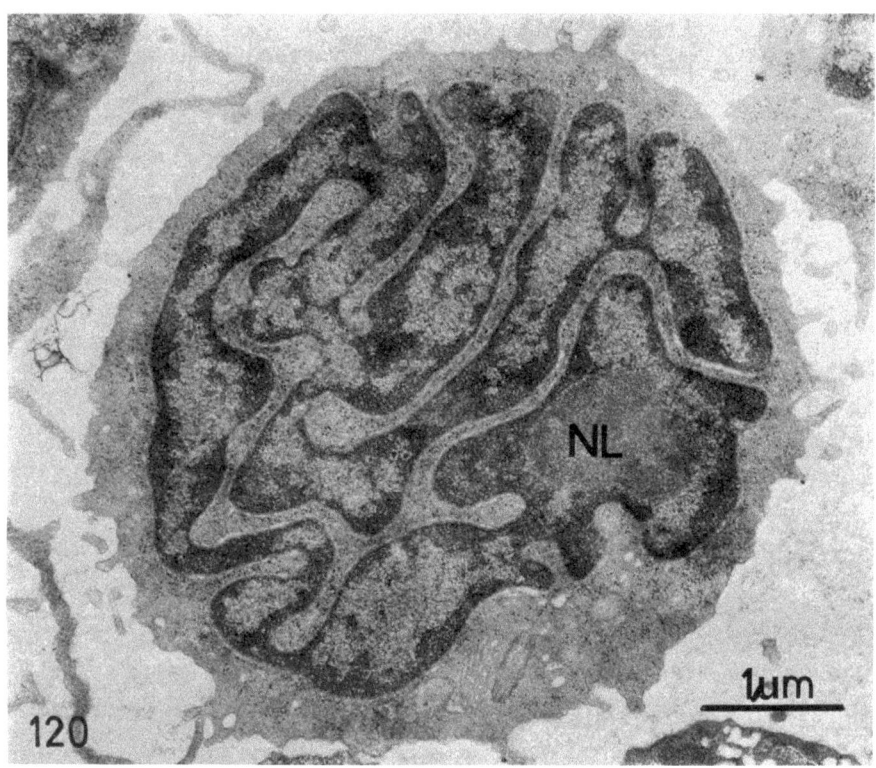

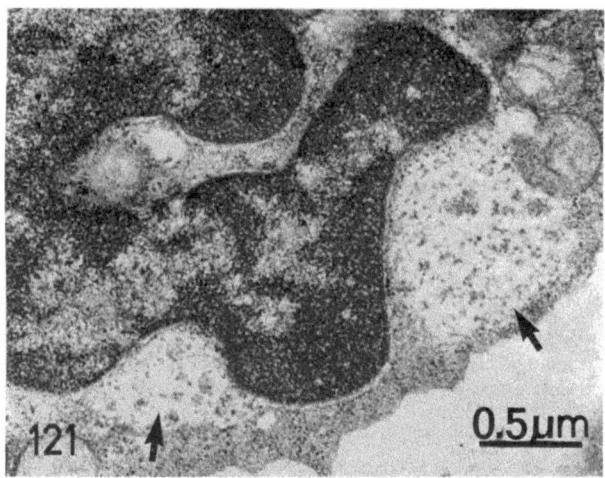

Abb. 120. Sézary-Syndrom. Sézary-Zelle mit dem in typischer Weise gebuchteten Kern und einem großen Nukleolus (*NL*). (Aufn.: D. HUHN)

Abb. 121. Ausschnitt aus einer Sézary-Zelle. Im Zytoplasma herdförmige Ablagerungen von Glykogen (Pfeile). (Aufn.: D. HUHN)

große ovale bis langgestreckte Mitochondrien, und einige wenige osmiophile Granula mit 0,2—0,5 μm im Durchmesser, die wahrscheinlich Lysosomen darstellen.

Als Hauptcharakteristikum können im Zytoplasma große ribosomallamelläre Komplexe auftreten (Abb. 118). Sie haben eine röhrenförmige Gestalt. Im Querschnitt zeigen sie lamelläre Struktur in Form konzentrischer Ringe. Der Abstand der Ringe beträgt etwa 40 mμ. Es treten maximal 8 dieser konzentrischen Ringe, meist 3—5 auf. Der zentrale Teil ist etwa 400 mμ groß und enthält zytoplasmatische Strukturen, wie Ribosomen und endoplasmatisches Retikulum, zwischen den Lamellen gibt es zahlreiche Ribosomen.

Auch im Rasterelektronenmikroskop weisen Haarzellen eine typische Struktur auf (BURNS und HOAK, 1973; GOLOMB et al., 1975; TRUBOWITZ et al., 1971). Die Haarzellen besitzen zahlreiche, zum Teil lange dünne Fortsätze, die die Zelle ganz bedecken (Abb. 119 a, b). Diese Oberflächenstruktur unterscheidet die Haarzellen nach GOLOMB et al. (1975) von normalen und leukämischen Lymphozyten und erinnert eher an die von Monozyten (POLLIACK et al., 1973, 1974). Diese Charakteristika sind unabhängig vom Zellzyklus und der Temperatur.

c) Sézary-Syndrom und Mycosis fungoides

Von SÉZARY wurde 1938 ein Syndrom beschrieben, das meist bei älteren Personen auftritt und sich im wesentlichen durch Hautveränderungen, wie Juckreiz, Schuppung, generalisierte Erythrodermie, Hautinfiltration, mäßige Vergrößerung der Lymphknoten und typische mononukleäre Zellen, sogenannte „Sézary"-Zellen, charakterisieren läßt. Man nennt dieses Krankheitsbild Sézary-Syndrom. LENNERT (1975) ist der Meinung, daß es sich beim Sézary-Syndrom und der Mycosis fungoides um verschiedene klinische Erscheinungsformen derselben Krankheit handelt.

Die Sézary-Zelle gleicht in ihrer Größe einem Monozyten, kann aber auch bis zu 1,5mal größer werden. Der große Kern ist rund bis oval und eingebuchtet bis gefaltet. Sein Chromatin ist knäulig gewunden. Nukleolen sind

---

Abb. 122. Lymphoplasmozytoides Lymphom (Orbita). Dieser Tumor zeichnet sich durch einen biphasischen Aufbau aus: In der ersten Phase treten lymphozytoide Zellen mit einem (poly-)ribosomal geprägten Zytoplasma auf; Mitosen sind weitgehend auf dieses Stadium beschränkt. *a* Beim Eintritt in die zweite Phase tritt in der Umgebung der Golgi-Zone (G) rauhes endoplasmatisches Reticulum auf, dessen Cisternen durch Immunglobulinansammlungen sackförmig dilatieren (Dreiecke!). Vergr. 10 000fach. *b* Das intracisternale Protein erfährt eine zunehmende Verdichtung (Dreiecke!); daneben kommt auch nicht dilatiertes Ergastoplasma vor (Pfeile!). Vergr. 14 000fach. *c* Im Rahmen der intracisternalen Proteinkonzentration können Kristallnadeln (quer angeschnitten, Pfeile!) ausfallen. Vergr. 30 000fach. *d* Am Ende der zweiten Phase steht eine regressiv veränderte (Myelinfiguren rechts unten!) plasmozytoide Zelle, deren intracisternal offenbar retiniertes Protein maximal verdichtet und wahrscheinlich verfestigt ist, so daß sich entsprechende Konkretionen aus der perinukleären Cisterne unter Einstülpung der inneren Kernhülle als lichtmikroskopisch PAS-positive „intranukleäre Einschlüsse" in den Kern verlagern können (Pfeile!). Rechts eine weniger alte Zelle der plasmozytoiden Phase mit geringerer Proteinverdichtung (Dreiecke!). Vergr. 10 000fach. (Aufnahmen von H. E. SCHAEFER)

7.3. Pathologische Veränderungen

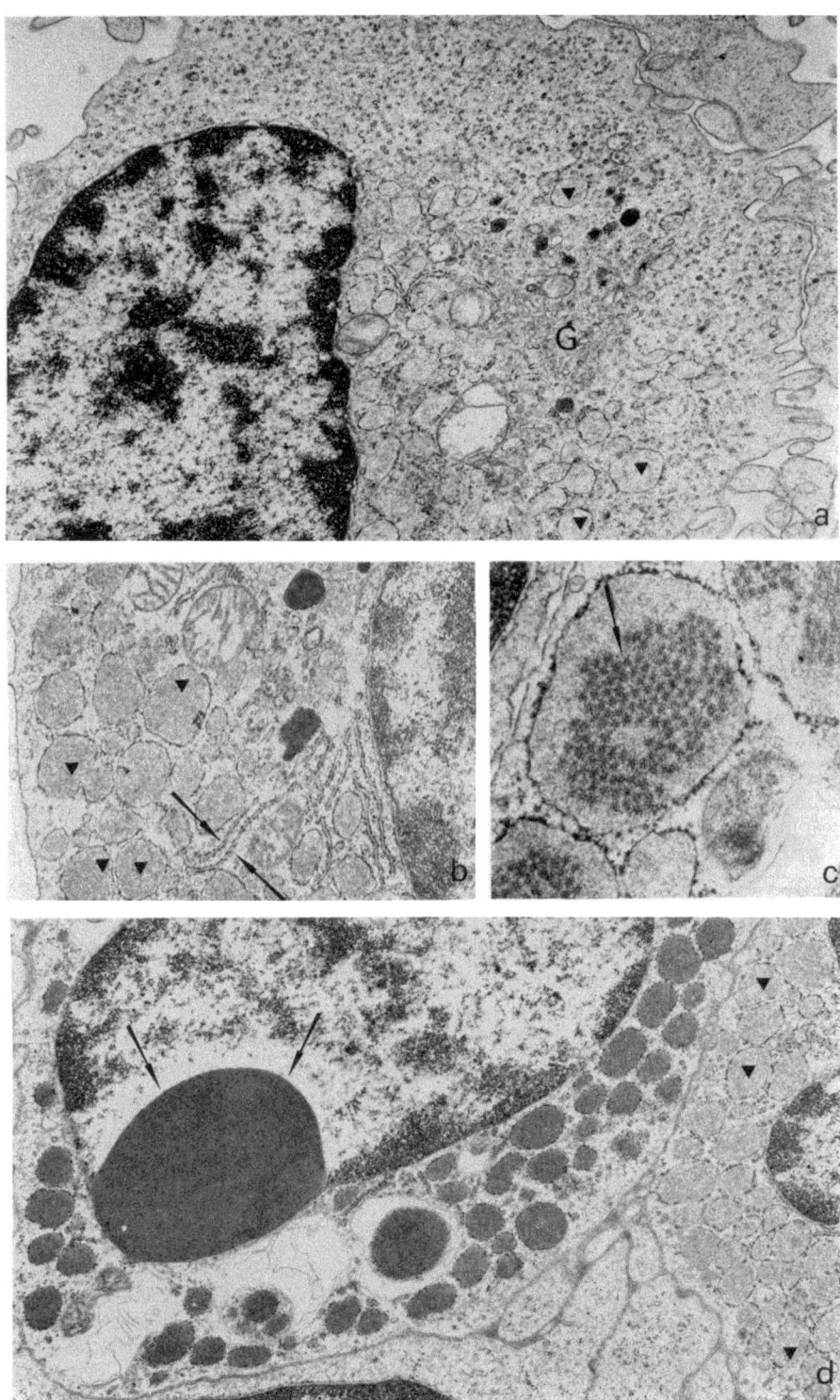

Abb. 122 a—d

nicht sehr auffällig. Nach Pappenheimfärbung erscheint der Zytoplasmasaum hellblau.

Zytochemisch sind die Sézary-Zellen POX-negativ. Naphthol-AS-D-Chlorazetat-Esterase negativ und enthalten fallweise PAS-positive Einschlüsse im Zytoplasma.

In den Lymphknoten erfolgt nach LENNERT (1975) die Infiltration im T-Zellbereich. Die Lymphknoten sind mit Follikeln übersät, dazwischen liegt die neoplastische Zone. Es tritt eine starke Vermehrung der Venolen auf.

Im Elektronenmikroskop haben Sézary-Zellen einen Durchmesser zwischen 6—25 µm. Ihr Kern ist prominent und rund mit vielfacher Lappung (Abb. 120). Nach LUTZNER und JORDAN (1968) soll dieser Kerntyp für Sézary-Zellen pathognomonisch sein. TANAKA und GOODMAN (1972) sind nicht dieser Auffassung, da der Kern einer Sézary-Zelle nach ihren Beobachtungen von Fall zu Fall und vom Verlauf abhängig, Variationen zeigt, die vom lymphoiden bis histiozytoiden Aussehen reichen. Das Chromatin ist entlang der Kernmembran verdichtet. Gelegentlich finden sich große homogene Nukleolen. Im Zytoplasma, das einen schmalen Saum um den Kern bildet, gibt es vereinzelt große Mitochondrien, selten kleine Granula, freie Ribosomen und sehr wenige Ergastoplasmaschläuche. Ferner treten im Zytoplasma herdförmige Glykogenablagerungen auf (Abb. 121).

7.3.2.1.2. Lymphoplasmozytoides (immunozytisches) Lymhom

[Synonyme: lymphoplasmozytisches malignes Lymphom (Lukes), lymphoides Myelom, Makroglobulinämie Waldenström]

Dieser Tumor besteht nach LENNERT et al. (1975) aus Zellen der B-Zellreihe. Diese Autoren fanden neben morphologisch wenig differenzierten B-Lymphozyten Plasmazellen oder plasmazytoide Zellen, Zentrozyten, Zentroblasten, Plasmoblasten und/oder Immunoblasten. Auch Mastzellen konnten häufiger als bei CLL beobachtet werden. Mittels PAS-Reaktion konnten Diastase-resistente Einschlüsse im Zytoplasma oder im Kern der Tumorzellen nachgewiesen werden. Die PAS-positiven Einschlüsse entsprechen abgelagertem IgM, aber in seltenen Fällen auch IgG oder IgA.

Das lymphoplasmozytoide maligne Lymphom kann sich im Endstadium zu einem immunoblastischen Lymphom mit Proliferation einheitlich basophiler Zellen entwickeln. Etwa ein Drittel der Fälle zeigt im Serum einen monoklonalen Ig-Anstieg, mehr als 30% der Fälle haben ein leukämisches Blutbild.

Abb. 123. Zentroblastisch-zentrozytisches Lymphom. *a* Dieses folliculäre Lymphom enthält Zentroblasten, deren Nukleolen (N) häufig marginal angeordnet sind. Solche Nukleolen können bei der Ausreifung von Zentrozyten nach zentral wandern; Zentrozytenkerne sind (nicht konstant) durch Einbuchtungen und Kerntaschen (Dreiecke!) gekennzeichnet. Vergr. 4000fach. *b* Kerntaschen stellen von kompletten Kernhüllen begrenzte Zytoplasmainvaginationen dar (Dreiecke!). Vergr. 21 000fach. *c* Zentroblast mit bizarrer Kernbucht neben der Golgi-Zone (G) und marginalem Nukleolus (N). Das Zytoplasma enthält zahlreiche Polyribosomen (Kreise!), jedoch wenig rauhes endoplasmatisches Retikulum (Pfeile!). Vergr. 14 000fach. (Aufnahmen von H. E. SCHAEFER)

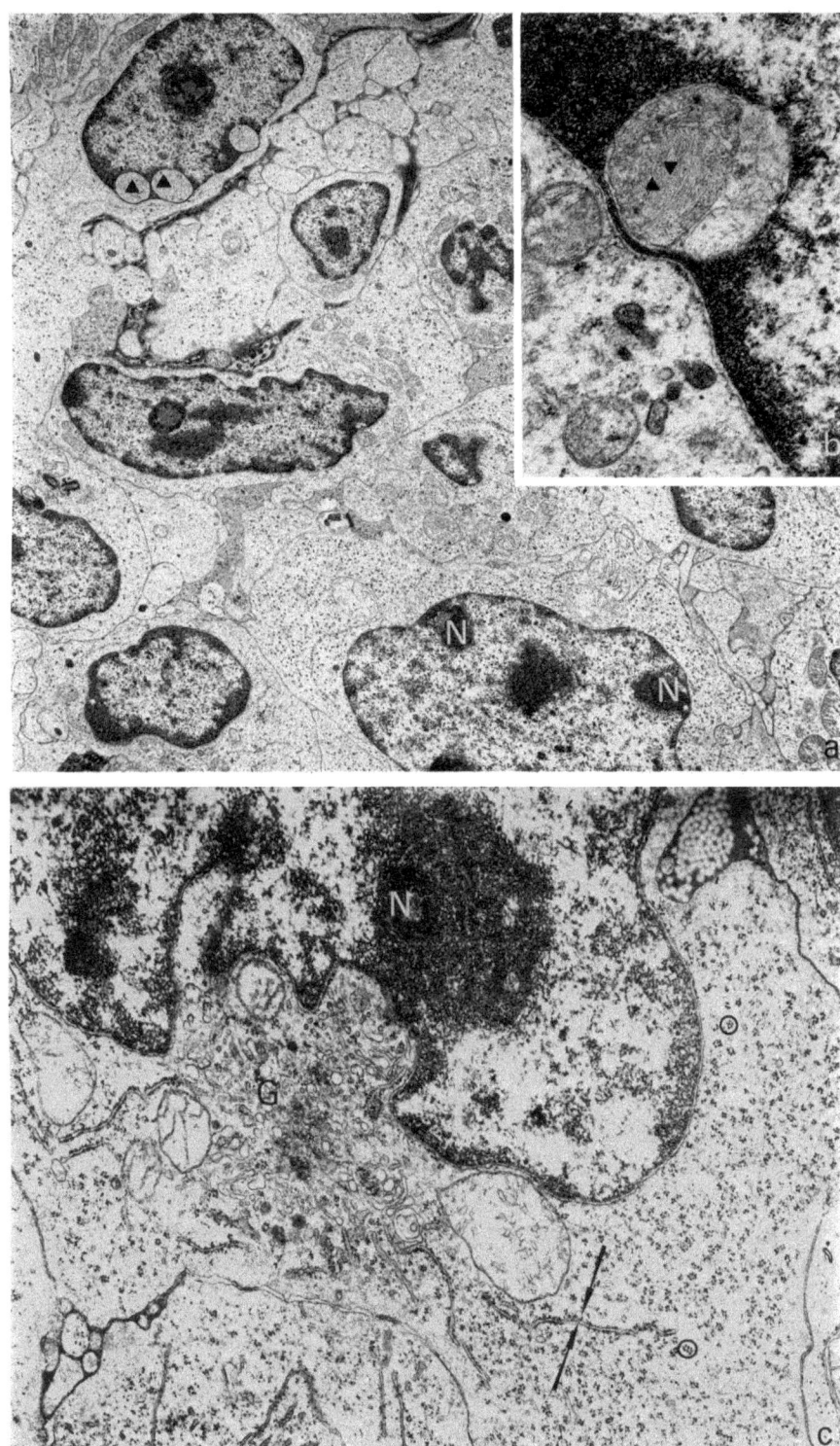

Abb. 123 a—c

7.3.2.1.3. Zentrozytisches malignes Lymphom

[Synonyme: lymphatisches Lymphosarkom, Germinozytom, malignes B-Zell-Lymphom, small cleared FCC (LUKES and COLLINS), atypisches kleinlymphozytisches malignes Lymphom (DORFMANN), m. l. lymphocytic intermediate differentiation (small follicle cell, BENNETT et al.).]

Die Mehrzahl der Zellen sind Keimzentrumszellen mittlerer Größe mit polymorphen Kernen und kleinem Zytoplasmarand. Von Lennert wurden diese Zellen zunächst Germinozyten, später, um Verwechslungen mit den Keimzellen zu vermeiden, Zentrozyten genannt (siehe 3.2.). Manchesmal fanden LENNERT et al. (1975) noduläre Muster, ähnlich Primärfollikeln (keine Keimzentren). Lymphoblasten und Zentroblasten wurden nicht beobachtet. Elektronenmikroskopisch fanden sich wenige mit Desmosomen verbundene Retikulumzellen. In den meisten Fällen waren nur einige argyrophile Fibrillen zu beobachten. Sklerose wurde selten gesehen. Etwa 10% der Fälle treten leukämisch auf. Diese Fälle entsprechen der sogenannten lymphosarkomatösen Leukämie.

7.3.2.1.4. Zentroblastisch/zentrozytisches malignes Lymphom

[Synonyme: Brill-Symmers-Krankheit; großfollikuläres Lymphom; follikuläres Lymphom; alle Typen von nodulären Lymphomen (RAPPAPORT), Germinoblastom, malignes B-Zell-Lymphom, small or large cleaved FCC (LUKES and COLLINS).]

Dieser Tumor besteht hauptsächlich aus Zentrozyten und einer geringen Zahl von Zentroblasten (früher „Germinoblasten"). Die Zentroblasten besitzen ein nach Giemsafärbung stark basophilen Zytoplasma und einen runden oder ovalen Kern. Die Nukleolen sind von mittlerer Größe und liegen in der Nähe der Kernmembran. Zwischen diesen Zellen treten einige Histiozyten und mit Desmosomen verbundene dendritische Retikulumzellen auf. Nach LENNERT et al. (1975) waren 77% der zentroblastisch/zentrozytischen malignen Lymphome follikulär, 20% diffus und follikulär und 3% nur diffus (540 Fälle).

Der Tumor kann jederzeit während des Krankheitsverlaufes ein leukämisches Blutbild zeigen. Ein derartiges leukämisches Blutbild wird in 25% der Fälle gefunden (SPIRO et al., 1973).

Elektronenmikroskopisch variieren die Zellen der Follikel von Fall zu Fall in ihrer Größe (MORI und LENNERT, 1969). Der Kern ist groß, unregelmäßig geformt mit wenigen Chromatinverdichtungen. In einigen Zellen kann ein nicht allzu großer Nukleolus beobachtet werden. Im Zytoplasma finden sich endoplasmatisches Retikulum und längliche Mitochondrien. Einige der Zellen enthalten Lysosomen. Oft können Kerntaschen, die zytoplasmatische Komponenten enthalten, gesehen werden.

7.3.2.2. Maligne Lymphome hohen Malignitätsgrades

7.3.2.2.1. Zentroblastisches malignes Lymphom

Dieser Typ kann nur gefunden werden, wenn im selben oder in anderen Lymphknoten zur gleichen Zeit oder auch schon früher ein zentroblastisch/zentrozytisches malignes Lymphom beobachtet wurde (LENNERT et al., 1975).

Das histologische Bild ist monomorph mit Zellen von mittlerer Größe bis zu großen Zellen, die mehr oder weniger blasophil sind. Dieser Tumor kann ebenfalls ein leukämisches Blutbild zeigen. Elektronenmikroskopisch finden sich Zentroblasten, deren Morphologie schon beschrieben wurde (siehe 3.2.). LUKES und COLLINS (1973) sprechen von einem B-Zell-Lymphom (large non cleaved FCC lymphoma).

7.3.2.2.2. Lymphoblastisches malignes Lymphom

[Synonyme: Lymphoblastisches Sarkom und Leukämie, akute lymphatische Leukämie, schwach differenziertes malignes Lymphom, undifferenziertes malignes Lymphom, B-Zellen, small non cleaved FCC (LUKES).]

Die Mehrzahl dieser Lymphome ist zytologisch isomorph mit der akuten lymphatischen Leukämie (ALL) des Kindesalters (LENNERT et al., 1975). Das Blutbild ist of leukämisch (LENNERT und MOHRI, 1971). Es werden zwei besondere Varianten gefunden:

a) Der Burkitt-Typ eines lymphoblastischen Lymphoms (BERNARD et al., 1969), der stark basophile Zellen mittlerer Größe enthält, dazu finden sich große, unregelmäßig verteilte Histiozyten. Es handelt sich um einen Tumor vom B-Zell-Typ. Diese Zellen können in der Gewebekultur Ig produzieren (VAN FURTH et al., 1972). Eine leukämische Variante tritt in weniger als 5% der Fälle auf.

b) Der saure Phosphatasetyp eines lymphoblastischen Lymphoms (LEDER, 1974).

Die Zellen liegen voneinander getrennt und nicht so nahe wie beim vorigen Typ. Charakteristisch ist die Saure-Phosphatase-Aktivität der Zellen. Das Zytoplasma ist schmal und schwach basophil. Die PAS-Reaktion ist in 10 bis 20% der Schnitte an denselben Stellen, an denen saure Phosphataseaktivität auftritt, positiv.

Von lymphoblastärer Leukämie werden meist junge Patienten befallen. Als Erstsymptome treten Blutungen, Fieber und Blässe auf. Palpatorisch erscheinen Lymphknoten, Milz und Leber vergrößert. Im peripheren Blut findet sich meist eine Thrombopenie und Anämie, häufiger eine Leukozytose mit mehr als 15 000 Leukozyten pro mm^3, seltener eine Leukopenie mit weniger als 4000 Leukozyten pro mm^3. Das Knochenmark ist dicht mit leukämischen Lymphoblasten infiltriert. Zytochemisch zeigen die Paralymphoblasten eine schwache Aktivität an saurer Phosphatase, meist in der Kernbucht lokalisiert. Naphthylacetat-Esterase und Peroxidase sind nicht nachweisbar. Die PAS-Reaktion ist meistens positiv. Das positive Material ist in Form von Granula oder Schollen in Paralymphoblasten lokalisiert. Leukämische Lymphoblasten haben runde bis ovale Kerne mit Einbuchtungen (TANAKA und GOODMAN, 1972). Das Chromatin ist nur wenig verdichtet. Von Fall zu Fall verschieden, können Riederzellen beobachtet werden (siehe auch akute Leukämien der myeloischen Reihe). Es treten im Kern große Nukleoli auf. Im Zytoplasma ist eine große Anzahl zum Teil sehr großer Mitochondrien, manchesmal mit degenerativen Veränderungen, wie Vakuolisationen, festzustellen, ferner viele Polyribosomen und Schläuche von rauhem endoplasmatischem Retikulum. Die saure Phosphatasereaktion ist im rauhen endoplasmatischen Retikulum und im Golgi-Feld positiv. Die lichtmikroskopisch sichtbaren PAS-positiven Granula und Schollen entsprechen im Elektronenmikroskop Ansammlungen von Glykogen (Abb. 124).

Es konnten ferner lipidhaltige Vakuolen nachgewiesen werden sowie metachromatische Einschlüsse, die Mucopolysaccharide und saure Phosphatase ent-

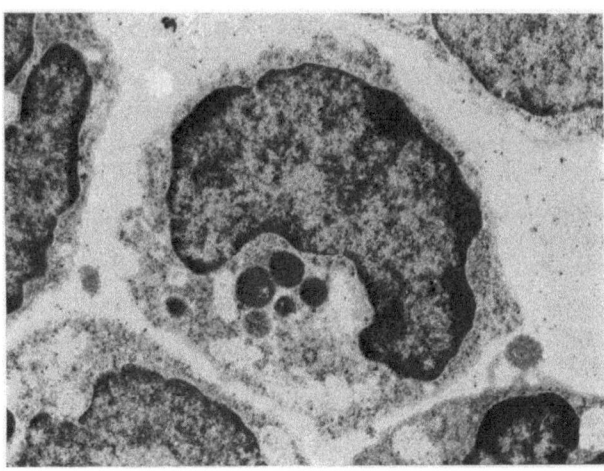

Abb. 124. Akute lymphatische Leukämie. Lymphoblast nach Silbermethanaminreaktion. Vergr.: 9000fach. (Aufn.: D. HUHN)

halten (TANAKA et al., 1967). Diese Granula sind PAS-negativ und können aus Mitochondrien hervorgehen (HUHN und SCHMALZL, 1972).

Im Rasterelektronenmikroskop zeigen die Paralymphoblasten, die immunologisch keine Oberflächenmarker aufweisen oder T-zelluläre Abstammung haben (BORELLA und GREEN, 1974), eine glatte Oberfläche. Diese Zellen sind größer als normale Lymphozyten (POLLIACK und DE HARVEN, 1975) (Abb. 125).

Kombiniert immunologisch-morphologische Untersuchungen zeigen, daß es sich bei 30—50% der kindlichen akuten lymphatischen Leukämien um T-lymphoblastäre Lymphome handelt (SELIGMAN, 1975). Nur in ganz vereinzelten Fällen werden B-lymphoblastäre unreifzellige Leukämien beobachtet. Bei den restlichen unreifzelligen lymphoblastären Lymphosen können die leukämischen Blasten weder der T- noch der B-Zellreihe zugeordnet werden.

7.3.2.2.3. Immunoblastisches malignes Lymphom

[Synonyme: Retikulosarkom, histiozytisches malignes Lymphom, histioblastisches malignes Lymphom, immunoblastisches Sarkom (LENNERT).]

STEIN et al. (1974) zeigten, daß die meisten sogenannten Retikulosarkome von transformierten Lymphozyten abstammen. Der Ig-Gehalt der Gewebehomogenisate ist bei diesem Krankheitsbild erhöht, meist ist IgM, seltener

IgA erhöht. Im Giemsastrich weisen die Tumorzellen eine bemerkenswerte zytologische Ähnlichkeit mit transformierten Lymphozyten auf. Sie sind stark basophil und haben große Nukleolen. Sie enthalten keine unspezifische Esterase und saure Phosphatase, und sie zeigen keine Phagozytosetätigkeit und keine Fibrillenproduktion. Elektronenmikroskopisch sind diese Zellen durch ein hohes Kern-Zytoplasma-Verhältnis charakterisiert. Die großen Kerne sind rund bis oval und elektronendurchlässig. Die Nukleolen liegen

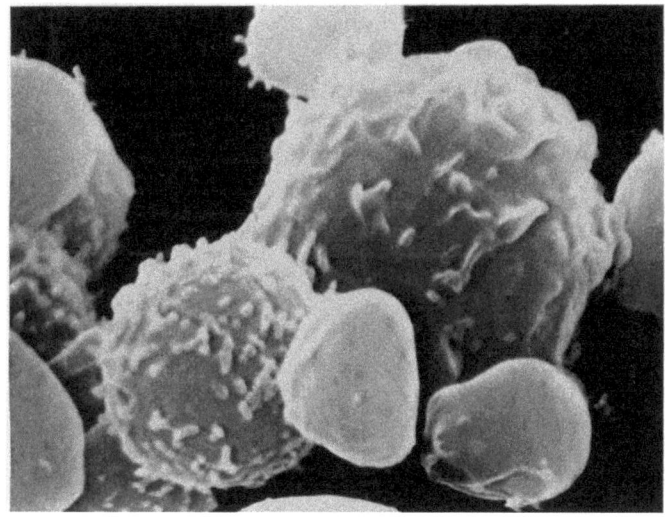

Abb. 125. Akute lymphatische Leukämie. Oberfläche eines leukämischen Lymphoblasten (rechte Zelle). Zum Vergleich links B-Lymphozyt und Schaferythrozyten. Vergr.: 7500fach

zentral oder am Kernrand und sind relativ groß. Im Zytoplasma finden sich Ribosomen und Polysomen. In den meisten Fällen findet sich nur wenig rauhes endoplasmatisches Retikulum. In einem Fall wurden elektronendichte Einschlüsse im erweiterten perinukleären Spalt beobachtet (STEIN et al., 1974). Morphologische Zeichen einer Fibrillenproduktion wurden nicht entdeckt, ebensowenig waren Phagolysosomen sichtbar. Es wurden keine dentritischen, dagegen aber phagozytierende Retikulumzellen gefunden. Daneben traten Zellen auf, die einen epitheloiden Charakter aufwiesen.

Die meisten immunoblastischen malignen Lymphome stammen von der B-Zell-Linie ab, einige seltene Formen aber auch von der T-Zell-Reihe (LENNERT et al., 1975).

Literatur

AISENBERG, A. C., BLOCH, K. S., LONG, J. C.: Cell-surface immunoglobulins in chronic lymphocytic leukemia and allied disorders. Amer. J. Med. 55, 184 (1973).
BEGEMANN, H.: Klinische Hämatologie. Stuttgart: Georg Thieme, 1970.
BENNETT, M. H., FARRER-BROWN, G., HENRY, K., JELLIFFE, A. M.: Classification of non Hodgkin's lymphomas (Letters). Lancet II, 405 (1974).
BERNARD, J., BESSIS, M., SOULIER, J. P., THIÉRY, J. P.: Étude au microscope électronique d'une leucémie lymphoide avec cristaux intra-cytoplasmique. Rev. Hémat. 14, 227 (1959).

Bessis, M.: Étude au microscope électronique des leucocytes normaux et leucémiques. Acta Union int. Cancer **7**, 646 (1951).

Bessis, M.: Living blood cells and their ultrastructure. Berlin-Heidelberg-New York: Springer, 1973.

Bessis, M., Thiéry, J. P.: Études au microscope électronique sur les leucémies humaines. II. Les leucémies lymphocytaires. Comparaison avec la leucémie de la souries de souche AK. Nouv. Rev. franc. Hémat. **2**, 387 (1962).

Boiron, M., Flandrin, G., Ripault, J., Lortholang, P., Teillet, F., Jacquillot, C., Bernard, J.: Histio-lymphocytose médullaire et splénique d'apparence primitive. Nouv. Rev. franc. d'Hémat. **8**, 178 (1968).

Borella, L., Sen, L., Green, A. A.: Cell surface markers and clinical features in acute lymphocytic leukemia (ALL). Proc. Amer. Ass. Cancer Res. **15**, 122 (1974).

Burke, J. S., Byrne, G. E., Rappaport, H.: Hairy cell leukaemia (leukaemic reticuloendotheliosis). I.A. clinical pathologic study of 21 patients. Cancer **33**, 1399 (1974).

Burns, C. P., Hoak, J. C.: Freeze-etching, scanning and thin section electron microscopic studies of the "hairy" leukocytes in leukaemic reticuloendotheliosis. J. nat. Cancer Inst. **51**, 743 (1973).

Catovsky, D., Pettit, J. E., Galetto, J., Okos, A., Gatton, D. A. G.: The B-lymphocyte nature of the hairy cell of leukaemic reticuloendotheliosis. Brit. J. Haemat. **26**, 29 (1974).

Daniel, M. T., Flandrin, G.: Fine structure of abnormal cells in hairy cell (tricholeukocytic) leukaemia, with special reference to their in vitro phagocytic capacity. Lab. Invest. **30**, 1 (1974).

Diebold, J.: Classification morphologique des lymphoides non hodgkiniens. Nouv. Presse Médicale **3**, 1818 (1974).

Dorfman, R. F.: Classification of non Hodgkin's lymphomas (Letter). Lancet I, 1295 (1974).

Dorfman, R. F.: Classification of non-Hodgkin's lymphomas (Letter). Lancet II, 961 (1974).

Flandrin, G., Daniel, M. T., Fourcade, M., Chelloui, N.: Leucémies a tricholeucocyte: (Hairy cell leukaemia). Étude clinique et cytologique de 55 observations. Nouv. Rev. franc. d'Hémat. **13**, 609 (1973).

Gérard-Marchant, R., Hamlin, I., Lennert, K., Rilke, F., Stansfeld, A. G., Unnik, J. A. M. van: Classification of non-Hodgkin's lymphomas (Letter). Lancet II, 406 (1974).

Golomb, H. M., Braylan, R., Polliack, A.: "Hairy" cell leukaemia (Leukaemic reticuloendotheliosis): a scanning electron microscopic study of eight cases. Brit. J. Haemat. **29**, 455 (1975).

Ghadially, F. N., Skinnider, L. F.: Ultrastructure of hairy cell leukemia. Cancer **29**, 444 (1972).

Huhn, D.: Feinstruktur peripherer Lymphocyten bei chronischer lymphatischer Leukämie. Dtsch. med. Wschr. **95**, 897 (1970).

Huhn, D., Schmalzl, F.: Licht- und elektronenmikroskopische Cytochemie der unreifzelligen Leukämien. Klin. Wschr. **50**, 423—433 (1972).

Huhn, D., Dobbelstein, H., Engelhardt, D.: Sézary-Syndrom. Blut **25**, 352 (1972).

Huhn, D., Thiel, E., Rodt, H.: Immunglobulinablagerungen in Lymphadonosezellen. Klin. Wschr. **53**, 317 (1975).

Huhn, D., Rodt, H., Thiel, E., Fink, U., Ruppelt, W.: Elektronenmikroskopische immunhistochemische Untersuchungen an menschlichen Lymphozyten. Im Druck.

Jaffe, E. S., Shevach, E. M., Frank, M. M., Berard, C. W., Green, J.: Nodular lymphomaevidence for origin from follicular B lymphocytes. New Engl. J. Med. **290**, 813 (1974).

Katayama, I., Li, C. Y., Yam, L. T.: Histochemical study of acid phosphatase isoenzyme in leukaemic reticuloendotheliosis. Cancer **29**, 157 (1972).

Leder, L. D.: Der Nachweis der Naphthol-AS-D-Chloracetat-Esterase und seine Bedeutung für die histologische Diagnostik. Verh. dtsch. path. Ges. **48**, 317 (1974).

Lennert, K.: Classification of malignant lymphomas (European concept). In: Progress in lymphology (ed. Rüttimann, A.). Stuttgart: Georg Thieme, 1967.
Lennert, K.: Follicular lymphoma: a special entity of malignant lymphomas. 1. Meeting European Division of the International Society of Haematology, Milano, 1971.
Lennert, K.: Data presented at the Lymphoma-meeting. Chicago, June 1973.
Lennert, K.: Follicular lymphoma. A tumor of the germinal centers. In: Malignant diseases of the hematopoietic system (eds. Akazaki, K., Rappaport, J., Berard, C. W., Benett, J. M., Ishikawa, E.). University of Tokyo Press, 1973.
Lennert, K., Mohri, N.: Zur Pathologie der Leukämien und malignen Lymphome im Kindesalter (Referat). Verh. dtsch. path. Ges. 55, 216 (1971).
Lennert, K., Stein, H., Kaiserling, E.: Cytological and functional criteria for the classification of malignant lymphomata. Symposium on Non-Hodgkin's Lymphomata. Brit. J. Cancer (Lond.) 31, Suppl. II, 29 (1975).
Lennert, K., Mohri, N., Stein, H., Kaiserling, E.: The histopathology of malignant lymphoma. Brit. J. Haemat. 31, 193 (1975).
Lukes, R. J., Collins, R. D.: New approaches to the classification of the lymphomata. Symposium on non-Hodgkin's lymphomata. Brit. J. Cancer (Lond.) 31, Suppl. II, 1 (1975).
Lutzner, M. A., Jordan, H. W.: The ultrastructure of an abnormal cell in Sézary's syndrome. Blood 31, 719 (1963).
Man, J. C. H. de, Meiners, W. B. H.: Crystals of protein nature in the cytoplasm of lymphatic cells in a case of lymphoreticular malignancy. Blood 20, 492 (1962).
Mory, Y., Lennert, K.: Electron microscopic atlas of lymph node cytology and pathology. Berlin-Heidelberg-New York: Springer, 1969.
Nieuwenhuis, P., Kenning, F. J.: Germinal centres and the origin of the B-cell system. II. Germinal centres in the rabbit spleen and popliteal lymph nodes. Immunology 26, 509 (1974).
Polliack, A., Lampen, N., Clarkson, B. D., Harven, E. de, Bentwich, Z., Siegal, F. P., Kunkel, H. G.: Identification of human B and T lymphocytes by scanning electron microscopy. J. Exp. Med. 138, 607 (1973).
Polliack, A., Lampen, N., Harven, E. de: Scanning electron microscopy of lymphocytes of known B and T derivation. In: Scanning Electron Microscopy 1974 (Part III, 673), 7th Annual Scanning Electron Microscope Symposium, Chicago (1974).
Polliack, A., Harven, E. de: Surface features of normal and leukemic lymphocytes as seen by scanning electron microscopy. Clin.. Immunol. and Immunopathol. 3, 412 (1975).
Rappaport, H.: Atlas of tumour pathology. Sect. 3 Fasc. 8: Tumours of the hematopoietic system. Washington D.C. AFIP, 1966.
Robb-Smith, A. H. T.: The classification and natural history of the lymphadenopathies. Treatment of cancer and allied diseases, 2nd ed., Vol. 9: Lymphomas and releated diseases (eds. Pack, G. T., Ariel, J. M.). New York: Hoeber Medical Division, Harper and Row, 1964.
Rubin, A. D., Douglas, S. D., Chessin, L. N., Glade, P. R., Dameshek, W.: Chronik reticulolymphocytic leukemia: Reclassification of "leukaemic reticuloendotheliosis" through functional characterization of the circulating mononuclear cells. Amer. J. Med. 47, 149 (1969).
Ruzicka, F., Fierkens, D., Stacher, A.: Morphologische Veränderungen normaler und leukämischer Lymphozyten durch ALS in vitro. In: Der Lymphozyt (Hrsg. Pietschmann, H.). Wien: Wiener Med. Akad., 1972.
Schmalzl, F., Huhn, D., Braunsteiner, H.: Cytochemistry and ultrastructure of acute lymphatic leukemia. Europ. Kongr. Hämatologie, Mailand, 1971.
Sézary, A., Bouvrain, Y.: Erythrodermie avec présence de cellules monstrueuses dans le derme et le sang circulant. Bull. Soc. franc. Derm. Syph. 45, 254 (1938).
Spiro, S., Galton, D. A. G., Wiltshaw, E., Lohmann, R. C.: Follicular lymphoma: a survey of 75 cases with special reference to the syndrome resembling chronic lymphocytic leukaemia. Symposium on Non-Hodgkin's Lymphomata. Brit. J. Cancer (Lond.) 31, Suppl. II, 60 (1975).

STEIN, H., KAISERLING, E., LENNERT, K.: Neue Gesichtspunkte zur Systematik maligner Lymphome auf dem Boden immunochemischer Analysen. In: Leukämien und maligne Lymphome (ed. STACHER, A.). München-Berlin-Wien: Urban und Schwarzenberg, 1972.

STEIN, H., LENNERT, K., PARWARESCH, M. R.: Malignant lymphomas of B-cell type. Lancet II, 855 (1972).

STEIN, H., KAISERLING, E., LENNERT, K.: Evidence for B-cell origin of reticulum cell sarcoma. Virchows Archiv, Abt. A 364, 51 (1974).

TANAKA, Y., GOODMAN, J. R.: Electron microscopy of human blood cells. New York: Harper and Row, 1972.

TRUBOWITZ, S., MASEK, B., FRASCA, J. M.: Leukemic reticuloendotheliosis. Blood 38, 288 (1971).

YAM, L. T., LI, C. Y., LAM, K. W.: Tartrate-resistant acid phosphatase isoenzyme in the reticulum cells of leukemic reticuloendotheliosis. New Engl. J. Med. 284, 357 (1971).

Sachverzeichnis

Abzugverfahren 22
Acanthozyten 87
Acetylsalizylsäure 186
Äquitensitentechnik 8, 125
Ätzung 24
Anämie, dyserythropoetische 91, 94
—, idiopathische sideroachrestische 91, 121
—, idiopathische sideroblastische 91
Anämien, sideroblastische 91
Aneuploidie 152
Anisozytose 85
Anode 4
Antikörper 206, 207
Arterie 62, 64
Anisozytose 186
Aspirin 186
Auerkugeln 120
Auerstäbchen 118, 120, 152
Auflösungsvermögen 5, 9, 29
Autolyse 50
Autoradiographie 29
Azurgranula 107

Bandenfärbung 53
Basophilengranula 112
Bedampfung 22
Bernard-Soulier-Dystrophie 186
Beschleunigungsspannung 3
Blastenkrise von CML 121, 148
B-Immunoblasten 200
Bleiintoxikation 91
Bleizitrat 15
Blenden 4
Blooms-Syndrom 121
B-Lymphozyten 76, 197, 198, 206, 207, 232
Blut-Lymphozyten 201
Blut, peripheres 9, 61
Blutplasmazellen 201
Brill-Symmers-Krankheit 240
Burkitt-Typ eines lymphoblastischen Lymphoms 241
Bursaäquivalent 197

Chatter 14
Chemotaxis 114

Cristae mitochondriales 47
Chromatin 51, 55
Chromosomen 22, 51, 52
Chromosomenanomalien 121
Chromosomenfibrillen 124
CMGM 156
CML 156
CML im Blastenschub 117

Demarkationsmembrane 169
Demarkationssystem 138, 147
dense tubules 186
Degranulierung 115
Dehydration 13, 14
Desmosomen 65, 72
Dictyosomen 47
Di-Guglielmo-Syndrom (akute erythrämische Myelose, akute Erythroleukämie) 88, 89
Diskozyt 81
Döhle-Körper 134
Down's-Syndrom 120, 121
Drahtschlaufenmethoden 30
drumstick 106
Ductus thoracicus 200
— —, Lymphozyten 200
Durchstrahlungsgeräte 3
Dystrophie, kongenitale thrombozytäre 185 (Bernard-Soulier)

Echinozyten 81
Einbettung 14
Einbettungsmittel 27
Einschlüsse, kristalloide 202
Eintauchmethoden 30
Elektronenstrahlverdampfung 24
Elliptozyten 87
Endothelzellen 64, 65, 67, 68
Endozytose 45
Entwässerung, kontinuierliche 13
Eosinophilengranula 109, 118
Eosinophilenleukämie 118
Eponeinbettung 14
Epoxydharze 14
Ergastoplasma 46
Erythroblast, basophiler 80

Erythroblasten 89, 91
Erythropoese 79
Erythrozyten 11, 79, 81
Esterase-Typ 120
Esterasen, unspezifische 16, 209, 217
Euchromatin 55
Exozytose 45

Fanconianämie 121, 185
Fc-Rezeptor 206
Feldemissionskathode 4
Ferritin 31, 80, 84, 91, 94
Fibrillen 51, 53, 54, 55
Fibrillenbündel 56
Fibrinogen 187
Fibrinsterne 144
Fixierung, chemische 12
—, physikalische 12
Follikel 71, 72
Folsäuremangel 105
Frostschutzmittel 13, 15, 23, 25

Gallsche Körper 206
γ-Globulin 31
Gefrierätzung 7, 23
Gefrierfixation 12
Gefriersubstitution 7, 21, 26
Gefriertrocknung 7, 21, 26
Gerinnungsstörung bei Patienten mit Albinismus 187
Germinoblasten 72, 200
Germinozyten 72, 200
Gigantozyten 87
β-Glukoronidase 209
Glutaraldehyd 12, 23, 26, 31, 34
Glykogen 186
Glykokalix 177, 182, 209
Golgi-Apparat 46
Granula 50, 101, 102, 134, 169
—, intramitochondrialia 47, 49
—, lysosomale 174, 179, 217
—, spezifische basophile 112
—, —, eosinophile 109, 110
—, —, neutrophile 107
Granulomer 177
Granulozyten 101
—, basophile 111
—, eosinophile 108, 109
—, neutrophile 105, 107
Gray platelet Syndrom (Graues-Plättchen-Syndrom) 146, 187

Haarnadelkathode 3
Haarzellen 233
Haarzelleukämie 232
hairy cells 233
— cell leukaemia 148, 232

Hämoglobin 79, 83
Hämolyse 81
Hämorrhagien 146
Hämosiderin 84, 94
Hämozytoblast 150
Heinz-Körper 85, 87
Heinzkörperanämie 87
Heterochromatin 55
hiatus leucaemicus 138
Histamin 185
Hodgkin-Sarkom 220
Hodgkin-Zellen 215, 226
Howell-Jolly-Körper 80
Hyaloplasma 177
Hydrolasen, saure 209

Immunferritin 31
Immunoblasten 238
Immunperoxidase 31
Ionenätzung 7, 24
In-vitro-Transformation 211

Jolly-Körper 85, 89

Karyoplasma 45
Kathodenzerstäubung 7, 23
Keratozyten 87
Kern 51
Kernausstoßung 79, 80
Kernblasen 152
Kernmembran 45
Kernporen 45
Kerne, radial-segmentierte (RS) 116
Kerntaschen 72, 73, 91
Kieler Klassifikation 230
Knochenmark 10, 62, 79, 197
Knochenmarkpunktion 10
Komplexe, ribosomal-lamelläre 236
Kondensor 4
Kontrastierung 15, 26
Kritische-Punkt-Trocknung 17
Kritischer-Punkt-Trocknungsapparat 6
Kryofixierung 25
Kryoultramikrotom 6, 15

lamellae annulatae 154
Leidenfrost-Phänomen 13
Lesch-Nyhan-Syndrom 188, 190
Leukämie, akute lymphatische 116, 241
—, akute myeloische 116
—, chronisch basophile 136
—, chronisch eosinophile 136
—, chronisch lymphatische (CLL) 116, 230
—, chronisch-myeloische (CML) 129, 130
—, megakaryozytäre 142
Leukosen, akute 115
Lipide 208
Lymphknoten 10, 71, 197, 199

Lymphogranulomatose 215
—, noduläre sklerosierende 216, 218, 224
— vom Mischtyp 220
Lymphome, follikuläre 229
Lymphom, immunoblastisches malignes 242
—, lymphoblastisches malignes 241
—, lymphoplasmozytoides (immunozytisches) 238
—, zentroblastisches malignes 240
—, zentroblastisch/zentrozytisches malignes 240
—, zentrozytisches malignes 240
Lymphosarkome 229
Lymphosarkom, hartes 216
Lymphozyten 11
Lymphsinusgebiet 71
Lysosomen 50, 206
—, primäre 115
—, sekundäre 115

Makroblasten 80
Makrophagen 216
—, Gaucher-ähnliche 99
Makrothrombozyten 186
Makrozyten 85
Mastzellen 238
May-Hegglin-Anomalie 146, 186, 190
Megakaryoblast 138, 164
Megakaryozyten, granuläre 169
—, plättchenbildende 169
—, reife 168
—, unreife 164
Membranadhäsion 114
Membranantigen 202
Metamyelozyten 65, 103, 104
Microbodies 50
Mikrofibrillen 118
Mikroformen 138, 140
Mikromegakaryoblasten 190
Mikropinozytose 148
Mikrotubuli 56, 57, 174, 177, 178, 186, 206
—, zytoplasmatische 116
Mikrozyten 87
Milz 197, 200
Mischformen von B- und T-Lymphozyten 208
Mitochondrien 47
Mitoribosomen 49
Mitosestadium 45
Monoblasten, leukämische 120
Mononukleose, infektiöse 218
Monozyten 112, 120
—, leukämische 148
Monozytenleukämie 147
—, Typ Naegeli 147
—, Typ Schilling 147
Morbus Waldenström 229, 238

Morbus Werlhof 186
Mucopolysaccharide, saure 16, 17
Muskelzellen, glatte 65
Mycosis fungoides 236
Myelin-Formen 81
Myelinfiguren 118
Myeloblast 101, 138
Myelofibrose 144, 146, 152
Myelogramm 61
Myelose, aleukämische megakaryozytäre 142
—, chronische megakaryozytäre-granulozytäre (CMGM, mischzellige Myelose) 136
—, chronische mit Vermehrung von Megakaryozyten 146
—, chronische myelo-monozytäre (CMMM, mischzellige Myelose) 147
—, reinzellige 130
Myeloblasten, leukämische 116, 117
Myeloblastenleukämien 118
Myelotomie 130
Myelozyten 103

Naphthol-AS-D-Chlorazetat-Esterase-Aktivität 119
Normoblasten 49, 80
—, (E_4), polychromatische 80
Nukleolus 55

Objektiv 4
Opsonierung 114
Osmiumtetroxid 12, 26, 27
Osteomyelofibrose 140, 142, 146, 156
Osteomyelosklerose 144, 152
O-Zellen 198

Panzytopathie 185
Panmyelose 140
Panmyelopathie, hyperplastische 140
Panzytopenie 121
Paradoxon von Ferrata 79
Paramonoblasten 121
Paramyeloblasten 116, 116
PAS-Reaktion 208
Pelger-Huët-Anomalie 132
Permanganat 12
Peroxidase 16, 102, 118, 205
Peroxysom 50
Phagolysosomen 115
Phagozytose 114, 115
Phagozytosevakuolen 185
Philadelphia-Chromosom 154, 156
Phosphatase, saure 16, 17, 118, 217
Phosphorwolframsäure 15, 51
Phytohämagglutinin 211
Pinozytose 118, 209
Plättchen 65

Plättchenfreisetzung 174
Plättchen, zirkulierende 177
Plättchenzonen, prospektive 174
Plasmalemma 44
Plasmamembran 44
Plasmazellen 72, 74
Plasmoblasten 238
Plasmozytom 91
Poikilozytose 85
Pokeweed-Mitogen 211
Polymorphismen 125
Polyribosomen 46, 56
Polyzythämie 144, 146
Polyzyhaemia vera 188
Porphyrie, erythropoetische 91
POX-Typ 115
— -Esterase-Typ 120
Präleukämie 91, 140
Primärgranula 107
Primärwindungen 52
Proerythroblasten 79, 80
Projektiv 4
Promegakaryozyt 164, 165
Promyelozyten 101, 117
Pseudodrumsticks 106
Pseudo-Pelger-Zellen 132
Pulpa 71, 72, 74
Purpura, thrombozytopenische 186
Pyridoxinmangel 91
PVT-Fläche 19—20

Radialsegmentierung, spontane 117
Rasterelektronenmikroskope 3, 4, 5, 9
Reed-Sternberg-Zellen 216
release reaction 185
Retikuloendotheliose, leukämische 232
Retikulosarkome 229
Retikulozyten 65, 79, 80
Retikulum, endoplasmatisches 46
—, rauhes endoplasmatisches 45, 46
Retikulumzellen 65, 69, 79, 216
—, nicht phagozytierende 69, 72, 74
—, phagozytierende 69, 74
Rezeptor für das Epstein-Barr-Virus 206
Ribosomen 46, 57
Riederzellen 116
Riesengranula 119, 120
Riesenplättchen 186
Riesenthrombozyten 146
Ringsideroblasten 94
Rheosimulator 185
Röntgenmikroanalyse 25
Rosetten 202
Rosettentest 35
Rutheniumrot 27
Rutheniumrotkontrastierung 16

saurer Phosphatasetyp eines lymphoblastischen Lymphoms 241
Sedimentation 10
Sekundärelektronen 5
Sekundärgranula 107
Serotonin 185
Serotoningranula 179, 186
Sézary-Syndrom 236
Sichelzellanämie 87
Sideroblasten 89
Siderosomen 80, 91, 94
Sinus 65
Sinusgebiete 62
Spalt, perinukleärer 45, 46
Sphaeridien 72, 74
Spärozytose 87
Spindelfasern 57
Sprayvitrifikation 23
Substantia granulofilamentosa 85
Synartese, erythroblastisch 99
System, dense tubular 179
Schwarzschildexponent 8
Schwärzung 8
Stammzellen 164
—, basophile 72, 73
Stammzelle, hämatopoietische 150
Stammzellen, hämopoetische 198
Stechapfelformen 81
Sternberg-Zellen 215, 222, 226

Tertiärgranula 107
Thalassämie 91
Thrombasthenie (Glanzmann-Naegeli) 186
Thrombopenien 185
Thrombosen 146
Thrombozytenausbreitungstest 34
Thrombozythämien 188
—, essentielle 140, 146
Thrombozytopathien 186
Thymozyten 198
—, größere 199
—, kleine 199
Thymus 197, 198
T-Immunoblasten 200
T-Lymphozyten 35, 76, 197, 202
T-Membranantigen 205
Transferrin 84
Transformation, blastäre 132
—, akute blastische (Blastenkrise) 148
Transmissionsmikroskopie 9
Tricholeukozyten 233
Trockengewichtsbestimmungen 32
Trommelschlegelgranula 188

Ultradünnschnitte 14
Ultramikrotom 5, 14

unit membrane 44
Uransalze 26
Uranylazetat 15, 27, 51
Uropoden 205, 206

Vakuumbedampfungsanlagen 6
Venen 62, 67
Vergrößerung 4, 5
Vitamin-B$_{12}$-Mangel 105
Vitrifikation 23
v.-Willebrand-Jürgens-Syndrom 188

Wiskott-Aldrich-Syndrom 185
Wehneltzylinder 3
Wellenlänge 4

Zellauftrennung 10
Zellmembran 44
Zentriol 47, 57
Zentroblasten 73, 200, 238, 240
Zentrozyten 72, 200, 238, 240
Zwischenlinse 4
Zytoplasma 45

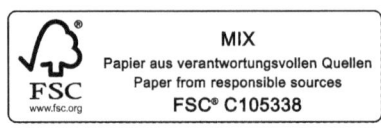

If you have any concerns about our products,
you can contact us on
ProductSafety@springernature.com

In case Publisher is established outside the EU,
the EU authorized representative is:
**Springer Nature Customer Service Center GmbH
Europaplatz 3, 69115 Heidelberg, Germany**

Printed by Libri Plureos GmbH
in Hamburg, Germany